# 常见消化系统恶性肿瘤预防和控制

*Prevention and Control of Common Cancers in Digestive System*

**主　编** 陈万青　彭侠彪

**副主编** 姜海明　孙喜斌　魏文强　贺宇彤

**编　委**（按姓氏拼音首字母排序）

岑　川　陈　宏　陈万青　储　兵

丁　信　贺宇彤　胡泽民　黄伟钊

季明芳　姜海明　李进东　雒洪志

彭侠彪　阮巍山　孙世珺　孙喜斌

魏矿荣　魏文强　吴　凡　徐　泉

杨原源　叶建明　阴蒙蒙　俞　霞

郑荣寿　郑朝旭　周载平

军事医学科学出版社

图书在版编目(CIP)数据

常见消化系统恶性肿瘤预防和控制 / 陈万青,彭侠彪
主编. -- 北京:军事医学科学出版社,2014.9
　ISBN 978-7-5163-0484-6

　Ⅰ.①常… Ⅱ.①陈… ②彭… Ⅲ.①消化系肿瘤–防治
Ⅳ.①R735

中国版本图书馆 CIP 数据核字(2014)第 201004 号

# 常见消化系统恶性肿瘤预防和控制

**策划编辑**:夏庆民　李俊卿　　　　**责任编辑**:陈　钢　狄　笛　曹继荣
**出　　版**:军事医学科学出版社
**地　　址**:北京市海淀区太平路 27 号
**邮　　编**:100850
**联系电话**:发行部:(010)66931049
　　　　　　编辑部:(010)66931039,66931038,66931053
**传　　真**:(010)63801284
**网　　址**:http://www.mmsp.cn
**印　　装**:北京宏伟双华印刷有限公司
**发　　行**:新华书店

**开　　本**:889mm×1194mm　1/16
**印　　张**:18.375
**字　　数**:595 千字
**版　　次**:2014 年 11 月第 1 版
**印　　次**:2014 年 11 月第 1 次
**定　　价**:95.00 元

本社图书凡缺、损、倒、脱页者,本社发行部负责调换

# 序

　　消化道恶性肿瘤是常见恶性肿瘤,GLOBOCAN 2012 估计 2012 年结直肠癌、胃癌、肝癌和食管癌发病分别占世界癌症发病顺位的第 3、4、5 和 7 位,中国的第 5、3、2 和 4 位;死亡分别占世界癌症死亡的第 4、3、2 和 6 位,中国的第 5、3、2 和 4 位,对世界和中国居民生命健康危害极大。肝癌、胃癌、食管癌和结直肠癌高发于中国,2012 年世界 50% 的肝癌、49.5% 的食管癌、45% 的胃癌和 19.7% 的结直肠癌发生于中国,且肝癌和食管癌的预后较差,因而更应加强和重视结直肠癌、胃癌、肝癌和食管癌等常见恶性肿瘤的防控。

　　虽然有关结直肠癌、胃癌、肝癌和食管癌的研究报道较多,但缺乏最新的综合反映常见消化道恶性肿瘤防控进展的专业书籍,有关食管癌、贲门癌、远端胃癌和肝癌等相关流行病学资料不足,尤其缺乏食管胃交接部癌症包括流行病学在内的相关资料。随着对消化道癌症危害性和防控的不断重视,有必要出版一部关于常见消化道恶性肿瘤的书籍,以系统全面介绍常见消化道恶性肿瘤的最新进展,并推动对消化道肿瘤的防控。

　　《常见消化系统恶性肿瘤预防和控制》分别对常见的消化道癌症,包括肝癌、食管癌、胃癌和结直肠癌的解剖、生理和病理、流行病学、病因、一级预防、二级预防和临床(诊断、治疗、预后和三级预防)进行了详细的介绍。内容不仅全面、最新,而且探讨了重点和难点问题,如食管胃交接部癌症与贲门癌的定义、分类、流行病学和诊治等,尤其系统介绍了上述四种癌症全球和中国最新流行特征与趋势。本书的出版将为我国消化道恶性肿瘤预防与控制规划的制定、科学研究,以及防治措施的实施提供科学依据。

吴重越

3/11 2014

# 前　言

　　自 1959 年河南林县开展肿瘤登记以来，我国的肿瘤登记工作至今已走过 55 年的风雨历程。虽然充满坎坷，但我国肿瘤登记蓬勃发展，目前全国已有肿瘤登记处 308 个，基本遍布全国 32 个省市自治区，覆盖全国人口约 21%，登记水平达到了世界中上水平，并已积累了大量丰富的宝贵资料，对我国肿瘤防治做出了巨大贡献。

　　在对已登记资料进行分析、研究和利用过程中，我们发现了一些肿瘤具有独特的流行规律和特征。如对广东省中山市长达 40 多年的登记资料进行分析研究发现，中山市男性食管癌发病和死亡明显持续上升，从 20 世纪 70 年代位于全国较低的发病和死亡水平，上升至 2007 年世界和亚洲男性发病的 2 倍，仅略低于全国男性水平，部分镇区发病甚至接近高发地区水平。而国内外食管癌发病总体略有下降，大部分地区如河北磁县、涉县、河南林县、山西阳城和江苏扬中食管癌的发病和死亡总体明显下降，因而有必要对中山市男性食管癌独特的流行特征进行分析研究。进一步研究发现全球不同病理类型食管癌的流行趋势发生了明显变化，某些国家（如美国和欧洲国家）或人群（如美国非西班牙裔白人和美国西班牙人）的食管腺癌发病率迅速上升，而鳞癌发病下降或相对稳定，腺癌发病甚至超过鳞癌成为食管癌主要的病理类型，而国内缺乏以人群为基础的食管癌不同病理类型发病趋势的资料。此外，有关人群食管癌亚部位流行病学的资料甚少。而由于贲门癌定义存在分歧，食管胃交界部腺癌习惯性地被泛称为贲门癌，可能将部分下端食管癌和远端胃癌划归成贲门癌，造成了食管和胃及其亚部位真正发病水平的变化。因而在此基础上，全国肿瘤防治研究办公室以广东省中山市人民医院为主体，联合了河北医科大学第四医院、河南省肿瘤防办和河北省磁县肿瘤医院等单位，开展了"食管、贲门和远端胃癌流行、病因及防治研究"课题，研究全国不同地区食管、贲门和远端胃癌流行特征及趋势，不同地区食管、贲门和远端胃癌发病、死亡和生存影响因素，上述三种癌症流行病学、病因、病理、临床、诊治与预后等方面的异同，以及防治方法，并希望建立上述三种癌症及其癌前病变、高危患者血清/组织标本库，为今后科研发展提供基础。

　　在研究过程中,我们发现食管癌、胃癌、肝癌和大肠癌是常见恶性肿瘤,对居民生命健康危害极大,同时肝癌、胃癌、食管癌和结直肠癌高发于中国,2012年世界50%的肝癌、49.5%的食管癌、45%的胃癌和19.7%的结直肠癌发生于中国,因而我国更应重视和加强其防治。为达到有效防治的目的,有必要出版一部关于常见消化系统恶性肿瘤的书籍,系统介绍其流行特征、病因、防治和临床等方面的最新进展,为肝癌、胃癌、食管癌和结直肠癌的防治提供科学依据,推动消化系统恶性肿瘤的防治。有鉴于此,本书应运而生,希望此书不仅能为常见消化系统恶性肿瘤防治提供决策依据,也可为广大医务人员和科研人员提供参考。

全国肿瘤防治研究办公室
全国肿瘤登记中心　**陈万青**

2014-10-28

# 目　录

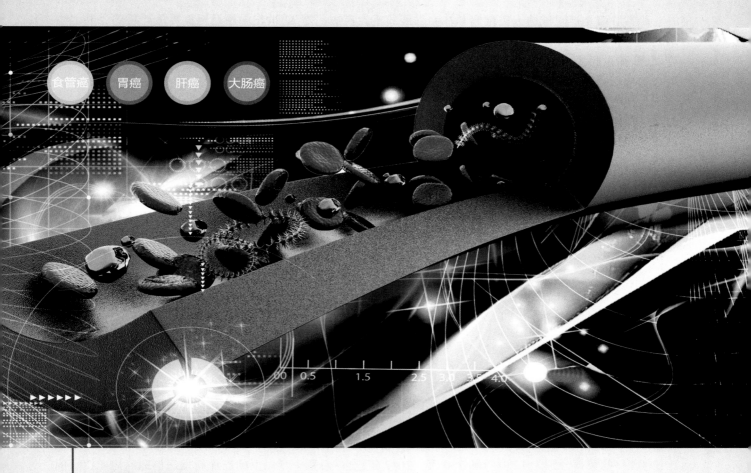

食管癌　胃癌　肝癌　大肠癌

# 第1章　总　论

恶性肿瘤是严重威胁人类健康和社会发展的重大疾病，是 21 世纪中国乃至世界最严重的公共卫生问题之一，其中消化系统恶性肿瘤占全部恶性肿瘤的 50%左右。常见的消化系统恶性肿瘤有食管癌、胃癌、肝癌和大肠癌。上消化道癌中食管癌、胃癌、肝癌在我国农村地区发病率较高,结、直肠癌的发病率和死亡率近年来呈明显上升趋势。在我国，大多数消化道癌诊断时已近晚期，预后差，给个人、家庭和社会带来巨大损失。采取积极的防控措施完全有可能降低癌症的发病和死亡。例如，美国自 20 世纪 90 年代开展控烟运动以来，男性肺癌发病率呈明显下降趋势。我国高发现场防治工作的实践已经证明，作为二级预防措施的"早诊早治"可使食管癌的死亡率明显降低,积极治疗癌前病变也可以使发病率下降。如果采取有效措施加强癌症的防控工作,可以预防 1/3 的癌症发生，并使 1/3 的癌症发现于早期阶段而得以根治，同时大大降低国家卫生经济负担,对构建和谐社会具有重大的意义。

# 第一节　消化道癌流行病学

## 1　全球癌症概况

从世界范围来看,恶性肿瘤的发病率和死亡率呈逐年上升趋势。据世界卫生组织(WHO)统计,2012 年全球 5600 万名死亡者中，非传染性疾病死因 3800 万,其中癌症死因 820 万,位居非传染性疾病死因第 2 位,占非传染性疾病死亡的 22%。据国际癌症研究机构(International Agency for Research on Cancer,IARC)公布的 GLOBOCAN 2012 显示,2012 年全球新发癌症病例约 1410 万人，癌症死亡病例达 820 万，与之相比,2008 年的数据分别为 1270 万和 760 万。2012 年,全球总数一半以上的癌症新发病例和癌症死亡病例发生在欠发达地区,分别为 57%和 65%,这一比例在 2025 年将会继续增长。由于全球人口增长和老龄化,预计到 2025 年,全球每年新发癌症病例将达到 1931 万,每年因癌症死亡的人数也将超过 1000 万。

从全球癌症的发病分布情况看,癌症高发地区主要分布于欧洲部分国家如法国、丹麦、德国等,北美洲如美国、加拿大等,以及澳大利亚,其发病率超过 243/10 万,癌症低发地区分布主要集中在非洲部分国家如苏丹、安哥拉、纳米比亚等,其发病率低于 101/10 万左右(图 1-1)。在性别分布上,男女性主要癌症发病差异较大,男性中发病以肺癌为主,其次是前列腺癌、结直肠癌、胃癌、肝癌,女性首位发病为乳腺癌,其次为结直肠癌、肺癌、宫颈癌、胃癌。从全球癌症的死亡分布情况看,癌症死亡率较高的地区主要分布于欧洲部分国家如法国、丹麦、德国、俄罗斯等,亚洲如中国、蒙古及哈萨克斯坦等,其死亡率超过 116/10 万,癌症死亡率较低的地区主要集中在非洲部分国家如苏丹、安哥拉、纳米比亚,其死亡率低于 73/10 万左右(图 1-2)。在性别分布上,男性死亡以肺癌为主,其次是肝癌、胃癌、结直肠癌,女性首位死因为乳腺癌,其次为肺癌、结直肠癌、宫颈癌、胃癌。

## 2　全球消化道癌概况

根据 GLOBOCAN 2012 数据统计，全球每年消化道癌新发病例约 406.6 万，约占全部癌症发病的28.8%,其中结直肠癌 140 万(9.7%),胃癌 100 万(6.8%),肝癌 80 万(5.6%),食管癌 50 万(3.2%);因消化道癌死亡病例约 303.6 万，约占全部癌症死亡的 37.0%,其中肝癌 75 万(9.1%),胃癌 72 万(8.8%),结直肠癌 70 万(8.5%),食管癌 40 万(4.9%)。消化道癌的发病与死亡均位于所有癌症的前列。

### 2.1　全球消化道癌发病情况

从全球主要癌症的发病分布情况看,消化道癌是欧洲部分国家如俄罗斯、芬兰、瑞典、德国,南美洲如

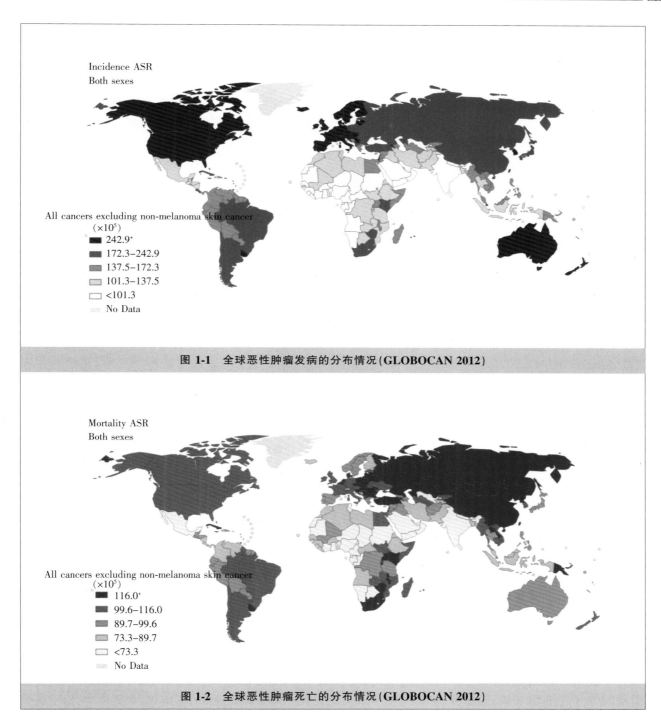

图 1-1  全球恶性肿瘤发病的分布情况 (GLOBOCAN 2012)

图 1-2  全球恶性肿瘤死亡的分布情况 (GLOBOCAN 2012)

阿根廷、智利,非洲如肯尼亚、刚果民主共和国、安哥拉,亚太如巴基斯坦、吉尔吉斯斯坦,以及澳大利亚等国家/地区发病率最高的癌症(图 1-3)。根据 GLOBOCAN 2012 数据统计,在男性中,消化道癌是除肺癌、前列腺癌外发病率较高的癌症,占全部男性发病的 33.8%,其中结直肠癌(21.00/10 万、占 10.00%),胃癌(17.70/10 万、占 8.50%),肝癌(15.60/10 万、占 7.50%),食管癌(9.10/10 万、占 4.30%),这四种消化系统恶性肿瘤占全部男性恶性肿瘤发病的 30.3%。在女性中,消化道癌的发病占全部女性恶性肿瘤的 23.4%,其中结直肠癌(17.60/10 万、占 9.20%),胃癌(9.20/10 万、占 4.80%),肝癌(6.50/10 万、占 3.40%),食管癌(3.80/10 万、占 2.00%),这四种消化系统恶性肿瘤占全部女性恶性肿瘤发病的 19.4%。消化道癌的发病率无论在男性还是女性中均处于较高水平(表 1-1)。

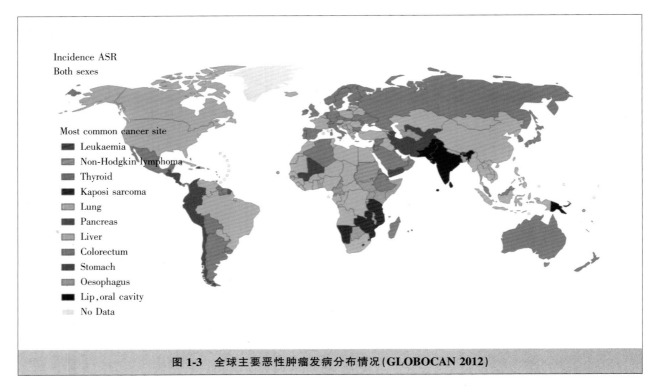

**图 1-3　全球主要恶性肿瘤发病分布情况 (GLOBOCAN 2012)**

**表 1-1　全球男女性主要癌症发病率与构成**

| 顺位 | 男性 | | | 女性 | | |
|---|---|---|---|---|---|---|
| | 癌症 | 发病率(1/10⁵) | 构成(%) | 癌症 | 发病率(1/10⁵) | 构成(%) |
| 1 | 肺癌 | 34.90 | 16.70 | 乳腺癌 | 47.90 | 25.20 |
| 2 | 前列腺癌 | 31.20 | 15.00 | 结直肠癌 | 17.60 | 9.20 |
| 3 | 结直肠癌 | 21.00 | 10.00 | 肺癌 | 16.70 | 8.80 |
| 4 | 胃癌 | 17.70 | 8.50 | 子宫颈癌 | 15.10 | 7.90 |
| 5 | 肝癌 | 15.60 | 7.50 | 胃癌 | 9.20 | 4.80 |
| 6 | 膀胱癌 | 9.30 | 4.40 | 子宫体癌 | 9.10 | 4.80 |
| 7 | 食管癌 | 9.10 | 4.30 | 卵巢癌 | 6.80 | 3.60 |
| 8 | 淋巴瘤 | 6.10 | 2.90 | 甲状腺癌 | 6.60 | 3.50 |
| 9 | 肾癌 | 6.00 | 2.90 | 肝癌 | 6.50 | 3.40 |

### 2.2　全球消化道癌死亡情况

　　从全球主要癌症的死亡分布情况看,消化道癌是非洲如安哥拉、尼日利亚、肯尼亚,中亚如伊朗、乌兹别克斯坦,南美洲如阿根廷、秘鲁、哥伦比亚等国家/地区死亡率最高的癌症(图 1-4)。在男性中,消化道癌是除肺癌外死亡率较高的癌症, 约占男性全部恶性肿瘤死亡的 40.4%, 其中肝癌 (14.60/10 万、占 11.20%), 胃癌 (13.20/10 万、占 10.10%), 结直肠癌 (10.50/10 万、占 8.00%), 食管癌 (7.90/10 万、占 6.00%), 这四种消化系统恶性肿瘤占全部男性恶性肿瘤死亡的 35.3%。在女性中,消化道癌死亡约占全部女性恶性肿瘤死亡的 32.6%,其中结直肠癌 (9.20/10 万、占 9.00%), 胃癌 (7.30/10 万、占 7.20%), 肝癌 (6.40/10 万、占 6.30%), 食管癌 (3.40/10 万、占 3.40%), 这四种消化系统恶性肿瘤占全部女性恶性肿瘤死亡的 25.9%。相对于女性,男性消化道癌的死亡情况更加严重,是威胁男性健康的主要癌症(表 1-2)。

### 2.3　我国消化道主要癌症发病率、死亡率与世界部分国家比较

　　不同部位的消化道癌在不同国家的发病率与死亡率情况不同, 依据 WHO 的 2012 年全球癌症报告中世界各国食管癌、胃癌、肝癌、结直肠癌的发病率与死亡率,比较我国 2010 年这四种消化道主要癌症的

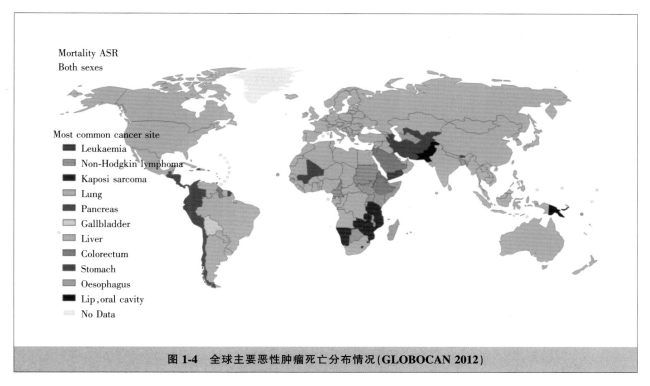

**图 1-4 全球主要恶性肿瘤死亡分布情况 (GLOBOCAN 2012)**

表 1-2 全球男女性主要癌症死亡率与构成

| 顺位 | 男性 | | | 女性 | | |
|---|---|---|---|---|---|---|
| | 癌症 | 死亡率(1/10⁵) | 构成(%) | 癌症 | 死亡率(1/10⁵) | 构成(%) |
| 1 | 肺癌 | 30.90 | 23.60 | 乳腺癌 | 14.90 | 14.70 |
| 2 | 肝癌 | 14.60 | 11.20 | 肺癌 | 14.00 | 13.80 |
| 3 | 胃癌 | 13.20 | 10.10 | 结直肠癌 | 9.20 | 9.00 |
| 4 | 结直肠癌 | 10.50 | 8.00 | 子宫颈癌 | 7.60 | 7.50 |
| 5 | 前列腺癌 | 8.60 | 6.60 | 胃癌 | 7.30 | 7.20 |
| 6 | 食管癌 | 7.90 | 6.00 | 肝癌 | 6.40 | 6.30 |
| 7 | 胰腺癌 | 4.90 | 3.70 | 胰腺癌 | 4.50 | 4.40 |
| 8 | 白血病 | 4.30 | 3.30 | 卵巢癌 | 4.30 | 4.30 |
| 9 | 膀胱癌 | 3.50 | 2.60 | 食管癌 | 3.40 | 3.40 |

结果,综合分析我国消化道癌的流行情况。

### 2.3.1 上消化道癌

在全球范围内,上消化道癌如食管癌、胃癌、肝癌,在发展中国家危害较为严重,这可能与社会经济发展水平,以及饮食习惯相关。

2010 年我国食管癌、胃癌、肝癌这三种上消化道癌发病率男性为 113.2/10 万,女性为 31.2/10 万,相应的世界人口标化率分别为 90.0/10 万和 33.3/10 万,男性发病率是世界平均水平的 2.2 倍,女性是世界平均水平的 2.1 倍,男性、女性发病率均明显高于发达国家,男性发病率在世界 184 个国家/地区中排第 3 位,女性排第 5 位。2010 年我国食管癌、胃癌、肝癌三种上消化道癌死亡率男性为 86.3/10 万,女性为 35.2/10 万,世界人口标化率分别为 68.3/10 万和 25.3/10 万;我国上消化道癌死亡率高于世界、发达国家的平均水平,男性的死亡率约为世界平均水平的 2 倍,在世界各国中排第 3 位,女性排第 7 位。亚洲如中国、蒙古、韩国,以及非洲如乌干达、马拉维等国家/地区上消化道癌的发病率死亡率较高,非洲的摩洛哥、突尼斯和纳米比亚等的上消化道癌发病率死亡率较低。见表 1-3,图 1-5。

表 1-3　中国和世界部分国家/地区上消化道癌发病率及死亡率水平(1/10 万)

| 地区 | 发病 | | | | 死亡 | | | |
| --- | --- | --- | --- | --- | --- | --- | --- | --- |
| | 发病率 | | 世标率 | | 死亡率 | | 世标率 | |
| | 男性 | 女性 | 男性 | 女性 | 男性 | 女性 | 男性 | 女性 |
| 世界 | 42.4 | 19.5 | 41.7 | 16.0 | 35.7 | 17.1 | 34.7 | 13.5 |
| 发达国家 | 55.3 | 25.0 | 30.6 | 10.6 | 40.2 | 19.7 | 21.5 | 7.6 |
| 欠发达国家 | 39.8 | 18.2 | 46.0 | 18.5 | 34.8 | 16.5 | 40.4 | 16.5 |
| 中国 | 113.2 | 31.2 | 90.0 | 33.3 | 86.3 | 35.2 | 68.3 | 25.3 |
| 蒙古 | 105.8 | 69.0 | 166.4 | 96.2 | 90.1 | 58.7 | 145.3 | 82.6 |
| 韩国 | 148.4 | 59.3 | 105.0 | 35.6 | 72.3 | 28.9 | 50.4 | 14.6 |
| 老挝 | 49.0 | 21.3 | 82.6 | 31.8 | 46.9 | 20.4 | 80.7 | 30.5 |
| 日本 | 185.5 | 76.5 | 71.4 | 22.9 | 106.2 | 49.3 | 37.3 | 12.2 |
| 塔吉克斯坦 | 29.6 | 18.9 | 58.4 | 30.8 | 27.3 | 17.5 | 54.7 | 28.3 |
| 埃及 | 34.1 | 15.6 | 43.7 | 17.9 | 32.3 | 14.6 | 42.2 | 16.7 |
| 乌干达 | 16.2 | 8.8 | 41.4 | 20.3 | 15.0 | 8.1 | 38.8 | 18.8 |
| 肯尼亚 | 16.3 | 13.6 | 37.7 | 28.0 | 14.8 | 12.5 | 35.4 | 26.2 |
| 智利 | 41.0 | 23.4 | 33.6 | 15.1 | 38.2 | 22.7 | 30.8 | 13.8 |
| 葡萄牙 | 60.6 | 27.1 | 32.9 | 11.0 | 48.3 | 22.2 | 24.5 | 7.8 |
| 马拉维 | 16.1 | 13.9 | 32.9 | 25.0 | 14.9 | 12.8 | 31.5 | 23.5 |
| 巴西 | 28.8 | 14.1 | 29.2 | 12.0 | 24.5 | 11.9 | 24.8 | 10.0 |
| 匈牙利 | 43.5 | 21.7 | 26.2 | 8.9 | 37.2 | 18.7 | 21.9 | 7.2 |
| 哥伦比亚 | 20.9 | 13.0 | 25.1 | 12.9 | 18.7 | 12.8 | 22.5 | 12.4 |
| 意大利 | 53.9 | 30.4 | 24.0 | 10.0 | 43.7 | 25.2 | 17.9 | 7.1 |
| 英国 | 41.6 | 21.4 | 21.0 | 8.5 | 34.6 | 18.3 | 16.9 | 6.8 |
| 美国 | 31.4 | 12.1 | 20.6 | 6.6 | 23.5 | 9.7 | 14.8 | 4.8 |
| 新西兰 | 29.8 | 14.7 | 18.3 | 7.8 | 21.8 | 11.0 | 12.8 | 5.4 |
| 希腊 | 31.6 | 16.7 | 14.3 | 5.6 | 33.5 | 18.0 | 14.6 | 5.7 |
| 摩洛哥 | 6.9 | 4.4 | 8.2 | 4.8 | 6.4 | 4.1 | 7.7 | 4.3 |
| 突尼斯 | 7.3 | 4.7 | 7.4 | 4.5 | 6.4 | 4.1 | 6.3 | 3.9 |
| 纳米比亚 | 4.0 | 1.9 | 7.0 | 2.9 | 3.9 | 1.8 | 6.9 | 2.7 |
| 中国在世界排位 | 3 | 4 | 3 | 5 | 3 | 3 | 3 | 7 |

### 2.3.2　消化道主要癌症

在全球范围内,消化道主要癌症如食管癌、胃癌、肝癌、结直肠癌,在男性和发达国家危害较为严重。

2010 年我国食管癌、胃癌、肝癌和结直肠癌这四种消化道主要癌症发病率男性为 136.6/10 万,女性为 49.5/10 万, 相应的世界人口标化率分别为 108.5/10 万和 46.7/10 万, 男性发病率是世界平均水平的 1.7 倍,女性是世界平均水平的 1.5 倍,男性、女性发病率均高于发达国家,男性发病率较高,在世界 184 个国家/地区中排第 4 位,女性排第 3 位。上述四种消化道主要癌症死亡率在我国男性为 97.7/10 万,女性为 43.8/10 万,世界人口标化率分别为 77.3/10 万和 31.3/10 万,高于世界、发达国家的平均水平,尤其男性的死亡率较高,约为世界平均水平的 1.7 倍,在世界各国中排第 3 位,女性排第 7 位。亚洲如韩国、日本、蒙

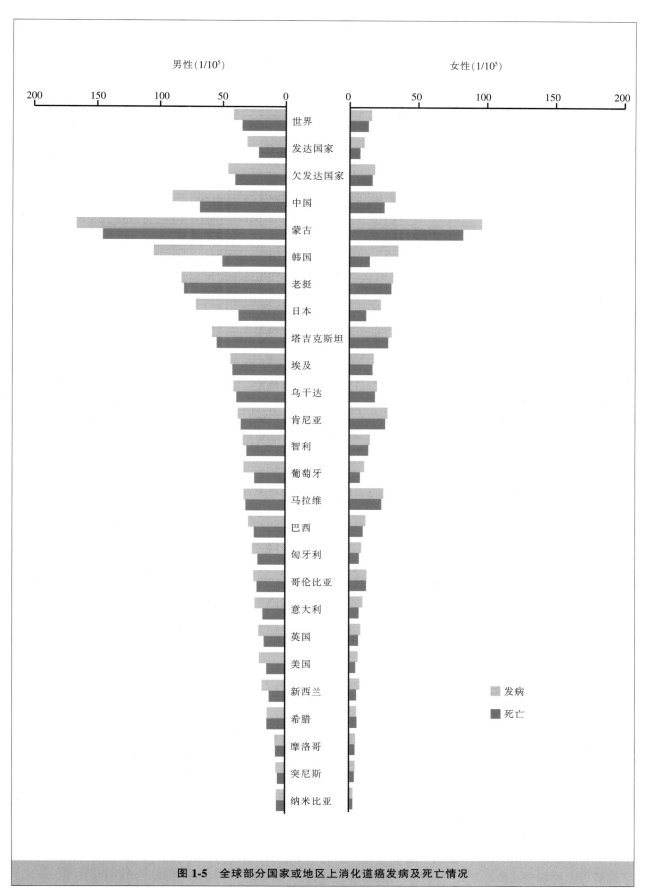

图 1-5  全球部分国家或地区上消化道癌发病及死亡情况

古、中国,欧洲如匈牙利、葡萄牙、西班牙,以及澳大利亚等国家/地区消化道主要癌症的发病率与死亡率
较高,非洲部分国家的消化道主要癌症发病率死亡率较低,如突尼斯、摩洛哥和纳米比亚。见表1-4,图1-6。

表 1-4    中国和世界部分国家/地区消化道主要癌症发病率及死亡率水平(1/10 万)

| 地区 | 发病 | | | | 死亡 | | | |
| --- | --- | --- | --- | --- | --- | --- | --- | --- |
| | 发病率 | | 世标率 | | 死亡率 | | 世标率 | |
| | 男性 | 女性 | 男性 | 女性 | 男性 | 女性 | 男性 | 女性 |
| 世界 | 63.4 | 37.1 | 62.3 | 30.3 | 46.2 | 26.3 | 44.7 | 20.4 |
| 发达国家 | 121.1 | 77.8 | 66.9 | 34.2 | 69.1 | 44.4 | 36.2 | 16.9 |
| 欠发达国家 | 51.6 | 27.9 | 59.7 | 28.3 | 41.5 | 22.2 | 48.2 | 22.1 |
| 中国 | 136.6 | 49.5 | 108.5 | 46.7 | 97.7 | 43.8 | 77.3 | 31.3 |
| 蒙古 | 109.6 | 73.8 | 172.1 | 102.5 | 92.7 | 62.1 | 149.3 | 87.1 |
| 韩国 | 231.1 | 115.7 | 163.7 | 68.9 | 93.6 | 45.3 | 65.0 | 22.4 |
| 日本 | 290.3 | 150.8 | 113.5 | 46.4 | 148.5 | 85.2 | 52.3 | 21.4 |
| 匈牙利 | 144.0 | 92.4 | 85.1 | 39.4 | 91.9 | 58.2 | 52.0 | 21.7 |
| 越南 | 74.9 | 32.0 | 81.2 | 30.8 | 67.5 | 27.5 | 74.5 | 26.2 |
| 葡萄牙 | 141.8 | 80.1 | 74.7 | 34.6 | 91.5 | 50.4 | 43.5 | 17.2 |
| 西班牙 | 129.2 | 75.1 | 69.3 | 32.4 | 71.7 | 41.3 | 34.6 | 14.2 |
| 意大利 | 142.8 | 99.7 | 65.5 | 37.5 | 78.0 | 54.2 | 31.4 | 15.7 |
| 澳大利亚 | 108.0 | 75.6 | 64.0 | 38.9 | 43.7 | 27.2 | 24.4 | 12.5 |
| 新西兰 | 100.7 | 79.2 | 59.8 | 41.3 | 52.5 | 39.6 | 29.6 | 19.1 |
| 英国 | 114.6 | 78.4 | 57.8 | 32.9 | 62.8 | 41.8 | 29.9 | 15.5 |
| 美国 | 75.7 | 53.0 | 49.1 | 28.6 | 41.9 | 26.3 | 25.8 | 12.5 |
| 波兰 | 94.9 | 69.7 | 46.0 | 27.4 | 50.4 | 37.4 | 23.1 | 12.9 |
| 马来西亚 | 34.6 | 22.9 | 42.1 | 26.2 | 22.5 | 13.1 | 27.4 | 15.4 |
| 哥伦比亚 | 32.2 | 25.5 | 38.5 | 25.4 | 25.0 | 19.9 | 30.1 | 19.4 |
| 秘鲁 | 30.0 | 33.9 | 34.7 | 34.3 | 24.0 | 26.6 | 27.4 | 26.2 |
| 希腊 | 68.3 | 48.1 | 30.6 | 16.8 | 57.3 | 38.5 | 23.8 | 11.8 |
| 印度 | 19.3 | 11.8 | 24.7 | 13.5 | 17.1 | 10.2 | 21.7 | 11.7 |
| 突尼斯 | 19.1 | 15.4 | 19.3 | 14.5 | 13.5 | 10.5 | 13.3 | 9.8 |
| 摩洛哥 | 15.4 | 11.2 | 18.1 | 12.1 | 12.2 | 8.7 | 14.6 | 9.3 |
| 尼泊尔 | 9.6 | 6.6 | 15.7 | 8.8 | 8.7 | 5.8 | 14.4 | 8.0 |
| 纳米比亚 | 7.0 | 5.1 | 12.1 | 7.4 | 5.9 | 3.9 | 10.5 | 5.8 |
| 中国在世界排位 | 9 | 53 | 4 | 3 | 3 | 21 | 3 | 7 |

# 3  我国癌症的流行现状

据国家卫生部《中国卫生事业发展情况统计公报》的数字显示,2003 年以来,癌症连续在我国城市居
民死因中位居首位,在农村居民死因中居前 3 位,是严重危害居民健康和生命的疾病。

## 3.1  我国癌症发病流行现状

我国居民的癌症发病率总体呈现上升趋势。根据国际癌症研究机构(IARC)预测,2015 年,中国新发
癌症病例数约 340 万人,男、女性癌症发病人数分别约为 205 万和 135 万;到 2025 年,中国每年新发癌症
病例数约为 439 万人,男、女性癌症发病人数分别为 269 万和 170 万。在我国,消化道癌发病率和死亡率
均居于全部恶性肿瘤的前列,是危害居民生命健康的主要恶性肿瘤,据 GLOBOCAN 2012 估计,中国每年
新发消化道癌病例 139.4 万人,约占全球消化道癌发病的 34.3%,因消化道癌死亡 115.1 万人,约占全球

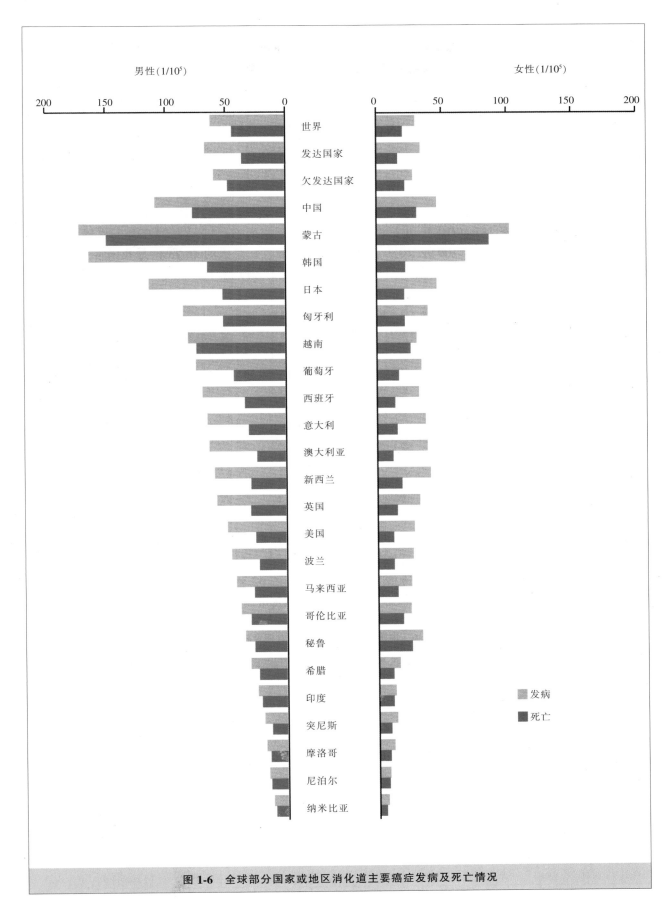

图 1-6　全球部分国家或地区消化道主要癌症发病及死亡情况

消化道癌死亡的 37.9%。

### 3.1.1　癌症总体发病率

根据全国肿瘤防治研究办公室报告的 1998~2002 年我国部分市县肿瘤发病统计数字显示，在 30 个肿瘤登记地区中，16 个市县癌症发病率超过 200/10 万，占 53.3%，另外有 26 个市县高于 100/10 万；发病率较高的癌症主要是肺癌、女性乳腺癌、肝癌、结直肠癌、胃癌和食管癌等。根据全国肿瘤登记中心的最新数据估计，2010 年全国新发癌症病例数 3 093 039 例（男性 1 807 921 例，女性 1 285 118 例），其中城市地区的新发病例数 1 699 483 例，占 54.95%，农村地区 1 393 556 例，占 45.05%。全国发病率为 235.23/10万（男性 268.65/10 万，女性 200.21 /10 万），中标率 184.58/10 万，世标率 181.49/10 万，累积率（0~74 岁）为 21.11%。城市地区发病率为 256.41/10 万（男性 287.56/10 万，女性 223.74/10 万），中标率 187.53/10 万，世标率 183.91/10 万，累积率（0~74 岁）为 21.19%。农村地区发病率为 213.71/10 万（男性 249.42 /10 万，女性 176.29/10 万），中标率 181.10/10 万，世标率 178.54/10 万，累积率（0~74 岁）为 21.02%。见表 1-5。2010年我国消化道癌发病率合计是 109.92/10 万，占全部恶性肿瘤发病总数的 46.73%，是我国常见的恶性肿瘤。按性别统计，男性的消化道癌发病率明显高于女性，分别为 146.23/10 万和 71.85/10 万，男性消化道癌发病率是女性的 2.03 倍。

表 1-5　2010 年中国癌症发病率

| 地区 | 性别 | 发病数 | 发病率 (1/10⁵) | 中国标化率 (1/10⁵) | 世界标化率 (1/10⁵) | 0~74 岁累积率 (%) |
|---|---|---|---|---|---|---|
| 全国合计 | 男女合计 | 3093039 | 235.23 | 184.58 | 181.49 | 21.11 |
| | 男性 | 1807921 | 268.65 | 216.53 | 215.12 | 25.33 |
| | 女性 | 1285118 | 200.21 | 154.44 | 149.66 | 16.84 |
| 城市 | 男女合计 | 1699483 | 256.41 | 187.53 | 183.91 | 21.19 |
| | 男性 | 975653 | 287.56 | 214.50 | 212.82 | 24.76 |
| | 女性 | 723830 | 223.74 | 162.52 | 156.91 | 17.50 |
| 农村 | 男女合计 | 1393556 | 213.71 | 181.10 | 178.54 | 21.02 |
| | 男性 | 832268 | 249.42 | 218.53 | 217.54 | 26.00 |
| | 女性 | 561288 | 176.29 | 145.47 | 141.38 | 16.12 |

目前，我国常见癌症类别为肺癌、乳腺癌、胃癌、肝癌、食管癌和结直肠癌等，前 10 位恶性肿瘤发病中消化道癌占 55.52%，其中男、女性常见癌症的发病顺位不同，男性癌症发病前 5 位是肺癌、胃癌、肝癌、食管癌和结直肠癌，其前 10 位恶性肿瘤发病中消化道癌占 62.38%，而女性癌症发病前 5 位是乳腺癌、肺癌、结直肠癌、胃癌、肝癌，其前 10 位恶性肿瘤发病中消化道癌占 40.23%。见表 1-6。

表 1-6　中国前 10 位常见癌症发病及构成

| 顺位 | 男女合计 | | | 男性 | | | 女性 | | |
|---|---|---|---|---|---|---|---|---|---|
| | 部位 | 发病率(1/10⁵) | 构成 (%) | 部位 | 发病率(1/10⁵) | 构成 (%) | 部位 | 发病率(1/10⁵) | 构成 (%) |
| 1 | 肺 | 46.08 | 19.59 | 肺 | 61.86 | 23.03 | 乳腺 | 32.43 | 16.20 |
| 2 | 乳腺 | 32.43 | 6.83 | 胃 | 42.77 | 15.92 | 肺 | 29.54 | 14.75 |
| 3 | 胃 | 30.77 | 13.08 | 肝 | 39.94 | 14.87 | 结直肠 | 18.30 | 9.14 |
| 4 | 肝 | 27.29 | 11.60 | 食管 | 30.38 | 11.31 | 胃 | 18.18 | 9.08 |
| 5 | 食管 | 21.88 | 9.30 | 结直肠 | 23.38 | 8.70 | 肝 | 14.03 | 7.01 |
| 6 | 结直肠 | 20.90 | 8.89 | 膀胱 | 6.85 | 2.55 | 食管 | 12.96 | 6.47 |
| 7 | 子宫颈 | 11.98 | 2.49 | 胰腺 | 6.00 | 2.23 | 子宫颈 | 11.98 | 5.98 |
| 8 | 子宫体 | 7.44 | 1.54 | 脑 | 5.91 | 2.20 | 子宫体 | 7.44 | 3.72 |
| 9 | 卵巢 | 6.47 | 1.34 | 前列腺 | 5.70 | 2.12 | 卵巢 | 6.47 | 3.23 |
| 10 | 脑 | 6.00 | 2.55 | 白血病 | 5.58 | 2.08 | 甲状腺 | 6.42 | 3.21 |

### 3.1.2 年龄别发病率

总体而言,癌症的发病率会随年龄的增长而增加,但每个癌种在人群中发病的分布不完全相同,如淋巴瘤、白血病的年龄分布主要是婴幼儿期,而肺癌、乳腺癌则主要在成年之后,前列腺癌的发病大多在60岁之后。恶性肿瘤年龄别发病率在40岁以前处于较低水平,40岁以后开始快速升高,80岁年龄组达到高峰。城乡年龄别发病率变化趋势相似,但农村地区男女性发病率在75~79岁年龄组达到最高,80岁以后有所下降,而城市地区男女性均在80~84岁年龄组达到最高水平。男女城乡比较显示,男性发病率在35~69岁年龄段农村高于城市,70岁以后则城市高于农村;女性发病率在25岁以后城市均高于农村。见图1-7、1-8。

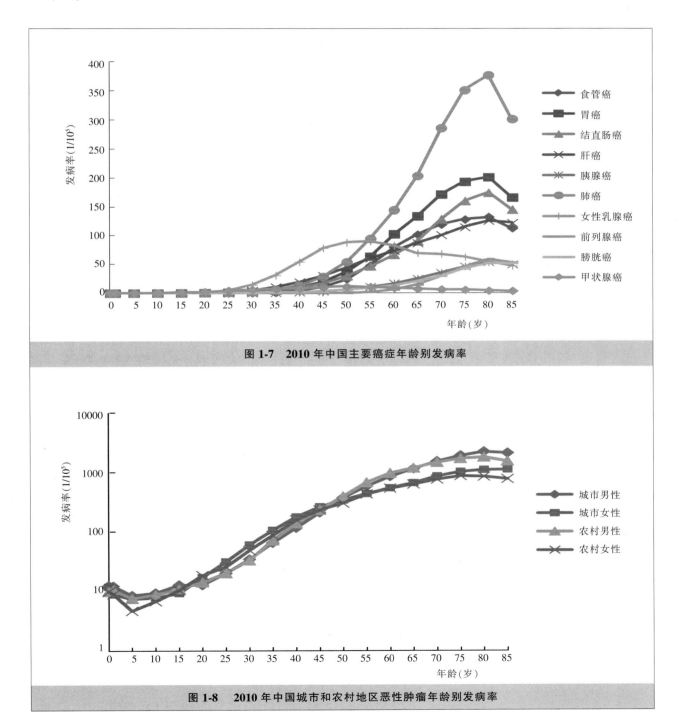

图1-7　2010年中国主要癌症年龄别发病率

图1-8　2010年中国城市和农村地区恶性肿瘤年龄别发病率

消化道癌在不同年龄段的癌症发病谱有差异，在15~44岁年龄段男性中，肝癌、胃癌、食管癌、结直肠癌四种主要消化道癌占该年龄段恶性肿瘤发病的44.07%，其中，肝癌发病所占比例较高为23.48%，而成年女性中，胃癌、结直肠癌发病率较高，占此年龄段女性癌症发病的10%以上；在45~64岁年龄段，男女发病率都急剧上升，肝癌、胃癌、食管癌、结直肠癌、女性乳腺癌等癌种在此年龄段中高发，且癌种之间的发病差异降低，和婴幼儿期以白血病、脑瘤为主的癌谱形成明显差异。在65岁以上年龄组中，癌症发病率上升到较高水平，男性在65岁以上年龄组中，消化道癌依然是仅次于肺癌的主要恶性肿瘤，食管癌、胃癌、肝癌、结直肠癌四种主要消化道癌约占该年龄段男性恶性肿瘤发病的44.50%，而女性65岁以上年龄组中，食管癌、胃癌、肝癌、结直肠癌四种主要消化道癌约占该年龄段女性恶性肿瘤发病的39.77%（表1-7）。

### 3.1.3　城乡地区发病率

我国城市地区癌症发病率比农村地区高，据全国肿瘤登记中心的数据显示，我国城市地区癌症发病率为256.41/10万（男性287.56/10万，女性223.74/10万），明显高于农村地区的213.71/10万（男性249.42/10万，女性176.29/10万），调整年龄结构后，城乡差距缩小。此外，城市与农村地区的癌谱也不相同，中国城市男性癌症发病以肺癌居首位，其次为胃癌、肝癌、结直肠癌等，其中食管癌、胃癌、肝癌、结直肠癌四种主要消化道癌发病占全部的45.50%，农村男性发病居首位的是肺癌，其次为胃癌、肝癌、食管癌等，其中食管癌、胃癌、肝癌、结直肠癌四种主要消化道癌发病占全部的57.00%。城市、农村地区的女性发病首位均为乳腺癌，其次为肺癌，城市地区发病前10位癌症中消化道癌占36.30%，农村地区发病前10位癌症中消化道癌占44.67%（表1-8）。

根据全国肿瘤登记中心最新数据显示，城市地区消化道癌发病率为108.97/10万（男性142.77/10万，女性73.52/10万），低于农村地区的110.88/10万（男性149.75/10万，女性70.15/10万），调整年龄结构后，城乡差距变大。城市男性消化道癌新发病例占全部的49.65%，女性占32.86%，而农村这一比例分别为60.04%和39.79%。

### 3.1.4　发病率变化趋势

据全国肿瘤登记中心收集的中国肿瘤登记地区的数据显示，中国癌症发病率在不同地区、不同性别中均呈上升趋势，年龄调整后上升幅度减缓，但仍有所上升。男性这一趋势较女性明显，男性癌症发病率由1998年的251.18/10万上升至2007年的317.97/10万，女性由1998年的190.08/10万上升至2007年的253.09/10万，主要癌症的变化趋势可以看出，胃癌、食管癌发病率呈现下降趋势，肝癌、结直肠癌发病率呈上升趋势，结直肠癌上升明显（图1-9、1-10）。

表1-7　中国不同年龄段男女性恶性肿瘤发病构成（%）

**男性**

| 顺位 | 0~4岁 部位 | 构成 | 5~14岁 部位 | 构成 | 15~44岁 部位 | 构成 | 45~64岁 部位 | 构成 | 65岁 部位 | 构成 |
|---|---|---|---|---|---|---|---|---|---|---|
| 1 | 白血病 | 32.80 | 白血病 | | 肝 | 23.48 | 肺 | 19.21 | 肺 | 26.11 |
| 2 | 脑 | 11.16 | 脑 | | 肺 | 9.74 | 肝 | 17.26 | 胃 | 15.60 |
| 3 | 淋巴瘤 | 6.45 | 淋巴瘤 | | 胃 | 8.84 | 胃 | 16.00 | 结直肠 | 11.36 |
| 4 | 眼 | 5.91 | 骨 | | 结直肠 | 8.14 | 食管 | 10.65 | 肝 | 9.13 |
| 5 | 肾 | 5.91 | 肝 | | 白血病 | 6.43 | 结直肠 | 9.35 | 食管 | 8.41 |
| 6 | 肝 | 3.90 | 周围神经和结缔组织 | | 鼻咽 | 6.09 | 鼻咽 | 2.69 | 前列腺 | 4.94 |
| 7 | 肺 | 3.76 | 胸腔器官 | | 脑 | 6.01 | 膀胱 | 2.59 | 膀胱 | 4.30 |
| 8 | 睾丸 | 3.63 | 内分泌腺 | | 肾 | 4.47 | 肾 | 2.51 | 胰腺 | 2.92 |
| 9 | 周围神经和结缔组织 | 3.36 | 鼻咽 | | 淋巴瘤 | 3.61 | 淋巴瘤 | 2.50 | 淋巴瘤 | 2.21 |
| 10 | 胃 | 2.42 | 甲状腺 | | 食管 | 2.92 | 脑 | 2.30 | 肾 | 1.96 |

**女性**

| 顺位 | 0~4岁 部位 | 构成 | 5~14岁 部位 | 构成 | 15~44岁 部位 | 构成 | 45~64岁 部位 | 构成 | 65岁 部位 | 构成 |
|---|---|---|---|---|---|---|---|---|---|---|
| 1 | 白血病 | | 白血病 | 29.56 | 乳腺 | 31.80 | 乳腺 | 24.27 | 肺 | 19.73 |
| 2 | 脑 | | 脑 | 11.66 | 子宫颈 | 18.65 | 肺 | 10.66 | 结直肠 | 14.27 |
| 3 | 淋巴瘤 | | 淋巴瘤 | 7.09 | 甲状腺 | 9.28 | 结直肠 | 9.31 | 胃 | 11.32 |
| 4 | 肾 | | 骨 | 7.09 | 胃 | 7.65 | 胃 | 8.06 | 乳腺 | 8.72 |
| 5 | 眼 | | 卵巢 | 5.57 | 结直肠 | 4.49 | 子宫体 | 5.40 | 食管 | 7.13 |
| 6 | 肺 | | 甲状腺 | 4.22 | 卵巢 | 4.08 | 肝 | 5.18 | 肝 | 7.05 |
| 7 | 周围神经和结缔组织 | | 周围神经和结缔组织 | 4.05 | 肺 | 3.16 | 胰腺 | 5.06 | 胰腺 | 3.98 |
| 8 | 肝 | | 肾 | 3.72 | 脑 | 2.34 | 卵巢 | 4.57 | 胆囊 | 3.11 |
| 9 | 乳腺 | | 肝 | 2.87 | 白血病 | 2.04 | 子宫颈 | 4.32 | 淋巴瘤 | 2.37 |
| 10 | 结直肠 | | 内分泌腺 | 2.53 | 子宫体 | 1.43 | 甲状腺 | 3.22 | 脑 | 2.30 |

表 1-8　中国城市和农村地区前 10 位癌症发病顺位表

| 顺位 | 城市 | | | | | | 农村 | | | | | |
|---|---|---|---|---|---|---|---|---|---|---|---|---|
| | 男性 | | | 女性 | | | 男性 | | | 女性 | | |
| | 部位 | 发病率(1/10⁵) | 构成(%) | 部位 | 发病率(1/10⁵) | 构成(%) | 部位 | 发病率(1/10⁵) | 构成(%) | 部位 | 发病率(1/10⁵) | 构成(%) |
| 1 | 肺 | 70.39 | 24.48 | 乳腺 | 39.47 | 17.64 | 肺 | 53.20 | 21.33 | 乳腺 | 25.28 | 14.34 |
| 2 | 胃 | 40.53 | 14.09 | 肺 | 33.78 | 15.10 | 胃 | 45.05 | 18.06 | 肺 | 25.23 | 14.31 |
| 3 | 肝 | 36.52 | 12.70 | 结直肠 | 23.36 | 10.44 | 肝 | 43.40 | 17.40 | 胃 | 18.97 | 10.76 |
| 4 | 结直肠 | 29.87 | 10.39 | 胃 | 17.41 | 7.78 | 食管 | 36.95 | 14.81 | 食管 | 17.17 | 9.74 |
| 5 | 食管 | 23.92 | 8.32 | 肝 | 13.06 | 5.84 | 结直肠 | 16.78 | 6.73 | 肝 | 15.03 | 8.52 |
| 6 | 膀胱 | 8.75 | 3.04 | 子宫颈 | 13.04 | 5.83 | 脑 | 5.94 | 2.38 | 结直肠 | 13.16 | 7.47 |
| 7 | 前列腺 | 8.45 | 2.94 | 食管 | 8.81 | 3.94 | 膀胱 | 4.91 | 1.97 | 子宫颈 | 10.90 | 6.18 |
| 8 | 胰腺 | 7.19 | 2.50 | 甲状腺 | 8.28 | 3.70 | 胰腺 | 4.79 | 1.92 | 子宫体 | 7.22 | 4.10 |
| 9 | 淋巴瘤 | 7.16 | 2.49 | 卵巢 | 7.73 | 3.45 | 白血病 | 4.78 | 1.92 | 脑 | 5.86 | 3.32 |
| 10 | 肾 | 6.86 | 2.39 | 子宫体 | 7.65 | 3.42 | 鼻咽 | 4.12 | 1.65 | 卵巢 | 5.19 | 2.94 |

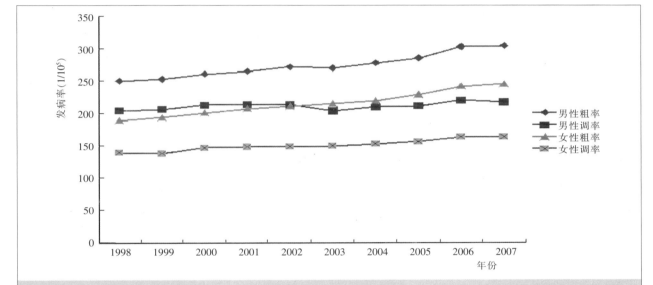

图 1-9　1998~2007 年中国肿瘤登记地区癌症发病率变化趋势

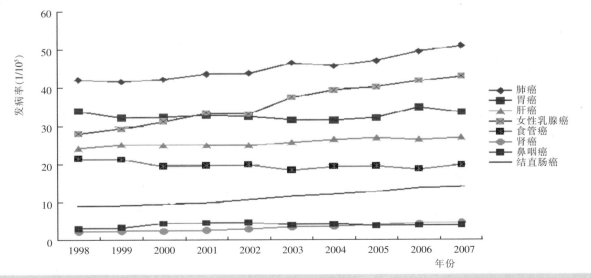

图 1-10　1998~2007 年中国肿瘤登记地区主要癌症发病率变化趋势

### 3.2 我国癌症死亡流行现状

中国于20世纪70年代、90年代和21世纪初,进行了三次全死因回顾调查:70年代研究资料包括除台湾以外的29个省、自治区、直辖市395个地(市)2392个县(旗),合计8亿5千多万人口中的全部死亡例数;90年代为1/10人口抽样调查,该次调查包括除台湾、西藏、青海、新疆以外的27个省(区、市)的263个县(区),合计1亿1千多万人口中的全部死亡例数;21世纪初的第三次调查包括31个省共213个县(区),合计1亿5百万人口中的全部死亡例数。根据三次死因调查的结果显示,癌症死亡在死因中所占的比例较大。根据IARC预测,2015年,中国癌症死亡例数约246万人,其中男、女性癌症死亡例数分别为161万和85万。预计到2020年,中国每年死于癌症的病例数将达到282万人,男、女性癌症死亡例数分别为185万和97万。

#### 3.2.1 癌症总体死亡率

我国癌症死亡率高于全球平均水平。据全国肿瘤登记中心最新数据估计,中国2010年癌症死亡率为148.81/10万(男性186.37/10万,女性109.42/10万),中标率113.92/10万,世标率112.86/10万,累积率(0~74岁)为12.78%。城市地区死亡率为156.14/10万(男性192.55/10万,女性117.97/10万),中标率109.21/10万,世标率108.15/10万,累积率(0~74岁)为12.08%。农村地区死亡率为141.35/10万(男性180.09/10万,女性100.74/10万),中标率119.00/10万,世标率118.02/10万,累积率(0~74岁)为13.61%。见表1-9。2010年我国消化道癌死亡率水平合计是78.57/10万,占全部恶性肿瘤死亡总数的52.80%,是我国常见的肿瘤死因。按性别统计,男性的消化道癌死亡率明显高于女性,分别为105.31/10万和50.52/10万,男性消化道癌死亡率是女性的2.08倍。

表1-9　2010年中国癌症死亡率

| 地区 | 性别 | 死亡数 | 死亡率(1/10⁵) | 中国标化率(1/10⁵) | 世界标化率(1/10⁵) | 0~74岁累积率(%) |
|------|------|--------|----------------|---------------------|---------------------|-------------------|
| 全国合计 | 男女合计 | 1956622 | 148.81 | 113.92 | 112.86 | 12.78 |
| | 男性 | 1254232 | 186.37 | 149.37 | 148.43 | 16.80 |
| | 女性 | 702390 | 109.42 | 79.88 | 78.82 | 8.70 |
| 城市 | 男女合计 | 1034936 | 156.14 | 109.21 | 108.15 | 12.08 |
| | 男性 | 653285 | 192.55 | 141.70 | 140.86 | 15.68 |
| | 女性 | 381651 | 117.97 | 78.22 | 77.05 | 8.35 |
| 农村 | 男女合计 | 921686 | 141.35 | 119.00 | 118.02 | 13.61 |
| | 男性 | 600947 | 180.09 | 158.06 | 157.18 | 18.16 |
| | 女性 | 320739 | 100.74 | 81.36 | 80.45 | 9.10 |

目前,我国常见癌症死亡类别为肺癌、肝癌、胃癌、食管癌和结直肠癌等,前10位恶性肿瘤死亡中消化道癌占60.29%,其中男、女性常见癌症的死亡顺位不同,男性中癌症死亡前5位是肺癌、肝癌、胃癌、食管癌和结直肠癌,其前10位恶性肿瘤死亡中消化道癌占61.75%,而在女性中癌症死亡前5位是肺癌、胃癌、肝癌、食管癌和乳腺癌,其前10位恶性肿瘤死亡中消化道癌占53.45%(表1-10)。

表1-10　中国前10位常见癌症死亡及构成

| 顺位 | 男女合计 | | | 男性 | | | 女性 | | |
|------|------|------|------|------|------|------|------|------|------|
| | 部位 | 死亡率(1/10⁵) | 构成(%) | 部位 | 死亡率(1/10⁵) | 构成(%) | 部位 | 死亡率(1/10⁵) | 构成(%) |
| 1 | 肺 | 37.00 | 24.87 | 肺 | 50.04 | 26.85 | 肺 | 23.33 | 21.32 |
| 2 | 肝 | 23.76 | 15.97 | 肝 | 34.47 | 18.49 | 胃 | 13.68 | 12.50 |
| 3 | 胃 | 21.89 | 14.71 | 胃 | 29.72 | 15.95 | 肝 | 12.54 | 11.46 |
| 4 | 食管 | 15.85 | 10.65 | 食管 | 22.12 | 11.87 | 食管 | 9.29 | 8.49 |
| 5 | 结直肠 | 10.05 | 6.75 | 结直肠 | 11.39 | 6.11 | 乳腺 | 8.65 | 7.90 |
| 6 | 乳腺 | 8.65 | 2.91 | 胰腺 | 5.13 | 2.75 | 结直肠 | 8.64 | 7.90 |
| 7 | 胰腺 | 4.39 | 2.95 | 白血病 | 3.89 | 2.09 | 胰腺 | 3.62 | 3.31 |
| 8 | 脑 | 3.55 | 2.39 | 脑 | 3.87 | 2.08 | 子宫颈 | 3.37 | 3.08 |
| 9 | 白血病 | 3.47 | 2.33 | 淋巴瘤 | 3.30 | 1.77 | 脑 | 3.23 | 2.95 |
| 10 | 子宫颈 | 3.37 | 1.11 | 膀胱 | 2.58 | 1.39 | 白血病 | 3.03 | 2.77 |

### 3.2.2 年龄别死亡率

癌症的死亡率随年龄的增长而增加。恶性肿瘤年龄别死亡率在45岁以前处于较低水平,45岁以后开始快速升高,城市地区在85岁以上年龄组达到最高,而农村地区在80~84岁年龄组死亡率最高。男女城乡比较显示,男性死亡率在20~79岁年龄段均农村高于城市,80岁以后则城市高于农村;女性死亡率在20~74岁年龄段农村高于城市,75岁以后则城市高于农村(图1-11)。

总体而言,我国癌症在不同年龄段中的分布有所差异。在婴幼儿及儿童期间,死亡前2位的癌症分别为白血病和脑瘤,合计占癌症死亡的60%以上,至15岁左右,癌谱发生明显变化,白血病、脑瘤的死亡构成下降,肝癌、肺癌的构成上升了,到45岁年龄组及以上,脑瘤、白血病在癌症死亡的构成中所占的比例下降到5%以下,男性肝癌、肺癌、胃癌占死亡的构成上升到前3位,合计约占全部癌症死亡的60%左右。乳腺癌在女性癌症发病中所占的比例较高,而乳腺癌的治疗预后效果相对较好,所以,尽管女性乳腺癌的发病在女性癌症中所占的比例较高,但在女性各年龄组的死亡构成中,乳腺癌所占的构成比却相对不高,其中,在15~44岁年龄段中,女性乳腺癌占死亡构成比最高,占13.48%(表1-11)。

消化道癌在不同年龄段的癌症死亡谱有差异,成年后消化道癌的死亡率明显增加。在15~44岁年龄段男性中,前10位恶性肿瘤死亡中消化道癌占62.04%,其中,肝癌死亡所占比例较高为41.00%,而成年女性中,排名前10位的消化道癌中肝癌、胃癌、结直肠癌死亡率较高,占此年龄段女性癌症死亡的28.25%;在45~64岁年龄段中,男女性消化道癌的死亡率均继续增加,前10位恶性肿瘤中消化道癌的死亡分别占64.89%和50.90%,胃癌、食管癌的死亡率均明显增加。在65岁以上年龄组中,男性消化道癌死亡比例有所降低,但依然占该年龄段前10位恶性肿瘤死亡的57.05%,是仅次于肺癌的主要恶性肿瘤,而女性65岁以上年龄组中,消化道癌死亡所占比例继续增加,占该年龄段前10位恶性肿瘤死亡的59.80%,食管癌、胃癌、结直肠癌死亡所占比例均有所增加(表1-11)。

### 3.2.3 城乡地区死亡率

我国城市地区癌症死亡率也较农村地区高。据全国肿瘤登记中心的数据显示,2010年我国城市地区癌症死亡率为156.14/10万(男性192.55/10万,女性117.97/10万),高于农村地区的141.35/10万(男性180.09/10万,女性100.74/10万),调整年龄结构后,城乡差距变化不大。中国城市、农村男性癌症死亡均以肺癌居首,其次为肝癌、胃癌、食管癌、结直肠癌,消化道癌成为继肺癌外最主要的恶性肿

**表1-11 中国不同年龄段男女性恶性肿瘤死亡构成(%)**

| 性别 | 顺位 | 0~4岁 部位 | 构成 | 5~14岁 部位 | 构成 | 15~44岁 部位 | 构成 | 45~64岁 部位 | 构成 | 65+岁 部位 | 构成 |
|---|---|---|---|---|---|---|---|---|---|---|---|
| 男性 | 1 | 白血病 | 42.15 | 白血病 | 45.95 | 肝 | 37.00 | 肝 | 24.21 | 肺 | 31.22 |
| | 2 | 脑 | 20.25 | 脑 | 18.02 | 肺 | 13.00 | 肺 | 23.29 | 胃 | 16.26 |
| | 3 | 肝 | 4.96 | 淋巴瘤 | 9.37 | 胃 | 8.45 | 胃 | 14.90 | 肝 | 11.45 |
| | 4 | 淋巴瘤 | 4.55 | 骨 | 5.41 | 食管 | 8.11 | 食管 | 11.33 | 食管 | 9.67 |
| | 5 | 肾 | 4.55 | 肝 | 4.14 | 结直肠 | 5.33 | 结直肠 | 5.27 | 结直肠 | 7.97 |
| | 6 | 肺 | 1.65 | 肺 | 1.80 | 胰腺 | 4.79 | 胰腺 | 3.15 | 胰腺 | 3.53 |
| | 7 | 胸腔器官 | 1.65 | 胸腔器官 | 1.44 | 鼻咽 | 3.99 | 鼻咽 | 2.36 | 膀胱 | 2.51 |
| | 8 | 睾丸 | 1.24 | 肾 | 1.26 | 脑 | 3.98 | 脑 | 2.30 | 前列腺 | 2.40 |
| | 9 | 口腔和咽喉 | 1.24 | 胃 | 0.72 | 淋巴瘤 | 3.50 | 淋巴瘤 | 2.04 | 淋巴瘤 | 1.98 |
| | 10 | 胃 | 0.83 | 鼻咽 | 0.54 | 白血病 | 2.10 | 白血病 | 1.86 | 胆囊 | 1.74 |
| 女性 | 1 | 白血病 | 39.71 | 白血病 | 44.91 | 乳腺 | 13.48 | 肺 | 18.25 | 肺 | 24.76 |
| | 2 | 脑 | 25.98 | 脑 | 23.24 | 肺 | 12.14 | 乳腺 | 12.07 | 胃 | 12.84 |
| | 3 | 肝 | 5.88 | 淋巴瘤 | 7.31 | 胃 | 11.28 | 胃 | 11.84 | 结直肠 | 10.48 |
| | 4 | 淋巴瘤 | 5.39 | 骨 | 6.79 | 肝 | 10.43 | 肝 | 11.27 | 肝 | 9.62 |
| | 5 | 肾 | 3.43 | 肝 | 4.18 | 白血病 | 9.41 | 结直肠 | 7.67 | 食管 | 8.31 |
| | 6 | 肺 | 0.98 | 卵巢 | 1.31 | 结直肠 | 6.54 | 食管 | 7.29 | 胰腺 | 5.12 |
| | 7 | 胸腔器官 | 0.98 | 肾 | 1.31 | 脑 | 5.99 | 卵巢 | 4.10 | 乳腺 | 4.52 |
| | 8 | 胆囊 | 0.98 | 肺 | 1.04 | 子宫颈 | 5.93 | 胸腺 | 3.64 | 胆囊 | 3.39 |
| | 9 | 骨 | 0.49 | 胸腔器官 | 0.78 | 卵巢 | 3.53 | 脑 | 2.98 | 淋巴瘤 | 2.13 |
| | 10 | 口腔和咽喉 | 0.49 | 胰腺 | 0.52 | 淋巴瘤 | 3.16 | 子宫体 | 2.83 | 脑 | 2.04 |

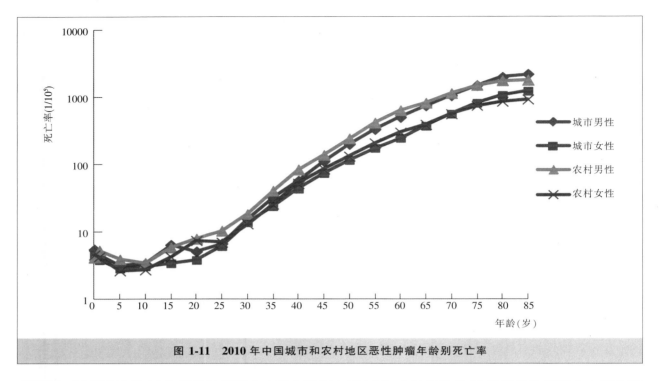

**图 1-11　2010 年中国城市和农村地区恶性肿瘤年龄别死亡率**

瘤死因。城市男性前 10 位恶性肿瘤死亡中消化道癌占57.14%,农村男性前 10 位恶性肿瘤死亡中消化道癌占 66.41%。城市地区女性死亡首位为肺癌,其次为胃癌、肝癌和结直肠癌,前 10 位恶性肿瘤死亡中消化道癌占 49.42%,农村地区的女性死亡也以肺癌居首,其次为胃癌、肝癌和食管癌,前 10 位恶性肿瘤死亡中消化道癌占 54.47%(表 1-12)。

　　根据全国肿瘤登记中心最新数据显示,城市地区消化道癌死亡率 75.62/10 万(男性 99.78/10 万,女性50.27/10 万),低于农村地区的 81.57/10 万(男性 110.94/10 万,女性 50.78/10 万),调整年龄结构后,城乡差距变化不大,仍是城市低于农村。城市男性消化道癌死亡占全部癌症死亡的 51.82%, 女性占42.61%,而农村这一比例分别为 61.59%和 50.41%。

### 3.2.4　死亡率变化趋势

　　20 世纪 70 年代以来,我国癌症死亡率水平和肿瘤谱均有很明显的变化。20 世纪 70 年代,第一次死因回顾性调查结果显示,我国每年死于癌症的人口约 70 万。男性癌症死亡率 84.54/10 万,女性死亡率63.41/10 万,分别占全死因的 11.82%和 9.23%。城市癌症死亡率82.41/10 万,占全部死亡人口 16.3%;农

**表 1-12　中国城市和农村地区前 10 位癌症死亡顺位表**

| 顺位 | 城市 | | | | | | 农村 | | | | | |
| | 男性 | | | 女性 | | | 男性 | | | 女性 | | |
| | 部位 | 死亡率(1/10⁵) | 构成(%) | 部位 | 死亡率(1/10⁵) | 构成(%) | 部位 | 死亡率(1/10⁵) | 构成(%) | 部位 | 死亡率(1/10⁵) | 构成(%) |
|---|---|---|---|---|---|---|---|---|---|---|---|---|
| 1 | 肺 | 56.72 | 29.46 | 肺 | 27.04 | 22.92 | 肺 | 43.26 | 24.02 | 肺 | 19.56 | 19.42 |
| 2 | 肝 | 30.86 | 16.03 | 胃 | 12.96 | 10.98 | 肝 | 38.14 | 21.18 | 胃 | 14.42 | 14.31 |
| 3 | 胃 | 27.42 | 14.24 | 肝 | 11.65 | 9.88 | 胃 | 32.06 | 17.80 | 肝 | 13.44 | 13.34 |
| 4 | 食管 | 17.84 | 9.27 | 结直肠 | 10.93 | 9.26 | 食管 | 26.47 | 14.70 | 食管 | 12.36 | 12.27 |
| 5 | 结直肠 | 14.13 | 7.34 | 乳腺 | 10.13 | 8.59 | 结直肠 | 8.60 | 4.77 | 乳腺 | 7.14 | 7.09 |
| 6 | 胰腺 | 6.29 | 3.27 | 食管 | 6.26 | 5.31 | 脑 | 4.07 | 2.26 | 结直肠 | 6.31 | 6.27 |
| 7 | 白血病 | 4.27 | 2.22 | 胰腺 | 4.67 | 3.96 | 胰腺 | 3.94 | 2.19 | 子宫颈 | 3.35 | 3.33 |
| 8 | 淋巴瘤 | 4.14 | 2.15 | 卵巢 | 3.52 | 2.98 | 白血病 | 3.52 | 1.95 | 白血病 | 3.02 | 2.99 |
| 9 | 脑 | 3.67 | 1.90 | 脑 | 3.48 | 2.95 | 淋巴瘤 | 2.44 | 1.35 | 脑 | 2.97 | 2.95 |
| 10 | 前列腺 | 3.64 | 1.89 | 子宫颈 | 3.38 | 2.87 | 鼻咽 | 1.97 | 1.09 | 子宫体 | 2.85 | 2.83 |

村死亡率71.12/10万,占全部死亡人口11.6%。20世纪90年代初,我国开展了第二次死因回顾性调查,我国每年死于癌症的人口约为117万。男性癌症死亡率134.91/10万,女性死亡率80.04%/10万,分别占全死因的20.50%和14.68%。城市癌症死亡率112.57/10万,占全部死亡人口20.6%;农村死亡率106.76/10万,占全部死亡人口17.1%。2004~2005年,我国开展了第三次死因回顾性调查,结果显示我国平均每年死于癌症的人口约为177万。男性癌症死亡率170.17/10万,女性死亡率99.97/10万,分别占全死因的24.71%和19.03%。城市癌症死亡率150.18/10万,占全部死亡人口25.0%,在各类死因中居第1位;农村癌症死亡率128.65/10万,占全部死亡人口21.0%,在各类死因中居第2位。见图1-12、1-13,表1-13。

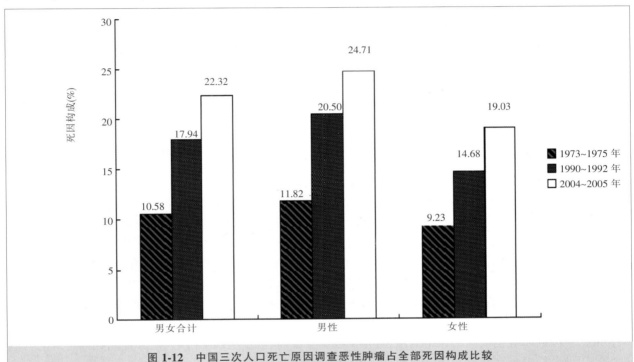

**图1-12** 中国三次人口死亡原因调查恶性肿瘤占全部死因构成比较

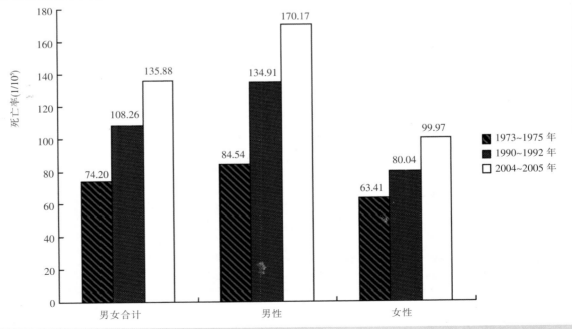

**图1-13** 中国三次人口死亡原因调查恶性肿瘤死亡率的比较

表 1-13　中国三次死因调查城市与农村地区恶性肿瘤死亡率

| 死亡率(1/10⁵) | | 1973-1975 | 1990-1992 | 2004-2005 | 1973-1990 变化(%) | 1990-2004 变化(%) |
|---|---|---|---|---|---|---|
| 粗率 | | | | | | |
| 城市 | 男女合计 | 82.41 | 112.57 | 150.18 | 36.60 | 33.41 |
| | 男性 | 94.88 | 139.89 | 187.16 | 47.44 | 33.79 |
| | 女性 | 69.20 | 83.29 | 112.10 | 20.36 | 34.59 |
| 农村 | 男女合计 | 71.12 | 106.76 | 128.65 | 50.11 | 20.50 |
| | 男性 | 80.60 | 133.15 | 161.69 | 65.20 | 21.43 |
| | 女性 | 61.27 | 78.91 | 93.75 | 28.79 | 18.81 |
| 中标率 | | | | | | |
| 城市 | 男女合计 | 83.70 | 89.80 | 91.41 | 7.29 | 1.79 |
| | 男性 | 101.10 | 117.62 | 119.28 | 16.34 | 1.41 |
| | 女性 | 67.00 | 63.22 | 65.01 | −5.64 | 2.83 |
| 农村 | 男女合计 | 72.80 | 96.45 | 91.19 | 32.49 | −5.45 |
| | 男性 | 87.20 | 126.25 | 119.72 | 44.78 | −5.17 |
| | 女性 | 59.40 | 67.72 | 63.00 | 14.01 | −6.97 |

　　三次调查结果分析表明,癌症死亡率呈持续增长趋势,目前癌症死亡例数比30年前增长1倍多。与前两次全国死亡原因调查结果比较,死亡率比20世纪70年代中期增加了83.13%,比90年代初期增加了25.51%,并且已经成为我国城市居民首位死因,农村的第2位死因。若从预测癌症实际负担的3个主要因素(人口总数、老年人口数量和环境因素)分析,今后20年我国癌症负担还将上升1倍。

　　与前两次调查相比,不论城市还是农村、男女性恶性肿瘤粗死亡率均呈持续上升趋势。在20世纪70年代至90年代期间,男性死亡率上升(59.58%)明显快于女性(26.23%),农村死亡率上升趋势(50.11%)明显快于城市(36.60%);90年代到现在,男女性死亡率上升趋势相近(分别为26.14%和24.90%),城市上升趋势(33.41%)高于农村(20.50%)。

　　根据中国肿瘤登记地区的数据显示,近年来我国食管癌、胃癌呈现下降趋势,其他癌症则呈现上升趋势,尤其是肺癌、肝癌和结直肠癌的死亡率上升趋势比较明显。见图1-14。

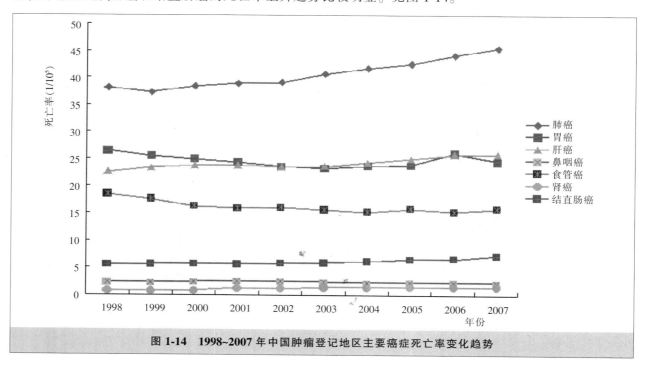

图 1-14　1998~2007 年中国肿瘤登记地区主要癌症死亡率变化趋势

# 第二节 消化道癌主要危险因素

恶性肿瘤的发病潜伏期较长,是多因素、多效应、多阶段的过程。人类多数癌症的发生是环境因素与机体长期作用的结果,除少部分环境致癌因素是以人们不自主方式接触外,多数是通过人们不良的生活行为方式而进入机体的。

## 1 生活行为方式

(1)烟草:烟草是得到充分证明的癌症危险因素,烟草中含有的致癌物有苯、多环芳烃、亚硝胺、芳香胺、杂环芳香胺、乙醛、甲醛等,可增加食管癌、胃癌、肝癌、鼻咽癌、喉癌等癌症的发病风险。烟草暴露有三种方式,分别是主动吸烟、被动吸烟(环境烟雾暴露)和非烟雾暴露(咀嚼和嚼闻)。香烟烟雾被吸入人体后,有一部分会进入食管、胃、肠,以致其中的致癌物质作用于消化道黏膜,如果反复作用,很容易诱发癌变。研究显示, 吸烟者患食管鳞癌的危险比不吸烟者高 2~5 倍, 患食管腺癌危险比不吸烟者高 1.5~2.5 倍,患胃癌的危险比不吸烟者高 1.5~2 倍,患肝癌的危险比不吸烟者高 1.5~2.5 倍。

(2)饮酒:重度饮酒会引起口腔、咽、食管、肝、结直肠等癌症,饮酒者同时吸烟则患口、咽喉及食管癌的危险更高。酒精饮料中可能致癌的物质有乙醛、亚硝胺、黄曲霉毒素、氨基甲酸乙酯及砷等化学物。据加拿大和德国的一项联合研究表明,乙醛是一些癌症,特别是上消化道癌发展过程中的重要因素,目前已被世界卫生组织列为致癌物质。长期饮酒可能导致肝硬化,继而可能与 HBV 感染协同增加患肝癌的风险。

(3)饮食:消化道癌的发病原因与饮食有极大关系,膳食因素致癌的原因包括两个方面,一方面是膳食结构不合理,表现为高脂、高热量、少膳食纤维、缺乏维生素的膳食;另一方面食物储存、烹制过程不当,可产生各种生物或化学致癌物。高脂高能量膳食可增加结直肠癌的发病风险;食物中长期缺乏维生素及硒等微量元素的地区,胃癌、食管癌的发病率较高。在气候湿热的地区,粮食、玉米和花生储存过程中易受黄曲霉菌污染,增加了当地居民患肝癌和食管癌的风险。腌制、烟熏、过度烹制肉类食品,可产生亚硝胺、杂环胺(HCAs)、多环芳烃(PAHs)等多种致癌物质,可增加胃癌、肝癌的发病风险。

(4)肥胖:体重超重已成为当今社会突出的公共卫生问题,肥胖可引起多种疾病的发生。目前,比较认同:体重超重或肥胖能够增加人类患某些癌症的风险,如胰腺癌、结直肠癌、食管腺癌、子宫内膜癌、乳腺癌(绝经后)和肾癌,同时可能与胆囊癌、肝癌的发生有关。

(5)其他:职业环境中接触的有害物质如电离辐射(X 线、$\gamma$ 射线)、石棉、联苯胺、氯乙烯、苯等,可导致肺癌、白血病、皮肤癌和肝血管肉瘤等的发生。

## 2 生物学危险因素

(1)病毒感染:在中低等收入国家,病毒感染导致的癌症死亡人数占全部的 20%。已有研究证明乙型肝炎病毒(HBV)和丙型肝炎病毒(HCV)是原发性肝细胞癌的主要危险因素之一;幽门螺杆菌(Hp)是胃癌的主要危险因素。

(2)真菌:与肿瘤发生关系比较明确的有黄曲霉菌,其中黄曲霉毒素 $B_1$ 是已知最强的化学致癌物之一,可引起人和啮齿类、鱼类、鸟类等多种动物的肝癌。

(3)寄生虫:目前研究较多的是华支睾吸虫感染与胆管型肝癌的关系,以及日本血吸虫感染与结直肠癌的关系,但迄今未能明确它们之间的因果关系。

# 3 遗传易感性因素

恶性肿瘤通常有一定的家族聚集性和种族差异,遗传因素对肿瘤的发生发展也起到重要作用。遗传因素对有聚集性和散发肿瘤都有影响。研究表明,黄曲霉毒素 $B_1$($AFB_1$)致肝癌的作用存在个体差异,即有遗传的因素,一级亲属患有肝癌,其肝癌患病风险增加 3.227 倍;家族性腺瘤息肉病(FAP)和遗传性非息肉病性结直肠癌是常见的遗传性结直肠癌,杨工等对上海地区的结直肠癌先证者的研究显示,一级亲属发生两个或更多个结直肠癌的家系占 5.6%,而同期的人群对照组则为 2.2%,其中患者的一级亲属罹患结直肠癌的累计发病率(0~70 岁)为对照组的 3.4 倍。Hemminki 等报道瑞典一个全国性的流行病学研究显示,在 0~62 岁的结直肠癌患者中大约 9.82% 的患者具有结直肠癌家族史。

# 第三节 消化道癌的防控

目前,大多数科学家仍旧认同癌症是一类难以治愈的人类疾病,但是癌症是一类可以预防的疾病。世界卫生组织(WHO)很早就提出:有 1/3 的人类癌症是可以预防的(目前提出 40% 癌症可以预防);有 1/3 的人类癌症是可以通过早期发现、早期诊断、早期治疗而治愈的;而另外 1/3 的人类癌症是要通过临床姑息治疗来提高病人的生活质量。

# 1 一级预防

癌症一级预防(primary prevention)通常是指癌症的病因学预防,是在疾病尚未发生时针对致病因素(或危险因素)采取措施,也是预防疾病和消灭疾病的根本措施。日常生活中,吸烟、不良的饮食和生活习惯、体重超重、缺乏体育锻炼等均与消化道癌高发密切相关。改变不良的生活方式和行为干预在消化道癌预防中占有很重要的位置,其中禁烟、营养、饮食和运动都是最重要的防癌措施。

(1)控烟:吸烟是一个重要的致癌因素,它的致癌作用比许多环境致癌因素都强。吸烟与胰腺癌、食管癌等消化道癌的发生有密切关系。我国政府于 2005 年正式向联合国递交了协约批准书,并承诺采用综合措施开展控烟项目。澳大利亚、芬兰、法国等多个国家和地区已经成功开展全面的烟草控制项目,可以预期经过长期的控烟项目,这些国家消化道癌的总发病率和死亡率将得以控制。

(2)合理膳食和体力活动:膳食结构不合理和食品某些制作保存过程产生的致癌物,可增加结直肠癌、胃癌、肝癌等消化道癌的发病风险。体重超重或肥胖能够增加人类患某些消化道癌的风险,如胰腺癌、结直肠癌、食管腺癌,同时可能与胆囊癌、肝癌的发生有关。美国饮食、营养及癌委员会(DNC)的一份调查表明:结肠癌、食管癌、胃癌及肝癌是最有可能通过改变饮食习惯而加以预防的。经常性的体育锻炼也可降低胃食管部癌症的发病风险。2003 年,WHO 提出了膳食、体力活动和健康全球策略(DPAS),为各成员国提供了制定促进全民合理膳食和体力活动的行动指南。膳食方面的指导原则是:达到能量平衡和保持健康体重;限制脂肪摄入,以不饱和脂肪酸为主;多摄入维生素和多纤维素的果蔬与谷类;限制蔗糖和钠盐的摄入。体力活动方面,针对不同年龄段的人群分别制定包括活动强度、时间、方式等的指导原则。

(3)控制感染:接种疫苗可有效控制致癌微生物(如 HBV)的感染,自 2000 年 WHO、世界银行、疫苗生产企业等机构与各国政府组成全球疫苗和免疫联盟 (Global Alliance for Vaccine and Immunization,GAVI),在贫困国家推行了免费 HBV 接种援助项目,重点保护婴幼儿免受 HBV 的感染,我国也于 2002 年将乙肝疫苗免疫接种纳入国家基础免疫程序。此外,治疗 Hp 感染可能降低胃癌的发病率。

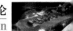

# 2 二级预防

癌症的二级预防(secondary prevention),是指在特定的高风险人群筛检癌前病变或早期肿瘤病例,从而进行早期发现、早期诊断和早期治疗。实践证明,对于消化道癌,筛查不仅可以通过早期发现、早期治疗提高癌症的生存率,而且可以有效地降低某些癌症的死亡率。因此,消化道癌的二级预防也是减轻社会、家庭及个人疾病负担的重要措施,在癌症控制方面具有重要的公共卫生意义。

一般来说,消化道癌的早期症状多不典型,主要表现为消化功能的改变,容易被忽视。这些表现包括:食欲减退,消化不良,吃东西没有胃口,饭量比以前减少;腹胀、腹部不适;经常腹泻或者便秘,有的时候大便带血;进食感觉不畅,有受阻的感觉,尤其是进食硬食时明显;不明原因的消瘦,在很短时间内,出现明显体重下降等。特别是40岁以上的女性和45岁以上的男性属于消化道肿瘤的高发人群,如果身体一旦有这些症状出现,就要尽早到医院进行相关检查,了解具体情况,找出病因,及时治疗。我国已经逐步开展肝癌、胃癌、食管癌、结直肠癌等消化道癌的筛查方案研究,并已经在这些癌症高发地区开展了早诊早治示范基地建设工作。

(1)食管癌:目前,国际上尚无成型的食管癌筛查和早诊早治技术规范或推荐方案。我国高发现场大量的筛查实践及临床观察都支持在食管癌高发区及高危人群中开展食管癌的筛查。根据食管癌高发现场多年综合防治研究的实践,建议食管癌的筛查工作适宜在农村食管癌高发区和城市的高危人群中进行,高危人群界定为:40岁以上;来自食管癌高发区;有上消化道癌家族史或有上消化道症状。目前我国在食管癌高发地区对40~69岁高危人群应用内镜下碘染色加指示性活检技术组合进行筛查。我国为食管癌高发国家,其危害在农村高发地区尤甚。由于食管癌早期症状很少,因症状就诊者多属中晚期,而中晚期的治疗效果必然花费大、收效小。欲提高食管癌治疗效果,其关键是早期发现、早期诊断和早期治疗,因此人群筛查和早诊早治是食管癌防控的重要策略。

(2)胃癌:自20世纪70年代,日本便广泛开展胃癌早诊筛查研究,并建立起完善的胃癌筛查体系:对40岁以上人群,以常规X线上消化道造影作为初筛,对可疑病变再进行气钡双重对比造影,对可疑病例进一步通过纤维胃镜—病理学检查进行最后确诊。我国的胃癌筛查目前采用直接胃镜检查进行人群筛查。对40~69岁胃癌高危人群进行内镜检查,在内镜检查时除肉眼观察,还要用碘液或/和靛胭脂染色,并从可疑病变处取几块组织用以准确诊断。到目前为止,对胃癌筛查的手段并不多,且因为各种原因使其难以大规模推广,但众多学者坚持不懈地对胃癌筛查技术和方案进行更深入的探索。相信加强胃癌的早诊筛查,一定能降低胃癌死亡率,达到有效控制胃癌的目的。

(3)肝癌:目前世界上尚无成熟的肝癌筛查方案。自20世纪70年代至今,我国肝癌筛查以江苏启东为代表,大致经历了4个发展阶段。70年代,通过采用AFP检测方法对启东近180万自然人群进行普查,检出肝癌1000多例,初步证实AFP应用于人群筛查的可行性。80年代,考虑到筛查的成本效益,首先提出了选择特定的高危人群进行肝癌筛查的概念,并明确HBsAg阳性的30~59岁男性为启东肝癌高危人群。此期间,为了避免AFP阴性病人被漏诊,还应用AFP—B超联合检查。90年代,肝癌筛查又从非固定的高危人群随机筛查发展到对高危人群队列进行定期筛查,并对启东40万人群中的肝癌高危人群进行周期性的筛查实践,以探索肝癌高危人群筛查模式。肝癌常用的筛查方法包括:血清甲胎蛋白(AFP)检查和超声检查。我国现行的筛查方案为:对当地35~64岁的男性居民和45~64岁女性居民,采用血清HBsAg作初筛;阳性者联合应用血清AFP和B超做进一步检查。

(4)结直肠癌:我国现行的结直肠癌筛查方案如下:40~74岁个体,进行量化的危险因素评估问卷和免疫法大便隐血试验(FOBT),以下4项任一项阳性者为高危人群,需进行结肠镜检查。(1)FOBT免疫法检查阳性。(2)一级亲属有大肠癌病史。(3)本人有癌症或肠息肉史。(4)具有以下两项及两项以上者:①慢性便秘(近2年内,便秘发生时间>2个月/年);②黏液血便;③慢性腹泻(近2年内,腹泻累计持续>3个月,每次发作持续>1周);④慢性阑尾炎;⑤精神刺激史;⑥慢性胆道疾病。内镜下发现的息肉样病变或可疑肿瘤部位均予以切除,并进行病理检查。USPSTF(美国预防服务工作组)关于结直肠癌筛查的建议:50~75 岁个体:(1)每年 1 次高灵敏度 FOBT。(2)每 3 年 1 次高灵敏度 FOBT 加每 5 年 1 次乙状结肠镜。(3)每 10 年 1 次结肠镜检查。没有特别指定哪种为首选。不建议 76~84 岁个体进行常规的结直肠癌筛查,不建议 85 岁以上个体进行结直肠癌筛查。

# 3　三级预防

　　三级预防(tertiary prevention)主要是对症治疗和康复治疗措施,防止伤残和促进功能恢复,提高生存质量,延长寿命。针对不同时期患者采用不同的综合治疗手段,制定合适的治疗方案,使患者接受合理规范的治疗。对于早、中期癌症病人,通过手术切除病灶并辅以合理的辅助治疗,提高治愈率。临床表明,早期的消化道癌手术切除的成功率很高,特别是胃癌、直结肠癌。对晚期病人积极采用以提高病人尊严和生活质量为目的的姑息治疗包括:①对疼痛病人进行三阶梯止痛;②给予有效的心理治疗,稳定病人情绪;③调节饮食,补充营养;④给予耐心细致的医疗护理,使病人精神和身体上获得最大的安慰。

(左婷婷　郑荣寿　陈万青)

# 参考文献:

[1]　http://globocan.iarc.fr/Globocan 2012,IARC.

[2]　陈万青,张思维,曾红梅,等.中国 2010 年恶性肿瘤发病与死亡[J].中国肿瘤,2014,23(1):1-10.

[3]　赵平,陈万青,孔灵芝.中国癌症发病与死亡 2003-2007[M].北京:军事医学科学出版社,2012.37.

[4]　陈竺. 全国第三次死因回顾抽样调查报告[M]. 北京:中国协和医科大学出版社,2008.24-31.

[5]　Vineis P,Alavanja M,Buffler P,et al.Tobacco and cancer:recent epidemiological evidence [J]. J Natl Cancer Inst,2004,96(2):99-106.

[6]　de Martel C,Ferlay J,Franceschi S,et al. Global burden of cancers attributable to infections in 2008:a review and synthetic analysis[J].Lancet Oncol,2012,13(6):607-615.

[7]　Huang X,Hollinqer FB.Occult hepatitis B virus infection and hepatocellular carcinoma:a systematic review [J]. J Viral Hepat,2014,21(3):153-162.

[8]　Xue FB,Xu YY,Wan Y,et al. Association of H. pylori infection with gastric carcinoma:a Meta analysis [J]. World J Gastroenterol,2001,7(6):801-804.

[9]　丁建华,李苏平,高长明,等.以全人群为基础的上消化道癌病例对照研究[J].中国公共卫生,2001,17(4):319-320.

[10]　杨工,高玉堂,胡应,等.大肠癌遗传流行病学研究——Ⅱ. 大肠癌家族史与相对危险度评估[J].中华医学遗传学杂志,1994,11(1):89-91.

[11]　Hemminki K,Li X. Familial colorectal adenocarcinoma and hereditary nonpolyposis colorectal cancer:a nationwide epidemiological study from Sweden[J].Br J Cancer,2001,84(7):969-974.

[12]　Danaei G,Vander Hoorn S,Lopez AD,et al. Causes of cancer in the world:comparative risk assessment of nine behavioural and environmental risk factors[J]. Lancet,2005,366(9499):1784-1793.

[13]　World Health Organization. WHO's fight against cancer:strategies that prevent,cure and care[EB/OL].http://www.who.int/cancer/publications/fight_against_cancer/en/.

[14]　Behrens G,Jochem C,Keimling M,et al.The association between physical activity and gastroesophageal cancer:systematic review and meta-analysis[J].Eur J Epidemiol,2014,29(3):151-170.

[15]　Zhang BH,Yang BH,Tang ZY. Randomized controlled trial of screening for hepatocellular carcinoma[J]. J Cancer Res Clin Oncol,2004,130(7):417-422.

[16]　Chen JG,Parkin DM,Chen QG,et al. Screening for liver cancer:results of a randomised controlled trial in Qidong,China[J]. J Med Screen,2003,10(4):204-209.

[17]　U.S. Preventive Services Task Force.Screening for Colorectal Cancer:U.S. Preventive Services Task Force Recommendation Statement[J]. Ann Intern Med,2008,149(9):627-637.

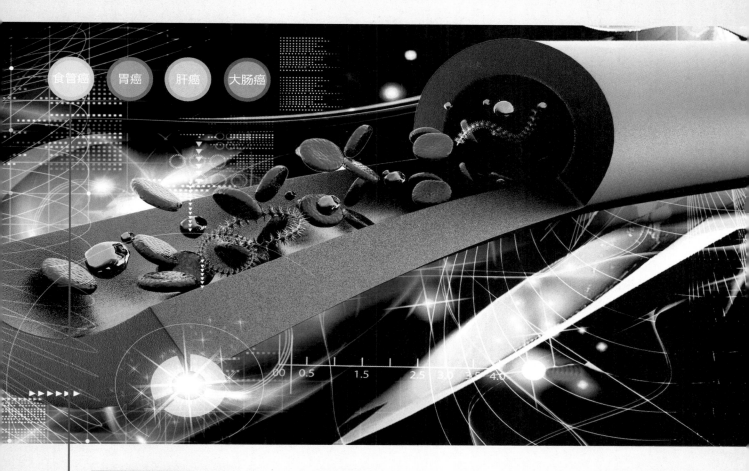

食管癌　胃癌　肝癌　大肠癌

## 第2章　食管癌的防控

# 第一节 食管解剖、生理与食管癌病理

## 1 食管的解剖

### 1.1 大体解剖

食管是连接咽部和胃、前后扁窄的长管状器官,是消化道中最狭窄的部分。男性食管全长25~30cm,女性为23~28cm。

食管的上端在环状软骨下缘起始于咽部,相当于第6颈椎下缘水平,于颈椎前方向下延伸经颈部、胸部的后纵隔,穿过膈肌的食管裂孔进入腹部,于第11胸椎水平与胃的贲门相交接。静息状态下,食管腔呈闭合状态,食管颈部由于邻近结构的挤压而呈扁管状,进入胸内后受胸内负压影响管腔更圆,而食管腹段因为腹压影响再次变扁。食管管腔的直径自上而下,前后径逐渐增宽,即食管外形逐渐变圆;食管左右径(冠状径)各处不一,管腔直径范围为1.6~2.5cm。与消化道其他部位不同,食管没有系膜固定,除上、下两端相对固定以外,大部分位于后纵隔疏松结缔组织包围之中,并可以做纵向和横向运动。此外,食管周围也没有明显的大血管、神经或纤维条索将其固定在胸腔内。

### 1.2 食管分段

食管全长分别以胸骨静脉切迹水平和膈肌食管裂孔水平分为三段,即颈段、胸段和腹段(图2-1)。

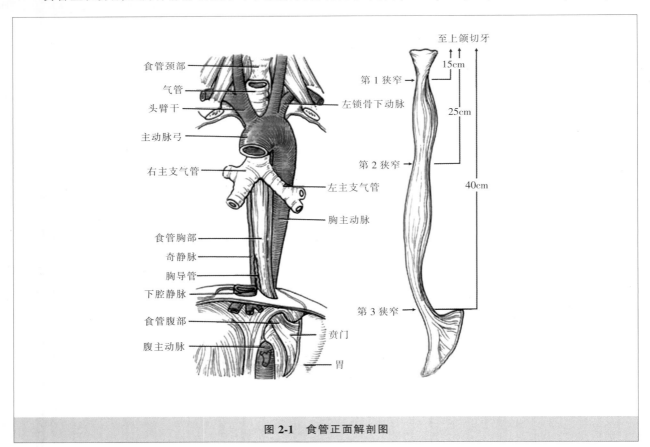

**图2-1 食管正面解剖图**

颈段食管长约3~5cm,从食管入口即第6颈椎下缘到胸廓入口水平,相当于胸骨切迹与胸1椎体下缘的连线水平;沿中线略偏左侧下行,其前方为气管,后方为颈椎的椎前筋膜,两侧与颈动脉鞘及甲状腺侧叶相邻。由于食管颈部轻度偏左,故食管颈部手术时经左颈部切口更便于解剖显露颈段食管。在颈部与食管有关的间隙主要有三个:气管前间隙、咽后间隙和椎前间隙。这些间隙向上可达颅底,向下可达纵隔,一旦颈部食管发生穿孔等,感染、血肿和气体可以经这些间隙蔓延至上纵隔。临床上最重要的是咽后间隙,因为大部分医源性器械性食管损伤、穿孔都发生在环咽肌狭窄上方的下咽部后壁,而自发性食管穿孔或是颈部吻合口瘘,常常通过这些间隙迅速进入纵隔,并发纵隔炎而导致严重后果。

胸段食管长约15~18cm。胸上段食管行于气管膜部与脊柱之间,前壁紧贴气管膜部,后壁与脊柱的椎前筋膜相邻。在主动脉弓水平,胸导管从食管的左后下方斜向前上,经食管左侧壁与左侧纵隔胸膜之间,在主动脉弓上2cm处,沿左锁骨下动脉的左后方出胸廓入口进入颈部。奇静脉在食管右侧,以弓状越过右肺门上方汇入上腔静脉。胸内食管至第4、5胸椎之间水平越过气管分叉及左主支气管起始部,逐渐转回中线,沿胸主动脉之间下行,至膈肌裂孔前再次回到中线,并越过胸主动脉前方进入食管裂孔。胸内食管在主动脉弓上与左侧纵隔胸膜相贴,其间有胸导管沿食管左侧壁走行,临床上称为食管上三角,即由左锁骨下动脉、主动脉弓和脊柱围成的三角形区域。食管下三角是由心包、胸主动脉和膈肌顶所围成的三角形区域,由于右侧纵隔胸膜在右肺门下方常经食管后方凸至中线,形成食管后隐窝,因此,经左胸游离食管时,在此区域内很容易损伤右侧纵隔胸膜,导致术后右侧胸腔积液、积血。

腹段食管位于腹腔内,长约1~2cm,自膈肌食管裂孔弯向左侧与胃的贲门胃食管连接部相连,而膈食管膜在食管裂孔处将食管和膈肌附着在一起。食管裂孔是膈肌上三大裂孔之一,全部由右侧膈肌脚的肌束形成。食管裂孔具有钳闭功能,对于防止胃食管反流具有重要的作用。膈食管膜又称膈食管韧带,是由胶原纤维和弹力纤维构成的膜状组织,随着年龄的增长,膈食管膜上的弹力纤维逐渐被没有弹性的胶原纤维取代,导致食管与膈肌连接处的膈食管膜弹性逐渐丧失,同时伴随膈食管裂孔扩大,容易导致食管裂孔疝的发生。

## 1.3 食管的三个狭窄

食管在走行过程中受周围结构的挤压或生理功能上的需要,出现多处狭窄和压迹。狭窄是指食管管腔直径变小,压迹是指食管管壁受压导致管壁外形改变。食管在解剖学上有三个狭窄:第一个狭窄位于食管入口,即环状软骨的下缘水平,距离门齿约15cm;第二个狭窄位于第5胸椎水平,由于左主支气管及主动脉弓对其推压而形成狭窄,距离门齿约25cm;第三个狭窄为食管穿过食管裂孔时,膈脚的推压而产生的狭窄,距离门齿约40cm。这些狭窄的部位虽然不影响食物通过,但由于食物通过狭窄区时比较缓慢,所以这些部位是异物嵌顿滞留及食管癌的好发部位,同时狭窄部分的食管黏膜也容易受腐蚀性液体的损伤。

## 1.4 食管的组织结构

食管壁分为四层,由内到外分别为黏膜层、黏膜下层、肌层和外膜层(图2-2)。黏膜层包括上皮层、固有层和黏膜肌层,外观色泽浅红或浅黄,光滑、湿润,形成3~4条皱襞凸向管腔,食管钡餐造影检查时可间接观察到黏膜形态,从而判断病变情况。黏膜下层由疏松结蹄组织构成,含有丰富的血管、神经、淋巴管和大量的黏液腺。食管肌层分为环形的浅肌层和纵行的深肌层,上1/3为骨骼肌,下1/3为平滑肌,中1/3则两者兼有;上下两端的环形肌增厚,形成上下括约肌。食管外膜层与其他消化道器官不同,除腹段为浆膜层外,其他部分均无浆膜层,而是由疏松结蹄组织构成的纤维膜。国内有学者提出"食管系膜"的概念,其认为由于胸段食管并没有典型的浆膜层,仅有一层纤维膜及疏松结缔组织,且食管位于后纵隔内,走行从颈部到上腹部,其间广泛分布着许多淋巴网络,与同在纵隔内的大血管纵横交错,故把包裹在食管周围的脂肪组织、神经血管和淋巴称为食管系膜。在食管癌手术时采用类似直肠癌的全系膜切除,可能有助于提高手术的根治性。

## 1.5 食管的血管结构

食管的血液供应具有节段性的特点。颈段食管的血供较为丰富,主要来自双侧的甲状腺下动脉等,其中以4支最多见;胸段食管上部主要接受肋间后动脉和支气管动脉分支供应,支气管动脉以3~5支为最

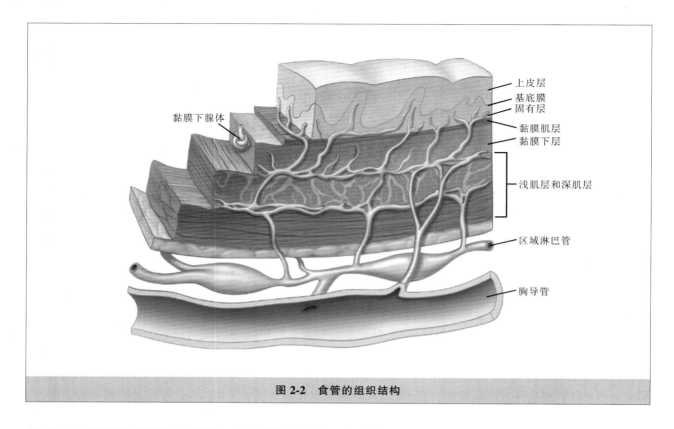

黏膜下腺体

上皮层
基底膜
固有层
黏膜肌层
黏膜下层

浅肌层和深肌层

区域淋巴管

胸导管

**图 2-2　食管的组织结构**

多;胸内食管下部主要的血供则来自主动脉的食管固有动脉、膈下动脉等也参与其血供,食管固有动脉一般为 3~7 支。腹段食管主要由左膈下动脉和胃左动脉的升支供应。供应食管的动脉分支比较细小,管径一般不超过 3mm,进入食管壁后呈 T 型分布,并且相互形成纵形吻合,在肌层和黏膜下层形成一个食管壁内完整的血管网,保证了食管充分的血供。

食管壁内静脉丰富,在黏膜下层形成食管静脉丛,由丛汇合成数条食管静脉,注入奇静脉或半奇静脉。食管静脉丛向下与胃静脉有丰富的交通吻合支,借此与门静脉系统相交通,是门静脉系统与体静脉系统的一个重要交通部位。门脉高压时往往引起食管下段、胃底静脉曲张,导致消化道大出血。在食管的静脉中,奇静脉由于邻近肺门根部及其附近的淋巴结,往往成为食管癌壁外扩散转移最容易受影响的结构;同时由于奇静脉及奇静脉弓管壁较薄弱,在食管手术时很容易被损伤。此外,由于其直接与上腔静脉相通,经左胸入路进行食管切除时,一旦损伤奇静脉弓,出血量较大,而且由于受到主动脉弓的影响,出血后处理比较困难。

### 1.6　食管的淋巴引流

食管的淋巴系统非常丰富。从黏膜的固有层开始有淋巴管道,到黏膜肌层和黏膜下层相互交通成复杂的毛细淋巴管网,黏膜下层的毛细淋巴管丰富程度高于毛细血管。黏膜下层主要是纵行的淋巴管,纵形毛细淋巴管数量是环形或横行毛细淋巴管数量的 6 倍。胸内食管的黏膜下毛细淋巴管一部分直接穿过肌层到外膜与食管旁淋巴结交通,一部分可以在黏膜下层纵形延伸较长距离,这是食管癌淋巴结转移具有双向性和跳跃性的解剖学基础。此外,还有部分淋巴管绕过食管旁淋巴结,直接注入胸导管,这是食管癌血行转移的常见通路之一。颈段食管的淋巴引流主要进入气管旁淋巴结、颈深淋巴结和锁骨上淋巴结。Resano 在 1951 年将胸内食管淋巴引流分为四区,即弓上区、弓后区、肺门区和食管下区,其中食管下区淋巴管大多数向下引流,经膈食管裂孔注入胃左淋巴结或腹腔干淋巴结,这是胸段食管癌,尤其是胸下段食管癌容易发生胃左或腹腔淋巴结转移的解剖学基础。具体而言,胸上段食管的淋巴主要向上引流,汇集到颈段食管引流的淋巴结;胸下段食管的淋巴主要向下引流,引流到贲门旁、胃左动脉旁及腹腔干旁淋巴结;胸中段食管的淋巴则引流到附近的隆突下淋巴结、食管旁淋巴结,同时也可向颈部和腹部上下两个方向引流。由于食管的颈部与胸部、胸部与腹部之间都有管内和管外的淋巴联系，食管淋巴引流的节段性并不明显，这使得食管癌手术时合理的淋巴结清扫成为国内外争议最多的地方。对于胸段食管癌患者，越来越多的学者强调清扫沿双侧喉返神经链旁淋巴结的重要性。

### 1.7 食管的神经支配

食管的运动受迷走神经和交感神经的双重支配。迷走神经为第10对脑神经，迷走神经干在颈部位于颈动脉鞘内，下行至颈根部后左侧迷走神经在左锁骨下动脉和左颈总动脉之间，越过主动脉弓，经肺门后方走行到食管壁前面逐渐分为若干细支，形成左肺丛和食管前丛，在食管下段重新汇集成食管前干；右侧迷走神经下行经右锁骨下动脉前方沿食管右侧走行，经右肺门后方到达食管后方，形成右肺丛和食管后丛后在食管下段延续为迷走神经后干。左右两侧迷走神经分别在食管的前后形成食管前丛和食管后丛，控制食管的蠕动、括约肌舒张和腺体分泌。左右肺丛与咳嗽反射都相关，这也是食管手术后咳嗽反射减弱，容易发生肺部感染的解剖学基础之一。两侧迷走神经下行途中发出左右喉返神经，分别绕主动脉弓和右侧锁骨下动脉在气管食管沟内上行至喉，支配环咽肌、上段食管括约肌。当损伤喉返神经时，患者可因环咽肌运动障碍和声带运动障碍而出现声音嘶哑、吞咽时呛咳，双层喉返神经损伤可导致严重的呼吸困难。交感神经的作用则是与迷走神经拮抗，收缩括约肌、抑制蠕动和减少腺体分泌。

## 2 食管的生理

### 2.1 生理功能

食管的主要生理功能是把食团从咽部传输到胃部，主要是由其蠕动功能来完成的。食物在食管中通常不能被消化和吸收。食管上、下端存在功能性括约肌，使得食管在静息状态下与咽部和胃并不相通。食管上部括约肌可以防止空气进入食管和食管内容物进入咽部，而食管下部括约肌可以防止胃内容物反流进入食管。食管的分泌受迷走神经的支配，迷走神经有分泌纤维达食管黏液腺。食管在生理上也是一个排泄引流管，口腔、鼻腔、喉和气管的分泌物经过食管至胃，在胃内被胃液所消化，细菌则被消灭。

### 2.2 吞咽动作

食物从口腔进入咽部时，一系列复杂的吞咽动作开始启动。首先是咽部肌肉的不自主收缩，使咽腔内的压力升高，把食团向颈段食管方向推动，与此同时，上段食管括约肌舒张，允许食团进入食管腔内。食管的肌肉舒张收缩交替、有序地进行，形成蠕动波推动食团向胃的方向移动。最后下段食管括约肌舒张，贲门开放，食团被送入胃中，历时3~10s。整个吞咽运动分为三期：口咽部期、食管期及贲门胃期，这些复杂的咽下运动受各种神经反射调节。

食管平时入口呈闭合状态，使呼吸时空气不进入胃内。吞咽开始是一种随意性动作，食物经咀嚼后，由舌送入咽部接触到触发区，而引起一系列复杂的不随意反射，传入神经通过舌咽神经，传出神经为迷走神经。发生舌向上向后对着硬腭的动作；腭帆肌及腭咽肌联合关闭鼻咽部；会厌下降及喉前庭部的闭合阻止食物进入气道。在咽肌收缩的一刹那间，内压突然升高，环咽肌即时松弛开放，将食团由会厌两侧推入食管。

吞咽开始后0.2~0.3s即有环咽肌开放，食团达贲门约1.5~2.5s，等于食团每秒钟前进约10~20cm。吞咽时喉同时上升，有助于食物团块下降。食物团块经过较慢的食管蠕动被推至食管下端壶腹后，有短时间停留。停留部位比较一致，在食管下端离胃贲门开口约2~3cm处。胃贲门部表面上似有括约作用，实际上无真性括约肌，食管下端平滑肌的括约样张力及少数横纹肌纤维使贲门部有关闭功能的作用。贲门部突然弛缓使食物进入胃内。

吞咽开始至食物到达贲门所需时间，与食物性状及体位有关。液体食物约需3~4s，糊状食物约5s，固体食物较慢，约需6~8s，一般不超过15s。

### 2.3 食管蠕动

食管蠕动是食管内平滑肌受迷走神经支配所产生的动作，发动于咽部而由食管内部反射所完成。食管蠕动波有原发性及继发性两种,原发性蠕动不间断地向食管下端进行,是推动食物团块的主要力量,收缩波之前常有一松弛波出现。继发性蠕动波与口咽期咽下反射无关,主要是在食管上端,相当于主动脉的部位开始,与食管内膨胀有关。

口腔与咽部感觉末梢神经若受到刺激,能暂时抑制贲门肌肉张力,而刺激胃黏膜也能产生同样的情况,但胃突然膨胀则产生反射性贲门肌张力增加。贲门黏膜受机械性或化学性刺激,也能增加局部张力。逆蠕动极少在正常食管内发现,但若有堵塞情况,则可见逆蠕动由阻塞处向上进行,使食物由食管退出至口内。

除蠕动之外,食管尚有局部性动力,即局部痉挛。该现象可能是正常情况,也可能是一种病理状态,多发生于局部炎症、异物、外伤和局部或中枢神经病变等情况之下。深呼吸虽然能使食物暂时缓慢地进入胃内,但横膈继续收缩也不能阻止食物进入胃内,所以,横膈对食管功能并没有多大影响。

正常状态下,经常有少量空气与食物同时咽下,积留于胃底部,饭后部分空气常被嗝出,这是正常现象。由于食管内经常有蠕动,所以空气很少在食管内停留。对饭后短时期胃内空气成分进行分析发现,二氧化碳占 4.2%,氧占 17.1%,氮占 78.8%,其中二氧化碳较空气内含量略有增加,可能系由胃黏膜所产生。

### 2.4　食管上下括约肌

经食管测压实验证实:在食管上端约 3cm 处,食管腔内的静止压力较高,故把此处称为食管上括约肌,此括约肌由环咽肌和 3~4cm 的上食管组成。吞咽食物时,食管上括约肌松弛,压力下降,食物通过后立即收缩,恢复到原来静止压力状态。括约肌收缩引起的蠕动,上自咽部,下传至食管下端,蠕动波向下传导,蠕动压力有规律地掠过并达全食管,有利于食物传送。食管上括约肌功能不全时,上述特点消失,进食困难,多见于患脑血管意外、脊髓炎、周围神经炎、肌炎和肌萎缩等。

食管和胃之间,虽在解剖上并不存在括约肌,但用测压法可观察到,食管和胃贲门连接处以上,有一段长约 4~6cm 的高压区,其内压力一般比胃高出 0.67~1.33kPa(5~10mmHg),因此,正常情况下可阻止胃内容物逆流入食管,起到类似生理性括约肌的作用。该部位在吞咽时压力降低,食物通过后即恢复原来压力,即食管下括约肌。此括约肌有重要的内关闭机制,当其关闭功能不全时,可发生反流性食管炎;而当其舒张功能不全时,也可发生贲门失弛缓症,表现为吞咽困难。

# 3　食管癌病理学概述

### 3.1　食管癌病理形态

食管癌的病理形态具有多样性。吴英恺在 1958 年将食管癌分为髓质型、溃疡型、蕈伞型和缩窄型四型;在上述四种分型的基础上,黄国俊等根据大量临床资料在 1973 年提出加上腔内型更为合理。其中髓质型食管癌最为常见,约占 60%;其次是溃疡型和蕈伞型,约占 15%;缩窄型约占 10%;腔内型最少,约占 3%。从手术效果来分析,蕈伞型和腔内型食管癌外侵一般不明显,预后最好,而缩窄型预后最差,并且梗阻症状严重,对放疗反应最差而且放疗后往往导致管腔进一步狭窄,吞咽困难症状加重。进展期食管癌的五分型体系对于食管癌的诊断、治疗和预后分析具有重要的意义,目前依然被临床医生广泛采用。裘宋良进一步将早期食管癌分为四型:隐伏型、糜烂型、斑块型和乳头型。

### 3.2　食管癌组织学和分级

按组织学特点食管癌一般分为五种:鳞状细胞癌(鳞癌)、腺癌、腺鳞癌、未分化癌和癌肉瘤。其中最常见的是鳞癌,约占 90%;腺癌(包括腺鳞癌及腺癌伴有鳞状上皮等各类化生)次之,约占 7%。其他罕见的食管恶性肿瘤包括癌肉瘤、小细胞癌、恶性黑色素瘤、黏液表皮样癌等。目前,国内外对食管癌组织学分级(分化程度)采用四级分级体系,即高分化、中分化、低分化和未分化。

### 3.3　食管癌的扩散

食管癌在人体的扩散方式和频度至今尚无统一意见,而食管癌的侵袭和转移机制也未被揭示清楚。目前比较被广泛接受的是食管癌的侵袭和转移受多个基因或细胞因子影响,通过多种通路和生物学机制导致癌细胞的扩散和转移,其中肿瘤转移抑制基因近年来成为研究的热点之一。肿瘤转移抑制基因是指一些基因编码的蛋白酶能够直接或间接地抑制具有促进转移作用的蛋白,从而降低癌细胞的侵袭和转移能力的一类基因。 与肿瘤抑制基因主要是抑制肿瘤细胞的恶性表型不同的是, 肿瘤转移抑制基因主要是抑制肿瘤细胞的转移表型。目前已经分离出能抑制肿瘤转移的基因,如:*nm23*、*BRMS1*、*CRSP3*、*MKK4*、*SSECKS*、*RHOGDI2*、*VDUP1*、*TXNIP*、*RKIP* 等。

临床上经常会遇到食管癌原发肿瘤很小但已发生广泛转移,或原发肿瘤很大却并无发生转移的情况。一般而言,年龄越小、癌细胞分化程度越低,则癌细胞扩散的概率越高。食管癌的扩散途径主要有直接浸润、淋巴转移和血行转移三种。

# 第二节　食管癌流行病学

# 1　全球食管癌的疾病负担

## 1.1　世界食管癌发病状况

### 1.1.1　总体发病水平

据世界卫生组织/国际癌症研究机构的统计报告(GLOBOCAN 2012)显示,2012 年估计全球食管癌新发病人数为 455 784 例,发病率为 6.5/10 万,世标率为 5.9/10 万,居恶性肿瘤第 8 位,占全部癌症发病的 3.2%,位于肺癌、乳腺癌、结直肠癌、前列腺癌、胃癌、肝癌、宫颈癌之后。世界男性食管癌新发病人数为 323 008 例,发病率为 9.1/10 万,世标率为 9.0/10 万,占男性全部癌症发病的 4.3%,居恶性肿瘤第 7 位,发病率在肺癌、前列腺癌、结直肠癌、胃癌、肝癌和膀胱癌之后;女性食管癌新发病人数为 132 776 例,发病率为 3.8/10 万,世标率为 3.1/10 万,居恶性肿瘤第 13 位,发病率位次排在乳腺癌、结直肠癌、肺癌、宫颈癌、胃癌、子宫体癌、卵巢癌、甲状腺癌、肝癌、非霍奇金淋巴瘤、胰腺癌和白血病之后,占女性全部癌症发病的 2.0%。

### 1.1.2　地区分布

五大洲中食管癌发病率最高的是亚洲,2012 年新发病人数为 340 475 例,发病率为 8.0/10 万,世标率为 7.7/10 万, 其中 2012 年东亚地区食管癌新发病人数为 249 923 例, 发病率为 15.7/10 万, 世标率为 11.0/10 万,占整个亚洲发病人数的 73.4%;发病率较低的地区为非洲大部分地区。2012 年非洲地区食管癌新发病人数为 27 521 例,发病率为 2.6/10 万,世标率为 4.5/10 万(图 2-3)。全球食管癌发病率居前三位的国家/地区分别是马拉维、土库曼斯坦和肯尼亚,发病率分别为 12.4/10 万、13.9/10 万、8.0/10 万,世标率分别为 24.2/10 万、19.7/10 万、17.7/10 万。发病率较低的国家/地区是所罗门群岛、佛得角、瓦努阿图,其发病率分别为 0.2/10 万、0.2/10 万、0.0/10 万,世标率分别为 0.2/10 万、0.1/10 万、0.0/10 万(表 2-1);中国食管癌的发病率在其中排第 10 位,发病率为 16.4/10 万,世标率为 12.5/10 万。

### 1.1.3　性别、年龄别发病率

食管癌年龄别发病率随年龄的增长而增高,2012 年全球男女合计的发病率在 75 岁及以上年龄组时达到最高,为 54.3/10 万。男性和女性的年龄别发病率均随年龄增长而升高,都在 75 岁及以上年龄组时达到最高,分别为 82.9/10 万和 34.7/10 万;男性各年龄组的发病率均高于女性同年龄组的发病率,男性发病率高于女性同龄组的 1 倍以上(表 2-2,图 2-4)。

### 1.1.4　食管癌发病率时间趋势

近几十年来,食管癌发病率在大多数国家趋势平稳。中国上海男性食管癌发病世标率从 1972~1977 年

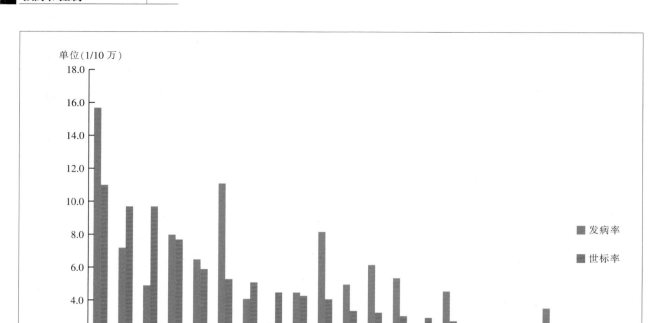

**图 2-3　2012 年全球各地区食管癌发病率**

间的 24.7/10 万降到了 2003~2007 年间的 6.6/10 万,降幅达到 73.3%,亚洲地区男性发病世标率普遍下降,而欧洲地区发病世标率平稳中略有上升(表 2-3,图 2-5)。女性发病世标率的变化幅度低于男性,中国上海女性食管癌发病世标率从 1972~1977 年间的 5.5/10 万降到了 2003~2007 年间的 1.6/10 万,降幅达到 70.9%。同样,亚洲地区女性发病世标率普遍下降,而欧洲地区发病世标率平稳中略有上升(表 2-4,图 2-6)。

### 1.2　世界食管癌死亡状况

#### 1.2.1　总体死亡水平

2012 年全球范围内食管癌死亡人数为 400 156 例,死亡率为 5.7/10 万,世标率为 5.0/10 万,位于肺癌、肝癌、胃癌、结直肠癌和乳腺癌之后,居恶性肿瘤死亡的第 6 位。其中世界男性食管癌死亡人数 281 212 例,死亡率为 7.9/10 万,世标率为 7.7/10 万,占男性全部因肿瘤死亡的 6.0%,死亡率位于肺癌、肝癌、胃癌、结直肠癌和前列腺癌之后,居所有癌症死亡的第 6 位;女性食管癌死亡人数为 118 944 例,死亡率为 3.4/10 万,世标率为 2.7/10 万,死亡率顺位排在乳腺癌、肺癌、结直肠癌、宫颈癌、胃癌、肝癌、胰腺癌和卵巢癌之后,居女性所有部位癌症死亡的第 9 位。

#### 1.2.2　地区分布

世界范围内,食管癌死亡率最高的地区是东亚和东非,东亚 2012 年死亡人数 215 122 例,死亡率为 13.6/10 万,世标率为 9.1/10 万;东非 2012 年死亡人数 15 804 例,死亡率为 4.5/10 万,世标率为 9.1/10 万;死亡率最低的地区是西非,死亡人数为 928 例,死亡率为 0.3/10 万,世标率为 0.6/10 万。死亡率前三个国家/地区是马拉维、土库曼斯坦和肯尼亚,死亡率分别为 11.3/10 万、12.8/10 万、7.3/10 万,世标率分别为 22.9/10 万、18.5/10 万、16.5/10 万;死亡率较低的国家/地区是瓦努阿图、佛得角和所罗门群岛,其死亡率分别为 0.0/10 万、0.2/10 万、0.2/10 万,世标率分别为 0.0/10 万、0.1/10 万、0.2/10 万。

男性食管癌死亡率最高的地区是东亚,死亡人数为 155 262 例,死亡率为 19.0/10 万,世标率为 14.1/10 万;男性死亡率最低的地区是西非,死亡人数为 609 例,死亡率为 0.4/10 万,世标率为 0.8/10 万。死亡率前三个国家/地区是马拉维、乌干达和土库曼斯坦,死亡率分别为 12.3/10 万、8.2/10 万、14.0/10 万,世标率分别

表 2-1　2012 年世界部分国家/地区食管癌发病率（1/10 万）

| 国家/地区 | 合计 | | | 男性 | | | 女性 | | |
|---|---|---|---|---|---|---|---|---|---|
| | 发病例数 | 发病率 | 世标率 | 发病例数 | 发病率 | 世标率 | 发病例数 | 发病率 | 世标率 |
| 马拉维 | 1969 | 12.4 | 24.2 | 1074 | 13.5 | 28.2 | 895 | 11.3 | 20.8 |
| 土库曼斯坦 | 719 | 13.9 | 19.7 | 384 | 15.1 | 24.0 | 335 | 12.8 | 16.4 |
| 肯尼亚 | 3432 | 8.0 | 17.6 | 1872 | 8.8 | 20.5 | 1560 | 7.3 | 15.1 |
| 莱索托 | 192 | 8.7 | 15.1 | 107 | 9.8 | 21.0 | 85 | 7.6 | 11.2 |
| 中国 | 223306 | 16.4 | 12.5 | 160436 | 22.7 | 18.6 | 62870 | 9.6 | 6.7 |
| 南非 | 3871 | 7.6 | 9.9 | 2284 | 9.1 | 13.9 | 1587 | 6.2 | 6.9 |
| 缅甸 | 3437 | 7.1 | 7.6 | 2441 | 10.2 | 11.4 | 996 | 4.0 | 4.2 |
| 英国 | 8803 | 14.0 | 6.5 | 5972 | 19.3 | 10.0 | 2831 | 8.9 | 3.5 |
| 荷兰 | 2091 | 12.5 | 6.3 | 1560 | 18.8 | 10.0 | 531 | 6.3 | 2.8 |
| 日本 | 19683 | 15.6 | 6.1 | 16530 | 26.9 | 11.1 | 3153 | 4.9 | 1.7 |
| 巴西 | 12907 | 6.5 | 6.1 | 9713 | 10.0 | 10.1 | 3194 | 3.2 | 2.7 |
| 苏丹 | 1055 | 2.8 | 5.2 | 551 | 3.0 | 5.8 | 504 | 2.7 | 4.7 |
| 安哥拉 | 415 | 2.1 | 4.7 | 252 | 2.5 | 6.3 | 163 | 1.6 | 3.4 |
| 古巴 | 834 | 7.4 | 4.6 | 661 | 11.7 | 7.7 | 173 | 3.1 | 1.7 |
| 印度 | 41774 | 3.3 | 4.1 | 27152 | 4.2 | 5.4 | 14622 | 2.4 | 2.8 |
| 阿根廷 | 2263 | 5.5 | 4.0 | 1493 | 7.4 | 6.2 | 770 | 3.7 | 2.2 |
| 瑞士 | 603 | 7.8 | 3.8 | 444 | 11.7 | 6.1 | 159 | 4.0 | 1.9 |
| 法国 | 4415 | 7.0 | 3.8 | 3256 | 10.5 | 6.1 | 1159 | 3.6 | 1.7 |
| 新西兰 | 302 | 6.8 | 3.6 | 211 | 9.6 | 5.6 | 91 | 4.0 | 1.4 |
| 澳大利亚 | 1456 | 6.4 | 3.5 | 1040 | 9.1 | 5.4 | 416 | 3.6 | 1.7 |
| 毛里求斯 | 50 | 3.8 | 3.3 | 30 | 4.6 | 4.6 | 20 | 3.0 | 2.3 |
| 美国 | 16968 | 5.4 | 3.2 | 13467 | 8.6 | 5.5 | 3501 | 2.2 | 1.1 |
| 葡萄牙 | 608 | 5.7 | 3.1 | 533 | 10.3 | 6.1 | 75 | 1.4 | 0.5 |
| 俄罗斯 | 7263 | 5.1 | 3.1 | 5723 | 8.7 | 6.4 | 1540 | 2.0 | 0.9 |
| 韩国 | 2223 | 4.6 | 2.9 | 2034 | 8.4 | 6.0 | 189 | 0.8 | 0.4 |
| 加拿大 | 1837 | 5.3 | 2.8 | 1395 | 8.1 | 4.6 | 442 | 2.5 | 1.1 |
| 奥地利 | 447 | 5.3 | 2.8 | 372 | 9.0 | 5.0 | 75 | 1.7 | 0.8 |
| 泰国 | 2308 | 3.3 | 2.5 | 1873 | 5.5 | 4.4 | 435 | 1.2 | 0.8 |
| 尼泊尔 | 504 | 1.3 | 2.5 | 328 | 2.1 | 3.6 | 176 | 1.1 | 1.6 |
| 西班牙 | 2090 | 4.5 | 2.4 | 1756 | 7.7 | 4.5 | 334 | 1.4 | 0.7 |
| 爱沙尼亚 | 54 | 4.0 | 2.2 | 43 | 7.0 | 4.5 | 11 | 1.5 | 0.6 |
| 乍得 | 103 | 0.9 | 1.8 | 57 | 1.0 | 2.1 | 46 | 0.8 | 1.5 |
| 保加利亚 | 222 | 3.0 | 1.6 | 183 | 5.1 | 3.0 | 39 | 1.0 | 0.4 |
| 沙特 | 225 | 0.8 | 1.4 | 121 | 0.8 | 1.4 | 104 | 0.8 | 1.4 |
| 以色列 | 140 | 1.8 | 1.2 | 85 | 2.2 | 1.7 | 55 | 1.4 | 0.8 |
| 哥斯达黎加 | 63 | 1.3 | 1.2 | 46 | 1.9 | 2.0 | 17 | 0.7 | 0.6 |
| 菲律宾 | 715 | 0.7 | 1.1 | 519 | 1.1 | 1.8 | 196 | 0.4 | 0.6 |
| 墨西哥 | 1143 | 1.0 | 1.0 | 819 | 1.4 | 1.6 | 324 | 0.6 | 0.5 |
| 特立尼达和多巴哥 | 14 | 1.0 | 0.9 | 14 | 2.1 | 2.2 | 0 | 0 | 0 |
| 利比里亚 | 13 | 0.3 | 0.7 | 10 | 0.5 | 1.2 | 3 | 0.1 | 0.3 |
| 加纳 | 89 | 0.3 | 0.5 | 71 | 0.5 | 0.8 | 18 | 0.1 | 0.2 |
| 尼日利亚 | 286 | 0.2 | 0.3 | 145 | 0.2 | 0.3 | 141 | 0.2 | 0.3 |
| 所罗门群岛 | 1 | 0.2 | 0.2 | 1 | 0.3 | 0.3 | 0 | 0 | 0 |
| 西撒哈拉 | 1 | 0.2 | 0.2 | 1 | 0.3 | 0.4 | 0 | 0 | 0 |
| 佛得角 | 1 | 0.2 | 0.1 | 1 | 0.4 | 0.4 | 0 | 0 | 0 |
| 瓦努阿图 | 0 | 0 | 0 | 0 | 0 | 0 | 0 | 0 | 0 |

表 2-2　2012 年世界食管癌年龄别发病世标率（1/10 万）

| 年龄组（岁） | 0– | 15– | 40– | 45– | 50– | 55– | 60– | 65– | 70– | 75+ |
|---|---|---|---|---|---|---|---|---|---|---|
| 全部 | 0.0 | 0.3 | 2.4 | 5.8 | 11.0 | 18.9 | 27.4 | 34.1 | 38.6 | 54.3 |
| 男性 | 0.0 | 0.4 | 3.6 | 8.7 | 16.9 | 29.3 | 42.1 | 52.1 | 60.0 | 82.9 |
| 女性 | 0.0 | 0.2 | 1.2 | 2.9 | 5.1 | 8.7 | 13.4 | 17.8 | 20.7 | 34.5 |

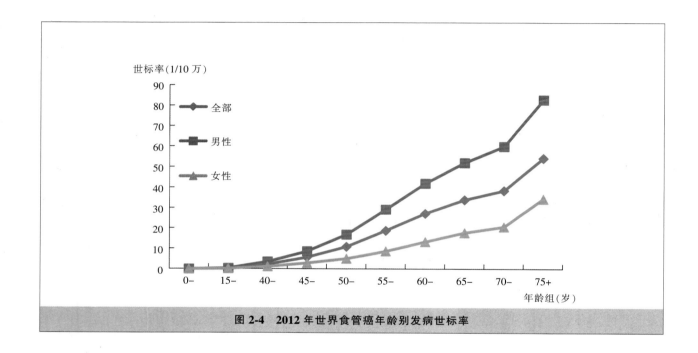

图 2-4　2012 年世界食管癌年龄别发病世标率

表 2-3　部分国家/地区不同时期男性食管癌发病世标率（1/10 万）

| 国家/地区 | 1973–1977 | 1978–1982 | 1983–1987 | 1988–1992 | 1993–1997 | 1998–2002 | 2003–2007 |
|---|---|---|---|---|---|---|---|
| 丹麦 | 3.0 | 2.9 | 3.9 | 4.8 | 5.8 | 6.1 | 6.0 |
| 芬兰 | 4.0 | 3.7 | 3.3 | 3.5 | 3.2 | 3.4 | 3.5 |
| 法国伊塞尔 | – | 10.3 | 9.5 | 10.0 | 7.8 | 6.7 | 6.0 |
| 斯洛伐克 | 2.5 | 4.1 | 5.6 | 7.3 | 8.1 | 8.2 | 7.6 |
| 西班牙穆尔西亚 | – | – | 4.2 | 4.5 | 4.5 | 4.0 | 4.0 |
| 苏格兰 | – | 8.0 | 8.5 | 9.4 | 11.6 | 11.7 | 11.8 |
| 中国香港 | 18.6 | 18.7 | 18.1 | 14.2 | 11.7 | 9.5 | 7.1 |
| 中国上海 | 24.7 | 20.8 | 14.9 | 12.5 | 8.2 | 9.2 | 6.6 |
| 印度金奈 | – | 7.8 | 7.6 | 10.5 | 8.7 | 9.1 | 7.9 |
| 日本大阪 | 8.6 | 8.0 | 8.4 | 9.1 | 10.0 | 10.8 | 11.3 |
| 菲律宾 | – | – | 3.1 | 3.1 | 2.9 | 3.1 | 2.7 |
| 新加坡华人 | 18.9 | 13.5 | 10.9 | 8.6 | 7.0 | 5.8 | 4.1 |
| 泰国清迈 | – | – | 4.1 | 2.3 | 2.1 | 2.2 | 1.4 |
| 澳大利亚新南威尔士 | 4.4 | 3.7 | 4.0 | 4.5 | 4.5 | 4.7 | 4.9 |
| 哥伦比亚卡利 | 3.1 | 3.1 | 3.6 | 3.9 | 3.9 | 3.3 | 2.8 |
| 哥斯达黎加 | – | 4.0 | 3.8 | 4.0 | 3.3 | 2.1 | 2.2 |
| 加拿大 | – | 3.7 | 4.2 | 4.1 | 4.2 | 4.3 | 4.4 |
| 美国西雅图 | 3.3 | 3.8 | 4.5 | 4.9 | 5.0 | 5.8 | 5.2 |

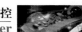

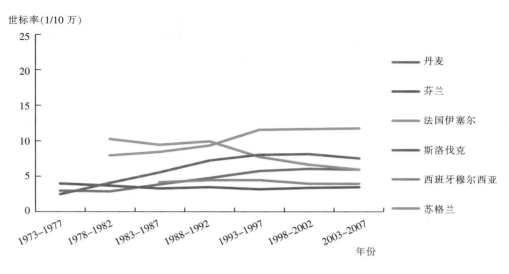

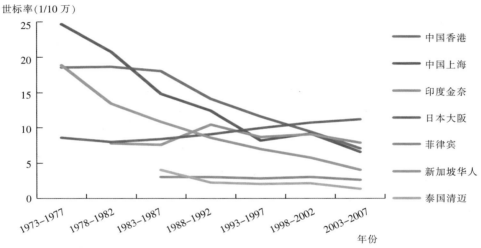

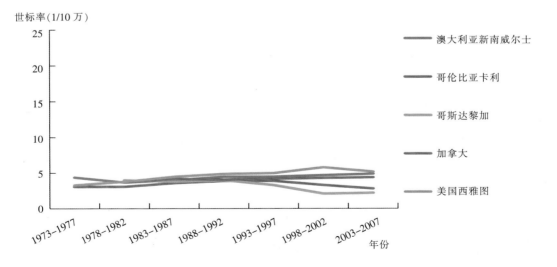

图 2-5　部分国家(地区)不同时期男性食管癌发病世标率

表 2-4  部分国家/地区不同时期女性食管癌发病世标率（1/10 万）

| 国家/地区 | 1973—1977 | 1978—1982 | 1983—1987 | 1988—1992 | 1993—1997 | 1998—2002 | 2003—2007 |
|---|---|---|---|---|---|---|---|
| 丹麦 | 1.2 | 1.2 | 1.3 | 1.4 | 1.7 | 1.8 | 2.1 |
| 芬兰 | 3.1 | 2.4 | 2.2 | 1.7 | 1.4 | 1.1 | 1.1 |
| 法国 伊塞尔 | – | 0.9 | 0.8 | 1.0 | 1.4 | 1.0 | 1.1 |
| 斯洛伐克 | 0.4 | 0.3 | 0.5 | 0.5 | 0.6 | 0.6 | 0.7 |
| 西班牙穆尔西亚 | – | – | 0.6 | 0.4 | 0.4 | 0.4 | 0.4 |
| 苏格兰 | – | 4.2 | 4.2 | 5.0 | 5.5 | 4.7 | 4.6 |
| 中国香港 | 5.5 | 4.3 | 3.6 | 3.2 | 2.5 | 1.7 | 1.6 |
| 中国上海 | 8.0 | 8.9 | 6.4 | 4.2 | 4.2 | 3.0 | 1.9 |
| 印度金奈 | – | 3.8 | 6.3 | 7.0 | 6.1 | 5.4 | 4.7 |
| 日本大阪 | 2.1 | 2.2 | 1.8 | 1.6 | 1.6 | 1.7 | 1.9 |
| 菲律宾 | – | – | 2.3 | 1.6 | 1.3 | 0.8 | 0.9 |
| 新加坡华人 | 4.1 | 3.7 | 2.7 | 2.2 | 1.4 | 1.2 | 0.6 |
| 泰国清迈 | – | – | 2.7 | 1.5 | 1.0 | 0.7 | 0.4 |
| 澳大利亚新南威尔士 | 2.0 | 1.9 | 2.3 | 2.0 | 1.9 | 2.0 | 1.7 |
| 哥伦比亚卡利 | 1.7 | 1.9 | 1.6 | 2.3 | 1.8 | 1.7 | 1.4 |
| 哥斯达黎加 | – | 1.4 | 1.2 | 1.4 | 1.3 | 0.6 | 0.6 |
| 加拿大 | | 1.3 | 1.3 | 1.3 | 1.3 | 1.3 | 1.1 |
| 美国西雅图 | 1.3 | 1.4 | 1.4 | 1.6 | 1.3 | 1.3 | 1.5 |

为 26.9/10 万、23.2/10 万、22.7/10 万；死亡率较低的国家/地区为努瓦阿图、萨摩亚和所罗门群岛，其死亡率分别为 0.0/10 万、0.0/10 万、0.3/10 万，世标率分别为 0.0 万、0.0/10 万、0.3/10 万。女性食管癌死亡率最高的地区仍为东亚，死亡人数为 59 860 例，不到男性死亡人数的一半，死亡率为 3.9/10 万，世标率为 7.3/10 万，显著低于男性世标率。女性死亡率最低的地区是西非，死亡人数为 319 例，死亡率为 0.2/10 万，世标率为 0.4/10 万。女性食管癌死亡前三个国家/地区分别为马拉维、土库曼斯坦和肯尼亚，死亡率分别为 10.4/10 万、11.7/10 万、6.7/10 万，世标率分别为 19.5/10 万、15.2/10 万、14.1/10 万；死亡率最低的国家/地区是所罗门群岛、关岛、瓦努阿图、佛得角、冈比亚和西撒哈拉，均无登记死亡病例（图 2-7，表 2-5）。

### 1.2.3  性别、年龄别死亡率

2012 年全球人群食管癌年龄别死亡率随年龄增长而升高，在 75 岁及以上年龄组时达到最高 54.3/10 万。男、女性 75 岁及以上年龄组死亡率均达到最高，分别为 82.9/10 万和 34.7/10 万；男性各个年龄组食管癌年龄别死亡率均是女性的 2 倍以上（表 2-6，图 2-8）。

### 1.2.4  食管癌死亡率时间趋势

近 20 年来，全世界范围内大部分地区的食管癌死亡率呈下降趋势。其中，中国男性死亡世标率从 2000 年的 18.4/10 万下降到了 2012 年的 16.2/10 万，中国女性死亡世标率从 2000 年的 8.3/10 万下降到了 2012 年的 5.8/10 万。在统计的国家中，美国男性食管癌死亡世标率波动较小，2012 年的死亡世标率与 2002 年相同（表 2-7，图 2-9、2-10）。

## 1.3  全球食管癌现患状况

### 1.3.1  世界食管癌整体现患水平

据 GLOBOCAN 2012 统计，2012 年估计食管癌新发病例为 455 617 例，1 年患病人数为 170 684 例，1 年患病率为 3.3/10 万，患病率顺位排在乳腺癌、前列腺癌、结直肠癌、肺癌、胃癌、宫颈癌、膀胱癌、子宫体癌、甲状腺癌、肝癌、非霍奇金淋巴瘤、肾癌、口腔癌和皮肤黑色素瘤之后，居所有癌症患病部位的第 15 位，患病人数占所有癌症患者的 2.0%；3 年患病人数为 353 053 例，3 年患病率为 6.8/10 万，在所有癌症中排第 16 位，所占比例为 1.6%；5 年内患病人数为 464 063 例，5 年患病率为 8.9/10 万，居所有癌症患病率顺位的第 17 位，占 5 年内所有癌症患者的 1.4%。

男性患病率显著高于女性，2012 年男性 1 年内患病人数为 123 677 例，患病率为 4.8/10 万，居男性癌

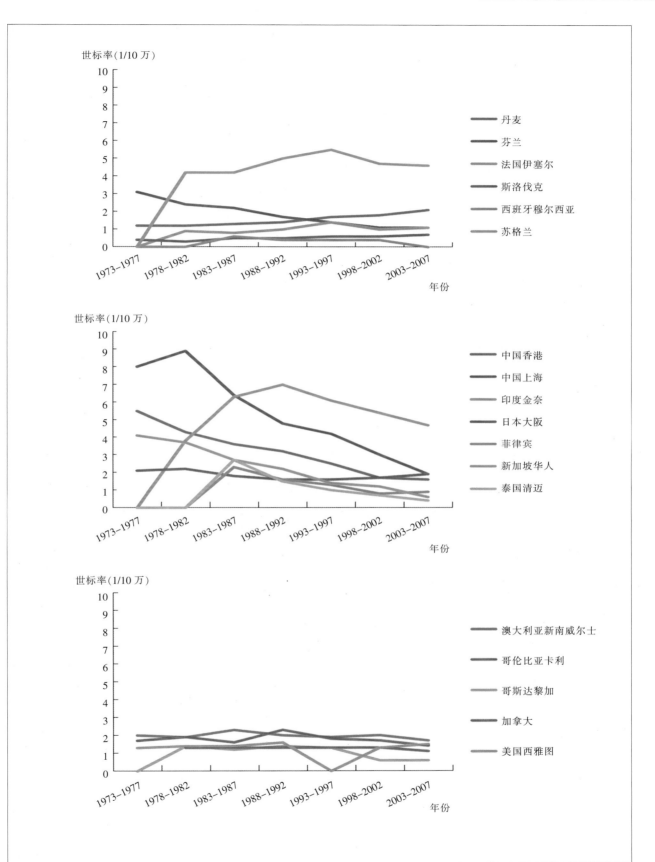

**图2-6 部分国家(地区)不同时期女性食管癌发病世标率**

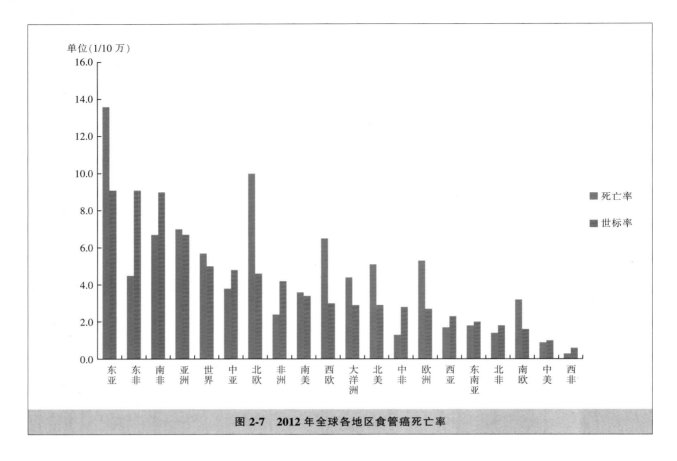

图 2-7　2012 年全球各地区食管癌死亡率

表 2-5　2012 年世界部分国家/地区食管癌死亡率（1/10 万）

| 国家/地区 | 合计 | | | 男性 | | | 女性 | | |
|---|---|---|---|---|---|---|---|---|---|
| | 死亡例数 | 死亡率 | 世标率 | 死亡例数 | 死亡率 | 世标率 | 死亡例数 | 死亡率 | 世标率 |
| 马拉维 | 1799 | 11.3 | 22.9 | 977 | 12.3 | 26.9 | 822 | 10.4 | 19.5 |
| 土库曼斯坦 | 663 | 12.8 | 18.5 | 356 | 14.0 | 22.7 | 307 | 11.7 | 15.2 |
| 肯尼亚 | 3120 | 7.3 | 16.5 | 1692 | 7.9 | 19.4 | 1428 | 6.7 | 14.1 |
| 乌干达 | 2159 | 6.1 | 15.9 | 1461 | 8.2 | 23.2 | 698 | 3.9 | 9.6 |
| 蒙古 | 278 | 9.8 | 15.5 | 148 | 10.5 | 18.9 | 130 | 9.0 | 13.0 |
| 中国 | 197472 | 14.5 | 10.9 | 140329 | 19.9 | 14.1 | 57143 | 8.7 | 5.8 |
| 哈萨克斯坦 | 1555 | 9.5 | 9.3 | 891 | 11.3 | 14.7 | 664 | 3.8 | 6.0 |
| 南非 | 3557 | 7.0 | 9.2 | 2099 | 8.3 | 13.0 | 1458 | 5.7 | 6.4 |
| 缅甸 | 3207 | 6.6 | 7.1 | 2273 | 9.5 | 10.7 | 934 | 3.8 | 3.9 |
| 英国 | 7929 | 12.6 | 5.6 | 5374 | 17.4 | 8.7 | 2555 | 8.0 | 2.9 |
| 荷兰 | 1811 | 10.8 | 5.2 | 1339 | 16.1 | 8.3 | 472 | 5.6 | 2.3 |
| 苏丹 | 971 | 2.6 | 5.0 | 512 | 2.7 | 5.6 | 459 | 2.5 | 4.5 |
| 巴西 | 9811 | 4.9 | 4.6 | 7618 | 7.8 | 7.9 | 2193 | 2.2 | 1.8 |
| 安哥拉 | 382 | 1.9 | 4.5 | 232 | 2.3 | 6.0 | 150 | 1.5 | 3.3 |
| 丹麦 | 487 | 8.7 | 4.1 | 357 | 12.9 | 6.5 | 130 | 4.6 | 1.9 |
| 古巴 | 735 | 6.5 | 4.0 | 593 | 10.5 | 6.8 | 142 | 2.5 | 1.3 |
| 印度 | 38683 | 3.1 | 3.8 | 25170 | 3.9 | 5.0 | 13513 | 2.2 | 2.6 |
| 日本 | 12440 | 9.8 | 3.5 | 10443 | 17.0 | 16.2 | 1997 | 3.1 | 0.9 |
| 土耳其 | 2340 | 3.1 | 3.3 | 1288 | 3.5 | 4.0 | 1052 | 2.8 | 2.7 |

（续）表 2-5　2012 年世界部分国家/地区食管癌死亡率（1/10 万）

| 国家/地区 | 合计 | | | 男性 | | | 女性 | | |
|---|---|---|---|---|---|---|---|---|---|
| | 死亡例数 | 死亡率 | 世标率 | 死亡例数 | 死亡率 | 世标率 | 死亡例数 | 死亡率 | 世标率 |
| 阿根廷 | 1885 | 4.6 | 3.2 | 1246 | 6.2 | 5.1 | 639 | 3.0 | 1.7 |
| 美国 | 15982 | 5.1 | 2.9 | 12774 | 8.2 | 5.1 | 3208 | 2.0 | 1.0 |
| 法国 | 3826 | 6.0 | 2.9 | 2996 | 9.7 | 5.1 | 830 | 2.5 | 1.0 |
| 澳大利亚 | 1277 | 5.6 | 2.9 | 934 | 8.2 | 4.7 | 343 | 3.0 | 1.3 |
| 新西兰 | 253 | 5.7 | 2.9 | 172 | 7.8 | 4.4 | 81 | 3.6 | 1.6 |
| 加拿大 | 1856 | 5.4 | 2.7 | 1437 | 8.3 | 4.6 | 419 | 2.4 | 1.0 |
| 俄罗斯 | 6499 | 4.6 | 2.7 | 5213 | 7.9 | 5.9 | 1286 | 1.7 | 0.7 |
| 德国 | 5169 | 6.3 | 2.7 | 3898 | 9.7 | 4.5 | 1271 | 3.0 | 1.1 |
| 葡萄牙 | 540 | 5.0 | 2.6 | 467 | 9.0 | 5.2 | 73 | 1.3 | 0.4 |
| 瑞士 | 434 | 5.6 | 2.6 | 328 | 8.6 | 4.4 | 106 | 2.7 | 1.1 |
| 泰国 | 2061 | 2.9 | 2.2 | 1675 | 4.9 | 4.0 | 386 | 1.1 | 0.8 |
| 韩国 | 1551 | 3.2 | 1.9 | 1415 | 5.8 | 4.1 | 136 | 0.6 | 0.2 |
| 芬兰 | 240 | 4.4 | 1.9 | 159 | 6.0 | 3.0 | 81 | 2.9 | 1.0 |
| 西班牙 | 1728 | 3.7 | 1.9 | 1457 | 6.3 | 2.6 | 271 | 1.1 | 0.5 |
| 乍得 | 94 | 0.8 | 1.7 | 52 | 0.9 | 2.0 | 42 | 0.7 | 1.4 |
| 沙特阿拉伯 | 210 | 0.7 | 1.3 | 113 | 0.7 | 1.4 | 97 | 0.8 | 1.3 |
| 保加利亚 | 183 | 2.5 | 1.3 | 55 | 4.3 | 2.5 | 28 | 0.7 | 0.3 |
| 哥斯达黎加 | 55 | 1.1 | 1.0 | 40 | 1.6 | 1.7 | 15 | 0.6 | 0.5 |
| 菲律宾 | 623 | 0.6 | 1.0 | 449 | 0.9 | 1.6 | 174 | 0.4 | 0.5 |
| 以色列 | 118 | 1.5 | 1.0 | 69 | 1.8 | 1.4 | 49 | 1.3 | 0.6 |
| 墨西哥 | 1055 | 0.9 | 0.9 | 756 | 1.3 | 1.5 | 299 | 0.9 | 0.5 |
| 利比里亚 | 13 | 0.3 | 0.7 | 10 | 0.5 | 1.2 | 3 | 0.1 | 0.3 |
| 埃及 | 157 | 0.4 | 0.5 | 834 | 2.0 | 2.6 | 503 | 1.2 | 1.4 |
| 加纳 | 72 | 0.3 | 0.4 | 56 | 0.4 | 0.7 | 16 | 0.1 | 0.2 |
| 尼日利亚 | 262 | 0.2 | 0.3 | 132 | 0.2 | 0.3 | 130 | 0.2 | 0.3 |
| 西撒哈拉 | 1 | 0.2 | 0.2 | 1 | 0.3 | 0.4 | 0 | 0 | 0 |
| 所罗门群岛 | 1 | 0.2 | 0.2 | 1 | 0.3 | 0.3 | 0 | 0 | 0 |
| 佛得角 | 1 | 0.2 | 0.1 | 1 | 0.4 | 0.4 | 0 | 0 | 0 |
| 瓦努阿图 | 0 | 0 | 0 | 0 | 0 | 0 | 0 | 0 | 0 |

表 2-6　2012 年世界食管癌年龄别死亡世标率（1/10 万）

| 年龄组（岁） | 0- | 15- | 40- | 45- | 50- | 55- | 60- | 65- | 70- | 75+ |
|---|---|---|---|---|---|---|---|---|---|---|
| 全部 | 0.0 | 0.3 | 2.4 | 5.8 | 11.0 | 18.9 | 27.4 | 34.1 | 38.6 | 54.3 |
| 男性 | 0.0 | 0.4 | 3.6 | 8.7 | 16.9 | 29.3 | 42.1 | 52.1 | 60.0 | 82.9 |
| 女性 | 0.0 | 0.2 | 1.2 | 2.9 | 5.1 | 8.7 | 13.4 | 17.8 | 20.7 | 34.7 |

症患病顺位的第 10 位，患病人数占男性癌症患病人数 2.9%；3 年患病人数为 256 089 例，3 年患病率为 9.9/10 万，在所有癌症中排第 12 位，占男性癌症患病人数的 2.4%；5 年内患病人数为 336 535 例，5 年患病率为 13.0/10 万，占 5 年内所有男性癌症患者的 2.2%，在所有癌症中排第 12 位。2012 年女性 1 年患病人数为 47 007 例，1 年患病率为 1.8/10 万，居女性癌症患病顺位的第 16 位，占女性癌症患者人数的 1.1%；3 年内女性食管癌患病人数为 96 964 例，3 年患病率为 3.7/10 万，患病人数占女性癌症患者的 0.08%，居女性癌症患病顺位的第 17 位；5 年患病人数为 127 528 例，5 年患病率为 4.9%，患病人数占癌症人数的 0.7%，居女性癌症患病顺位的第 17 位。

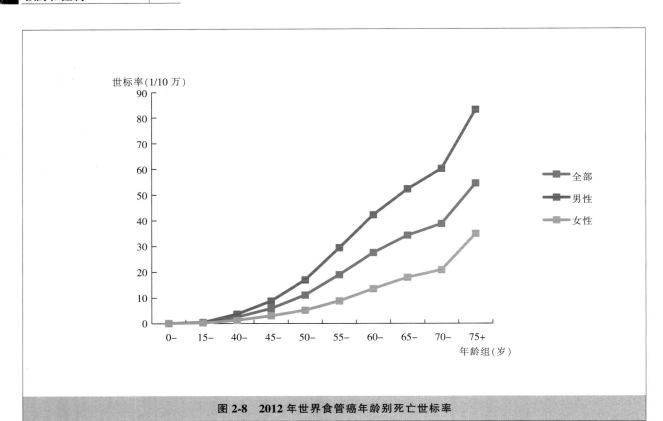

**图 2-8　2012 年世界食管癌年龄别死亡世标率**

表 2-7　部分国家/地区不同时期食管癌死亡世标率（1/10 万）

| 国家/地区 | 2000 年 | | 2002 年 | | 2012 年 | |
|---|---|---|---|---|---|---|
| | 男性 | 女性 | 男性 | 女性 | 男性 | 女性 |
| 丹麦 | 6.4 | 1.9 | 7.0 | 1.9 | 6.5 | 1.9 |
| 芬兰 | 3.1 | 1.3 | 2.5 | 1.2 | 3.0 | 1.0 |
| 法国 | 9.7 | 1.2 | 8.6 | 1.2 | 5.1 | 1.0 |
| 斯洛伐克 | 6.6 | 0.3 | 8.2 | 0.5 | 5.8 | 0.7 |
| 西班牙 | 5.7 | 0.5 | 5.1 | 0.5 | 3.6 | 0.5 |
| 英国 | 8.7 | 4.0 | 9.0 | 4.1 | 8.7 | 2.9 |
| 以色列 | 2.2 | 0.8 | 1.6 | 0.8 | 1.4 | 0.6 |
| 中国 | 18.4 | 8.3 | 21.6 | 9.6 | 16.2 | 5.8 |
| 日本 | 7.4 | 1.1 | 7.5 | 1.1 | 6.5 | 0.9 |
| 韩国 | 7.5 | 0.7 | 6.8 | 0.5 | 4.1 | 0.2 |
| 新加坡 | 5.7 | 1.6 | 4.6 | 1.9 | 2.6 | 0.6 |
| 澳大利亚 | 5.2 | 1.8 | 4.9 | 1.8 | 4.7 | 1.3 |
| 新西兰 | 6.0 | 2.3 | 4.4 | 1.8 | 4.4 | 1.6 |
| 哥伦比亚 | 4.5 | 2.3 | 4.7 | 2.1 | 2.7 | 0.9 |
| 哥斯达黎加 | 4.2 | 1.2 | 2.8 | 1.0 | 1.7 | 0.5 |
| 加拿大 | 4.6 | 1.3 | 4.7 | 1.3 | 4.6 | 1.0 |
| 美国 | 5.0 | 1.2 | 5.1 | 1.2 | 5.1 | 1.0 |

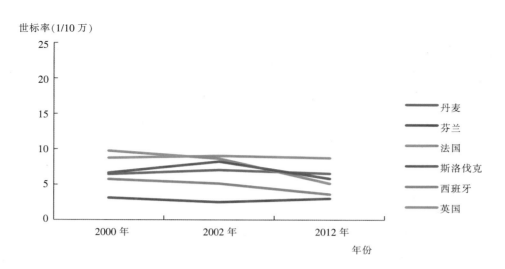

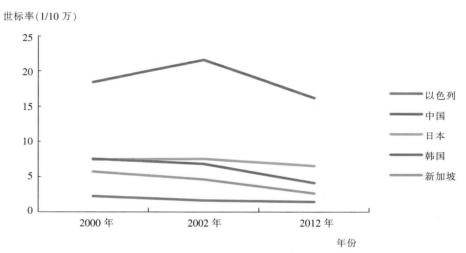

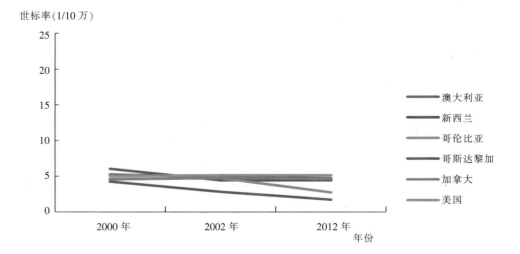

图 2-9 部分国家 (地区) 不同时期男性食管癌死亡世标率

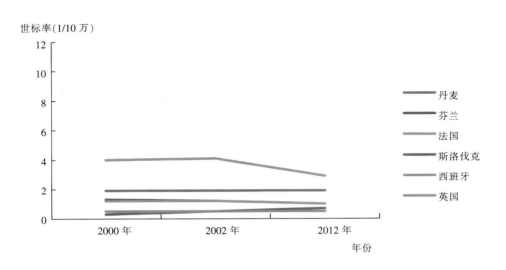

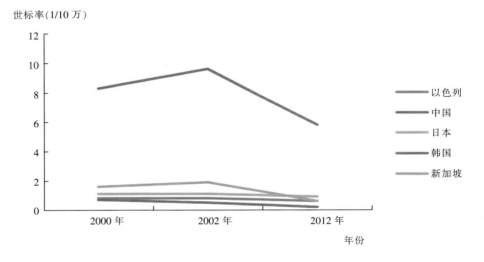

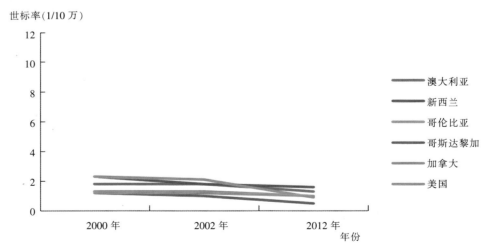

**图 2-10　部分国家（地区）不同时期女性食管癌死亡世标率**

1.3.2 地区分布

全球癌症统计结果显示：东亚地区食管癌患病率最高，2012年患病人数70 836例，占世界食管癌患者的一半以上，1年患病率为10.7/10万，3年患病人数152 452例，3年患病率为23.1/10万，5年患病人数205 024例，5年患病率为31/10万；其次是北欧地区，1年、3年、5年患病人数分别为2995例、5692例、7027例，患病率分别为7.4/10万、14.1/10万、17.4/10万。患病率最低的地区位于西非，1年、3年、5年患病人数分别为251例、497例、638例，患病率分别为0.3/10万、0.5/10万、0.7/10万。北美、大洋洲及欧洲其他地区食管癌患病率位于中间位置。患病率最高的国家是日本，2012年统计的患病人数11 397例，1年患病率为21.5/10万，3年患病人数26 019例，患病率为49.1/10万，5年患病人数35 668例，5年患病率为67.3/10万；其次是荷兰，1年、3年、5年患病人数分别为726例、1411例、1757例，患病率分别为10.7/10万、20.7/10万、25.8/10万。萨摩亚患病率最低，1年、3年、5年患病人数均为0，患病率均为0/10万（图2-11，表2-8）。

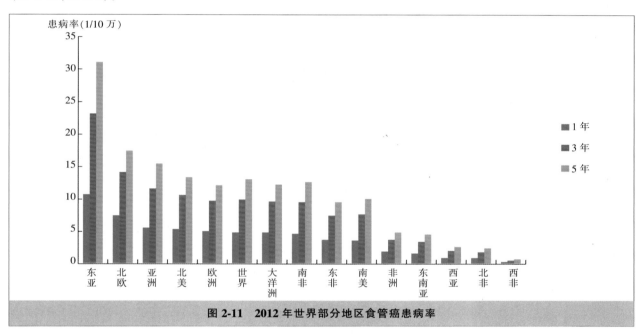

图2-11 2012年世界部分地区食管癌患病率

表2-8 2012年世界部分地区食管癌现患状况（1/10万）

| 地区 | 1年 | | 3年 | | 5年 | |
|---|---|---|---|---|---|---|
| | 例数 | 患病率（1/10⁵） | 例数 | 患病率（1/10⁵） | 例数 | 患病率（1/10⁵） |
| 世界 | 123677 | 4.8 | 256089 | 9.9 | 336535 | 13.0 |
| 亚洲 | 88797 | 5.5 | 186591 | 11.6 | 248123 | 15.4 |
| 东亚 | 70836 | 10.7 | 152452 | 23.1 | 205024 | 31.0 |
| 西亚 | 806 | 0.9 | 1688 | 2.0 | 2224 | 2.6 |
| 东南亚 | 3538 | 1.6 | 7427 | 3.4 | 9888 | 4.5 |
| 欧洲 | 14852 | 5.0 | 28883 | 9.7 | 36142 | 12.1 |
| 北欧 | 2995 | 7.4 | 5692 | 14.1 | 7027 | 17.4 |
| 大洋洲 | 683 | 4.8 | 1373 | 9.6 | 1736 | 12.2 |
| 南美 | 5269 | 3.6 | 10955 | 7.6 | 14405 | 10.0 |
| 北美 | 7347 | 5.3 | 14618 | 10.6 | 18396 | 13.3 |
| 非洲 | 5906 | 1.9 | 11939 | 3.7 | 15452 | 4.8 |
| 东非 | 3671 | 3.7 | 7350 | 7.4 | 9419 | 9.5 |
| 西非 | 251 | 0.3 | 497 | 0.5 | 638 | 0.7 |
| 北非 | 615 | 0.9 | 1289 | 1.8 | 1718 | 2.4 |
| 南非 | 918 | 4.6 | 1915 | 9.5 | 2526 | 12.6 |

# 2 中国食管癌的疾病负担

## 2.1 中国食管癌发病状况

### 2.1.1 食管癌整体发病率

世界卫生组织/国际癌症研究机构的统计报告(GLOBOCAN 2012)显示:2012 年中国食管癌发病 223 306 例,发病率为 16.4/10 万,世标率为 12.5/10 万,占世界发病总例数的 49.0%;其中,男性食管癌新发病例数为 160 436 例,发病率为 22.7/10 万,世标率为 32.8/10 万,占世界男性食管癌新发病例数的 49.7%;中国女性食管癌新发病例数为 62 870 例,发病率为 9.6/10 万,世标率为 6.7/10 万,占世界女性食管癌发病总例数的 47.6%。

据国家癌症中心统计显示,2010 年全国食管癌新发病例数估计为 287 632 例, 发病率为 21.88/10 万,中标率为 16.71/10 万,世标率为 16.97/10 万,占全部恶性肿瘤发病的 9.3%。其中男性新发病例数约为 204 449 例,女性为 83 183 例,中标率分别为 30.38/10 万和 12.96/10 万,男性中标率为女性的 2.34 倍;农村男性和女性食管癌发病中标率(32.40/10 万和 13.97/10 万)分别是城市男性和女性(17.31/10 万和 5.76/10 万)的 1.87 倍和 2.42 倍。西部地区食管癌发病中标率(17.70/10 万)高于中部地区(16.94/10 万)和东部地区(15.93/10 万)(表 2-9)。

### 2.1.2 年龄别发病率

2010 年全国及城乡 40 岁以下男性和女性各年龄组食管癌发病率均低于 10/10 万。从 15 岁组起,食管癌年龄别发病率均随年龄增长而增高,男女合计在 80 岁组增至最高为 143.65/10 万,85 岁以后开始下降,85 岁及以上年龄组的发病率降为 125.21/10 万。按性别统计,20 岁以上男性和女性食管癌的年龄别发病率均随年龄增长而增加, 分别在 80 岁组和 75 岁组增至最高, 发病率分别为 212.41/10 万和 92.79/10 万。25 岁以上男性食管癌发病率均高于女性,35 岁以上男性食管癌发病率均为同龄女性的 2 倍以上(表 2-10,图 2-12)。

表 2-9 中国 2010 年食管癌发病情况

| 地区 | 性别 | 发病例数 | 发病率 (1/10⁵) | 百分比 (%) | 中标率 (1/10⁵) | 世标率 (1/10⁵) | 0~74 岁 累积率(%) | 35~64 岁截缩率(1/10⁵) | 顺位 |
|---|---|---|---|---|---|---|---|---|---|
| 全国 | 合计 | 287632 | 21.88 | 9.30 | 16.71 | 16.97 | 2.15 | 26.62 | 5 |
| | 男性 | 204449 | 30.38 | 11.31 | 24.05 | 24.42 | 3.07 | 39.35 | 4 |
| | 女性 | 83183 | 12.96 | 6.47 | 9.46 | 9.60 | 1.21 | 13.46 | 6 |
| 城市 | 合计 | 109683 | 16.55 | 6.45 | 11.50 | 11.68 | 1.46 | 17.45 | 6 |
| | 男性 | 81167 | 23.92 | 8.32 | 17.31 | 17.58 | 2.18 | 27.45 | 5 |
| | 女性 | 28516 | 8.81 | 3.94 | 5.76 | 5.83 | 0.72 | 7.03 | 7 |
| 农村 | 合计 | 177949 | 27.29 | 12.77 | 23.10 | 23.49 | 3.01 | 37.39 | 4 |
| | 男性 | 123282 | 36.95 | 14.81 | 32.40 | 32.96 | 4.21 | 53.47 | 4 |
| | 女性 | 54667 | 17.17 | 9.74 | 13.97 | 14.21 | 1.82 | 20.96 | 4 |
| 东部 | 合计 | 116152 | 21.12 | 9.04 | 15.93 | 16.19 | 2.07 | 24.59 | 6 |
| | 男性 | 81942 | 29.11 | 11.23 | 22.94 | 23.36 | 2.96 | 37.11 | 4 |
| | 女性 | 34210 | 12.74 | 6.16 | 9.05 | 9.15 | 1.17 | 11.68 | 5 |
| 中部 | 合计 | 93298 | 22.08 | 9.26 | 16.94 | 17.17 | 2.18 | 26.65 | 5 |
| | 男性 | 64502 | 29.92 | 11.08 | 23.66 | 23.96 | 3.02 | 37.57 | 4 |
| | 女性 | 28796 | 13.92 | 6.77 | 10.32 | 10.45 | 1.32 | 15.38 | 7 |
| 西部 | 合计 | 78182 | 22.83 | 9.77 | 17.70 | 18.01 | 2.26 | 29.99 | 5 |
| | 男性 | 58005 | 32.97 | 11.69 | 26.35 | 26.74 | 3.33 | 45.36 | 4 |
| | 女性 | 20177 | 12.12 | 6.63 | 9.03 | 9.26 | 1.17 | 13.95 | 6 |

表 2-10　中国 2010 年食管癌年龄别发病率（1/10 万）

| 年龄组（岁） | 全国 | | | 城市 | | | 农村 | | |
|---|---|---|---|---|---|---|---|---|---|
| | 合计 | 男性 | 女性 | 合计 | 男性 | 女性 | 合计 | 男性 | 女性 |
| 合计 | 21.88 | 30.38 | 12.96 | 16.55 | 23.92 | 8.81 | 27.29 | 36.95 | 17.17 |
| 0– | 0.04 | 0.08 | 0.00 | 0.07 | 0.13 | 0.00 | 0.00 | 0.00 | 0.00 |
| 1– | 0.01 | 0.02 | 0.00 | 0.02 | 0.03 | 0.00 | 0.00 | 0.00 | 0.00 |
| 5– | 0.00 | 0.00 | 0.00 | 0.00 | 0.00 | 0.00 | 0.00 | 0.00 | 0.00 |
| 10– | 0.03 | 0.05 | 0.00 | 0.00 | 0.00 | 0.00 | 0.06 | 0.11 | 0.00 |
| 15– | 0.02 | 0.04 | 0.00 | 0.00 | 0.00 | 0.00 | 0.03 | 0.07 | 0.00 |
| 20– | 0.05 | 0.02 | 0.08 | 0.07 | 0.00 | 0.15 | 0.03 | 0.03 | 0.03 |
| 25– | 0.20 | 0.30 | 0.10 | 0.18 | 0.35 | 0.00 | 0.22 | 0.26 | 0.18 |
| 30– | 0.35 | 0.37 | 0.33 | 0.28 | 0.26 | 0.30 | 0.41 | 0.46 | 0.35 |
| 35– | 1.41 | 2.16 | 0.63 | 0.85 | 1.36 | 0.32 | 1.88 | 2.82 | 0.89 |
| 40– | 5.01 | 7.38 | 2.54 | 3.15 | 4.63 | 1.63 | 6.83 | 10.03 | 3.45 |
| 45– | 12.34 | 19.39 | 5.04 | 8.33 | 14.03 | 2.60 | 16.33 | 24.56 | 7.53 |
| 50– | 28.30 | 42.92 | 12.94 | 18.19 | 30.39 | 5.42 | 38.76 | 55.84 | 20.75 |
| 55– | 53.96 | 80.02 | 27.37 | 34.34 | 54.01 | 13.98 | 77.48 | 111.69 | 43.16 |
| 60– | 88.86 | 127.89 | 48.48 | 59.67 | 90.68 | 26.89 | 126.31 | 176.81 | 75.50 |
| 65– | 109.88 | 153.88 | 65.04 | 77.19 | 110.72 | 42.00 | 153.37 | 213.32 | 94.65 |
| 70– | 130.10 | 180.36 | 80.40 | 90.26 | 129.11 | 50.86 | 180.39 | 246.90 | 116.65 |
| 75– | 142.29 | 197.55 | 92.79 | 102.74 | 149.33 | 61.80 | 193.32 | 258.33 | 133.61 |
| 80– | 143.65 | 212.41 | 89.19 | 110.57 | 166.25 | 69.03 | 188.03 | 269.76 | 117.97 |
| 85+ | 125.21 | 180.61 | 92.05 | 105.19 | 158.19 | 75.38 | 152.20 | 208.23 | 115.77 |

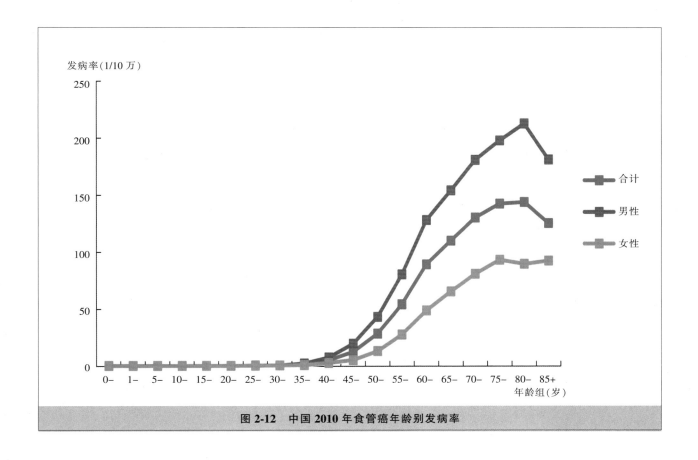

图 2-12　中国 2010 年食管癌年龄别发病率

2.1.3 城乡地区发病率

农村登记地区的食管癌发病率为 27.29/10 万(男性 36.95/10 万,女性 17.17/10 万),明显高于城市登记地区的食管癌发病率 16.55/10 万(男性 23.92/10 万,女性 8.81/10 万)。调整年龄结构后城乡之间的差距缩小,但农村仍然高于城市。城市男性食管癌新发病例占全部肿瘤的 8.32%,女性占 3.94%;农村男女性的这一比例分别为 14.81% 和 9.74%。30 岁以上男女性食管癌年龄别发病率均为农村高于城市,农村的高峰年龄(75 岁组)比城市(80 岁组)提前 5 岁,分别为 193.32/10 万和 110.57/10 万(表 2-10,图 2-13)。

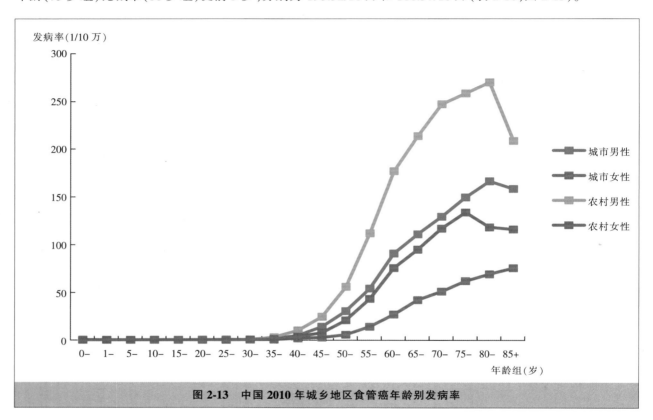

图 2-13 中国 2010 年城乡地区食管癌年龄别发病率

2.1.4 食管癌发病率时间趋势

中国 1989~2008 年间食管癌发病率趋势平稳中略有上升,城市男性 1989~1993 年间的发病中标率为 14.5/10 万,上升到了 2004~2008 年的 17.6/10 万,上升了 21.4%(1994~1998 年 14.3/10 万,1999~2003 年 16.5/10 万);城市女性食管癌从 1989~1993 年的 7.0/10 万上升到了 2004~2008 年的 7.5/10 万,上升了 7.1%(1994~1998 年 7.0/10 万,1999~2003 年 7.7/10 万);农村男性 1989~1993 年间的发病中标率为 52.4/10 万,上升到了 2004~2008 年的 60.1/10 万,上升了 14.7%(1994~1998 年 47.2/10 万,1999~2003 年 50.0/10 万);农村女性食管癌从 1989~1993 年的 35.3/10 万变化到了 2004~2008 年的 35.2/10 万,下降了 0.3%(1994~1998 年 27.9/10 万,1999~2003 年 31.3/10 万)。见图 2-14。

## 2.2 中国食管癌死亡状况

2.2.1 食管癌整体死亡率

2010 年中国食管癌死亡率为 15.85/10 万,中标率为 11.95/10 万,居恶性肿瘤死亡率的第 4 位,占全部恶性肿瘤死亡例数的 10.65%。按性别统计,男性食管癌死亡率(22.12/10 万)远高于女性(9.29/10 万)。按城乡统计,农村男性和女性食管癌中标死亡率为 23.30/10 万和 9.79/10 万,均高于城市男性和女性的 12.90/10 万和 3.90/10 万。按地区统计,西部、东部和中部男性和女性的中标死亡率分别为西部 20.14/10 万、6.13/10 万,东部 16.90/10 万、6.56/10 万和中部 16.26/10 万、6.77/10 万。男性西部死亡率最高,女性中部死亡率最高(表 2-11)。

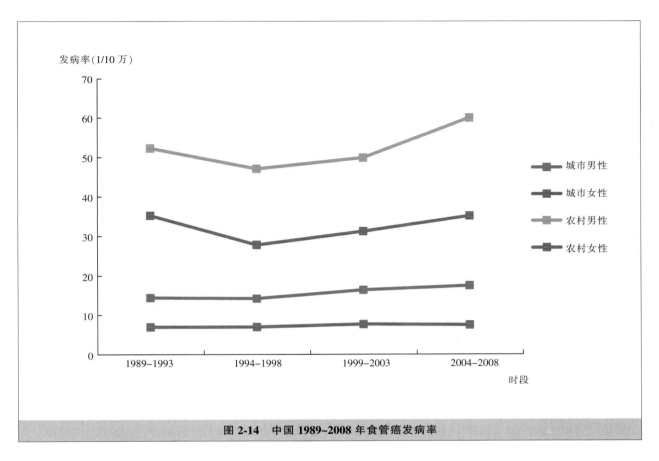

图 2-14　中国 1989~2008 年食管癌发病率

表 2-11　中国 2010 年食管癌死亡情况

| 地区 | 性别 | 死亡例数 | 死亡率<br>(1/10⁵) | 构成比<br>(%) | 中标率<br>(1/10⁵) | 世标率<br>(1/10⁵) | 0~74 岁<br>累积率 (%) | 35~64 岁截缩<br>率 (1/10⁵) | 顺位 |
|---|---|---|---|---|---|---|---|---|---|
| 全国 | 合计 | 208473 | 15.85 | 10.65 | 11.95 | 12.02 | 1.44 | 15.31 | 4 |
|  | 男性 | 148865 | 22.12 | 11.87 | 17.54 | 17.69 | 2.11 | 23.61 | 4 |
|  | 女性 | 59608 | 9.29 | 8.49 | 6.52 | 6.53 | 0.75 | 6.74 | 4 |
| 城市 | 合计 | 80798 | 12.19 | 7.81 | 8.35 | 8.44 | 1.01 | 10.27 | 5 |
|  | 男性 | 60544 | 17.84 | 9.27 | 12.90 | 13.10 | 1.57 | 17.01 | 4 |
|  | 女性 | 20254 | 6.26 | 5.31 | 3.90 | 3.90 | 0.44 | 3.25 | 6 |
| 农村 | 合计 | 127675 | 19.58 | 13.85 | 16.43 | 16.48 | 1.96 | 21.23 | 4 |
|  | 男性 | 88321 | 26.47 | 14.70 | 23.30 | 23.41 | 2.80 | 31.43 | 4 |
|  | 女性 | 39354 | 12.36 | 12.27 | 9.79 | 9.81 | 1.13 | 10.81 | 4 |
| 东部 | 合计 | 86549 | 15.74 | 10.59 | 11.62 | 11.67 | 1.40 | 14.20 | 4 |
|  | 男性 | 60538 | 21.51 | 11.75 | 16.90 | 17.01 | 2.03 | 22.19 | 4 |
|  | 女性 | 26011 | 9.69 | 8.60 | 6.56 | 6.55 | 0.76 | 5.96 | 4 |
| 中部 | 合计 | 63549 | 15.04 | 10.34 | 11.43 | 11.42 | 1.30 | 13.75 | 4 |
|  | 男性 | 43932 | 20.38 | 11.15 | 16.26 | 16.31 | 1.86 | 20.20 | 4 |
|  | 女性 | 19617 | 9.48 | 8.90 | 6.77 | 6.73 | 0.74 | 7.11 | 4 |
| 西部 | 合计 | 58375 | 17.05 | 11.13 | 13.12 | 13.33 | 1.66 | 19.18 | 4 |
|  | 男性 | 44395 | 25.24 | 12.86 | 20.14 | 20.46 | 2.54 | 30.31 | 4 |
|  | 女性 | 13980 | 8.40 | 7.80 | 6.13 | 6.23 | 0.76 | 7.58 | 6 |

2.2.2 年龄别死亡率

中国肿瘤登记地区 2010 年食管癌年龄别死亡率随年龄增长而升高，在 85 岁及以上年龄组到达高峰，为 162.44/10 万。按性别统计的食管癌年龄别死亡率同样均随年龄增长而升高，男、女性均在 85 岁及以上年龄组达到高峰，死亡率分别为 237.23/10 万和 117.67/10 万。男性 35 岁组以上的食管癌年龄别死亡率均为女性的 2 倍以上（表 2-12，图 2-15）。

表 2-12 中国 2010 年食管癌年龄别死亡率（1/10 万）

| 年龄组（岁） | 全国 | | | 城市 | | | 农村 | | |
|---|---|---|---|---|---|---|---|---|---|
| | 合计 | 男性 | 女性 | 合计 | 男性 | 女性 | 合计 | 男性 | 女性 |
| 合计 | 15.85 | 22.12 | 9.29 | 12.19 | 17.84 | 6.26 | 19.58 | 26.47 | 12.36 |
| 0– | 0.00 | 0.00 | 0.00 | 0.00 | 0.00 | 0.00 | 0.00 | 0.00 | 0.00 |
| 1– | 0.01 | 0.00 | 0.03 | 0.00 | 0.00 | 0.00 | 0.03 | 0.00 | 0.07 |
| 5– | 0.04 | 0.00 | 0.08 | 0.00 | 0.00 | 0.00 | 0.09 | 0.00 | 0.19 |
| 10– | 0.00 | 0.00 | 0.00 | 0.00 | 0.00 | 0.00 | 0.00 | 0.00 | 0.00 |
| 15– | 0.01 | 0.02 | 0.00 | 0.00 | 0.00 | 0.00 | 0.02 | 0.03 | 0.00 |
| 20– | 0.01 | 0.02 | 0.00 | 0.01 | 0.01 | 0.00 | 0.02 | 0.03 | 0.00 |
| 25– | 0.14 | 0.20 | 0.07 | 0.18 | 0.29 | 0.07 | 0.10 | 0.13 | 0.07 |
| 30– | 0.27 | 0.29 | 0.26 | 0.20 | 0.25 | 0.14 | 0.33 | 0.32 | 0.35 |
| 35– | 0.97 | 1.53 | 0.39 | 0.55 | 0.80 | 0.30 | 1.32 | 2.14 | 0.47 |
| 40– | 2.43 | 3.78 | 1.01 | 1.45 | 2.49 | 0.39 | 3.38 | 5.03 | 1.64 |
| 45– | 6.99 | 11.66 | 2.15 | 4.52 | 8.12 | 0.90 | 9.45 | 15.09 | 3.43 |
| 50– | 15.53 | 24.60 | 6.00 | 10.27 | 18.21 | 1.96 | 20.97 | 31.19 | 10.20 |
| 55– | 31.60 | 49.23 | 13.60 | 21.63 | 35.91 | 6.84 | 43.55 | 65.45 | 21.57 |
| 60– | 52.08 | 77.50 | 25.77 | 35.34 | 56.00 | 13.50 | 73.56 | 105.77 | 41.14 |
| 65– | 75.48 | 111.04 | 39.25 | 59.88 | 91.13 | 27.08 | 96.24 | 138.45 | 54.89 |
| 70– | 101.75 | 142.04 | 61.89 | 68.85 | 100.15 | 37.10 | 143.27 | 196.44 | 92.31 |
| 75– | 132.58 | 184.00 | 86.52 | 87.82 | 127.91 | 52.59 | 190.33 | 254.68 | 131.22 |
| 80– | 160.84 | 227.27 | 108.23 | 111.83 | 160.43 | 75.56 | 226.60 | 310.31 | 154.84 |
| 85+ | 162.44 | 237.23 | 117.67 | 124.12 | 194.81 | 84.37 | 214.09 | 289.47 | 165.08 |

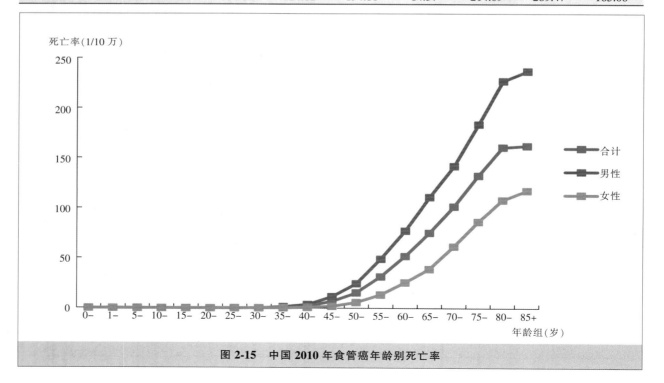

图 2-15 中国 2010 年食管癌年龄别死亡率

### 2.2.3　城乡地区死亡率

城市地区食管癌死亡率为12.19/10万(男性17.84/10万,女性6.26/10万),低于农村地区的19.58/10万(男性26.47/10万,女性12.36/10万),调整年龄结构后仍是城市明显低于农村。城市地区男性食管癌死亡占全部肿瘤死亡的9.27%,女性占5.31%;而农村地区的这一比例分别为14.70%和12.27%。45岁以前,食管癌年龄别死亡率均低于10/10万。20岁以上的年龄别食管癌死亡率均随年龄增长而增高,农村的变化速度高于城市;城市男性食管癌年龄别死亡率在85岁及以上年龄组到达高峰,为194.81/10万,农村男性食管癌年龄别死亡率在80岁组到达高峰,为310.31/10万,85岁及以上年龄组回落到289.47/10万。城乡女性食管癌年龄别死亡率在85岁及以上年龄组达到高峰(城市女性84.37/10万、农村女性165.08/10万)(表2-12,图2-16)。

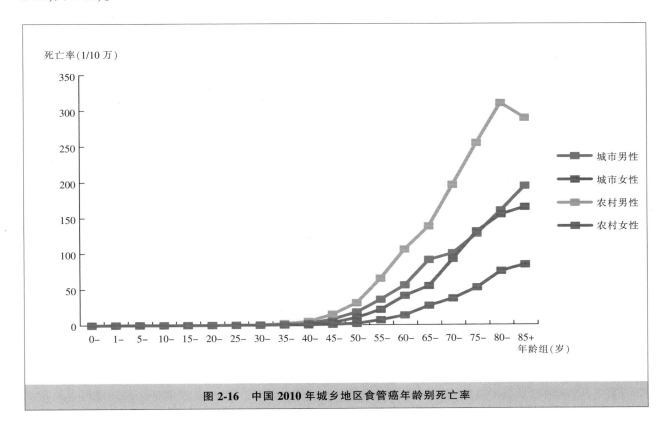

图2-16　中国2010年城乡地区食管癌年龄别死亡率

### 2.2.4　食管癌死亡率时间趋势

我国整体食管癌死亡中标率近20年来变化不大,其中除城市女性死亡率略有下降外,食管癌死亡中标率均在上升。城市男性死亡中标率自1989~1993年的12.88/10万上升到2004~2008年的14.08/10万(1994~1998年12.18/10万,1999~2003年13.09/10万);城市女性死亡中标率自1989~1993年的6.28/10万下降到2004~2008年的5.10/10万(1994~1998年6.10/10万,1999~2003年6.07/10万);农村男性死亡中标率自1989~1993年的37.75/10万上升到2004~2008年的47.50/10万(1994~1998年37.04/10万,1999~2003年41.94/10万);农村女性死亡中标率自1989~1993年的25.13/10万上升到2004~2008年的27.19/10万(1994~1998年22.84/10万,1999~2003年25.28/10万)。女性食管癌死亡中标率的上升幅度略低于男性。见图2-17。

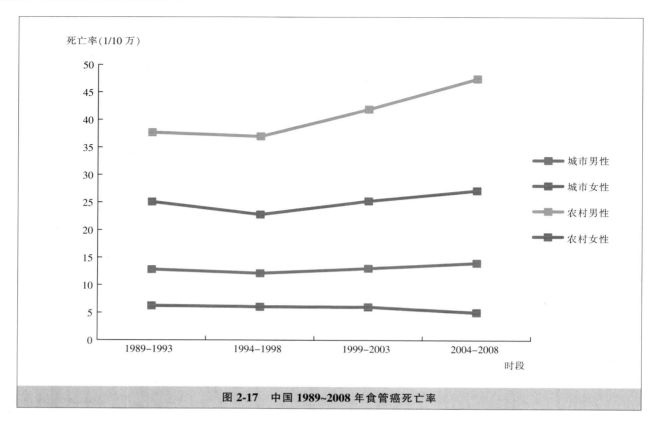

**图 2-17　中国 1989~2008 年食管癌死亡率**

# 第三节　食管癌病因和危险因素

　　针对食管癌的病因,研究者进行了持续大量的系统性研究,提供了大量的食管癌危险因素线索。但到目前为止,食管癌的确切病因尚未阐明。这些研究发现,与食管癌发病有关的因素有很多,食管癌的发生是内环境和外环境长期相互作用的结果。其中,外环境包括化学因素、生物因素、生活习惯,以及其他社会学因素等,内环境包括基于基因水平和蛋白质水平的相关遗传因素。总之,食管癌是多种环境因素与宿主基因组相互作用,并经长时间与阶段演化的复杂疾病。

# 1　外环境因素

## 1.1　生活习惯

### 1.1.1　吸烟与饮酒

　　1990 年 WHO 的报告《膳食、营养与慢性病预防》指出"流行病学研究清楚地表明饮酒与食管癌的发生有关,吸烟也能引起食管癌"。吸烟和饮酒是西方国家食管鳞癌的主要危险因素。Brown、Castellsague 等的相关研究已经证明吸烟与食管鳞癌有很强的关联,现在吸烟者食管癌的发病风险增加了 3~7 倍。国际癌症研究机构(IARC)也证明了咀嚼含有烟草的槟榔咀嚼物也可以导致食管鳞癌。同时,Freedman 等证明过量饮酒(每天 3 次以上)可普遍增加患食管鳞癌的危险,使危险增加了 3~5 倍。但饮酒的致癌机制尚不明确,酒精本身不具有致癌性,也不诱使动物致癌。但酒精的部分致癌性机制已有人提出,包括充当致癌物的溶剂和导致营养缺乏等。

　　有病例对照研究显示,与不吸烟相比,吸烟者发生食管癌的相对危险度为 4.1(95%CI:2.7~6.0)。与不饮酒相比,饮酒者发生食管癌的相对危险度为3.7(95%CI:2.7~4.9)。每天吸烟支数/饮酒量、吸烟/饮酒年限与食管癌的发病风险存在显著的剂量—反应关系。并且,吸烟者戒烟后和饮酒者戒酒后的食管癌发病风险分别较不戒烟者、不戒酒者明显降低。吸烟和饮酒存在明显的交互作用。与既不吸烟又不饮酒者相比,只吸烟不饮酒者发生食管癌的相对危险度为1.95(95%CI:1.35~2.82);只饮酒不吸烟者和既吸烟又饮酒者的相对危险度分别为1.75(95%CI:1.17~2.63),8.00(95%CI:5.67~11.27)。

然而,在亚太地区,吸烟和饮酒与食管癌的关联性较小。中国前瞻性队列研究显示,与对照组相比,吸烟人群的食管癌发病风险轻度增高(RR=1.3)。伊朗的研究结果与此类似(RR=1.7)。而饮酒对我国食管癌患者的作用尚不能肯定,河南林县早期的病因研究发现,当地数代人无饮酒习惯,其他高发区结果也提示饮酒可能不是食管癌的主要病因。

余红平等对中国有关食管癌危险因素的22个研究结果进行Meta分析发现,吸烟者患食管癌的风险是不吸烟者的2.08倍(95%CI:1.66~2.61),饮酒者患食管癌的风险是不饮酒者的1.51倍(95%CI:1.21~1.81)。对中国的食管癌发病和死亡进行归因风险评估结果显示,男性和女性分别有17.9%与1.9%的食管癌发病和死亡归因于吸烟;分别有15.2%和1.3%归因于饮酒。2005年,吸烟和饮酒所致食管癌发病人数分别为30 633例和25 783例;所致食管癌死亡人数分别为24 684例和20 777例。因此,控制吸烟、适量饮酒可显著降低我国食管癌疾病负担。

### 1.1.2 吸食鸦片

在伊朗食管癌高发地区,研究者从2003年12月至2007年6月选取300例食管鳞癌患者和571例对照人群进行匹配,经条件Logistic回归分析,结果表明吸食鸦片可增加食管鳞癌风险(OR=2.12,95%CI:1.21~3.74),但是证据水平不强。未加工的鸦片无致癌作用,但吸食鸦片会产生多环芳烃和其他致癌物。

尽管相关研究的结果提示吸食鸦片可以增加食管癌的风险,但关联强度还不足以确证。在伊朗北部正在进行的队列研究将为验证此关联提供更多的证据支持。

### 1.1.3 过热食物和饮品

大量的流行病学研究证明了过热饮食导致反复的热损伤是食管鳞癌的诱因之一。Lin等从2007年到2010年在中国华南地区选取了213例食管癌病例和213例对照进行病例对照研究,发现经常食用过热的食物和饮料(OR=4.13,95%CI:2.13~8.05/OR=8.55,95%CI:3.67~20.9),食用烧烤或者油炸食物(OR=3.44,95%CI:1.28~8.34/OR=2.39,95%CI:1.25~6.32),以及饮食速度过快(OR=4.76,95%CI:2.12~7.74),都是食管癌的危险因素。但由于其生物学上的不确定性,如过热的饮食可以迅速通过上消化道而不会造成食管黏膜的损伤,其与食管癌的关联仍存在质疑。

在建立过热饮食与食管癌的因果联系过程中,仍然存在很多问题需要解决,如避免研究中的回忆偏倚和调查者偏倚,多种类的热饮被归为一起进行调查和分析,很少有调查注意到热饮热食每口的实际量和饮食的真实温度,许多调查问卷温度问题只包括三个选项:热、温、冷,产生不可靠的结果;食物和饮料中的化学物质可能导致或预防肿瘤的发生,这可能混淆了热损伤的作用。

### 1.1.4 碳酸软饮料

饮用碳酸软饮料可能导致食管癌发病增加。Mallath的研究显示,由于碳酸软饮料呈酸性并可以导致胃胀而引起反流症,故可能诱发食管癌。但Lagergren研究证明饮用碳酸软饮料与食管癌并无关联。Lagergren利用瑞典国家人群为基础的病例对照研究,在1995~1997年选取189例食管腺癌患者,262例贲门癌患者,以及820名对照,利用多因素条件Logistic回归分析,发现大量使用碳酸软饮料,并未明显增加或减少食管癌发生的风险(OR=0.89,95%CI:0.49~1.64),甚至是相反的关联。因此,现在的资料并不能证明饮用碳酸软饮料会增加食管癌的风险。

### 1.1.5 泡菜、酸菜

食用泡菜、酸菜曾经一度在中国的食管癌高发区流行并被认为是高发地区食管癌的主要危险因素之一。相关病因学研究表明在食用较多泡菜、酸菜的地区食管癌的发病风险也高。在实验室已经证明泡菜、酸菜中生长的真菌所产生的潜在致癌物可以诱导动物致癌。但流行病学研究的结果却不尽一致,部分研究结果显示食用泡菜、酸菜与食管癌存在关联，相对危险度为 2~3。另外的研究结果显示不存在关联。1993 年,国际癌症研究机构将亚洲的传统泡菜、酸菜列为人类的可能致癌物。

### 1.2 营养缺乏

#### 1.2.1 水果和蔬菜摄入不足

水果和蔬菜摄入不足一直被认为是食管癌可能的危险因素。近年来,有数个队列研究发表了关于水果和蔬菜摄入与食管癌风险的研究结果。这些研究结果表明摄入水果和蔬菜是食管癌,特别是食管鳞癌的保护性因素。摄入足量的水果和蔬菜(每天 50g 水果或蔬菜)可以使食管癌的风险降低约 20%。

其中 Freedman 的一项前瞻性研究探索了水果和蔬菜分别对食管鳞癌和腺癌的作用, 结果证明摄入足量的蔬菜和水果能降低患食管鳞癌的风险(HR=0.78,95%CI:0.67~0.91),但对食管腺癌无明显作用(HR=0.98,95%CI:0.90~1.08)。

#### 1.2.2 微量元素缺乏

(1)核黄素和维生素 C 我国对食管癌的研究发现,高发区成年人血清核黄素水平低,普遍达不到每天膳食供给量水平。河南林县 1997 年的调查结果显示, 血浆核黄素缺乏或不足由 20 世纪 80 年代的74.2%下降到 51.0%,不足情况仍然存在。居民尿中核黄素含量:正常者>食管上皮重度增生者>食管癌病人。我国不同县的研究表明,血液中维生素 C 含量高与食管癌死亡率呈负相关。食管癌病人血清维生素C、B₂ 低于正常人。

林县营养干预研究发现,对人群补充维生素 B₂ 和烟酸复合胶丸可降低食管癌发病率14%;沈琼等在河南鹤壁用复合核黄素治疗 1006 例食管上皮轻、重度增生患者,3 年后重度增生和总体癌变抑制率分别为 63.3% 及 57.1%,轻度增生和总体好转率分别为 36.5% 及 20.6%。丁镇伟等在林县观察核黄素阻断食管上皮轻度增生癌变的效果,轻度增生癌变抑制率从治疗后 3 年的 22.2%,5 年后的 34.8% 提高到 9 年后的37.0%(P< 0.05)。证实复合核黄素具有治疗食管上皮增生,并抑制其癌变的作用。

(2)维生素 A、类胡萝卜素和维生素 E 调查发现食管癌高发区的居民膳食 β-胡萝卜素摄入量和血清 β-胡萝卜素水平低于低发区居民。高发区林县和南非的居民血清维生素 E 低于低发区。1983 年在林州市调查了当地居民血浆中脂溶性维生素的营养状况,研究发现该地区居民血浆 α-生育酚值偏低,在 700μg值偏左右,有一半居民血浆维生素 E 偏低或者不足。但是,也有学者表示,脂溶性维生素与食管癌的死亡率不相关。与正常人相比较,食管癌病人血清维生素 A、E 低。

前瞻性研究中发现,基线血清 α-和 β-胡萝卜素水平较高的人群患食管癌的风险较小,林县营养干预实验研究结果显示, 补充 β-胡萝卜素、维生素 E 和硒可以使年龄≤55 岁研究对象的食管癌死亡率降低17%(RR=0.83,95%CI:0.71~0.98),并可以降低人群总死亡率、胃癌死亡率。基于该队列的研究显示,基线血清维生素 A 含量偏低与男性非吸烟者的食管癌发病风险升高有关;此外,维生素 E 水平较高的人群患食管癌的风险较小。可以看出,机体维生素 A 和 E 水平较高可能会降低食管癌发病的风险,但是,脂溶性维生素过量会有中毒的危险,因而今后的研究中,研究这些维生素的量"高"到何种程度对人体适宜非常重要。

(3)硒 林县营养干预队列随访人群中确诊的 1079 例食管癌、贲门癌及胃癌患者与 1062 名对照的基线血清分析表明,硒含量最高的四分位组患食管癌的风险为最低组的 44%;从上述人群的基线血清中随机抽取 1103 份进行硒的分析,发现 69%(766/1103)的血清硒低于 1 μmol/L。5.25 年随访研究显示,基线血清硒水平与食管癌的死亡呈显著负相关(RR=0.56,95%CI:0.44~0.71);15 年(1986~2001 年)随访结论与之一致(RR=0.83,95%CI:0.71~0.98)。前瞻性队列研究充分说明,血清硒水平偏低将导致食管癌发病及死亡的危险升高,这为低硒的高发区补硒预防食管癌提供了科学依据。

林州 238 例食管上皮不典型增生患者连续 10 个月服用硒蛋氨酸的化学预防试验结果显示, 补充硒蛋氨酸能有效地促进轻度不典型增生逆转,阻断其进展。

硒的抑癌作用的机制有几种学说:①阻断致癌物在体内的代谢或活化过程;②具有抗氧化功能,是谷胱甘肽过氧化物酶的成分,保护生物膜和防止 DNA 受损;③抑制癌细胞的能量代谢和繁殖。

（4）锌　1985年对林县440例细胞学检查为重度增生的患者进行内腔镜检查及病理活检。随访16年，进展为癌88例，取残存组织足以分析的60例及对照72例的石蜡切片进行了X线荧光光谱分析，锌含量最高四分位组患食管鳞癌的风险仅为含量最低组的0.21（$P_{趋势检验}$<0.015），而铜、铁、镍及硫对食管癌发病无影响。林县前瞻性队列研究显示，食管组织中锌元素的水平与食管癌发生呈显著负相关。与锌水平最低组相比较，最高组人群的食管癌发病率降低79%（RR=0.21，95%CI：0.065~0.68）。锌参与体内200多种酶活性中心的构成，在机体代谢中发挥重要作用，如对核酸代谢和机体的免疫监护功能起重要作用，并且有较强的防止氧化损伤的功能。

## 1.3　化学因素

### 1.3.1　亚硝胺及其前体物质

20世纪70、80年代以来，我国在食管癌亚硝胺病因学方面开展了大量研究，通过高发区现场、实验室和临床研究相结合，形成了食管癌亚硝胺病因研究的完整体系，为确立亚硝胺类致癌物与我国食管癌高发之间的病因联系，提供了确切的科学依据。亚硝胺是一类作用广泛的强致癌物，其前体物硝酸盐氮、亚硝酸盐氮和二级胺广泛存在于空气、水和食物中。研究发现，食管癌高发区的饮水和食品中亚硝胺的含量高于低发区。如林县的玉米中二甲基亚硝胺（NDMA）和二乙基亚硝胺（NDEA）的含量明显高于范县；江苏淮安酸菜中含有大量的硝酸盐和亚硝酸盐，还有NDEA、NDMA、甲基苄基亚硝胺（NMBzA）及其他未知的亚硝基化合物。食管癌高发区饮水中亚硝胺前体物含量也较高。如磁县食管癌高发区饮用水中硝酸盐氮含量较低发区赤城县高3倍，亚硝酸盐氮含量较赤城县高7倍。磁县井水中三氮（硝酸盐氮、亚硝酸氮和铵氮）含量，均明显高于国家标准。江苏海安沟塘水的硝酸盐氮、亚硝酸盐氮含量明显高于自来水，饮用沟塘水能增加食管癌的危险性。此外，林县人胃液中常含有亚硝胺类化合物，如二甲基亚硝胺、二乙基亚硝胺和肌氨酸乙酯亚硝胺等，其含量与食管上皮的病变程度呈正相关。男性胃液中含量高于女性。食管癌高发区河南济源的胃液标本亚硝胺含量研究结果与林县相似。将林县环境中常见的致癌物NMBzA与移植到裸鼠肠系膜上的人胚食管上皮作用，最后在移植部位出现含有人Alu序列的鳞癌，结果证实NMBzA可以诱发人食管上皮鳞癌，为林县食管癌亚硝胺病因提供了最直接的科学证据。

### 1.3.2　多环芳烃

研究发现高剂量的多环芳烃类化合物（polycyclic aromatic hydrocarbons，PAHs）暴露与食管癌的发生关系密切。测定伊朗东北部食管癌高发区99名居民尿1-羟缬氨酸葡糖苷酸（1-hydroxypyrene glucuronide，1-OHPG）（一种PAHs代谢物）含量，发现41%的居民超过5 pmol/ml。林县22名非吸烟者尿1-OHPG含量与吸烟者相似，中位数为2.06 pmol/ml。巴西的研究结果与伊朗和林县相似。上述研究提示当地居民高剂量PAHs暴露可能是该地食管鳞癌高发的原因之一。林县横断面调查发现，使用无烟囱炉灶与食管鳞癌显著相关（OR=2.22，95%CI：1.27~3.86）。这可能是因为使用无烟囱炉灶导致居民暴露于高剂量的PAHs。

### 1.3.3　乙醛

人们可以通过多种方式接触乙醛，大部分是由于饮酒。乙醇在乙醇脱氢酶（alcohol dehydrogenase，ADH）作用下转化成乙醛，然后在乙醛脱氢酶（acetaldehyde dehydrogenase，ALDH）的作用下转化成醋酸盐。因此，大量乙醇的摄入和与增加ADHs活动或者降低ALDHs活动相关的基因多态性会导致更高的乙醛接触。除了饮酒、吸烟、食用霉变食物、燃烧木头和煤炭，以及人体口和结肠中的细菌参与的糖代谢都能使人体暴露于乙醛。在体外，乙醛可以引起点突变、姐妹染色单体互换、细胞增生和抑制DNA修复。1999年，国际癌症研究机构将乙醛归为已知致癌物，但只是人类的可能致癌物，很可能是因为当时只有很少的人体数据。在那之后，有研究观察到ADH基因和ALDH2能够促进乙醛蓄积，从而增加食管鳞状细胞癌的风险，这也就增加了乙醛人体致癌性的证据。因此，未来还需要在此方面进行更多的研究。

## 1.4　药物因素

### 1.4.1　非甾体抗炎药

阿司匹林和其他非甾体抗炎药可以减少约40%的食管腺癌。美国国家卫生和营养调查评述表明，服用阿司匹林者食管癌危险度显著下降（RR=0.1,95%CI:0.41~0.98）。在以人群为基础的病例对照研究中，其相对危险度为 0.64,95%CI 值为 0.41~0.98；另一项报道腺癌相对危险度为 0.37，其 95%CI 值为 0.19~0.73。在一项合并患食管癌和胃癌的队列研究中，一项已死亡的滥用镇痛药的上消化道癌队列研究，以及由美国癌症协会开展的涉及 63 5031 例已死于食管癌的大量人群研究中，观察到的危险度趋势相似，但并不明显。

尽管证据不充分，但应用非甾体抗炎药（NSAID）治疗很有可能使食管癌发病机会减少。在食管癌患者中，肿瘤细胞株均能表达 COX-2。食管癌细胞株的体内研究表明，NSAID 可以在表达 COX-2 的细胞系中诱导细胞凋亡，但还不清楚在食管腺癌或鳞状细胞癌是否以同样方式起作用。在食管癌中由阿司匹林诱导的细胞凋亡作用，提供了一种似乎合理的并支持流行病学研究结果的生物学机制。

### 1.4.2 松弛食管下端括约肌的药物

食管下端括约肌常常能够阻止胃酸反流至食管。然而某些药物，例如治疗哮喘的药物（β-肾上腺素能激动剂和含有茶碱的药物），钙通道阻滞剂，硝酸甘油和苯二氮䓬类药物能松弛食管下端括约肌，因此导致胃酸反流，使服用此药的人具有更高的患食管腺癌的风险。上述药物的使用情况在 20 世纪 50 年代中期后迅速增加，他们的使用情况与胃酸反流和食管腺癌之间可能存在的关系使得人们做出如下假设：这些药物治疗可能是发生 20 世纪 70 年代开始的食管腺癌流行的原因。

然而，对于可以松弛食管下端括约肌的药物是否能够增加食管腺癌的风险，目前的结论尚不完全一致，有一些病例对照研究甚至得出了与上述矛盾的结果，因此仍然需要进一步的研究。

### 1.4.3 H₂ 受体拮抗剂

$H_2$ 受体拮抗剂（$H_2$ 阻断剂），例如甲腈咪胍和雷尼替丁是一类能够减少胃酸产生的药物。这些药物一方面能够通过降低胃食管反流中胃酸的含量从而降低患食管腺癌的风险，另一方面也可能由于中和胃里的 pH 值，致使细菌在胃内大量增殖，可能增加如亚硝胺和乙醛等致癌物的产生，从而增加患食管腺癌的风险。除此之外，甲腈咪胍可以在胃中发生亚硝基化形成一种亚硝基化合物，这种化合物的化学结构与潜在致癌物 N-甲基-N′-硝基-亚硝基胍的结构相似。

有至少 5 项流行病学研究调查了 $H_2$ 阻断剂与食管癌之间的关系，但结果是不确定的。其中两项研究显示，$H_2$ 阻断剂的使用能够增加患食管腺癌的风险，但是这两项研究均没有对胃酸反流症状进行调整。另外两项调整了胃酸反流症状的研究发现食管腺癌的发病风险没有增加，这可能是胃酸反流带来的混杂所导致的。另外一项来自瑞典的巢式病例对照研究将结果按照用药指征进行分类。结果发现，以食管癌为指征使用 $H_2$ 阻断剂药物的人群中，食管腺癌的发病风险增高（RR=5.42,95%CI:3.13~9.39），但是以其他如消化性溃疡、胃与十二指肠症状等指征用药者未发现此关联。这些研究中，只有一项探讨了 $H_2$ 阻断剂与食管鳞状细胞癌之间的关系，但没有发现其存在相关性。

## 1.5 生物因素

### 1.5.1 霉菌

高发区的研究发现，有致癌作用的霉菌，如互隔交链孢霉、串珠镰刀菌、烟曲霉及其产生的毒素等在食管癌病因中起重要作用。检测食管癌高发区和低发区的粮食和人群大小便，发现高发区的互隔交链孢霉致癌成分——交链孢酚单甲醚（AME）和交链孢酚（AOH）——检出率和含量均明显高于低发区。对南非食管癌高发区的调查发现玉米被伏马菌素污染的水平是低发区的 2 倍多。食管癌高发区磁县、林县和安阳及低发区河南范县、北京延庆等地的玉米样本比较，高发区伏马菌素（fumonisins）的污染率和含量均明显高于低发区。南非和中国食管癌的高发可能与食用此类毒素污染的玉米有关。

伏马菌素是轮状镰刀霉菌（fusarium verticillioides）分泌的一种毒素，轮状镰刀霉菌主要产生于玉米。伏马菌素 B1（fumonisins B1）是一种已知的动物致癌物，且已有研究发现它可以引起小鼠和大鼠的肝脏和肾脏肿瘤。伏马菌素对人类的致癌性的证据尚不充分，且大多数局限于生态学研究。在中国、伊朗和南非的生态学研究发现具有高食管癌的发病风险的地区，伏马菌素暴露量越高。在中国的磁县和林县这两个食管癌的高发地区，在 31 个玉米样品中,16 个样品检测到其伏马菌素 B1 水平处于高浓度(18~155 ppm;

均值为 74 ppm），另外 15 个样品中的伏马菌素 B1 水平处于低浓度（20~60 ppm；均值为 35.3 ppm）。在中国林县的单纯病例对照研究探索了伏马菌素的暴露情况与食管癌发病风险之间的关系，结果发现暴露与风险之间没有关联。但是，这个研究中使用的暴露的生物标志物的价值具有不确定性，因此结果也不是决定性的，需要开展更多的流行病学研究去确认伏马菌素与食管癌之间的关系。

霉菌还具有还原硝酸盐为亚硝酸盐，促进亚硝胺形成的作用。很多种类的霉菌都可以使食物中的亚硝酸盐和二级胺的含量增高，为形成亚硝胺提供了前体。在玉米面饼上接种霉菌，加入亚硝酸钠，可以形成 NDMA、NDEA、NMBzA 等亚硝胺。我国广大农村地区，粮食分散在农户保存，受条件限制，通风条件经常不能满足，粮食霉变是一个很严重的问题。防霉对减少粮食损耗，提高人民生活水平，促进健康都有非常重要的意义。

### 1.5.2　人乳头状瘤病毒

1982 年 Syrjanen 第一次提出人乳头状瘤病毒（HPV）可能是食管癌的致病因素，陆续有研究探讨两者关系。但是 HPV 是否为食管癌的危险因素尚存在争议。

食管癌组织 HPV 检出率差异很大，在 0~100% 之间。从表 2-13 可以看出，低发区食管癌组织中 HPV DNA 检出率普遍较低；高发区比低发区检出率高，但是高发区也有检出率为 0 的情况（如中国林县）。即使在同一地区，食管癌组织 HPV 阳性率也存在明显差异。并且，各研究的 HPV DNA 检出型别也不尽相同。HPV-16/-18 在食管癌中的比例较大，可能是食管癌组织中的主要型别。

表 2-13　食管癌组织中 HPV 检出率

| | 地区 | HPV 检出率（%） | 检测方法 | HPV 型别 |
|---|---|---|---|---|
| 高发区 | 中国林县 | 49 | 组织学 | -11,-16,-18 |
| | | 0 | PCR | -6,-11,-16,-18,-33 |
| | | 0 | hc2 | 13 种高危型 |
| | 中国安阳 | 100 | PCR/ISH | -16 |
| | | 81.4 | ISH | -16 |
| | 中国北方 | 16.9 | ISH | -6,-11,-16,-18,-30,-53 |
| | 印度 | 33 | PCR | -16,-18 |
| | 南非 | 46 | PCR | -11,-16,-52,-39 |
| | | 21.6 | PCR | -6,-9,-18,-20,-24,-25,-51 等 |
| | 肯尼亚 | 0 | PCR | 27 种亚型 |
| | 墨西哥 | 88 | PCR | -6,-11 |
| 低发区 | 匈牙利 | 39 | PCR | -6,-11,-16,-18,-52,-58,-66,-73 |
| | 日本 | 0 | PCR | -16,-18 |
| | | 6.7 | PCR | -16,-18,-31,-33,-52,-58 |
| | 美国 | 2.1 | PCR | -54 |
| | 中国北京 | 0 | ISH | -6,-11,-16,-18,-31,-33,-35 |

注：PCR，聚合酶链式反应；hc2，第二代杂交捕获试验；ISH，原位杂交试验。

HPV 与病变严重程度的关系同样存在不一致的情况。两项研究均在中国高发区进行，安阳的研究（n=206）用 PCR 检测到食管正常上皮、轻度不典型增生、重度不典型增生和早期癌中 HPV 感染率分别为 45%、77%、81% 和 100%。提示 HPV 感染率与食管病变严重程度呈正相关。但是，河南林县（n=702）应用第二代杂交捕获（hybrid capture 2，hc2）进行检测的结果显示，食管上皮正常、轻到中度不典型增生、重度不典型增生，以及浸润癌的 HPV 感染率分别为：13%、14%、16%、0，提示 HPV 与疾病的进程无关。

中国林县的三项连续研究同时证明 HPV 感染与食管鳞癌无关联。前瞻性研究通过检测食管癌患者和健康对照的血清 HPV-16/-18/-73 抗体阳性率发现，HPV 感染不是食管鳞癌的危险因素。考虑到该研究所检测的 HPV 型别有限，研究者在林县选取病理确诊的食管鳞癌患者 740 例，采用 hc2 技术检测食管癌细胞学样本的 13 种 HPV 型别，也未发现食管病变严重程度与 HPV 感染存在关联。在前述 2 个研究的基础上,研究者进一步开展以组织学为基础的研究,收集中国19个省272例组织病理确诊的食管鳞癌患者的手术组织标本,采用聚合酶链式反应(polymerase chain reaction,PCR)方法检测HPV DNA,进一步证实了HPV感染对食管鳞癌无致病作用。而该研究团队在最新的一项研究中,选取林县病例确诊食管腺癌患者144例,采用PCR方法检测HPV DNA,发现HPV感染对食管腺癌也无致病作用。

### 1.5.3 幽门螺杆菌

1982年澳大利亚学者Warren和Marshall首先从人胃黏膜中培养出幽门螺杆菌(Hp),并确定它与胃、十二指肠疾病的发病有关。幽门螺杆菌分泌毒素(VacA和CagA)损害食管黏膜,有胃窦炎时延迟胃排空,影响胃食管反流。国内有学者对幽门螺杆菌与食管癌的关系作过综述。幽门螺杆菌与食管癌的关系尚存争论。

中国台湾学者报道了正常人群的Hp感染率明显高于食管癌患者,提出Hp感染可以降低食管癌的风险;在瑞典进行的一项巢式病例对照研究中,发现正常人群的Hp感染率明显较食管癌患者高,Hp感染阳性者患食管癌的OR值为0.29,也得出Hp感染可以降低食管癌的风险的结论。但是有病例对照研究认为Hp感染与食管癌无相关性。

Hp对食管鳞癌和腺癌的作用似乎有所不同。Ye等进行的一项研究发现,Hp感染明显降低食管腺癌的风险(OR=0.3,95%CI:0.2~0.6),但是CagA阳性Hp感染显著增加食管鳞癌的风险(OR=2.1,95%CI:1.1~4.0),同时也发现Hp感染与胃贲门癌无关联。

此外,大样本队列研究对幽门螺杆菌与食管癌的关系进行了探讨。林县营养干预队列中29 584人,从1985年开始随访,到1991年为止,随机抽取此期间发生的胃贲门癌,胃非贲门癌和对照(未发生癌症)的基线冻存血清进行分析,发现Hp感染与胃贲门和胃非贲门癌的风险增加相关;至2001年,在相同队列人群中随机抽取发生的胃贲门癌、胃非贲门癌和食管鳞癌患者,以及对照的基线冻存血清分析,结果依然发现Hp感染增加胃贲门和胃非贲门癌的风险,而与食管鳞癌不相关,且CagA阳性也不改变该关系。

幽门螺杆菌与胃贲门癌的关系存在显著的地理学差异:大多数东亚研究显示Hp是危险因素,而西方的研究表示两者没有关系,或者Hp是保护因素。对前瞻性研究合理的解释是,西方国家常见Barrett食管和食管腺癌,贲门癌很可能混合了胃贲门和食管腺癌两种。而林县几乎没有Barrett食管和食管腺癌,所以贲门癌大都原发自近端胃,说明Hp可能与胃癌、贲门癌有关,与既往研究中认为Hp与胃体癌关系一致,而Hp与食管鳞癌的关系可能由于研究的菌株不同结果有所不同,因而还待探讨。迄今为止,该前瞻性队列是Hp与食管癌、贲门癌、胃癌关系研究中规模最大的,相对既往研究有例数少且对贲门癌的归类不清的问题,该队列的结果可信度更高。当然,若有更多设计良好的研究探讨Hp与食管癌的关系,将为食管癌病因提供更丰富的资料。

## 1.6 其他外环境因素

### 1.6.1 职业暴露

职业暴露是导致食管癌发生的重要因素。通常食管癌不被认为是一种职业性肿瘤。但有研究表明石棉的职业暴露可以使食管癌的风险增加至2~16倍。还有一些研究发现硅的职业暴露与食管癌风险的增加有关。但其他的研究结果显示这些职业暴露与食管癌风险增加没有关联,或是仅仅有微弱的关联(石棉暴露仅使食管癌风险增加8%)。在此方面仍然需要进一步的研究证实。

### 1.6.2 社会经济状况差

食管癌是一类多由贫穷和社会地位低导致的疾病。社会经济状况越低的人群患食管癌的风险越大。一般说来,社会经济状况较低的人群,其家庭生活水平、营养状况、医疗卫生条件均较差。食管鳞癌多发生于低收入人群。高发区大都是在发展中国家的贫困地区,自然条件艰苦。我国食管癌高发区也是经济水平低下的地区,如林县、磁县、盐亭县等。食管癌发病率并不高的美国,黑人食管癌高发,发病风险最高的也是最穷的人群。

大量的流行病学研究从采取不同的研究设计、选用不同的指示指标、选取世界不同地区等不同方面,确证了社会经济状况处于下级人群的食管癌风险高。由于社会经济状况不是定义明确的实体,并且各种各样的指示指标在不同人群有着不同的意义,各类研究很难针对其给出精确的 RR。但采用这些多方面的指示指标,许多研究报道社会经济状况不良可以使食管癌的患病风险增加 2~4 倍。关于社会经济状况与食管癌关联的研究大多是在食管鳞癌高危人群中进行的,针对食管腺癌的数据相对缺少。近来一些研究发现社会经济状况的水平与食管腺癌的风险呈负相关,也有研究没有发现两者的关联。社会经济状况差是食管癌的危险因素,与食管鳞癌的关系已经明确,同时也可能增加食管腺癌的风险。

### 1.7 中国食管癌发病及死亡的归因风险分析

中国食管癌发病及死亡的归因风险分析研究评价了吸烟、饮酒、蔬菜、水果摄入不足四种因素在中国 2005 年食管癌死亡和发病的人群归因风险(PAF)。结果显示,2005 年食管癌死亡中归因于吸烟的百分比男性为 17.9%,女性为 1.9%,合计为 13.0%;食管癌死亡中归因于饮酒的百分比男性为 15.2%,女性为 1.3%,合计为 10.9%;食管癌死亡中归因于蔬菜摄入不足的百分比男性为 4.3%,女性为 4.1%,合计为 4.2%;食管癌死亡中归因于水果摄入不足的百分比男性为 27.1%,女性为 28.0%,合计为 27.4%;食管癌死亡中归因于吸烟、饮酒、蔬菜摄入不足和水果摄入不足联合作用的百分比男性为 51.4%,女性为 33.1%,合计为 45.8%。吸烟和饮酒的 PAF 男性远远高于女性,蔬菜摄入不足和水果摄入不足的 PAF 男、女性基本相同。

中国食管癌发病及死亡的归因风险分析为中国食管癌的预防与控制方针的制定及发展提供了有力的数据支持;而由卫生部发起并开展的"健康中国 2020"战略项目也将在此基础上,针对这些关键的健康风险因素进行全国性的公共卫生干预行动。

# 2 遗传因素

自 20 世纪 50 年代开始,我国学者便开始探讨遗传因素与食管癌的关系。从群体遗传流行病学分析,家族性食管癌遗传特征逐步向食管癌相关基因和基因多态与遗传易感性等方面纵深发展,以便进一步阐明食管癌发病机制,找出能识别高风险个体的生物标志,以及药物和基因治疗的作用靶点,为食管癌预防和诊治提供新的思路与策略。

对山西阳城 81 388 户,35 万人口连续三代食管(贲门)癌发病情况进行调查,结果表明,有食管癌死亡病例的户数占总户数的 8.19%,其中男性有血缘家族史的近 2/3,女性超过 1/3。另有研究显示,一级亲属曾患率 7.69%,遗传度达到 49.20%;上海一级亲属曾患率 2.08%,遗传度达到 35.70%。可以看出,如果亲代患食管癌,其子代患食管癌的风险升高。沈靖等对淮安食管癌高危人群进行了遗传因素的病因评价,结果发现,食管癌一级亲属的遗传度明显高于二、三级血缘亲属,同时一、二级亲属的食管癌发病或死亡水平均高于当地一般人群,提示遗传因素在食管癌发病中的确起到不可忽视的作用。

### 2.1 基于基因水平的研究

#### 2.1.1 肿瘤抑癌基因

(1)凋亡相关基因 *p53*

*p53* 基因是目前发现与人食管癌相关性最好的抑癌基因。定位于 17p13.1,全长 6~20 kb,含有 11 个外显子和 10 个内含子,为 393 个氨基酸组成的编码分子量为 52.58 kU(53 kD)的磷酸核蛋白。DNA 损伤后,p53 蛋白积累,DNA 停止复制,细胞停止在 G₁ 期使 DNA 有足够时间得以修复;如果修复失败,p53 蛋白能诱导细胞凋亡,阻止具有癌变倾向的细胞产生,从而起到抑癌作用。Putz 等研究发现,p53 突变主要发生在第 5~8 外显子,在 49 个突变中,38 个为错义突变,36.7% 发生在第 5 外显子,32.7% 在第 8 外显子。Osugi 等的研究显示,鉴定 *p53* 基因突变类型将有助于预测年轻食管癌患者的预后。

大量研究证实,食管癌中频繁发生 p53 突变。在以往研究的 240 例食管癌患者中,110 例(45.8%)发现存在 p53 突变,大部分研究主要采用 PCR 扩增 *p53* 基因第 5~8 外显子的方法检测突变,因为这一区域是 DNA—结合域的编码区。主要的突变热点是第 175 密码子和第 270 密码子。有研究组对 32 例食管癌样本 *p53* 基因全部外显子(1~11)进行分析,发现第 5~8 外显子有 14 个突变(43.8%),第 1~4 外显子无突变,而第 9~11 外显子仅存在一个突变。因此,第 5~8 外显子以外的区域突变非常罕见。Breton 等对 34 例食管癌标本的 $p53$ 基因进行分析,发现 97% 的样本至少存在一个突变或多态性,最常见的是 G 转变为 A。

$p53$ 基因是各种人类肿瘤包括食管癌中最常见的突变基因之一。野生型 p53 具有抗细胞增生的功能。$p53$ 基因突变可损害其 DNA 结合特性和转录因子功能,使其控制细胞周期和细胞增殖的正常功能受到抑制。野生型 $p53$ 基因有若干单核苷酸多态性,其中位于密码子 7 的 G/C 多态产生两种不同的 p53 蛋白,即 p53 Arg 或 p53 Pro。研究表明,在大多数细胞中 p53 Arg 和 p53 Pro 的稳定性相同,然而它们的转录激活作用、抑制转化细胞生长及诱导细胞凋亡的能力有所不同。多态性 p53 与 HP E6 蛋白相互作用有异:p53 Arg 比 p53 Pro 更容易被 E6 蛋白降解。已有一些研究探讨了 p53 Arg Pro 多态与 HPV 相关性或与其他癌症的关系,但结果很不一致。林东昕等研究表明,食管癌病例(n=91)中 Pro Pro 基因型频率(39.6%)显著高于正常对照(22.0%)(P<0.05),携带 Pro Pro 基因型者发生食管癌的概率比 Arg Arg 基因型高 2 倍(校正 OR=2.18,95%CI:1.10~4.35)。台湾学者 Lee 等报道了相似的结果,显示食管癌病例组(n=90) Pro Pro 基因型频率高于对照组,携带 Arg Pro 和 Pro Pro 基因型的 OR 值分别为 1.86(95%CI:1.04~3.35)和 2.56(95%CI:1.29~5.08)。这些资料提示,p53 密码子 72 多态可能是食管癌变的易感因素。$p53$ 基因密码子 72 多态,以及人乳头状瘤病毒感染与食管癌风险的关系有待进一步阐明。

(2)细胞周期相关基因

1)p16 基因  $p16$ 基因又称多种肿瘤抑制基因-1(MTS-1),定位于人类染色体 9p21,由 2 个内含子和 3 个外显子组成,其 3 个外显子共同编码一种已知的细胞周期蛋白依赖性激酶(CDK)4 的抑制蛋白,简称 $p16$ 基因,是一个重要的抑癌基因,与许多肿瘤的发生发展关系密切。细胞周期的转换受控于一组细胞周期素蛋白,不同的细胞周期素通过与相应的细胞周期素依赖性激酶(cyclin-dependent kinase,CDK)在细胞周期的特异位点组装成复合物,使细胞 Rb 蛋白磷酸化失活并释放核转录因子 E2F,使细胞由 $G_1$ 期进入 S 期而增殖。细胞周期素 D 与 CDK4 有特别亲和力,细胞周期素—CDK4 复合物可磷酸化 Rb 蛋白而使细胞进入增殖状态。p16 蛋白为 CDK4 特异性抑制剂,通过与细胞周期素 D—CDK4 复合物紧密结合或与 CDK 结合竞争性地阻断细胞周期素—CDK4 复合物的形成,维持 Rb 蛋白非磷酸化状态,阻止细胞从 $G_1$ 期进入 S 期,抑制细胞增殖。Hannon 等发现 p16 蛋白还用同样方式抑制与 CDK4 结构功能相似的另一个激酶CDK6 的作用。因此,当 $p16$ 基因发生改变而表达异常时,失去对 CDK4 及 CDK6 的抑制作用,导致 CDK4 及其同类物的活性增强,细胞周期的转换失控,细胞异常增生,肿瘤形成。$p16$ 基因定位于 9p21,其失活是食管癌变中的重要分子事件,与肿瘤转移及恶性表型有着密切关系。其失活方式主要有突变、纯合性丢失和启动子区甲基化。但是,$p16$ 基因突变发生率为 0~52%,可能与样本量、种族和地域因素有关。

Liu 等分析了 15 株人食管癌细胞系,发现有 10 株存在 $p16$ 基因第 1、2 外显子同时缺失。Hu 等对 56 例中国北方食管癌进行了 $p16$ 基因突变分析,结果显示 25% 的病例存在该基因的突变。Chen 等研究发现香港地区食管癌 $p16$ 基因突变率仅为 12%。林县的报道显示,34 例食管癌均无 $p16$ 基因突变。有可能不同的研究组所采用的试验方法、所测人群的不同对突变的检出率产生一定影响。Hibi 等运用甲基化特异性 PCR 检测到 82% 食管癌患者具有 $p16$ 基因高甲基化改变。高甲基化是否是 p16 表达缺陷的主要原因,尚待进一步证实。Igaki 等报道人食管细胞株 p16 纯合性缺失率高达 93%,并用 PCR-SSCP 和 DNA 测序法,分析了原发性食管癌 $p16$ 基因外显子 2 的结构变化,结果 16% 的原发性食管癌出现 $p16$ 基因外显子 2 突变。Mori 等检测 27 例原发性食管鳞癌的 $p16$ 基因,有 14 例(52%)突变,其中 8 例为移码突变,6 例为错义突变。Klump 等采用甲基化特异 PCR 检测 $p16$ 基因启动子区 CPG 岛过甲基化情况,并分析了 Barrett 食管发育不良程度与 $p16$ 基因启动子过甲基化的关系, 发现高度发育不良的标本 75% 存在启动子过甲基化,低度发育不良为 55.6%,无发育不良者仅 2%,认为 $p16$ 基因启动子过甲基化是导致 Barrett 食管向肿瘤发展的重要机制。Xing 等报道食管癌 $p16$ 基因启动子区 CPG 岛过甲基化高达 50%(17/34)。上述研究表明,$p16$ 基因的灭活与食管癌的发生发展关系密切,其灭活途径有点突变、纯合性缺失和 5′CPG 岛甲基化。$p16$ 基因在用于肿瘤的基因替代治疗上有十分广阔的前景。在人的肺癌、食管癌、肝癌、间皮瘤、卵巢癌等多株细胞系中转染 p16 的 cDNA 后均有生长抑制作用。Rocco 等用腺病毒载体携带 $p16$ 基因转染人头颈部鳞状细胞癌,体外实验也取得了较好的结果。

2)细胞色素 *P450* 基因　细胞色素 *P450* 基因(CYP)对许多小分子化合物起氧化作用。Nimura 等发现 CYP1A1 基因型为 Val/Val 的重度吸烟者具有较高的罹患食管癌的危险。Tan 等采用 PCR 法对 149 例食管鳞癌患者和 326 例进行病例对照研究,发现 *CYP2A6* 等位基因的缺失可能导致食管癌的风险率提高。Lin 等报道在中国人群 *CYP2E1* 基因无 *Rsa* I 变体者患食管癌的风险比有此变体者高 4~6 倍。这些研究者还发现携带 *c1/c1* 基因型者发生食管癌前病变和食管鳞癌的风险比至少携带一个 *c2* 等位基因者高 3 倍。

3)脆性组氨酸三联体(*FHIT*)基因　*FHIT* 基因是第一个将脆性位点与肿瘤联系起来的抑癌基因,是组氨酸三联体基因家族成员之一,其 cDNA 全长 1095bp,编码一个由 147 个氨基酸组成的 16.8kd 的人二腺苷酸三磷水解酶(Fhit)。*FHIT* 基因由 10 个外显子组成,5~9 为编码外显子。*FHIT* 基因的功能主要是通过其外显子 5、8 的等位基因缺失等方式,点突变少见。Shimada 等认为 FHIT 蛋白表达缺失与食管鳞癌的发生、发展有关。Kitamura 等研究了 *FHIT* 基因在食管鳞癌及侵袭性癌、原位癌和异型增生组织中的表达,结果随着病理组织学变化严重性的增加,FHIT 表达呈进行性减少或缺失。

(3)DNA 修复基因

目前认为 DNA 修复基因是一类新的肿瘤相关基因,能消除 DNA 生物合成中的错误,增加 DNA 复制的可信度,并在防止自由突变方面起重要作用。已发现 6 个同源基因,分别是 *hMSH2*、*hMSH3*、*hMSH6*、*hMLH1*、*hPMS1*、*hPMS2*。其中,*hMLH1* 可能参与肿瘤的发生和发展。Ching 相信启动子的甲基化与 *hMLH1* 的表达失活有关。因而对与启动子的甲基化有关的 hMLH1 蛋白的缺失和食管鳞癌切除后 hMLH1 和 hMSH2 蛋白的错乱表达与预后的关系进行了研究。在 60 例切除的样本中分别发现 43 例(72%)和 39 例(65%)例 hMLH1 和 hMSH2 蛋白的缺失。hMLH1 蛋白与肿瘤分期($P<0.0001$)、肿瘤浸润深度($P=0.008$)、累积的结节 ($P<0.0001$) 密切相关, 但与远处转移无关。hMSH2 与这些参数没有表现出任何的关联。hMLH1 蛋白的表达和启动子的甲基化的关联率是 83.3%。因此他认为,hMLH1 和 hMSH2 蛋白的错乱表达经常与食管鳞癌并存,而且 hMLH1 蛋白较之 hMSH2 蛋白能在食管鳞癌的预警上起到更好的作用。

1)*XRCC1* 基因　*XRCC1* 基因是一种重要的 DNA 修复基因,定位于 19q13.2 13.3,它编码的蛋白质参与 DNA 单链断裂和碱基切除的修复。*XRCC1* 基因的编码区有 3 个单核苷酸多态位点,导致其蛋白质相应的氨基酸改变分别是 C26304T(Arg194Trp)、G27466A(Arg280His)和 G28152A(Arg399Gln)。最近有研究提示,*XRCC1* 基因多态与胃、结肠等肿瘤的风险相关。Ladiges 等研究认为 XRCC1 单核苷酸(Arg194Trp 和 Arg399Gln)的多态性与年龄相关性疾病,特别是与肿瘤有关。Xing 等研究表明 *XRCC1 26304TT* 基因型使食管癌的风险增高 2 倍。宋春英等研究发现食管癌风险与 DNA 碱基切除修复基因 *XRCC1* 的 C26304T 单核苷酸多态相关,26304 位点 C→T 突变使食管癌风险增高约 2 倍, 而且这种风险在既携带 *26304TT* 基因型又吸烟的个体中有增高的趋势。Yu 等对 135 例食管鳞癌患者和 152 名院内正常对照组中研究了密码子 194(Arg→Trp)和密码子 399(Arg→Gln)。虽然密码子 194 的多态性与食管鳞癌的风险无关,但是发现食管鳞癌病人(14.1%)*XRCC1 399 Gln/Gln* 基因型明显多于正常对照组(3.3%),该基因型与食管鳞癌的风险增加有关联 (OR=5.15,95%CI:2.42~0.93);而 Luke 等对 XRCC1 的研究认为,XRCC1 Arg399Gln 至少一个等位基因的改变与胃贲门癌的风险降低有关(RR=0.60,95%CI:0.37~0.97),也与结合的食管/胃癌的种类有关 (RR=0.67,95%CI:0.48~0.95)。结合多态性分析发现,XRCC1 Arg194Trp 和 Arg399Gln 基因变异的个体胃/食管癌患病风险显著下降(RR=0.47,95%CI: 0.26~0.84)。

2)XPD　XPD 的多态性与食管鳞癌(ESCC)的易感性也有关联,Yu 等通过对 135 例食管鳞癌患者和 152 例对照组患者测定 XPD 在密码子 312(Asp→Asn)和 751(Lys→Gln)多态性的研究得出,食管鳞癌患者(8.9%)*XPD 751 Gln/Gln* 基因型和正常组(1.3%)有一个显著的区别,*Gln/Gln* 基因型与 ESCC 的风险增加相关联(OR=6.71,95%CI:1.90~23.73)。结果表明 *XPD 751 Gln/Gln* 基因型可能会增加食管鳞癌的易感性。

(4)代谢酶基因

1)亚甲基四氢叶酸还原酶基因　亚甲基四氢叶酸还原酶(methylentetra hydrofolate reductase,MTHFR)是催化叶酸生物转化形成甲基供体的关键酶。蔬菜水果是叶酸的主要来源。研究表明叶酸缺乏与多种癌症相关,动物实验也证明叶酸缺乏可诱发肿瘤。叶酸的重要生物学功能是提供甲基基团,用于细胞DNA的甲基化和核苷酸从头合成。目前认为,叶酸缺乏可能通过扰乱正常DNA甲基化、DNA合成和DNA修复而致癌。叶酸需要代谢转化才能发挥其生物学作用,因此,叶酸代谢障碍可能与叶酸摄入不足有相同的生物学后果。*MTHFR*基因有两个常见的单核苷酸多态,即677C→T和1298A→C,这两个突变均导致MTHFR活性显著降低。结果发现,携带677TT或1298CC基因型者发生食管癌的风险分别比携带677CC或1298AA者高6.18倍(95%CI:3.32~11.51)和4.43倍。

2)谷胱甘肽S转移酶基因　谷胱甘肽S转移酶(GST)由不同基因编码,代谢各种外源性和内源性亲电子物。GST催化亲电子物与谷胱甘肽反应从而减少亲电子物攻击DNA等细胞大分子,因此被认为是细胞的解毒机制。然而,有些化合物与谷胱甘肽结合后亲电子性反而增强。研究表明,约有50%的人缺失*GSTM1*基因。*GSTT1*基因缺失也较常见,但其频率依不同民族和人种而异。*GSTM1*和*GSTT1*基因缺失者缺乏相应的酶功能,因此可能对某些致癌物敏感(或不敏感)。GSTP1是食管组织表达的主要GST,该基因在外显子5和6分别有单核苷酸多态,导致所编码的蛋白质氨基酸序列发生改变,即105Ile→105Val和113Ala→113Val。由于改变的氨基酸位于酶活性中心区域,所以不同基因型的GSTP1对一些底物的亲和性和活性不一样,从而有可能影响对化学致癌的易感性。林东昕对河南省林县的食管癌病例对照研究发现患者中GSTM1非缺失基因型(GSTM1+)频率高于对照(OR=2.3,95%CI:1.8~3.0),而GSTT1和GSTP1多态频率在患者和对照中差异无显著性。此外,GSTM1+与*CYP2E1c1/c1*基因型有联合作用,同时携带这两种基因型者发生食管癌的OR值为8.5　(95%CI:3.7~19.9)。Roth等报道携带GSTM1缺失基因型(*GSTM1-*)的林县人患食管癌的风险似乎增高(OR=2.6,95%CI:0.9~7.4),而*GSTT1*缺失基因型无此作用。广东省的一项病例对照研究显示,*GSTM1-*基因型与食管癌风险相关,而且GSTM1与CYP1A1之间似乎有基因交互作用,即同时携带*GSTM1-*和*CYP1A1Ile*基因型者更易感。西安市和河北省的研究表明,*GSTM1-*基因型与吸烟,以及*CYP1A1*基因多态有协同作用。台湾学者Lee等报道,在吸烟者中,*GSTP1Ile/Ile*基因型频率食管癌患者显著高于正常对照(OR=2.8,95%CI:1.4~5.7);在饮酒者中OR值为2.0(95%CI:0.9~4.4)。

3)*hOGG1*基因多态性　以往的流行病学研究表明,食管癌风险与抗氧化营养素的摄入量及血清含量低相关。抗氧化营养状态差可加重正常代谢过程或暴露于辐射和化学致癌物所产生的氧化物对细胞DNA的氧化损伤,结果可能引起细胞癌变。在DNA氧化损伤中,8-羟基鸟嘌呤(8-OH-dG)的形成非常有害,因为其含量高且具有高度致突变性。碱基切除修复系统中的hOGG1蛋白可特异性切除8-OH-dG,使损伤得以修复。基因结构分析表明,*hOGG1*基因有若干个单核苷酸多态,其中第1245位碱基C→G突变导致密码子326的氨基酸Ser→Cys改变。功能互补活力试验表明,hOGG1 326Cys的酶活性比hOGG1 326Ser低7倍。因此,hOGG1 326Cys多态造成的8-OH-dG修复能力低下可能导致oh8Gua在细胞内存留,从而增加癌症风险。关于河南省林县食管癌病例(n=196)和对照(n=201)的hOGG1 326Cys多态,结果表明携带Cys/Cys纯合子基因型者发生食管癌的风险比Ser/Ser或Ser/Cys基因型高2倍　(OR=1.9,95%CI:1.3~2.6)。虽然吸烟也增加患食管癌的风险,但吸烟对hOGG1 326Cys多态与食管癌之间的关系没有影响。这些结果提示*hOGG1*基因多态可能是食管癌的遗传易感性因素,同时提示抗氧化状态差或氧化损伤可能是导致食管癌发生的病因之一。

4)*ADAM29*和*FAM135B*基因　Song对158例食管癌病例进行比较基因组杂交分析,发现两种在之前食管癌研究中未发现的基因——*ADAM29*和*FAM135B*。尤其是*FAM135B*,由于它能够增强食管癌细胞恶性程度,被认为是一种新的肿瘤相关基因。除此之外,另一种mRNA,即MIR548K编码在扩增的11q13.3~13.4区域,也被认为是一种新的肿瘤基因,并且功能性试验证明,MIR548K可提高食管癌细胞的恶性表型。除此之外,该研究团队发现,组蛋白调节基因(*MLL2*、*ASH1L*、*MLL3*、*SETD1B*、*CREBBP*、*EP300*),也在食管癌中经常发生变化。

5)*PLCE1*基因　王立东等利用全基因组关联分析技术(genome-wide association study,GWAS),对中国9053例食管癌患者和13 283名健康对照组进行了对比分析,发现常染色体10q23上*PLCE1*基因的

rs2274223 位点（汉族人群中 OR=1.43,95%CI:1.37~1.49;维吾尔—哈萨克族人群中 OR=1.53,95%CI:1.21~1.95）和常染色体 20p13 上 C20orf54 基因的 rs13042395 位点（汉族人群中 OR=0.86,95%CI:0.82~0.90;维吾尔—哈萨克族人群中 OR=0.66,95%CI:0.49~0.88）单核苷酸多态性与食管鳞癌发病相关。Abnet 等与 Duan 等也分别发现,PLCE1 基因的 rs2274223 位点的单核苷酸多态性与食管鳞癌发病相关（OR=1.34,95%CI:1.22~1.48;OR=2.80,95% CI:1.45~5.39）。

### 2.1.2 肿瘤癌基因

（1）myc 族基因　myc 族基因是细胞核内的原癌基因,位于 8q,为核蛋白基因家族,包括 C-myc、L-myc、N-myc。其在肿瘤形成中的激活方式主要是基因扩增,也有基因突变。当 myc 基因被激活后,特别是基因扩增或受到增强子的激活,由此表达高水平的 m-RNA,产生大量 myc 蛋白,从而影响细胞生长和分化。Sarbia 等在 Barrett 食管上皮、轻度不典型增生上皮均未见到 C-myc 的扩增,而在重度不典型增生上皮中有 6 例（6/24）、Barrett 腺癌中有 17 例（17/39）发现 C-myc 的扩增,表明 Barrett 食管从化生、不典型增生到腺癌的发展过程中,C-myc 基因扩增是一个晚期事件。

（2）Ras 基因　Ras 基因包括 H-Ras、K-Ras 和 N-Ras,分别定位于不同染色体上,突变的 Ras 蛋白降低了内源性 GTPase（鸟苷酸三磷酸酶）的活性,更重要的是还降低了它们与 GTPase 活化蛋白的结合能力,从而导致 Ras 蛋白与 GTP 的持续结合,并具有促进细胞生长的作用。我国食管癌中活化的 Ras 基因主要是 H-Ras 和 K-Ras。研究发现,在正常和轻度非典型增生中未见 K-Ras 12 位密码子的突变,而在重度非典型增生（40.0%）和 Barrett 食管（30.4%）中发生较频繁,表明 K-Ras 突变在 Barrett 食管癌变的过程中是一个晚期事件。Shirasawa 等发现,采用针对 Ras 基因的变异将 Ras 基因功能失活,可抑制瘤细胞的生长,进一步证明纠正突变型 Ras 基因引起信号传导通路异常可能是一条控制肿瘤细胞恶性增殖的有效途径。

（3）黑色素瘤相关抗原基因　黑色素瘤相关抗原（melanoma associated antigens,MAGE）作为人类已经发现并鉴定的肿瘤特异性抗原,除了睾丸和胎盘之外的正常组织,以及良性肿瘤中不表达外,广泛表达于人体的多种肿瘤组织及细胞。MAGE 基因的表达产物能诱导细胞毒性 T 淋巴细胞特异性识别和杀伤肿瘤细胞,其表达和肿瘤的发生、发展及预后关系十分密切。Li 等采用免疫组化 SP 法检测 60 例食管癌中 MAGE-A1 表达率为 83.3%（50/60）,高表达率为 10%（6/60）,低表达率为 73.3%（44/60）,正常组织表达率为 0,食管癌和正常组织之间的表达具有显著性差异（P<0.001）。MAGE-A1 与分化程度有关（P<0.05）,MAGE-A1 阳性患者的生存时间明显高于阴性者。Wang 等通过 Western Blot 检测 60 例食管癌组织,有 21 例 MAGE-A3 抗原蛋白表达阳性,阳性率为 35.00%。30 例食管不典型增生组织中发现有 2 例 MAGE-A3 表达阳性。MAGE-A3 抗原阳性（84.20%）的食管鳞癌患者手术后 18 个月的生存率明显高于其抗原阴性者（57.60%）。提示 MAGE-A3 抗原可作为食管癌早期诊断的表面抗原,有可能成为食管癌患者免疫治疗的靶抗原。

（4）micro RNA　microRNA（miRNA）是一类长度为 19~22 个核苷酸（nt）的非编码单链小 RNA 分子,广泛存在于动物、植物及病毒中。如果 miRNA 与其靶基因 mRNA 的 3-uTR（非翻译区）片段完全互补,则通过启动 mRNA 的 3′ 端 Poly（A）尾和 5′ 端脱帽子结构,介导 mRNA 的降解。大量研究表明,microRNA 参与了包括细胞分裂增殖、分化与发育,以及代谢等许多重要的生物学过程。miRNA 本身并不编码蛋白质,而是通过与特异的靶 mRNA 结合使之降解或者抑制其翻译,从而降低相关靶基因蛋白质的表达。迄今为止,已被证实的 miRNAs 就达 500 多个。肿瘤发生发展过程中所出现的特异性 miRNA 的异常表达,不仅可以区分不同肿瘤的起源,同时也可以反映肿瘤发展的不同阶段。

Feber 等选取了 1999~2005 年接受食管（部分）切除术的患者,共制作了 35 份食管冰冻组织标本,包括腺癌（AC）、鳞状细胞癌（SCC）、正常鳞状上皮组织（NSE）、Barrett 食管和高度异型性（HGD）。应用基因芯片技术得出以下实验结果:13 种 miRNA 在食管的 AC、SCC、NSE 中的表达明显不同,如 miR-194、miR-192、miR-200c 在 AC 中高表达,但在 SCC 中低表达,miR-42 在 SCC 中的表达谱和在 AC 中差别甚远,miR-21、miR-205、miR-203、miR-93 在肿瘤与正常组织中的表达谱也有很大的差别,但在两种不同的肿瘤组织中差异不明显,得出的结论是应用 miRNA 表达序列区分了正常食管、Barrett 食管、高度异型性与两种不同的肿瘤类型。Kan 等研究了 miR-106b-25 多顺反子与 Barrett 食管、AC 的关系。采用食管培养细胞
(HEEpiC、QhTRT、ChTRT、GihTRT、OE-33),22 例正常上皮组织、24 例 Barrett 食管、22 例 AC。通过基因芯
片技术、qRT-PCR 技术研究 miRNA 不同的表达谱,得出结论:miR-106b-25 在试管内或活体内能影响增
殖、凋亡、促进细胞循环,以及促进肿瘤生成。miR-93 和-106b 靶向抑制 p21,促使 p21mRNA 降解,miR-25
也靶向抑制 Bim 蛋白翻译。miR-106b-25 通过抑制靶基因 p21 与 Bim 促进了食管癌的发生发展。Maru 等
研究了 miR-196a 在食管癌中的应用,结论是:miR-196a 在 EA、Barrett 食管、良恶性交界位置、高度恶性
组织中表达增加。认为 miR-196a 可以作为 Barrett 食管筛检的生物标志物,并认为角蛋白 5(KRT5)、富含
脯氨酸的小分子蛋白 2C(SPRR2C)及 S100 钙粒蛋白 A9(S100A9)是 miRNA-196a 的靶基因。Hiyoshi 等研
究了 miR-21 在食管鳞癌中的作用:选取了 20 例配对的食管鳞癌标本及 7 组食管鳞癌的细胞株(TE6、
TE8、TE10、TE11、TE12、TE14、KYSE30),运用 TagMan qRT-PCR 和原位杂交技术进行检测,通过对转染
反义 miR-21 细胞增殖及侵袭能力的分析,判断 miR-21 在食管鳞癌的发展中所扮演的角色,并进一步探
讨了 miR-21 靶向调控程序性细胞死亡因子 4(PDCD4)的机制。PDCD4 是近年来新发现的抑癌基因,不仅
对细胞的程序性死亡进行重要调节,而且通过抑制蛋白转录和翻译过程抑制肿瘤细胞的生长。结果在 20
对配对样本中,18 例肿瘤组织中 miR-21 的表达明显高于对照的正常组织,其中有淋巴结或者血道转移
患者样本中的 miR-21 表达显著提高,对 miR-21 原位杂交的实验结果显示:石蜡包埋的食管鳞癌组织强
阳性染色,7 组细胞株的 miR-21 也呈高表达,转染反义 miR-21 的细胞增殖及侵袭能力显著降低,食管鳞
癌的 PDCD4 蛋白水平与 miR-21 表达呈负相关。结论是在食管鳞癌中,miRNA-21 在转录后水平负调控靶
细胞 PDCD4 及细胞增殖与侵袭能力,为食管鳞癌的靶向治疗提供了依据。Guo 等研究了 miR-103/107 与
食管癌的关系,发现有 5 种 miRNA(miR-335、miR-181d、miR-25、miR-7、miR-495)与病理类型有关(对蕈
伞型与髓样型进行比较)。miR-25 和 miR-130b 与分化等级有关。通过对肿瘤与正常组织的 miRNA 表达
谱分析得出:miR-25、miR-424、miR-151 在肿瘤组织中高表达,miR-100、miR-99a、miR-29c、miR-140 呈低
表达。并且得出结论:miR-103/107 低表达与总体生存率增高有关。miR-103/107 高表达、TNM 分期与预后
成反比,所以这两种 miRNA 可被用于食管癌的早期诊断,以及作为基因治疗的靶点。

### 2.1.3 杂合性丢失和微卫星不稳定性

杂合性丢失(loss of heterozygosity,LOH)是指与同一个体正常组织相比,肿瘤组织的一个等位基因消
失。LOH 在肿瘤细胞中是一种非常常见的 DNA 变异,抑癌基因的 LOH 会导致肿瘤的发生。ESCC 的 LOH
大多数发生在 9p21 和 17p13,说明这些位点可能是 ESCC 癌变过程中发生基因组不稳定的区域。另有研
究显示,17p 的 LOH 也是非常好的肿瘤进展和预后标志物,同时也是对于食管癌辅助治疗有预测价值的
标志物。微卫星不稳定性(microsatellite instability,MSI)是指 DNA 的简单重复序列的增加或丢失,特别是
在 DNA 错配修复系统缺损的肿瘤基因组中常显示大量 MSI。MSI 仅在瘤细胞中发现,目前已发现存在于
肠癌、胃癌、肺癌、乳腺癌、肝癌及食管癌等多种肿瘤组织。Cai 等对河南林州 34 例 ESCC 病例进行 MSI 分
析发现超过 40% 的病例存在 MSI。Lu 等将食管镜活检组织(15 例非典型增生和 22 例 ESCC)通过激光显
微切割的方法检测 16 个 MSI 标志物,发现有 10 个 MSI 标志物(D3S4513、D5S2501、D8S1106、D9S118、
D9S910、D13S1493、D13S894、D13S796、D15S655 和 D17S1303)可以在食管癌前病变和癌中检测到。在低
级别非典型增生(low grade dyspasia,LGD),高级别非典型增生(high grade dysplasia,HGD)和 ESCC 中
MSI 的发生频率分别为 22%、33% 和 59%,提示 MSI 的发生频率随食管病变程度的加重而增加。

### 2.1.4 DNA 甲基化

DNA 甲基化是指生物体在 DNA 甲基转移酶(DNA methyltransferase,DNMT)的催化下,以 S-腺苷甲
硫氨酸(SAM)为甲基供体,将甲基转移到特定的碱基上的过程。在哺乳动物,DNA 甲基化主要发生在 5'-
CpG-3′ 的 C 上,生成 5-甲基胞嘧啶(5mC)。人类的 CpG 以两种形式存在:一种是分散于 DNA 中,另一种
是 CpG 结构高度聚集的 CpG 岛。在正常组织里,70%~90% 散在的 CpG 是被甲基修饰的,而 CpG 岛则是
非甲基化的。这对维持机体的功能是必须的,如基因印记、X 染色体失活、细胞分化、胚胎发育等;当基因
组 DNA 的甲基发生改变时,会造成机体染色体不稳定或基因表达异常,引发疾病甚至肿瘤的发生,且异

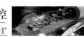

常 CpG 甲基化通常被认为是人类癌症发生的一个早期特征。其可能机制：首先某些抑癌基因启动子区高甲基化能引起基因沉默，可以干扰基因的正常转录，影响基因的正常表达，从而引起细胞的异常增殖，导致肿瘤的发生。其次，DNA 甲基化可以促进肿瘤相关基因的突变，由于 5-甲基胞嘧啶可自发或在 S-腺苷蛋氨酸的作用下引起邻位脱氨而变为胸腺嘧啶，使甲基化的 CpG 突变为 TpG。另外，癌基因自身低甲基化可以导致基因突变导致肿瘤的发生。

（1）抑癌基因甲基化

1）p16 基因　p16 基因甲基化失活存在于大多数肿瘤中，p16 基因的第 1 与第 2 外显子都含 5′CpG 岛，而 5′CpG 岛甲基化是 p16 基因失活的主要原因。Hardie 等实验证实，p16 基因启动子高甲基化是食管进展为食管腺癌的早期分子事件。郭晓青等研究显示在食管癌不典型增生阶段，随病变程度的增加，p16 基因的甲基化频率呈逐渐增加趋势，且重度不典型增生与原位癌、浸润癌无明显差别。而宋长山等发现，p16 基因的甲基化与食管癌的分期和淋巴结转移有密切关系。可见 p16 基因的甲基化不仅在食管癌变的早期即已存在，而且在肿瘤发展过程中发挥着重要的作用。

2）FHIT 基因　研究表明，FHIT 基因在食管癌组织中的表达存在频繁的降低或丢失，而 CpG 岛异常甲基化是该基因失活的重要原因之一。FHIT 基因启动子区 CpG 岛在某些因素的作用下发生甲基化后，其蛋白失表达不能发挥正常的抑制细胞生长的作用，从而促进了食管癌的发生和发展。郭晓青等采用甲基化特异性聚合酶链反应（MSP）方法，结果显示食管轻中、重度不典型增生、鳞状细胞原位癌、浸润癌病变组织中 FHIT 基因的甲基化频率分别为 22.73%、45.45%、64.29%、65.77%，说明 FHIT 基因的甲基化与食管癌的发生发展密切相关。Guo 等用 MSP 检测食管癌组织发现，51.58% 的 FHIT 基因甲基化，81.63% 的蛋白质表达缺失，认为 FHIT 基因甲基化是食管癌发生的早期事件和基因沉默的重要机制。

3）MGMT 基因　6-氧-甲基鸟嘌呤 DNA 甲基转移酶（O⁶-methylguanine DNA methyltransferase，MGMT）是一种高效的 DNA 直接修复酶，能把 DNA 上 O⁶-mG 的甲基转移到自身的半胱氨酸残基上，从而修复甲基化的 DNA。MGMT 的失活将削弱该修复过程的效率，从而导致肿瘤的形成。Brock 等报道食管腺癌中 MGMT 基因甲基化率达 56%。Baumann 等对 132 例食管腺癌和 58 例正常食管组织进行甲基化实时 PCR 分析，63.3% 的腺癌组织中 MGMT 基因高甲基化，48.5% 的蛋白表达缺失，MGMT 甲基化程度与蛋白表达缺失和肿瘤分化程度有关，5.7% 的正常食管平滑肌、20% 正常食管黏膜上皮和 61.5% 非癌性 Barrett 食管组织中 MGMT 基因呈现高甲基化，未发现 MGMT 基因甲基化状态与年龄、肿瘤大小、临床分期等有关。陈康等发现 MGMT 蛋白表达与食管癌的浸润深度和临床分期有关。孟庆山等采用甲基化特异性聚合酶链式反应方法，结果显示食管癌组织 MGMT 基因高甲基化频率为 34.20%，提示 MGMT 启动子区 CpG 岛过甲基化可能是食管癌发生的重要因素，并且发生在癌变的早期阶段。

4）APC 基因　腺瘤样结肠息肉（adenomatous polyposis coli，APC）易感基因为家族性结肠腺瘤样息肉的易感基因，定位于第 5 号染色体长臂（5q21）。Sarbia 等研究表明 APC 启动子高甲基化在消化道腺癌中常见，Kawakami 等研究表明，在食管腺癌、鳞状细胞癌、Barrett 食管黏膜组织中 APC 启动子高甲基化频率分别为 92%、50%、39.59%。表明 APC 可以作为评估食管腺癌生物学行为的一个重要标志，同时对食管癌组织细胞分型有一定的参考作用。Kim 等研究发现，APC 基因启动子区甲基化在无淋巴结转移的食管癌中频繁发现，并且预后较好。

5）Rb 基因　Rb 基因是第一个被克隆的抑癌基因，定位于 13q14，有 27 个外显子，转录为 4700bp 的 mRNA，能编码 928 个氨基酸的蛋白质。它存在于所有正常组织中，通过封闭参与生长调节过程中基因转录的核蛋白来限制细胞周期内细胞的生长繁殖。Rb 基因启动子高甲基化状态，启动活性降低，表达受抑制。食管癌组织中存在 Rb 基因缺失、突变和表达失活。李华川等采用限制性核酸内切酶酶切和多聚酶链反应（PCR）扩增方法研究发现食管癌组织中 Rb 基因表达异常与 Rb 基因启动子高甲基化相关。

（2）癌基因甲基化

癌基因按其结构产物及功能分为 srs、ras、sis、myc 癌基因家族，而目前研究较多的是 ras、myc 基因甲基化改变。有研究表明细胞整体水平低甲基化可增加某些基因的表达水平。在该部位的 DNA 低甲基化使

*c-myc* 癌基因的转录发生改变,而在正常细胞中是完全甲基化的。异常高表达的基因表现为散在 CpG 位点的低甲基化状态,说明低甲基化在肿瘤发生中起一定作用。目前对于癌基因低甲基化改变的研究尚处于探索阶段,对于癌基因的低甲基化程度的检测手段尚在研究之中。

(3)DNA 修复基因甲基化

人类错配修复系统(mismatch repair system,MMRS)是不同于癌基因和抑癌基因的一类新肿瘤相关基因,由多个不同的蛋白组成,在 DNA 的复制和修复过程中与 DNA 结构相互作用,从而保证基因组的稳定性。研究发现,*hMLH1* 基因启动子区的异常甲基化和 *hMLH1* 基因启动子区的异常甲基化与食管癌关系密切。Vasavi 等报道 *hMLH1* 基因启动子甲基化频率在食管癌组织和癌前病变组织中分别是 63.5% 和 53.8%,远高于正常食管黏膜组织,随着病变程度加重,甲基化频率也增加。张军航等研究结果表明,92 例食管癌组织中 *hMLH1* 基因启动子区甲基化有 30 例,提示食管癌组织中 *hMLH1* 基因启动子区甲基化与 *hMLH1* 基因蛋白表达缺失密切相关,是导致其配修复功能缺陷的重要原因之一,*hMLH1* 基因启动子区甲基化可能在食管癌的发生和发展过程中发挥重要作用。张功员等运用甲基化特异 PCR 法检测食管癌中 *hMLH2* 基因启动子区甲基化状态,发现 32 例食管癌组织中 *hMLH2* 启动子区甲基化发生率为 34.4%,正常食管黏膜组织未发现甲基化,提示 hMLH2 的表达缺失是食管癌发生的早期事件。

### 2.1.5　染色体的扩增和丢失

食管癌比较基因组杂交(comparative genomic hybridization,CGH)研究中普遍存在 3p、5p、8q、11q 上 DNA 拷贝数的增加和 3p、5q、11q、18q 的丢失。Doak 等将经 CGH 技术筛选出的有意义的染色体异常进行荧光原位杂交(fluorescence in situ hybridization,FISH)分析,在内镜细胞学刷检的样本中 4 号染色体的多倍体在 Barrett 食管、LGD、HGD 和腺癌的发生率分别为 89%、90%、88% 和 100%,8 号染色体多倍体的出现频率分别为 71%、75%、100% 和 100%。此结果证明了在 Barrett 化生组织的遗传学不稳定性中,4 号和 8 号染色体的改变是主要的早期改变之一。最近的研究表明,11 号染色体异常可能是 ESCC 发生的一个重要细胞遗传基础。Mohan 等用 FISH 的方法对食管腺癌,ESCC 及其各自的癌前病变组织检测 11 号染色体异倍体,发现在所有的食管癌和食管癌前病变中都存在这种染色体的异常,且以 3 倍体的出现为主。而在正常的食管组织无一例异常。人类食管鳞状细胞癌的发生率在男性明显高于女性,且男性食管鳞癌的生物学行为更具有侵袭性。现已经证明,Y 染色体的异常是某些恶性肿瘤在男性和女性发生率及生物学行为不同的原因之一。Doak 等对食管刷检细胞学 FISH 分析发现 Y 染色体丢失在化生、LGD、HGD 和腺癌的发生率分别为 21%、38%、71% 和 100%。以上结果表明 Y 染色体的缺失是食管癌发生的早期事件,可能作为早期诊断的标志物。

## 2.2　基于蛋白水平的研究

### 2.2.1　p53 蛋白

p53 突变基因产物——p53 突变蛋白可以在细胞核中聚集,是食管癌发生过程中一个较早期的分子事件。Kerkhof 等最近研究显示:在 Barrett 食管进展为高级别非典型增生/食管腺癌之前的几年就能观察到 p53 蛋白的聚集,因此 p53 蛋白可作为早期标志物,在 Barrett 食管尚未检测到非典型增生的早期阶段即可检测到。Aujeský 对 20 例 Barrett 食管黏膜的突变型 p53 蛋白的检测发现 Barrett 食管黏膜非典型增生的程度与 p53 表达的程度有很好的相关性。所以对 p53 蛋白水平的检测有利于评估食管黏膜非典型增生的恶性潜能。

*p53* 基因突变及蛋白异常表达与食管癌预后及治疗反应密切相关。一项 Meta 分析显示 p53 是一个预后不良的标志物,*p53* 基因表达被认为是食管癌的一个独立的预后因素。Okumura 等对 62 例 ESCC 治疗前活检标本进行 p53、p53R2(一种核苷酸还原酶)、P21 免疫组化检测并与放化疗(5-FU 加顺铂和 40Gy 放射治疗)效果进行对比,发现 p53 阴性的病例有好的治疗反应,而 p53 阴性且 p53R2 阴性的病例较 p53R2 阳性的病例有更好的治疗反应。

### 2.2.2　表皮生长因子受体

表皮生长因子受体(epidermal growth factor receptor,EGFR)是原癌基因 *C-erB-1* 的表达产物,它的过度表达与细胞的增殖和癌变有关。近年来的研究发现 EGFR 是一个有预后价值的标志物。Gibault 等对

107 例原发 ESCC 检测发现 68.2% 的 ESCC 有 EGFR 过表达,弥漫的 EGFR 染色与 ESCC 高的局部复发率和低的总体生存率有显著相关性。Gotoh 等检测 62 例 ESCC-Ⅲ-Ⅳ期患者治疗前活检标本 EGFR、VEGF、PCNA 和 cyclinD1 的免疫组化表达,并与放化疗(5-FU、顺铂化疗加放疗)效果对比,发现 EGFR 阳性者比阴性者对治疗敏感。但也有少数研究报道 EGFR 对 ESCC 的治疗无预测价值。

### 2.2.3 层粘连蛋白-5$\gamma_2$

层粘连蛋白(laminin,LN)是一组细胞外基质蛋白,层粘连蛋白-5(LN-5)的 $\gamma_2$ 链过表达已经在多种恶性肿瘤中得到证实。Xue 等首先报道了其在食管癌中的独特表达模式即:LN-5$\gamma_2$ 在正常的食管黏膜仅在基底膜有表达,在 ESCC 的细胞浆中有强阳性表达,在 LGD、HGD 的阳性表达率分别为 11.9% 和 25.4%,且癌前病变的级别与 LN-5$\gamma_2$ 在胞浆中的着色强度相关。这种表达模式的改变被认为是从食管癌前病变转变到癌的标志之一。

### 2.2.4 肌动蛋白结合蛋白 Fascin

Fascin 是一种高度保守的肌动蛋白结合蛋白,在正常上皮细胞上呈较低水平表达,在多种癌中呈显著的高水平表达。Zhang 对 102 例食管组织研究发现,Fascin 在食管癌及非典型增生中表达明显高于正常组织,但食管癌与非典型增生食管组织中 Fascin 的表达无差别。Fascin 在正常食管上皮仅在基底层表达,而在非典型增生中几乎全层都有表达。这些发现说明 Fascin 可能是食管上皮恶性转化的标志物之一,可能作为早期高危个体的预测标志。

### 2.2.5 趋化因子受体 CXCR-4

有报道趋化因子受体 CXCR-4 与肿瘤的淋巴结和骨转移相关,Kaifi 等进行免疫组化检测食管癌手术标本 CXCR-4,结果发现 55%(75/136)有 CXCR-4 表达,且与患者淋巴结和骨髓微转移及整体中位生存期相关。提示可以开展靶向 CXCR-4 的辅助治疗,减少微转移以延长生存期。另有研究发现,在 ESCC 术前放化疗后,CXCR-4 的持续性阳性表达,预示着肿瘤复发和预后不良。

# 3 其他诱因

## 3.1 胃食管胃酸反流

胃食管胃酸反流症状可能是已知的最强的导致食管腺癌的危险因素。在瑞典的一项基于人群的病例对照研究中,Lagergren 和他的同事们发现反流频率和持续时间均与食管腺癌的发生有很强的剂量反应关系。在这个研究中,具有周期性反流症状的人与没有这些症状的人相比,发生食管腺癌的相对危险度为7.7,其 95%CI 为 5.3~11.4,且反流频率越高、症状越严重、持续时间越长,发病的风险越高。那些反流频率高、症状更严重的人发生食管腺癌的相对危险度为 43.5,其 95%CI 为 18.3~103.5。之后其他研究也证实了胃食管胃酸反流与食管腺癌之间有剂量反应关系,但是相对危险度比 Lagergren 研究结果小(约为 4,对于反流频率高、症状更严重的为 8)。

这些研究结果的一致性,剂量反应关系及关联的强度都暗示了胃食管胃酸反流与食管腺癌之间的因果关系。复发性胃酸反流可以通过引起食管下端黏膜的组织转化和鳞状组织转变,从而导致食管腺癌的发生。

## 3.2 肥胖

Kubo 等的一项基于 14 项研究基础上的 Meta 分析发现,在 BMI>25 的人群中食管腺癌的发病风险升高,相对危险度分别为男性 OR=2.2,95%CI 为 1.7~2.7;女性 OR=2.0,95%CI 为 1.4~2.9。同时,该研究也观察到了剂量反应关系,肥胖人群中的发病风险要稍高于超重人群,如肥胖女性的 OR=2.4,95%CI 为 1.9~3.2。

在这篇 Meta 分析发表之后,人们又进行了基于人群的关于肥胖与食管腺癌发病风险的队列研究,都得到了与 Kubo 的研究相一致的结论。既然大量的研究对于这个关联得到的结果都是一致的,并且有剂量反应关系,那么肥胖与食管腺癌的发生之间有可能存在因果关系。事实上,美国和其他西方国家体重的增长趋势可能就是这些地区食管腺癌的发生率增加的原因。

## 3.3 食管裂孔疝

食管裂孔疝可以通过增加胃食管胃酸反流增加食管腺癌的发病风险。许多研究都探讨了食管裂孔疝与食管腺癌的关系,都发现其能使食管腺癌的发病风险增加,相对危险度约为 2~6。

在那些患有 Barrett 食管症的人中,有食管裂孔疝的情况增加了发生高度发育异常和食管腺癌的风险。

### 3.4　不良口腔卫生和牙齿缺失

美国的内科医生在 21 世纪初发现患有食管癌的病人口腔卫生状况要比普通人差。中国的科学家也发现,与其他中国人相比,龋齿的发生率在高危地区要高,且与其他普通人相比,患有食管癌的病人口腔状况更差。近期,在中国林县的一个长期前瞻性的队列研究显示牙齿缺失能够增加食管鳞状细胞癌的风险,且有统计学意义,相对危险度为 1.3,其 95% CI 为 1.1~1.6。之后在南美、中欧、日本的病例对照研究也表明牙齿缺失能够增加食管癌的发病风险,相对危险度分别为 2.18(95%CI:1.04~4.59)、2.84(95%CI:1.26~6.41)和 2.36(95% CI:1.17~4.75);牙齿缺失或不良口腔卫生与食管癌之间的关系可能由于吸烟、饮酒、低经济社会地位或者其他可能的混杂因素干扰。已有的这些研究也强调了这一点,尽管这些研究去除混杂因素之后的结论不完全一致,但是目前所积累的这些数据却是相当有价值的。

目前几乎所有的不良口腔卫生与食管癌发病风险的研究都是在以食管鳞状细胞癌为主的案例中进行的,因此结果大多与食管鳞状细胞癌相关。迄今为止,还没有研究特别评估不良口腔卫生与食管腺癌之间的关系。

## 4　食管癌危险因素小结与展望

回顾食管癌病因学研究过程,不难得出以下结论:食管癌是机体与环境因素长期相互作用的结果,是多阶段、多因素和多基因的复杂疾病;目前尚不能确定哪一些因素在食管癌发病中起主导作用。严格地说,只有从环境中除去某些因素,或减少人群的暴露机会,或运用某些方法和手段有效阻断这些因素的生物效应,最终导致食管癌发病率下降,才能确立这些因素的决定性作用。

另外,限于条件,目前食管癌易感性研究多采用病例对照方法,虽然在两者及癌与非癌组织之间发现了大量的遗传学差异,但因果联系却难以确定。如果基因变异的检测方法能有所突破,简便易行而且费用有限,前瞻性队列研究的开展将会提供更准确的信息,说明基因多态在食管癌变中的作用。并且,食管癌是多基因参与的复杂疾病,在单个基因或基因多态的研究基础上,进一步筛选和联合启用几种遗传标志物,可能会更有效地预测食管癌的风险。

# 第四节　食管癌的一级预防

食管癌的总体预防策略是广泛开展针对主要危险因素的健康教育和健康促进工作;以癌前病变筛查和早诊早治等二级预防措施为核心,在高发区和高危人群中,大力推广食管癌筛查和早诊早治工作;规范食管癌临床诊治指南,提高食管癌患者生存率和生存质量。

病因学研究显示,目前尚不能确定哪些因素在食管癌发病中起主导作用,食管癌的防控缺乏针对性强的一级预防措施。与其他慢性病的防治相同,食管癌的一级预防主要是针对消除各种危险因素所采取的措施,包括:

## 1　戒烟限酒

吸烟者在戒烟后会发生有益的变化,戒烟 5 年的人群比一般吸烟者(每天一盒)的食管癌发病率明显下降,可以降到吸烟者发病率的一半。如果戒烟达 10 年,癌前细胞被健康细胞完全取代,其癌症发生率将降到和不吸烟者完全相同的水平。如果吸烟人数逐年下降,在若干年后,癌症的发生率和死亡率就会随之下降。

我国的吸烟问题十分严重,吸烟人数、烟草消费量和每年的烟草进口量均为世界第一。据统计,我国现有吸烟人数超过3亿,5.4亿人遭受被动吸烟危害,全国15岁以上人群吸烟率为37.6%。要降低烟草所致食管癌的危害,需要通过公共教育、禁烟宣传、戒烟帮助、建立公共无烟场所、提高烟草税、禁止烟草广告和逐步禁烟立法等综合措施来解决。并且,在控烟的同时,要大力提倡适量饮酒。

从世界各国的经验来看,立法是控烟的最有效措施。中国作为《烟草控制框架公约》的缔约国正在努力实践这部国际法。尽管目前中国尚无一部全国性"公共场所禁止吸烟"的法律法规,但中国的不同地区、不同行业均颁布了一些法规和管理办法,例如烟草管理、广告管理、公共场所禁止吸烟的规定、民航铁路禁止吸烟的规定、青少年保护法等,并倡导无烟影视、无烟体育和积极实践了无烟奥运,也取得了一定的成效。尽管如此,中国的控烟措施远远未达到预期和有效控制的地步。中国政府应有决心制定中长期控烟计划,尽快通过禁烟立法、提供戒烟帮助、提高烟草税、禁止烟草广告、警示烟草危害、禁止公款消费、撤销种烟补贴等综合行政手段,开展更加广泛的卫生宣教和中小学禁烟教育,以及建立更多的禁止吸烟场所。要真正达到遏制吸烟人口或减少50%烟民的目标还任重道远。

## 2 营养平衡

提倡在食管癌高发区种植多种蔬菜、水果和油类作物;并增加不同产地的食品和食物的品种在高发区的销售,以弥补当地某些营养物质的缺乏,使当地居民从食物中增加摄入维生素A、E、胡萝卜素和硒等。同时,教育群众多吃五谷杂粮,提高蔬菜、水果的摄入量。

硒是具有防癌作用的微量元素。硒能清除体内的过氧化自由基,抵抗过氧化自由基对生物膜及脂质的损伤,过氧化自由基被认为是人类衰老和肿瘤发生的原因。硒还具有加强VE的抗氧化功能,是谷胱甘肽过氧化物酶的必需成分,当还原型的谷胱甘肽转变为氧化型谷胱甘肽时,有害的过氧化物可被还原成无害的羟基化合物而使过氧化氢分解,保护细胞膜的结构和功能。硒还可以加强机体的免疫功能,有抗肿瘤的作用。高浓度硒可以抑制多种化学致癌物引起动物肝癌、皮肤癌和淋巴肉瘤的作用,用硒胱氨酸治疗白血病患者取得理想的疗效。流行病学研究表明,土壤和植物中的硒含量,人群中硒的摄入量,血清硒水平与人类各种癌症(胃癌、肺癌、食管癌、肝癌、肠癌、乳腺癌等)的死亡率都呈负相关。消化道癌患者血清硒水平明显低于健康人,血清硒含量与肿瘤死亡率呈负相关。美国等国家调查也发现不同地区农作物硒含量与消化系统和泌尿系统肿瘤死亡率呈明显的负相关。因此适当补充硒元素,可以有效预防食管癌的发生。

大量研究证明:增加每天的蔬菜和水果摄入量可降低人类癌症发生的危险性。每人每天蔬菜摄入量从100克增加到350克,患上消化道癌的危险性就可减低60%;如果每天水果摄入量从50克增加到300克,上消化道癌的危险性就可减低50%。普通的水果和蔬菜可以非常有效地阻止潜在的致癌物对人体的影响,因为蔬菜和水果中含有大量胡萝卜素、红色素、次胡萝卜素、叶酸、叶黄素、黄色素和膳食纤维等。日本对26万成人的饮食前瞻性研究发现,平日食用黄绿色蔬菜量与上消化道癌死亡率也呈负相关,经常食用黄绿色蔬菜者患上消化道癌危险性明显较小。大蒜是一种有效的抗癌食物,大蒜中含有二硫化烯丙基和三硫化烯丙基化合物等活性物质,多吃大蒜能降低胃癌发生的危险性。含有活性硫化合物较多的食物还有:大葱、韭菜、卷心菜、甘兰、西兰花、菜花、芥菜等。

## 3 减少亚硝胺及其前体物、多环芳香族化合物的污染

饮水、饮食是致癌性亚硝胺及其前体物(硝酸盐、亚硝酸盐、胺类化合物)进入人体的主要来源之一。食管癌高发区应结合农村卫生基本建设,逐步改善饮水设备,提高饮水质量。同时,改良煤灶加强通风换气,减少多环芳香族化合物的污染,也是食管癌一级预防的重要内容。

减少亚硝胺类化合物的摄入。应加强食品中亚硝酸盐的监测,监督食品生产部门严格执行国家食品添加剂使用标准,控制亚硝酸盐的使用。目前,有的国家已制定出食品中亚硝基化合物限量标准。我国规定只能在肉类罐头及肉类制品中使用硝酸盐,硝酸钠的限量为 0.15 g/kg。残留量以亚硝酸钠计,肉类罐头不得超过 0.05 g/kg,肉制品不得超过 0.03 g/kg。此外,还应改进食品加工工艺,减少低分子氮化合物的含量,避免为亚硝基化提供前体。对于腌制的食品来说,首先保证腌制原材料的新鲜度。水产品具有低脂肪、高蛋白等特点,而蛋白质容易因腐败分解产生大量的胺类物质,应尽量避免其产生,减少亚硝胺的形成;其次,避免或减少微生物的侵入。有资料显示,水产品在腌制过程中会存在微生物,如红色嗜盐菌、乳酸菌、李斯特杆菌等,这些微生物可能会促进腌制水产品中 N-亚硝胺的合成;再次,降低腌制水产品中亚硝酸盐残留量。运用化学方法或生物方法降低水产品腌制中亚硝酸盐的含量,从而阻断 N-亚硝胺的合成,如添加天然产物、微生物发酵、酶法等;最后,改进腌制水产品加工储藏方法。有研究表明,在腌制水产品过程中会受到腌制温度、腌制时间、盐的添加量、pH 等因素影响,不同条件下,水产腌制品中硝酸盐、亚硝酸盐及 N-亚硝胺的含量是不同的,并且有一定的相关性。同时,在加工水产品时,亚硝胺类化合物也会受外界条件及本身的影响,因此,选择适宜条件下生产加工储藏也是非常重要的,且储藏不宜太久。

阻断亚硝胺类化合物在体内合成。经实验研究证明,维生素 C 能阻断亚硝胺在体内合成,阻止动物出现癌症。此外维生素 E、酚类和天然果汁中某些成分也有阻断亚硝胺在体内合成的作用。因此多吃富含维生素 A、C、E 的新鲜十字花科蔬菜和水果,或适当服用一些维生素 C 片剂,有利于预防亚硝胺的致癌作用。不过当亚硝胺形成后,维生素 C 等就无预防肿瘤的作用了。陈少华等研究表明,用大蒜汁灌胃处理小鼠能降低环磷酰胺(CP,30mg/kg)诱发的微核率,效果极显著($P<0.01$),用大蒜处理小鼠,使 CP 所诱发的姐妹染色单体互换(SCE)率均受到抑制,差异有显著性($P<0.05$)。值得一提的是,茶在机体内所起到的抗氧化作用,其途径不是单一的,不仅可以直接消除自由基,还可通过诱导清除自由基酶系活性,抑制致癌物活化及促进活化状态致癌物的降解、排泄等综合过程阻断脂质过氧化反应,抑制氧化损伤,从而起到预防的作用。

防治多环芳烃(PAHs),是食管癌一级预防的重要内容。一是从源头上减少 PAHs 的排放;二是采用生物或化学的方法来处理已经造成污染的 PAHs。由于排入到空气中的 PAHs 随温度、风速、风向等因素迁移变化很快,治理难度高,因此 PAHs 的防治主要以减少排放为主。控制污染源的排放是防止 PAHs 造成环境空气污染的根本措施。

首先,在实际工作中要严格制定具体的排放标准,用政策法规来限制 PAHs 的排放。其次,应制定详细的防排措施。从源头上减少排放量,由于 PAHs 的排放量与燃料的种类、燃烧的方式及是否进行废气处理密切相关,因此燃料的选择是一个减少排放的有效措施。还可以通过工业控制或重新设计燃烧装置提高燃烧的完全程度,减少 PAHs 的产生量,这也是减少 PAHs 及其它有害气体排放的有效措施。此外,废气后处理也是一个重要的控制办法。生物降解是去除环境中的有机污染的重要途径,自然界中存在的许多细菌、真菌及藻类都具有降解多环芳烃的能力,低分子量的多环芳烃在环境中能较快被降解,在环境中存在的时间较短;而高分子量的多环芳烃则难以降解,能长期存在于环境中,但是单纯靠自然界的微生物降解非常慢,所以可以分离筛选出新的高效降解菌,特别是能降解四环和四环以上的多环芳烃的高效降解菌。对于已经排放到环境空气中的多环芳烃,由于过于分散,目前尚没有很好的治理方法。在政策方面,要提高全民环保意识,加强环保投入,严格执行环保法律及法规;目前我国能源仍然以煤炭为主,改变原料、燃料结构、使用优质煤,改善煤炭燃烧方式,优化煤的燃烧过程,以便提高热效率,减少低空污染,提高餐饮、燃烧小炉灶等面源的燃煤质量;改变能源结构,使用油气电等清洁能源势在必行;对排污口进行技术改造,从环境污染的源头开始治理;推行清洁生产,走循环经济技术路线。采用天燃气、植物油等无污染燃料。

# 4 防霉去毒

霉菌及其毒素已成为导致食管癌的重要病因,因此霉菌对食品的污染已经不容忽视,防霉必须加强食品卫生管理,执行国家食品卫生法规,杜绝霉变食品上市。教育群众不吃发霉变质的食品。熟食品防霉:吃剩的饭菜最好放入冰箱内贮藏,可延缓微生物的生长。如家庭没有冰箱,剩下的饭菜必须在头天晚上进行加热、放凉后再放入柜橱内保存。水果、蔬菜防霉:买回的水果如果已经熟透,就不宜贮存,最好选成熟度在八九分的水果贮存。但贮存前必须把有斑块、裂痕的水果挑出,然后用清水洗净、晾干,装入清洁、稍透气的容器中,可短期存放。蔬菜先用水充分洗净,控干水分,然后放入塑料袋中开口保存。粮食防霉:在收割、脱粒过程中,避免粮食着雨受潮;在贮藏中要建立严格的科学管理制度,湿度必须保持在13%以下,温度不得超过25℃。家庭所存的少量粮食要放置通风干燥处。不自制酱或酱油。工业生产的各种酱和酱油、醋等,都采用科学发酵方法,食用比较安全。

## 5　改变不良生活方式

通过健康促进、健康教育,把已知的肿瘤的危险因素、保护因素通过各种形式和途径告知公众,使他们建立合理的饮食习惯、健康的生活方式(如注意口腔卫生;改变粗、硬、热、快、高盐等不良习惯;加强体育锻炼,增强机体免疫力)是食管癌预防的重要方面。

现代生活中体重超重已经是急待解决的公共卫生问题,肥胖容易引起人体的多种疾病。目前,比较认同:体重超重或肥胖能够增加人类患某些癌症的风险,如胰腺癌、结直肠癌、食管腺癌、子宫内膜癌、乳腺癌(绝经后)和肾癌。关于肥胖增加癌症发生的机制,一般认为身体脂肪会影响体内激素水平的不平衡。

体育锻炼在癌症预防中的作用是近几年的重要研究成果。现代生活中,人类的体育锻炼越来越少,而电视、电脑给人带来的是长时间的久坐不动、运动减少和肥胖,随之而来的是高血脂、高血糖、心脑血管疾病和癌症等慢性病的高发。体育锻炼可能预防癌症的原因:①经常体育运动有助于身体内的激素维持在正常水平;②有规律的运动(特别是有氧运动)会强化机体的免疫系统,提高身体抗病、抗癌的能力;③体育锻炼能维持胃肠功能的健康。因此,世界癌症基金会在2007年提出的针对个人预防癌症的建议中将体力活动和身体锻炼作为第二条建议提出,建议每天至少要有30分钟中等程度身体运动,每周要有2次以上的>1小时的有氧(出汗)锻炼,尽量避免在电脑、电视前久坐不动。

## 6　一级预防小结与展望

在确切病因尚未明确之前,如何运用食管癌病因研究数十年的经验并通过控制或消除已知的食管癌危险因素,开展高发区现场的预防工作十分重要。食管癌病因预防是一项复杂的社会系统工程,涉及面广而且短期不能奏效,因此不容易得到有关方面的支持。再加上现场缺乏专职干部和必需的经费,使食管癌预防措施很难落实。目前在党和国家大力支持农村经济发展的形势下,相信包括食管癌在内的许多农村疾病的预防工作将会得到很大的推动。另外,年龄因素,以及个体食管病变程度与化学预防效果相关。因此,基于不同人群开展针对性强的营养干预是今后应考虑的问题之一,力求避免全人群的普遍干预。

# 第五节　食管癌的二级预防

食管癌自然史明确,是一个逐级发展,由轻而重,量变到质变的长期而缓慢的演变过程。食管癌的整个发展病程约需20~30年,待发展为浸润癌,并不同程度地阻塞管腔或僵化管壁时,才出现下咽困难症状。食管癌的癌前病变是鳞状上皮细胞不典型增生,由轻度—中度—重度不典型增生—原位癌,并继续发展成累及不同深度的浸润癌。林县现场一组682例前瞻性研究队列,随诊15年结果显示:基底细胞增生、轻度、中度、重度不典型增生和原位癌的累积癌变率分别为 15.0%、25.0%、46.7%、78.3% 和 75%,食管癌的发病过程略见端倪。轻度不典型增生改变在高发区 40 岁以上的人群发病率为 15%~25%,是一个不稳定的双向发展的群体。中度不典型增生随诊 15 年有一半陆续癌变,而另一半表现稳定或逆转。重度不典型增生和原位癌,则有 3/4 病人发展成浸润癌。任何一种癌前病变,皆有三个发展方向:即病变稳定,多年不变;逆转为较轻的病变或正常;继续发展为浸润癌。重度不典型增生和原位癌,其发展为浸润癌的概率及危险度是相同的。

早期食管癌指原位癌(Tis)和黏膜内癌($T_1$)的自然(未治疗)5 年生存率为 40%~70%,但很难得到准确的自然生存率,因为可以获取准确死亡时间,但无法知道食管癌发病时间。原位癌无转移,术后 5 年生存率 100%;黏膜内癌转移率 1%~8%,其术后 5 年生存率为 95%;而黏膜下浸润癌转移率 10%~57%,术后 5 年生存率仅为 60%。由此可见,早期食管癌治疗后的 5 年生存率高。因此,通过适当的筛查计划,早期发现、早期诊断和早期治疗(二级预防)是降低食管癌危害的关键。从 20 世纪 70 年代起,我国就在高发现场开展了食管癌的筛查及早诊早治研究。

# 1　筛查方法的研究与评价

## 1.1　食管脱落细胞学筛查法

20 世纪 50 年代末期,河南医科大学病理科沈琼教授应用“双腔管带网气囊”进行食管脱落细胞学检查(食管拉网)并在全国推广。食管拉网细胞学检查法的发明和应用是食管癌研究方法的里程碑,一大批早期食管癌患者被发现并得到根治。但该法经过 40 年的广泛应用,在取得较好效果的同时,受检查者抱怨拉网过程太痛苦,因而接受率越来越低。80 年代以后,随着纤维内镜、电子内镜和染色方法的推广与普及,在对食管癌高发区无症状人群拉网细胞学筛查的准确性研究显示,其诊断癌前病变和癌的敏感度及特异性均较低。

近年来相关研究发现,在标本采集及制片过程中应用液基细胞学技术,如果以非典型鳞状细胞—倾向瘤样病变为分界值,细胞学对原位癌以上的病变和重度不典型增生筛查的敏感度和特异性分别为 76.5% 和 76%,可将高危人群浓缩 2/3,食管细胞学检查作为初筛的优势明显。另有研究利用脱落细胞异倍体细胞数与食管癌及癌前病变的相关性进行 DNA 定量分析诊断,基于中度不典型增生及以上,DNA 定量分析中至少 2 个异倍体细胞数的敏感度为 86%,特异性为 65.5%,优于细胞学≥ASCUS 敏感度为 82%,特异性为 65.5%;DNA 定量分析≥4 个异倍体细胞数或≥ASCUS 的敏感度和特异性分别为 90% 和 62.1%。其初筛食管癌及其癌前病变的敏感度优于液基细胞学,特异性相对较差;但大样本量人群筛查验证发现,DNA 定量分析技术单独作为初筛的方法值得进一步商榷,但该法与液基细胞学并联后筛查的敏感度和特异性均有所提高,具有成为初筛方法的潜能。

作为筛查工具,食管拉网细胞学筛查方法在未来还需在细胞采集器、取样技术、标本处理方法,以及细胞学诊断标准诸方面进一步探讨和改进。

## 1.2　胃液隐血检测筛查法

由于吞咽食物和食管蠕动的磨擦,使食管黏膜表面的脆弱病灶易受损伤并导致细胞脱落和出血。这些碎屑可随食物或唾液流入胃内,存入胃液。秦德兴按此设想,设计一个速溶胶囊内装棉球,胶囊在胃液内崩解溶化,棉球吸附 1ml 胃液,拉出体外进行潜血试验。秦德兴报告一组 4970 例胃液隐血检测,(++)和(+++)阳性者共 372 例,其中 248 例接受内镜检查,组织学诊断 21 例癌。隐血筛查的敏感度为 52.5%,特异性为 74.9%,漏诊率为 47.5%。邢若齐设计一组隐血试验和内镜检查的双盲试验(495 例),验证隐血筛查法。隐血阳性者内镜检查的癌检出率(组织学诊断)为 18.5%,其敏感度为 21.3%,特异性为 90.2%,漏诊率达 78.7%。陆建邦 1994 年报告,动员 476 人参加一项验证 6 种筛查方法的试验,结果认为隐血筛查法漏诊率达 100%,失去筛查价值。

由此可见,胃液隐血检测筛查法敏感度较低,漏诊率高;另外,其操作过程可受许多因素影响,应用此方法的诸多研究检出率波动较大,不适于普查初筛。但此法简便,费用低廉,顺从率高,容易推广。可利用其原理改进技术提高敏感性,发展初筛工具。

### 1.3 X线检查法

1996年,Mitsunaga在论及食管癌普查时,认为用常规X线检查发现早期食管癌是无效的。因此他建议用内镜碘染色方法筛查高危人群。1998年Kouzu同样提出,用X线进行群体食管癌筛查,其发现率仅为0.008%,效果极差,显然X线检查法不能成为对高危群体开展食管癌筛查的有效方法。

### 1.4 内镜下碘染色及指示性活检筛查法

内镜检查时应用碘染色是为了提高早期食管癌的发现率和诊断率,原位癌和癌前病变(不典型增生)的发现率因此提高了30%~100%。1984年Nishizawa报告单纯内镜普查4130例50岁以上健康男性,发现食管癌9例(0.22%),其中6例为早期食管癌。采用碘染色后,早期食管癌的发现率显著改观。碘染色起到食管黏膜"碘扫描"的作用,发现癌和癌前病变的准确率在99%以上,漏诊率很低。长期的现场实践结果证明,内镜下碘染色及指示性活检能明显提高食管癌筛查的敏感度和特异性,病变定位准确,组织病理诊断明确,明显提高食管癌早诊率及治疗效果;同时又能一次完成筛查和诊断的两项任务,既省时间又省费用。以内镜下碘染色辅以指示性活检作为食管癌的筛查手段,在我国食管癌高发区和高发人群中得到开展(图2-18)。

内镜下碘染色及指示性活检筛查法的效果肯定,但投资较多,对工作人员技术要求较高。因此筛查对象应重点选择癌高危人群,缩小筛查范围,同时还要注重专业人员的培养与锻炼。

### 1.5 放大内镜

随着科技的不断发展,高新技术数字化、电子化的不断推进,近年来,具有放大功能的内镜已经深入到了临床治疗的各个领域。由于放大内镜兼有放大观察和常规内镜双重功能,因而它可将常规观察到的病变位置放大35~170倍。目前国内外较多使用的放大内镜的放大倍数都达到了80倍左右,可以观察黏膜的细微结构,发现微小病变和早期病变。放大内镜主要作用有:① 活检时定位更加准确,在与碘液染色相结合时能够快速、精准地发现患者的微小病变。②由于可以对病灶进行放大,因而可以针对患者血管的微小变化来进行分辨病变黏膜和正常黏膜。③放大功能有助于对食管癌患者的浸润深度进行深入了解。④在对Barrett食管进行诊断时,放大内镜可以有助于判断化生柱状上皮是胃型还是肠型;通过放大内镜

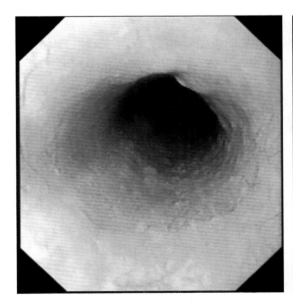
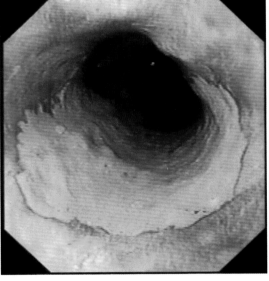

图2-18 内镜下碘染色及指示性活检筛查法

还可识别 Barrett 食管患者柱状上皮中出现的肠化(IM)和 HGD 部位。

此外，还有在超高倍的放大内镜基础上发展而来的细胞内镜系统。该技术主要是采用浓度为 5‰~10‰亚甲蓝对患者病变部位进行检测，然后在一般胃镜头端安装一个可以吸引黏膜的透明帽，在内镜与黏膜组织充分整合，最终来观察细胞的细微结构。这种细胞内镜一般直径很小，能插入到一般治疗性胃镜的工作孔道中，其物镜的放大倍数多为 450 倍(观察范围 300μm×300μm)和 1125 倍(观察范围 120μm×120μm)。进而实时观察和反映食管内组织细胞情况。

### 1.6　超声内镜

超声内镜检查(endoscopic ultrasound, EUS)是一种在装置的头端安装微型超声探头的内镜,使用这种仪器可以清晰地观察到患者胃肠道内的各种异常改变, 同时还可用超声扫描距离患者病灶最近的位置,从而更精准地对患者的浸润程度和病变位置进行判断,进而发现患者病变的淋巴结及周围肿大的其他组织。同时对相邻器官侵犯的情况、程度也可进行较准确的判断,在临床上应用广泛。早期食管癌的超声内镜图像表现为管壁黏膜层次之间的分界消失或变小、层次中断、层次不规则、层次厚度增加、出现不规则低回声等。

### 1.7　电子染色成像技术

通过使用特殊光学仪器对患者的胃肠道黏膜显像材料进行处理, 可以很好地达到电子染色的目的,这与普通内镜相比,能很好地回避了色素内镜对血管分布观察的不足,更清楚地凸显患者黏膜表面的结构。其中具有代表性的电子染色成像技术主要有窄带成像技术(narrow band imaging, NBI),智能电子分光比色技术(fujinon intelligent chromoendoscopy, FICE),以及电子染色内镜(I-Scan)技术。窄带成像技术是在通过滤光器的作用下,为了得到窄带光谱进而对患者的胃肠病变进行判断,将内镜光源所发出的宽带光谱过滤掉的一种技术。在光谱组合的辅助下,血管和黏膜表面的细微变化明显显现出来,从而实现了内镜下"光染色"的作用。与色素内镜一样,NBI 能够对早期食管病变进行初步的组织学诊断,对病变的靶向活检具有指导意义。但此种技术操作易于掌握,对操作人员的要求不高,甚至消除了色素内镜染色剂的不良反应。研究指出,操作者通过适当的练习和经验积累,使用 NBI 内镜可得到显著优于传统内镜的诊断准确率。

除上述以外,一些新型的内镜学方法陆续出现,包括荧光内镜、光学相干层析技术(optical coherence tomography, OCT),共聚焦内镜(confocal endomicroscope)等,在食管癌早期诊断方面均有各自的优点。目前这些新型内镜在系统方面仍需进一步完善,未能得到临床广泛应用,但必将有广阔的发展空间。

近年来,随着内镜技术的不断发展,新兴的放大内镜技术及窄带成像技术(NBI)也在高发现场开展了初步研究,结果提示 NBI 结合放大内镜,能够初步判断食管早期病变的组织学诊断,对癌前病变的靶向活检具有临床应用价值。其他食管癌诊断新技术,如共聚焦显微内镜、荧光内镜等已在一些大医院开展,但作为食管癌早诊早治的方法推广尚需评价。

## 2　我国食管癌早诊早治的现行方案与实施原则

### 2.1　我国食管癌早诊早治的现行方案

目前,国际上尚无成型的食管癌筛查和早诊早治技术规范或推荐方案。单从筛查的疾病防治效果考虑,食管癌筛查已得到广泛认可。食管癌筛查是预防食管癌、降低发病率和死亡率的综合防治工程。过去半个世纪大批肿瘤科学工作者集中在高发区,进行了系统的科学的和卓有成效的筛查、早诊、早治及基础科研工作。在实践中发明了具有开创性的食管癌筛查方法,建立了宣传教育和组织工作网,发现大批早期癌病例,提高了临床治疗的远期生存率。

食管癌的筛查工作适宜在农村食管癌高发区和城市的高危人群中进行。现行的筛查方案中,高危人群的界定为:年龄在 40 岁以上;来自食管癌高发区;有消化道癌家族史者;有上消化道病史或症状者。目前食管癌筛查中,尚无一种敏感度和特异性均高的初筛方法。根据目前已有的实践经验,具体实施时根据不同情况选择以下两种方案。

最佳方案是直接开展内镜筛查,成本稍高但效果好。直接应用内镜检查及碘染色,并进行指示性活检,这种方法敏感度高,特异性强。可以查出不同程度的癌前病变和很早期的食管浅表黏膜癌,很少漏诊。它是一次完成筛查和诊断的两步工作。这种方法是技术性比较强的医技操作,需要培养一支技术熟练、经验丰富的医技人员,以保证筛查的准确率和可靠性。此方案适合在经济情况较好的食管癌高发地区开展。一般方案采取细胞学初筛与内镜检查确诊相结合的方案。首先开展细胞学拉网初筛,对初筛后的阳性病例再进行内镜检查,可大大降低筛查成本,从而提高可操作性。使用现有的食管拉网工具或改进的细胞采集器,采集食管脱落细胞,完成初筛。对细胞学诊断为 SSI 或意义不明的不典型鳞状细胞(ASCUS-N)以上者,再进行内镜检查做出组织学诊断。该方案虽然所选初筛方法敏感度、特异性相对较低,但操作简单、费用低廉,可在一定程度上浓聚高危人群,适用于卫生资源欠缺的食管癌高发地区。

## 2.2 我国食管癌早诊早治的实施原则

食管癌早期诊断即在癌前阶段或在还没有转移的浅表黏膜癌期间确诊。食管癌早期诊断的最佳方法应是内镜检查加碘液染色和指示性活检的综合技术。它可以发现不同阶段的癌前病变,如轻度、中度和重度不典型增生/原位癌,黏膜内癌和黏膜下浸润癌。碘染后,使已表现的或潜伏的病灶显露和定位,并可精确进行靶病灶活检和组织学研究并确诊。其它诊断方法,如影像诊断等,可以起到辅助诊断作用。

食管癌早期治疗系指对早期食管癌(无转移)和癌前病变的治疗。早治的目的是:争取根治、降低食管癌的发病率、死亡率和提高长期生存率。

对轻度和中度(一部分)不典型增生,这一不稳定的双向分化阶段的病变,可采取营养或药物等干预措施,影响它们的分化方向,促其逆转。

中度(一部分)、重度不典型增生,原位癌和黏膜内癌,这一组病变不超过黏膜肌层,均可采用内镜治疗,包括黏膜切除、氩气等离子电凝术(argan plasma coagulation,APC),电烧、激光、微波和冷冻治疗等方法。内镜治疗前,应了解病变侵及深度。根据内镜所见和活检诊断,评估病灶侵及深度的准确率在 80%~95%左右。此外,超声内镜检查,更可以精确地探测病变累及深度。

黏膜下浸润癌和直径超过 3cm,周径累及 3/4 甚至全周的原位癌和黏膜内癌,应行食管切除术,效果十分满意。外科食管切除治疗远期效果 5 年生存率 90%,10 年生存率可达 75%,十分乐观。正确掌握适应证,适当运用这些治疗方法,可以取得十分可喜的早期治疗效果。邵令方 1993 年报告 204 例和王国清 2004 年报告 420 例早期食管癌外科手术后 25 年的生存率,几乎接近于同时期、同年龄组和同地区的正常人群的生存曲线。另有文献显示,河南林县 315 例早期食管鳞癌病人食管切除治疗后 10 年生存率达到 77%,与年龄、性别匹配的对照组 10 年生存率差异无统计学意义($P>0.05$)。食管切除治疗明显提高了这些很可能进展为高级别食管癌病人的生存率。

## 2.3 癌前病变及早期食管癌的微创治疗方法

### 2.3.1 内镜下黏膜切除术

内镜下黏膜切除术(endoscopic mucosal resection,EMR)是针对黏膜病变,如早期胃癌、伴有重度不典型增生的黏膜病变、大肠侧向发育型腺瘤、黏膜的可疑病变等,利用高频电切技术而进行的,将病变所在黏膜剥离而达到治疗目的或作大块组织活检而协助诊断目的的内镜下操作技术。内镜下黏膜切除术治疗早期食管癌首先在 1988 年于日本获得成功,经过了 20 余年的发展,切除技术已经相当成熟。其具体操作是在内镜下对黏膜下注射肾上腺素或生理盐水,因黏膜下层较疏松,注水后使黏膜病变抬高,并与黏膜肌层分离,然后采用钳套法或吸套法,通过高频电刀切除病灶。

内镜下黏膜切除治疗的优点是可获得完整标本供组织病理学诊断及研究,其 5 年生存率可达 85%~100%。有文献表明,内镜下黏膜切除术(EMR)治疗 154 例早期食管癌和癌前病变的患者,长时间队列随访结果显示,其术后 5 年内的复发率为 3.9%,5 年生存率为 97.4%。其中重度异型增生、原位癌和黏膜内癌共 125 例,5 年生存率为 97.6%;中度异型增生 29 例,5 年生存率为 96.6%。可见 EMR 适合于早期食管癌和癌前病变的治疗,特别是重度异型增生、原位癌和黏膜内癌,有很好的长期生存效果。

按照外科原则,肿瘤的切除平面或切缘应该达到病理学上的无瘤程度(即 R0 切除)才能称之为根治,而食管黏膜切除术的切除平面是黏膜下层,因此,浸润到黏膜下层的食管癌并不是黏膜切除的对象,只有黏膜内癌、原位癌、上皮重度不典型增生才是其最佳适应证。但在临床上其具体适应证并不统一,不同医院、医生掌握的尺度也不完全一样。我国王国清提出了早期食管癌行黏膜切除术的适应证:①黏膜内癌、原位癌、重度不典型增生;②病灶最大径小于 3cm;③病灶范围不超过食管周径的 2/4,2/4~3/4 者可作为相对适应证;④病灶最佳部位食管下段的 3~9 点钟方位,但任何部位的病灶均可由转动内镜调整到容易操作的 6 点钟方位。

另一方面,日本食管协会制定内镜下黏膜切除术治疗早期食管癌绝对适应证为:病灶局限于 m1、nd 层,范围<2/3 食管周长、<30 mm,病灶数目少于 3~4 个;相对适应证为:病灶浸润至 m3,sm1,直径 30~50 mm,范围为 3/4 食管周长或环周浸润,病灶数目 5~8 个。

这些适应证都是相对的,随着经验的积累、器械的改良、技术的提高,医师可在遵循肿瘤学原则下,根据实际情况调整手术适应证。

日本学者近年来对食管黏膜浅表早期癌进行内镜切除术(EMR)后患者,采用术后预防性放化疗以预防术后潜在的发生淋巴结转移的风险。该方法治疗早期食管癌 5 年生存率达到 100%,和外科手术切除疗效一样。他们进一步指出对早期食管黏膜浅表癌进行 EMR 术后辅以预防性放化疗有以下优点:①可以有效避免过度治疗;②即使术后病理判断癌肿已经侵及黏膜下层,采用预防性放化疗也可以有效避免术后局部复发的风险;③由于预防性放疗的放射剂量仅为 40Gy,可以有效避免常规放疗所导致的放疗损伤。

### 2.3.2　内镜黏膜下层剥离术

内镜黏膜下层剥离术虽由内镜下黏膜切除术发展而来,但它更主要是强调黏膜下剥离过程,主要包括以下步骤:确定并标记边界(食管与胃的病变)、黏膜下注射液体使病变组织充分抬举、肿瘤周边黏膜的预切除、肿瘤黏膜下层结缔组织的切除和术后基底的止血、防治穿孔处理。由于内镜黏膜下层剥离术操作费时较长,故其注射液的选择多采用隆起保持时间长、止血效果好、组织损伤小的黏膜下注射溶液。肿瘤周边的预切除,一般从肿瘤远端开始,形成环绕病灶的切口,然后进行黏膜下层结缔组织的剥离。剥离过程中,需借助重力作用使已剥离黏膜下垂,协助电刀分离黏膜层与黏膜下层。因此,常常根据实际情况变换体位。进行内镜黏膜下层剥离术操作不仅需两个或两个以上助手,且费时较黏膜切除术要长。

此外,由于内镜下将食管黏膜环周切除术后狭窄率很高,目前内镜切除手术绝对适应证仅限于黏膜病变不超过食管管腔周径 2/3 患者,需要环周黏膜切除的病变为相对适应证。

目前对内镜黏膜下层剥离术的指征仍存争议。

一般认为:早期食管癌行 ESD 的适应证为:①病灶直径 1cm 以上,非全食管;②病灶数目不限;③病灶浸润深度为 m3 或 sm1;④无淋巴结转移证据。

由于术前准确判断肿瘤浸润深度往往非常困难,而且,即使 $T_{1a}$ 食管癌患者淋巴结转移率大约为 5.0%,$T_{1b}$ 食管癌淋巴结转移率甚至高达 16.6%,无论是 EMR 还是在此基础上发展起来的 ESD 技术治疗食管黏膜浅表癌后局部复发和潜在的淋巴结转移的风险,必须引起临床重视,对早期食管癌推荐接受内镜治疗需要谨慎。

### 2.3.3　其他治疗

其他治疗方法为癌组织的破坏技术,包括光动力学治疗(photodynamic treatment,PDT)、氩离子凝固术(argon plasma coagulation,APC)、射频消融治疗(radiofrequency ablation,RFA)、内镜激光治疗、硬化剂治疗、冷冻治疗等,不能回收病灶,治疗的彻底性与术前的准确诊断及术者的经验有关。

(1)光动力学治疗　PDT 治疗肿瘤的工作原理是:因实体恶性肿瘤、某些癌前病变比正常组织可较多地摄取和存留光敏剂,故对病灶区进行特定波长的激光照射,病变组织中吸收的光敏剂受到激发而作用于周围的氧分子,生成活性很强的单态氧,通过产生细胞毒性作用而导致细胞受损乃至死亡。此外,这一过程还可引发毛细血管内皮损伤和血管栓塞,从而造成病变组织局部微循环障碍,进一步导致病变组织的缺血性坏死。对于早期和较早期食管癌,特别是对于存在心脑血管基础病而不能耐受外科手术者,长期服用且因病情需要不能停用抗凝药物故不能行胃镜下微创治疗者,PDT应该是一种安全、有效的治疗方法。

（2）氩离子凝固术　APC是一种非接触性、以透热疗法为基础的治疗技术,1991年由德国医生Grund等首次将APC应用于内镜下治疗,并取得了满意的效果。其具有操作简便,定位准确,作用参数可调控,直视易观察等特点。近年来广泛用于治疗消化道增生性病灶。早期食管癌及癌前病变主要位于食管的上皮层,上皮层的厚度0.3~0.4 mm,因此适宜选择利用低能量(28W)APC治疗。王贵齐等对13例早期食管癌及114例癌前病变的患者运用氩离子血浆凝固术治疗,成功率分别为92.3%和100%。

另有相关文献评价了内镜下氩离子热凝固术(APC)治疗癌前病变和早期食管癌的远期效果。1994年至2005年间,采用APC治疗171例癌前病变和早期食管癌患者,随访观察其长期生存情况。癌前病变者160例,经APC治疗后的5年癌变率仅为3.1%。早期食管癌11例,经APC治疗后的5年治愈率为27.3%。APC治疗食管癌前病变是有效和成功的,但应用APC治疗早期食管癌(如黏膜内癌)应严格掌握其适应证。

（3）射频消融治疗　RFA是将高能超短波脉冲作用于异常的食管上皮。初步的临床应用表明,RFA对于Barrett食管和高度不典型增生的效果是安全和有效的。研究表明,与PDT相比,RFA食管狭窄发生率低,而且具有剂量准确、切除效果确切、并发症少等优点;有可能替代PDT治疗高度不典型增生。

# 3　食管癌早诊早治工作的开展情况

2005年,中央财政补助地方公共卫生专项资金(简称"中央财政转移支付")支持从河南林县、河北磁县开始启动全国范围内的食管癌筛查和早诊早治;2006年,筛查点扩展到全国8个地区;2008年,筛查点增至11个;2009年,筛查点扩大到全国26个省的53个地区;2012年,食管癌早诊早治同贲门癌、胃癌早诊早治合并为上消化道癌早诊早治,发展为全国110个上消化道癌早诊早治项目点。并且,在河南林县、河北磁县及山东肥城先后建立了食管癌早诊早治示范基地。2012年7月至2013年6月,上消化道癌早诊早治项目共完成筛查189 329例,发现3040例病例,其中早期病例数2201例(72.40%),治疗例数为2573例。

河南林县和河北磁县食管癌筛查和早诊早治研究通过以人群为基础和有对照的前瞻性试验设计,评价了内镜下碘染色及指示性活检筛查方案降低食管癌发病率和死亡率的效果及可行性。研究结果表明:目标人群中干预组食管癌发病率在筛查后迅速上升,但是,在筛查后6年左右,对照组发病率超过干预组,筛查效果开始显现,目标人群两组食管癌累积发病率的差异有统计学意义。目标人群干预组食管癌累积死亡率从筛查后第1年起,就持续低于对照组,并维持这一趋势,差异不断增大,反映了筛查后癌症早期治疗后的较好生存效果,两组食管癌累积死亡率的差异有统计学意义;由于食管癌死亡在研究人群癌症死亡、三癌死亡中构成较高,因此,筛查对总癌死亡率、三癌合计死亡率的降低也有一定效果,两组总癌、三癌累积死亡率的差异均有统计学意义。内镜下碘染色及指示性活检方法可以作为食管癌高发区筛查的首选技术之一。见图2-19、2-20。

相关的卫生经济学研究评价了内镜下碘染色及指示性活检筛查方案的效益及可行性,结果认为内镜筛查可以取得高效益成本比,减少大量的疾病支出,这为高发区肿瘤防治模式建立和规模化推广应用提供了科学依据。在针对中国食管癌高发区内镜筛查方案的综合成本效益分析研究中,通过收集高发区食管癌发病率、患病率、死亡率、食管癌自然发展过程中不同病理阶段间的转移概率,以及人群筛查顺应性等数据,构建食管癌自然史以及筛查模型,对具有不同筛查起始年龄和筛查频次的筛查方案进行了单一队列和多重队列的成本—效果、成本—效益分析。见表2-14。

结果显示,根据增量成本效果分析和成本效益分析结果,以及综合考虑筛查方案的人群顺应性及筛查实施地区的经济发展水平和卫生资源状况,研究最终推荐:在经济欠发达地区,采用内镜50岁筛查1次,并对查出的轻度增生、中度增生分别每5年、3年随访检查1次;在经济发达地区,采用内镜40岁开

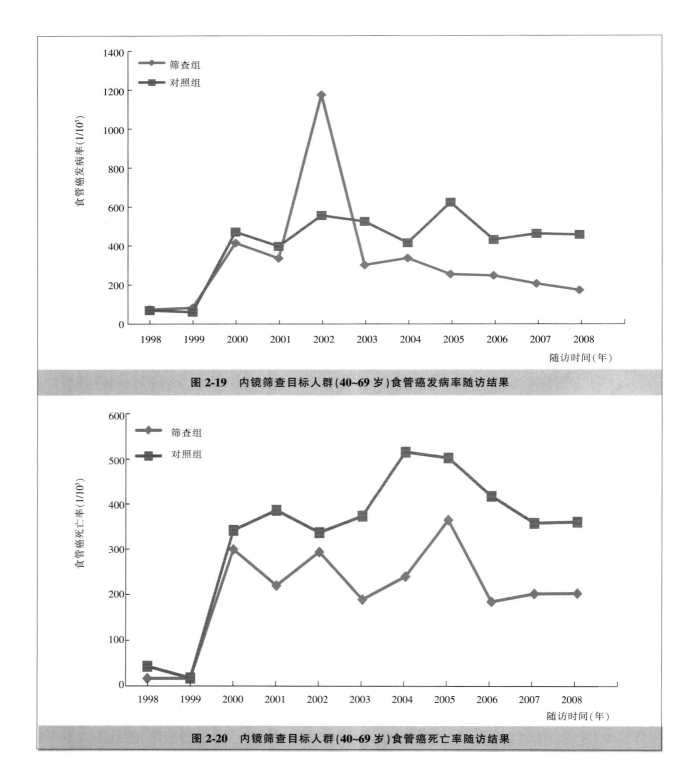

图 2-19　内镜筛查目标人群(40~69 岁)食管癌发病率随访结果

图 2-20　内镜筛查目标人群(40~69 岁)食管癌死亡率随访结果

表 2-14　食管癌筛查方案的成本效益分析

| 筛查方案 | 成本(元/人) | 挽救生命年(年/人) | 效益(元/人) | 净效益(元/人) | 效益/成本 |
|---|---|---|---|---|---|
| 50(1)随访 | 862 | 0.0577 | 1772 | 910 | 2.06 |
| 45(2)随访 | 893 | 0.0796 | 2074 | 1180 | 2.32 |
| 40(3)随访 | 928 | 0.0853 | 2152 | 1224 | 2.32 |
| 40(6)随访 | 1096 | 0.1215 | 2649 | 1554 | 2.42 |

始筛查,终生查 3 次,筛查间隔为 10 年。无论采用哪种方案,对筛查确诊的轻度和中度增生患者,分别每 5 年和每 3 年内镜随访检查 1 次。考虑到卫生服务公平性,应在预算限制内,提高筛查覆盖率,扩大受益人群。

# 4　我国食管癌二级预防未来发展趋势

我国为食管癌高发国家,其危害在农村高发地区尤其严重。由于食管癌早期症状不明显,因症状就诊者多属中晚期,而中晚期食管癌的治疗花费大且效果不明显。欲提高食管癌治疗效果,其关键是早期发现、早期诊断和早期治疗,因此人群筛查和早诊早治是食管癌防控的重要策略。

然而,现行的内镜筛查方案技术要求较高、花费大,目前在高发区开展的食管癌筛查覆盖率低,影响了筛查的效果和卫生服务的公平性。在现有卫生资源条件下,若欲推广食管癌筛查,扩大受益人群,首先可以进一步结合危险因素研究,利用人口学、分子生物学等指标构建风险预测模型,浓缩食管癌高危人群,重点预防;同时也可以通过解决筛查方案中的关键性问题,细化和完善食管癌早诊早治的筛查规范,进一步在食管癌高发地区普及和推广内镜人群筛查,以及非高发区的机会性筛查;再者,对高危人群要进行防癌知识宣传教育,鼓励其参加食管癌的普查。

此外,尽管细胞学诊断技术敏感度、特异性较低,但其操作简单、费用低廉,可进一步探索该方法作为食管癌内镜检查前的初筛采样技术,结合分子生物学标志物初筛的可行性。

# 第六节　食管癌临床

# 1　食管癌的临床表现

## 1.1　早期食管癌的症状

(1)高度的不典型增生、原位癌或黏膜内癌的患者常无明显临床症状,多在高发区筛查或体检时被发现。

(2)吞咽食物梗噎感:只有轻度吞咽不适症状,一般能进普食,不影响健康,有时吞咽食物时有停滞感。症状不持续,往往呈间歇性出现。

(3)胸骨后疼痛或闷胀不适:患者主诉多为咽下食物时胸骨后有轻微疼痛或闷胀不适,多在进食固体食物或具有刺激性食物时疼痛明显,进流质、温食疼痛较轻,进食后疼痛减轻或消失;部分患者疼痛较重,呈持续性,病人自觉疼痛部位为咽喉部或胸后,但与食管病灶位置不一致。

(4)吞咽异物感:病人感觉食管内有异物贴附于食壁,与进食无关,即使不做吞咽动作也有异物感觉。

(5)咽喉干燥与嗓缩感:有 1/3 的病人诉咽喉部干燥发紧,咽下食物不利或轻微疼痛,进干燥或粗糙食物尤为明显。

## 1.2　进展期食管癌的症状

(1)吞咽困难:进行性吞咽困难是中、晚期食管癌最典型的症状,开始为固体食物不能顺利咽下,或用汤水冲后咽下,继之半流质饮食也同样受阻,最后进流质饮食咽下也有困难,发展为滴水不进。一般认为吞咽困难程度与病理类型有关,缩窄型及髓质型较严重。

(2)疼痛:胸痛或背部疼痛是中晚期食管癌常见的症状之一,疼痛为钝痛、隐痛或烧灼痛、刺痛,可伴沉重感,胸背痛往往是癌瘤外侵引起食管周围炎、纵隔炎,甚至累及邻近器官、神经及椎旁组织所致。溃疡型及髓质型伴有溃疡者疼痛更为常见。

（3）呕吐黏液：食管病变引起的食管不全或完全梗阻，使涎液和食管分泌物引流不畅，积于食管狭窄上部，刺激食管逆蠕动后吐出；黏液呕吐量随肿瘤的梗阻程度而增减。

（4）颈部、锁骨上肿块：是晚期食管癌常见体征，肿块为无痛性，进行性增大，质硬，多为左侧，也可是双侧。

（5）声音嘶哑：当肿瘤直接侵犯或转移淋巴结压迫喉返神经时出现声带麻痹，导致声音嘶哑，一部分病人可因治疗有效声嘶好转。

（6）出血：肿瘤组织坏死、溃破或者侵及大血管引起呕血或黑便，肿瘤侵及主动脉时可引起大出血死亡。

### 1.3　终末期食管癌的症状

（1）全身广泛转移出现相应症状及体征，出现黄疸、腹水、肝功能异常、呼吸困难、咳嗽、头痛、昏迷等。

（2）肿瘤侵及食管外膜引起食管穿孔；食管气管瘘可出现饮水呛咳和肺部感染；食管纵隔瘘可出现发热、心率增快、气促等不适，食管胸腔瘘可出现一侧脓胸。

（3）肿瘤阻塞食管引起完全梗阻、脱水、电解质紊乱、恶病质、全身衰竭。

## 2　食管癌的诊断方法

### 2.1　实验室检查

对于食管癌，目前无特异性血液生化检查。患者因长期进食不足，常有不同程度的贫血、低蛋白血症和水电解质紊乱，可以反映在相应的化验检查上。食管癌病人血液碱性磷酸酶或血钙升高考虑骨转移的可能，血液碱性磷酸酶、谷草转氨酶、乳酸脱氢酶或胆红素升高考虑肝转移的可能。另外，食管癌患者可以检查出个别肿瘤标志物异常升高，如 CYFRA21-1、CEA 等，但敏感度、特异性均较低。

### 2.2　食管 X 线检查

食管的钡餐 X 线检查是一项简单而实用的诊断方法，对食管肿瘤的定位有重要意义。按照肿瘤侵犯管壁的深度和管腔的狭窄程度不同，可有不同的 X 线表现。肿瘤只侵犯黏膜层或黏膜下层时，X 线表现为局限性食管黏膜扭曲、增粗、紊乱；局限性黏膜中断、破坏，黏膜皱襞毛糙、不规则；在异常黏膜局部及周围可见多发小龛影，呈小点片状；多伴小的充盈缺损影，呈小颗粒状或小结节状，单发或多发，边缘毛糙；病变局部管壁局限性僵硬，切线位示管壁轻度内陷，腔壁线毛糙、致密、僵直。中晚期食管癌肿瘤已侵及肌层，以及出现狭窄，表现为范围较为广泛的黏膜紊乱、增粗、中断、破坏，局部可见条片状不规则龛影，多为腔内龛影，伴或不伴周围环堤征形成；可见不规则的充盈缺损影；病变区管腔狭窄，多为不规则、偏心性狭窄，个别向心性狭窄者呈漏斗状；腔壁线毛糙，管壁僵硬，扩张受限，钡剂通过受阻及排空障碍，严重者钡剂呈线状、间断缓慢通过，上方食管明显扩张；纵隔内病变区可见软组织肿块影。

### 2.3　细胞学检查

目前国内使用的采集食管和贲门部表层黏膜细胞的工具暂称为食管细胞采取器（食管拉网法），一般用单腔或者双腔塑料或橡皮管末端接上以胶囊，胶囊外套一层线网制作而成。主要用于高发区的筛查，其阳性率可高达 90%~95%，与其他诊断方法合用，能有效提高诊断阳性率。近年来，由于内镜检查设备和内镜技术的广泛普及，该技术目前在临床应用日益被内镜检查代替。

### 2.4　内镜检查

#### 2.4.1　常规内镜

常规内镜对食管癌的发现、诊断、定位及指导手术有极为重要的意义，是食管癌诊断和治疗的必要检查。常规内镜可以对病灶活检，进行病理诊断，同时可以对部分早期病变进行内镜下治疗，达到诊断和治疗的双重目的。根据内镜下的形态不同，进展期食管癌可分为：髓质型、蕈伞型、溃疡型、缩窄型、腔内型。传统的常规内镜只能显示食管黏膜病变，并行定性诊断，无法评估浸润深度与外侵情况。

#### 2.4.2　超声内镜

超声内镜（EUS）是近几十来年兴起的一种将内镜与超声技术融合为一体的新型检查技术，既可通过内镜直接观察消化道黏膜表面病变形态,通过活检孔进行活检和细胞学检查,又可对病变进行超声扫描,以获得管道层次的组织学特征及周围邻近脏器的超声图像从而提高了内镜与超声双重诊断水平。EUS 可探查食管壁的各层结构、肿瘤浸润深度及与邻近脏器的关系,准确进行 T 分期。研究报道 EUS 检查 T 分期准确率在 75%~95%。EUS 可准确探查出直径>3mm 的淋巴结,且有淋巴结直径、边界、形态、内部回声、回声性质等多个影像学指标,诊断准确率较高。文献报道 N 分期准确率为 50% ~90%,对区域淋巴结探查有一定的优势,可准确、客观描述纵隔食管旁、肺门、肺下韧带旁、贲门旁等淋巴结肿大的情况,对术中指导淋巴结清扫有重要提示作用。对于远处转移的淋巴结,超声内镜暂无能为力。

### 2.5　CT 检查

螺旋 CT 的术前扫描检查所获取的信息是极为清晰准确的,它将患者的病情毫无遗漏地扫描并获取信息,为医者的分析和治疗提供参考,因此,螺旋 CT 检查对于食管癌的治疗和康复具有很高的价值。

食管癌的 CT 表现大体分为两类:一是食管壁增厚,正常的食管壁厚度是 5mm 以下,超过 5mm 就被视为异常现象。二是食管壁周围的脂肪层消失,除了极其消瘦的患者外,正常的食管周围都会有脂肪层与邻近的器官相隔,肿瘤外侵会使脂肪层模糊甚至消失,所以正确地判断食管癌应该是在连续的扫描中观察不同的侧面。

在目前的食管癌术前扫描检查中,螺旋 CT 的扫描可以帮助了解食管癌向外侵犯的程度、有无纵隔内壁及远处淋巴结转移、是否有远处脏器的转移,以及与周围器官的关系等,对于判断患者是否能够进行手术切除有重要的参考价值;而且由于食管走行纵形跨越颈部、胸部和腹部,其淋巴结转移也牵涉到上述区域,螺旋 CT 的扫描对食管癌手术之前的评价,如手术入路选择,理想的淋巴结清扫范围等有重要的价值,因此,临床上对食管癌患者常规进行包括颈部、胸部和上腹部的增强 CT 扫描。

### 2.6　PET-CT 检查

[18]FDG-PET 通过标记的 FDG 在组织内摄取量的不同来判断其良恶性程度,能够在肿瘤组织形态、结构发生改变之前发现异常的代谢,在食管癌的诊断和治疗中都有重要意义。

癌组织对 FDG 的摄取比正常组织高,PET/CT 对绝大多数食管癌能做出明确诊断,且标准摄取值(standard uptake value,SUV)不受病理学影响。对食管癌原发灶诊断的敏感度、特异性和准确率分别达 76%~92%、81%~100% 和 80%~100%。

PET-CT 可以克服 CT 准确率低、内镜超声探测范围有限的缺点,对于诊断淋巴结转移有独特优势。Kato 等的研究结果显示,167 例食管鳞癌患者 PET/CT 诊断淋巴结转移的敏感度、特异性、准确率、阳性预测值、阴性预测值分别为 46.0%、99.4%、95.1%、87.0%、95.5%。

食管癌远处转移包括远处淋巴结转移($M_{1a}$)和器官转移($M_{1b}$),PET/CT 凭借其全身显像功能发挥出其他影像手段无可比拟的优势,能检出 5% 漏诊的远处转移灶。一项综合了 12 项研究结果的 Meta 分析表明,PET/CT 对 $M_{1a}$、$M_{1b}$ 的敏感度和特异性均很高,往往能发现非常见部位的远处转移灶而改变其临床分期。

另外,PET-CT 在制定放疗靶区、评估放化疗疗效、再分期,以及诊断复发转移上都有独特的优势。

## 3　食管癌的鉴别诊断

### 3.1　食管良性狭窄

食管化学性烧伤或反流性食管炎引起的瘢痕狭窄。前者以儿童及年轻人较多,一般有误服强酸或强碱的历史;后者病变一般位于食管下段,常伴有食管裂孔疝或先天性短食管。鉴别主要靠食管镜及活检。

### 3.2　贲门失弛缓症

主要症状为吞咽困难,年轻女性多见,病程长,间歇性发作,病人平均年龄较轻,食管造影有典型的改变:狭窄上段食管高度扩张,钡剂呈漏斗状通过贲门部,狭窄部可因注射阿托品而松解。

### 3.3　食管憩室

食管中段的憩室常有吞咽障碍、胸骨后疼痛等症状,而吞咽困难较少。食管憩室有发生癌变的机会,因此在诊断食管憩室的时候应避免漏诊。

### 3.4 食管结核

少见,可有吞咽困难,影像学表现为食管黏膜破坏,鉴别主要靠食管镜及活检。

### 3.5 食管其他肿瘤

以平滑肌瘤常见,一般症状较轻,X 线检查表现为"涂抹征",进一步鉴别主要依靠食管镜检查,一般不取活检。食管其他恶性肿瘤如食管肉瘤,临床表现不易与食管癌鉴别,鉴别诊断依靠 X 线检查和食管镜检查。

其他如功能性吞咽困难、重症肌无力、食管功能性痉挛,以及食管外压迫,均须根据患者病史、症状、体征,以及 X 线检查和食管镜检查来鉴别。

# 4 食管癌的临床分期

由美国癌症联合委员会(AJCC)和国际抗癌联盟(UICC)联合制定的恶性肿瘤 TNM 分期标准,将恶性肿瘤按肿瘤大小(T)、区域淋巴结转移(N)和远处转移(M)情况进行分期,是目前国际通用的决定癌症病期、选择治疗方案、判断预后、比较疗效的"金标准"。该分期标准数年修订一次。2007 年 9 月在美国克里夫兰临床医学中心举行了该分期标准的定稿讨论会,修订第 7 版的国际食管癌协作项目(WECC),共有来自全球 13 个协作单位参与。此次讨论会的亮点是将种族因素考虑在内(亚洲的癌症患者占发病人数的 1/3),邀请亚洲学者参与该标准的修订,具有更广泛的代表性。

研究者自 2006 年 6 月开始在全球范围内征集食管癌数据,按比例收集不同种族、不同组织类型等食管癌患者的治疗、生存情况。截止 2007 年 6 月,共收集 7885 例病例,其中 4723 例为单纯手术切除、未经任何术前(后)放化疗的患者,剔除 95 例非食管癌诊断者(75 例)和无随访资料者(21 例),包括 1 例既非食管癌也无随访资料者,余下 4628 例为研究对象。以患者死亡为随访终点,将肿瘤病理 TNM、肿瘤部位、细胞类型及分化程度,以及其他可能影响预后的因素全部纳入,生存状况仍用 Kaplan-Meier 曲线表示,TNM 分组采用全新的统计学模型——随机生存森林法(Random Survival Forests,RSF),根据实际观察数据平衡各项预后因素,反向归纳各亚组至最合理的分期。

结果显示,全组总的 1、5、10 年死亡率分别为 78%、42%、31%;患者死亡危险在手术后初期较高,在 5 年后稳定为 5.9%/年;患者生存率随 T、N、M 的加重显著且恒定地降低。

进一步研究发现,$T_{1b}$(黏膜下癌)患者生存较 $T_{1a}$(黏膜内癌)患者为差;生存率随转移区域淋巴结数目的增加明显降低;鳞癌患者生存率稍差于腺癌患者,未分化癌预后最差;上段与中段食管癌生存率差于下段食管癌与食管胃交界癌;患者的生存情况随肿瘤分化程度的降低明显恶化。但这几个因素不像 T、N、M 因素在各分期均有显著意义。基本上,癌组织类型和分化程度只对Ⅰ期患者有影响,而肿瘤部位对Ⅱa 期患者有影响,对于Ⅱb 期及以后的患者,上述三个因素失去预后意义。

将上述影响因素纳入统计分析模型进行回归分析后,共有 16 个亚组,将产生的 16 个生存曲线反复模拟、优化,对基于观察资料产生的 T、N、M、H、G 分期和分级与第 6 版进行比较。研究者发现,新的食管癌 TNM 分期标准能更好地反映实际预后情况,研究采用的统计学模型具有可塑性,可随时根据补充的实际观察资料对该分期进行模拟、分析、优化,临床应用意义巨大。

该分期方案也有一定的局限性:只适用于单纯手术切除、未经术前(后)辅助放化疗的患者的预后评估;非手术治疗患者、无法手术患者及单纯手术探查患者无法使用;$T_{4b}$ 期患者及 $M_1$ 期患者代表性很差;颈段食管癌和按头颈肿瘤治疗的上段食管癌也未纳入。

### 4.1 第 7 版 TNM 分期体系中食管癌的分段

与以往不同,新版食管癌 TNM 标准对食管癌的原发部位以肿块上缘所在的食管位置决定,以上切牙到肿块上缘的距离来表示具体位置:

颈段食管:上接下咽,向下至胸骨切迹平面的胸廓入口,内镜检查距门齿 15cm~20cm。

胸上段食管：上自胸廓入口，下至奇静脉弓下缘水平，内镜检查距门齿 20cm~25cm。

胸中段食管：上自奇静脉弓下缘，下至下肺静脉水平，内镜检查距门齿 25cm~30cm。

胸下段食管：上自下肺静脉水平，向下终于胃，内镜检查距门齿 30cm~40cm。

第 7 版 TNM 分期体系明确提出食管胃交界部(EGJ)定义：EGJ 上 5cm 的食管远端与 EGJ 以下 5cm 的胃近端是一个充满争议的部位，新版食管癌 TNM 分期与胃癌 TNM 分期内容协调一致，明确规定：凡肿瘤位于①食管下段；②侵犯 EGJ，均按食管腺癌 TNM 分期；③胃近端 5cm 内发生的腺癌未侵犯 EGJ 者可称为贲门癌，连同胃其他部位发生的肿瘤，按胃癌的 TNM 标准分期。见图 2-21。

### 4.2 第 7 版食管癌 TNM 定义

#### 4.2.1 原发肿瘤(primary tumor，T)

$T_x$：原发肿瘤不能确定；

$T_0$：无原发肿瘤证据；

$T_{is}$：重度不典型增生；

$T_1$：肿瘤侵犯黏膜固有层、黏膜肌层或黏膜下层；

　$T_{1a}$：肿瘤侵犯黏膜固有层或黏膜肌层；

　$T_{1b}$：肿瘤侵犯黏膜下层；

$T_2$：肿瘤侵犯食管肌层；

$T_3$：肿瘤侵犯食管纤维膜；

$T_4$：肿瘤侵犯食管周围结构；

　$T_{4a}$：肿瘤侵犯胸膜、心包或膈肌(可手术切除)；

　$T_{4b}$：肿瘤侵犯其他邻近结构如主动脉、椎体、气管等(不能手术切除)。见图 2-22。

#### 4.2.2 区域淋巴结(regional lymph nodes，N)

$N_x$：区域淋巴结转移不能确定；

$N_0$：无区域淋巴结转移；

$N_1$：1~2 枚区域淋巴结转移；

$N_2$：3~6 枚区域淋巴结转移；

$N_3$：≥7 枚区域淋巴结转移。

注：必须将转移淋巴结数目与清扫淋巴结总数一并记录。

#### 4.2.3 远处转移(distant metastasis，M)

$M_0$：无远处转移；

$M_1$：有远处转移。

#### 4.2.4 肿瘤分化程度(histologic grade，G)

$G_x$：分化程度不能确定—按 $G_1$ 分期；

$G_1$：高分化癌；

$G_2$：中分化癌；

$G_3$：低分化癌；

$G_4$：未分化癌—按 $G_3$ 分期。

### 4.3 第 7 版食管癌 TNM 分期

#### 4.3.1 鳞状细胞癌 (包括其他非腺癌类型) (表 2-15)

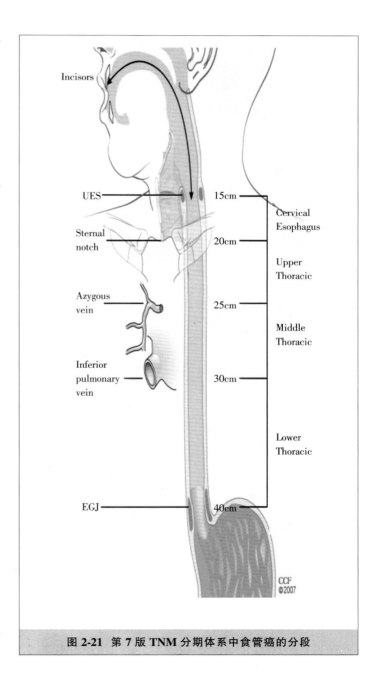

**图 2-21 第 7 版 TNM 分期体系中食管癌的分段**

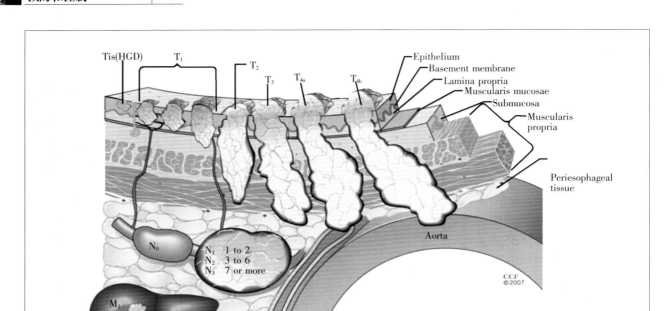

图 2-22　第 7 版食管癌 TNM 定义

### 4.3.2　第 7 版食管腺癌 TNM 分期(表 2-16)

## 4.4　食管癌区域淋巴结名称与编码

食管癌的区域淋巴结名称与编码见图 2-23,表 2-17。

表 2-15　第 7 版食管癌 TNM 分期鳞状细胞癌(包括其他非腺癌类型)

| 分期 | T | N | M | G | 部位* |
|------|------|------|------|------|------|
| 0 | is (HGD) | 0 | 0 | 1,X | Any |
| I A | 1 | 0 | 0 | 1,X | Any |
| I B | 1 | 0 | 0 | 2~3 | Any |
| | 2~3 | 0 | 0 | 1,X | 下段,X |
| II A | 2~3 | 0 | 0 | 1,X | 中、上段 |
| | 2~3 | 0 | 0 | 2~3 | 下段,X |
| II B | 2~3 | 0 | 0 | 2~3 | 中、上段 |
| | 1~2 | 1 | 0 | Any | Any |
| III A | 1~2 | 2 | 0 | Any | Any |
| | 3 | 1 | 0 | Any | Any |
| | 4a | 0 | 0 | Any | Any |
| III B | 3 | 2 | 0 | Any | Any |
| III C | 4a | 1~2 | 0 | Any | Any |
| | 4b | Any | 0 | Any | Any |
| | Any | 3 | 0 | Any | Any |
| IV | Any | Any | 1 | Any | Any |

*:肿瘤部位按肿瘤上缘在食管的位置界定,X 指未记载肿瘤部位。

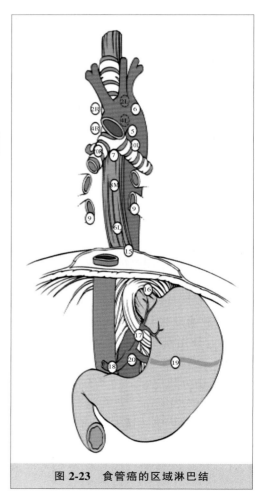

图 2-23　食管癌的区域淋巴结

表 2-16　第 7 版食管腺癌 TNM 分期

| 分期 | T | N | M | G |
|---|---|---|---|---|
| 0 | is (HGD) | 0 | 0 | 1,X |
| ⅠA | 1 | 0 | 0 | 1~2,X |
| ⅠB | 1 | 0 | 0 | 3 |
| | 2 | 0 | 0 | 1~2,X |
| ⅡA | 2 | 0 | 0 | 3 |
| ⅡB | 3 | 0 | 0 | Any |
| | 1~2 | 1 | 0 | Any |
| ⅢA | 1~2 | 2 | 0 | Any |
| | 3 | 1 | 0 | Any |
| | 4a | 0 | 0 | Any |
| ⅢB | 3 | 2 | 0 | Any |
| ⅢC | 4a | 1~2 | 0 | Any |
| | 4b | Any | 0 | Any |
| | Any | 3 | 0 | Any |
| Ⅳ | Any | Any | 1 | Any |

表 2-17　食管癌的区域淋巴结名称与编码

| 编码 | 名称 | 部位描述 |
|---|---|---|
| 1 | 锁骨上淋巴结 | 位于胸骨上切迹与锁骨上 |
| 2R | 右上气管旁淋巴结 | 位于气管与无名动脉根部交角与肺尖之间 |
| 2L | 左上气管旁淋巴结 | 位于主动脉弓顶与肺尖之间 |
| 3P | 后纵隔淋巴结 | 位于气管分叉之上,也称上段食管旁淋巴结 |
| 4R | 右下气管旁淋巴结 | 位于气管与无名动脉根部交角与奇静脉头端之间 |
| 4L | 左下气管旁淋巴结 | 位于主动脉弓顶与隆突之间 |
| 5 | 主肺动脉窗淋巴结 | 位于主动脉弓下、主动脉旁及动脉导管侧面 |
| 6 | 前纵隔淋巴结 | 位于升主动脉和无名动脉前方 |
| 7 | 隆突下淋巴结 | 位于气管分叉的根部 |
| 8M | 中段食管旁淋巴结 | 位于气管隆突至下肺静脉根部之间 |
| 8L | 下段食管旁淋巴结 | 位于下肺静脉根部与食管胃交界之间 |
| 9 | 下肺韧带淋巴结 | 位于下肺韧带内 |
| 10R | 右气管支气管淋巴结 | 位于奇静脉头端与右上叶支气管起始部之间 |
| 10L | 左气管支气管淋巴结 | 位于隆突与左上叶支气管起始部之间 |
| 15 | 膈肌淋巴结 | 位于膈肌膨隆面与膈脚之间(膈上) |
| 16 | 贲门周围淋巴结 | 位于胃食管交界周围的淋巴结(膈下) |
| 17 | 胃左淋巴结 | 位于胃左动脉走行区 |
| 18 | 肝总淋巴结 | 位于肝总动脉走行区 |
| 19 | 脾淋巴结 | 位于脾动脉走行区 |
| 20 | 腹腔淋巴结 | 位于腹腔动脉周围 |

注:11-肺叶间淋巴结,12-肺叶淋巴结,13-肺段淋巴结,14-肺次段淋巴结不属于食管癌引流淋巴结,本表未列出。

# 第七节　食管癌的治疗

## 1　食管癌的治疗原则

（1）充分的治疗前检查与评估：根据胸腹部 CT、全身 PET（推荐 PET-CT）和内镜超声进行临床分期，以评估可切除性；由外科医生评估患者行食管切除术的生理承受状况，一般选择生理状况较适宜，且食管癌可切除（距会厌超过 5cm）的患者。颈段食管癌或上胸段食管癌距会厌不超过 5cm 者，首选根治性放化疗。

（2）对 Tis/T$_{1a}$ 期（肿瘤侵犯黏膜但未至黏膜下层）：如无区域淋巴结转移的证据，可考虑内镜下黏膜切除术（EMR）或食管切除术。

（3）位于黏膜下层（T$_{1b}$ 期）或更深的肿瘤推荐接受外科手术治疗。根据患者术前 TNM 分期、患者年龄、合并症情况、体质状况、吞咽困难严重情况等选择新辅助化放疗，术后视术中情况及术后病理情况接受合理的辅助化疗及/或放疗。需要引起注意的是对于 T$_2$N$_0$ 食管癌进行术前新辅助化疗并不能改善预后。

（4）对于术前评估为 T$_4$ 或 N$_1$ 以上，而无远隔器官转移的患者，尤其是年龄较年轻的患者，应该由多学科医生讨论后选择以手术基础的综合治疗或以放化疗为基础的综合治疗。

（5）不可切除的食管癌包括：T$_{4b}$ 期：肿瘤累及心脏、大血管、气管或邻近脏器，包括肝脏、胰腺、肺和脾脏等；Ⅳa 期：肿瘤位于远端食管，腹腔淋巴结不可切除且腹腔动脉、主动脉或其他器官包括肝脏、胰腺、肺和脾脏被累及；Ⅳb 期：远处转移或非区域淋巴结转移。应选择以放化疗为基础的综合治疗。

（6）对于终末期食管癌，预期寿命小于 3 个月；或一般情况差，不能耐受手术、放疗和化疗等抗肿瘤治疗的患者，可考虑采取最佳支持治疗并提供以改善营养状况、减轻痛苦、提高生活质量。

## 2　食管癌的外科治疗

### 2.1　食管癌外科手术原则

（1）术前分期：术前需进行临床分期以判断手术完整切除可能，分期手段包括胸部和腹部 CT 扫描、全身 PET（PET-CT 更优），以及超声内镜。尤其是 PET-CT 检查可以有效避免无效手术（futile operation：术后 1 年内无论何种原因导致患者死亡的手术）。

（2）食管切除手术：适用于所有可手术切除的生理状况健康的食管癌患者（肿瘤距离环咽肌大于 5cm）。

（3）根治性同期放化疗：颈段或胸上段食管癌，肿瘤距离环咽肌小于 5cm，应该接受根治性同期放化疗。其实，对于部分严格挑选的早期颈段食管癌患者，只要肿瘤上缘距离环咽肌下缘大于 2cm，也可以进行保留喉功能的食管切除手术。但是由于颈段食管癌同期放化疗良好的预后，应该优先向患者推荐同期放化疗，或者对于这部分患者手术仅限于放化疗后复发而进行的补救手术（salvage surgery）。

（4）可切除的食管或食管胃交界部癌：①T$_{1a}$ 定义为肿瘤侵犯黏膜层尚未侵犯黏膜下层，可考虑行 EMR+射频消融术，或在有经验的单位进行食管切除。②T$_{1b}$ 或以上分期的患者应接受食管切除术。③T$_1$~T$_3$ 食管癌可手术切除，尽管伴有区域淋巴结转移，多站淋巴结受累只是手术的相对禁忌证，应该结合患者的年龄和体质状况决定是否手术。④侵犯心包、胸膜或膈肌的 T$_4$ 食管癌仍可手术切除。⑤部分Ⅲ期（T$_{4a}$N$_{2-3}$）病例，可通过新辅助治疗使肿瘤局限，获得完全切除术的机会。

（5）不可切除的食管癌：①侵犯心脏、大血管、气管或邻近器官，如肝脏、胰腺、肺和脾脏的食管癌。②尽管伴淋巴结受侵的食管癌，应该结合患者年龄、体质和对治疗的反应等因素综合评估其切除可能，绝大多数伴有多站肿大淋巴结的食管癌患者应该被视为不可切除。③胃食管结合部癌出现锁骨上淋巴结转移。④出现远处转移的患者(包括非区域淋巴结转移)。

(6)食管癌外科治疗禁忌证:①恶病体质;②UICC 分期中 $T_{4b}$ 任何 $M_0$ 及Ⅳ期;③重要脏器有严重合并症如肺功能低下,心脏疾病伴心力衰竭或半年以内的心肌梗死等。

(7)食管癌外科治疗的其他条件:对食管癌患者是否推荐接受外科治疗,除了术前的临床分期以外,还要考虑三个主要问题。

首先是病人营养状况,食管癌病人由于长期进行性吞咽困难,一般代谢呈负平衡,表现为明显消瘦,体重下降,常有低蛋白血症,其他营养成分,维生素、电解质、微量元素等都处于缺乏状态。这些情况往往削弱病人抗感染能力和伤口(包括吻合口)愈合能力,术后并发症增多,故必须在术前妥善纠正。

其次是有关病人的心肺功能,低肺功能病人术后发生肺部并发症的可能大增,而食管癌患者以中老年居多,常伴有慢性心血管及呼吸系统疾病,导致心肺功能出现不同程度的下降。肺功能评定临床最有参考价值的是第一秒末努力呼气量($FEV_1$),理想值是超过估计的 75%,此种病人适于手术。50%<$FEV_1$<75%,手术需慎重考虑。如低于 50%,则一般属手术禁忌。至于心脏功能问题,除了半年内无心绞痛或心力衰竭发作外,简单的提问常可猜度出大概储备,如病人能够常速步行二里地或不停顿地攀登三层楼,心脏储备应能承受手术的负担。放射性核素血池扫描静息时左心室射出量应该高于 40%,运动后应该有所增加。如果低于 40%或运动后不增加,则提示需进一步作冠状动脉造影或是心室造影。

最后,患者的年龄是术前需要注意的重要问题。过去一般认为年龄超过 70 岁应视为手术禁忌证。随着年龄增长手术危险性也相应增大,资料表明,75 岁以后与手术相关的死亡率曲线变陡。但现在国人的平均寿命不断延长,70 岁以上老人已普通常见;且随着腔镜食管癌切除术的开展,对于年龄的要求不断放宽。故对于高龄并非手术禁忌证,但应该结合临床分期、全身情况,以及患者手术意愿进行选择治疗方式。如术前评估食管肿瘤可以完全切除、患者能耐受手术且愿意接受手术,外科的手术切除仍是首选。

## 2.2 食管癌外科治疗的手术径路

常见的食管切除术手术入路有经左胸后外侧切口、经右胸后外侧切口加上腹部切口、左侧胸腹联合切口,以及非开胸食管钝性剥脱。主要根据食管病变部位,肿瘤外侵情况、纵隔淋巴结情况、既往手术史(尤其是既往有无开胸手术史和胃部手术史),患者体质等一般情况,以及外科医生习惯而选择合适手术径路。目前国内常用的入路为左胸后外侧切口和经右胸颈胸腹三切口。

其中左胸后外侧切口主要优点:

(1)采用该切口可以为胸中段以下食管癌及贲门癌提供良好显露。

(2)通过左膈肌切口比较易于游离解剖胃、清扫胃贲门部、胃左血管周围及食管周围淋巴结,最后将食管癌切除并移胃入胸进行弓下或弓上食管胃吻合重建上消化道之连续性。换言之,左开胸一个切口足以解决食管胃部分切除及食管胃吻合术两项操作。

(3)因为主动脉显露良好,不易发生误伤,即使发生也易于采取措施加以修补止血。

(4)当病变较术前估计的广泛,需要施行更为根治性的手术(如全胃切除或胃、脾及胰部分切除时),向前下延长切口到腹部切断肋软骨弓,延长隔肌切口及切开部分腹肌,即变成左胸腹联合切口。此种切口可以较好地显露上腹部,游离全胃或结肠皆较容易。左后外切口不足处是弓以上病变的解剖较困难。弓上切除不净时,应加左颈切口,在颈部切除重建。

经右胸颈胸腹三切口其优点为:

(1)右后外切口比左后外切口能更全面清扫纵隔淋巴结,提高切除的根治性。

(2)部分食管癌为多中心起源,经右胸能切除全部胸段食管,减少远期残余食管再发癌变。

(3)腹部正中切口比左胸切口经膈肌入路能更全面清扫腹腔淋巴结。

(4)右胸、上腹的入路有利于胸腔镜和腹腔镜手术的施行。

## 2.3 食管替代器官的选择及移植的径路

理想的食管替代物应该具备血运良好、物理强度高、黏膜上皮与食管上皮有良好的相容性,以及游离操作简便、长度充分等五个优点。实践证明胃除了相容性差外具有四个长处,故应列为移植器官中的首选。移植胃占去部分胸腔体积,早期因无张力扩张影响心肺功能,造成病人气短、心慌等不适,目前采用切割缝合器制作管型胃,既缩小胸胃体积,也能延长胃的长度,减少吻合张力,效果良好。结肠具备长度充足,黏膜相容性好等长处,血运及物理强度中等,移植后胃仍处于腹中,保持较好的消化功能。但操作繁杂需进行三个吻合,手术并发症及死亡率皆比胃代食管高,应列为第二选择。空肠与食管相容性好,但牢固度中等,血运脆弱影响及于可游离之长度,故较少应用。

代食管的移植途径有食管床、胸内、胸骨后隧道及胸前皮下隧道等。其中以食管床的距离最短,胸骨后隧道次之,胸前皮下隧道距离最远。但是就安全度而论,胸前皮下移植的方法最安全,如发生吻合口瘘或移植器官血运障碍坏死等严重并发症时,因为就在颈部及皮下很容易进行处理,故也易于治愈。胸骨后与胸前皮下通路一样吻合在颈部,发生瘘时容易处理;另外如术中有肿瘤残留或远期局部复发,根治性纵隔区放疗时可不影响胸胃。胸内途径虽然近方,万一发生吻合口瘘,常常带来灾难性后果。

### 2.4 食管胃吻合方法

方法多种多样,但实际上分为两层缝合和单层缝合两大类,前者又可分为食管壁与移植器官壁全层缝合及肌层、黏膜下层分层缝合两类。吻合器吻合属于两层的全层缝合类。两层法的改良式式有隧道式吻合,使吻合口周围有胃壁覆盖加固,这与传统的望远镜式或胃底围脖式包埋基本相似,置入食管胃吻合法也属于用胃壁加固之类。此种吻合口具备防止胃内容物反流的单向阀门机制。为避免最可怕的术后并发症吻合口瘘并在新建吻合口建立抗反流机制,各种改进吻合方法不胜枚举,但多数抗反流效果仍不尽人意。

### 2.5 食管癌常见手术方式

a. 经左胸食管部分切除食管胃颈部吻合术;

b. 经左胸食管部分切除食管胃胸内吻合术;

c. 经左胸腹联合切口全胃切除、食管部分切除空肠食管胸内 Roux-en-Y 吻合术;

d. 经右胸颈胸腹三切口食管部分切除食管胃颈部吻合术(Ivor Lewis-McKeown 食管切除术);

e. 经右胸食管部分切除食管胃胸内吻合术(Ivor-Lewis 食管切除术);

f. 经右胸颈胸腹三切口食管部分切除结肠代食管颈部吻合术;

j. 非开胸食管钝性剥脱食管胃颈部吻合术。

### 2.6 食管(贲门)癌手术操作要点

为了减少手术后并发症的发生率,食管癌的外科治疗从术前准备阶段起即正式开始,各项准备如口腔护理、呼吸道护理、心血管系统的监测、营养的补充等都必须妥善完成,对于切口的选择,需要切除食管的长度、切除时可能遇到的困难、切除后吻合部位等问题经治医生都应做到心中有数。在手术过程中还需要注意以下一些要点。

首先是充分探查了解病变的长度、外侵度、淋巴结转移情况等以决定其切除可能性及根治可能性。如病变尚未侵及重要纵隔器官如主动脉、支气管等,同时淋巴结转移无明显或仅有几个少数局部转移仍可清除时,则可先开膈肌入腹(左后外开胸切口),探查腹腔有无转移然后游离移植的胃,在贲门部与食管离断后关闭贲门端,再解剖切除病变段食管。先了解情况,再进行主要操作,可以防止胃游离后才发觉食管病变无法切除,不但徒劳而且使病人蒙受额外损伤。

其次无论是解剖食管还是胃,都应尽量使用锐性操作,以尽可能将肿瘤切净。过程中对食管的固有动脉支、支气管动脉及胃左动脉等都必须妥善结扎处理,避免误伤引起大出血。中段病变外侵较多及于主动脉或奇静脉时必须细致解剖切忌误伤。万一主动脉损伤时应首先用手指压迫止血,主动脉壁因承受高压不宜用无损伤鼠齿钳钳夹破口,易于夹裂使破口越裂越大,处理办法之一是用无损伤血管革临时阻断主动脉,快速将破口缝合,在常温下如阻断时间不超过 5~6min,不致造成肝肾等脏器损害。更为简便稳妥的止血法是把主动脉游离用剪开之涤纶血管片包绕固定于破口段动脉上,或是用病人自身的肌肉块缝堵于破损处。游离中段食管之后侧右侧组织时,应尽可能在直视下解剖,以避免损伤奇静脉。奇静脉内压力低,破损时可用鼠钳钳夹破口予以缝合,或者将破口近远心端游离结扎。在游离胃过程中,主要避免损伤脾动脉,老年人有时脾动脉屈曲延长在胃后形成大袢,离断胃短血管时很容易将延长弯曲的脾动脉误扎,脾颜色变深紫时始引起外科医师注意,此时除了将脾切除无其他补救方法。另一关键操作是结扎切断胃左动静脉,要求术野充分显露,近心端双重钳夹,或缝扎结扎,或双重结扎,术毕还应仔细检查,以免松脱出血。不幸发生出血应立即压迫止血显露术野,吸尽术野积血后看清血管端予以钳夹,并妥善缝扎结扎,最忌慌乱中盲目钳夹,造成大量失血危及病人生命。

第三个操作要点是避免损伤胸导管,当病变在中段或上段而外侵严重时,解剖主动脉弓上下的食管时尤其要小心。弓下胸导管在食管左后方奇静脉与降主动脉之间走行,到弓水平离开椎体而越过食管左侧进入上纵隔。这个部位是胸导管最易被误伤处,所以解剖应在直视下进行,术毕还应检查纵隔内有无渗漏清亮之淋巴液处,如有则意味着胸导管已有破损,应该在其腹腔侧下纵隔内(胸导管来的方向)解剖出导管予以结扎切断,如解剖无误,渗漏应即刻停止。

第四个要点是避免损伤气管左支气管膜状部。胸上中段病变累及前壁时很容易与气管或者支气管膜部粘连或浸润,解剖时如偏在气管支气管侧很容易造成膜部破损,临床表现术野大量漏气,麻醉医生无法保持恰当的正压通气。一旦发生应及时缝合修复,最好用胸膜瓣或是肌肉组织覆盖加固。

第五个要点是吻合口瘘的预防。移植器官的长度视移植部位而定,原则上应该充足,不能存在张力。而张力常因作用于移植器官的系膜血管影响移植器官的血运。已知血运不良是产生吻合口瘘的重要原因之一。无论采取一层还是双层法吻合要求是全层对合贴切,缝针距离疏密合度,缝线结扎松紧合度。如此则吻合口的愈合可以保证,吻合口瘘的发生率可以控制在较低的水平。在吻合过程中由于种种原因如肉眼可见局部血运不良,或食管腔与胃造口不太匹配,而担心愈合不良的可能时应该用胸膜瓣或大网膜覆盖加固。

### 2.7 结肠移植代食管手术

将结肠代食管手术单独列出叙述,是因为结肠移植手术术前准备项目多,手术操作较繁,手术后并发症及死亡率皆比胃代食管高。

结肠代在食管癌外科中有一定的适应证:

(1)由于胃病变或曾经远侧胃次全切除而无法用胃代食管,是其绝对适应证;

(2)贲门癌术后吻合口复发,需要行残胃切除,以及胸内部分食管切除,胸内吻合口瘘发生风险大,需要行颈部吻合,也是其绝对适应证。

结肠的血运有从肠系膜上动脉发出的回结肠动脉(供应回肠末段和盲肠)、右结肠动脉(供应降结肠)、结肠中动脉(供应结肠肝曲和横结肠),还有从肠系膜下动脉发出的结肠左动脉(供应脾曲及降结肠)。这些动脉的分支互相吻合形成完整的结肠血管弓。 由于存在结肠血运变异,准备作结肠移植前必须仔细观察各支间的吻合支是否通畅。原则上是在血运许可情况下尽可能作顺蠕动结肠移植,例如切断结肠中动脉,保留结肠左动脉利用横结肠与部分降结肠,或者是切断结肠右动脉及回结肠动脉,保留结肠中动脉,利用升结肠及部分横结肠。只有在上述两种情况血运不充足,表现为临时阻断将要切断之血管后,移植段远端末梢动脉搏动消失,退而求其次,作逆蠕动移植,如切断结肠左动脉,保留结肠中动脉,利用横结肠及部分降结肠,或是切断结肠右动脉,保留结肠中动脉,利用横结肠,因为结肠中动脉位置偏右,逆蠕动移植较方便。逆蠕动移植后主要之缺点为病人常有嗳气、呃逆及结肠内容物的突然上漾。游离移植段时要求临时阻断将切断之血管后,或者已切断上移到胸内或颈部时,远端肠管之末梢小动脉必须有可见之搏动。常常发生在腹内时肠段血运良好,但一端上提到颈部时末梢动脉不跳动。虽然肠管色泽改变不大,此时仔细观察常见肠壁颜色略暗,浆膜肌层轻度水肿,其病理改变实为移植段静脉回流障碍,如无法改善应放弃该移植段改用其他代食管方法,勉强敷衍吻合完成手术,术后极可能发生肠管坏死的严重并发症。其次要注意的是移植肠管之实际可用长度,不是肠管本身之长度而是移植段血管弓之长度,后者限制移植段上移的高度。常常表面看来移植段肠管的长度是富裕,实际经通道上移(胸前皮下、胸骨后隧道、食管床)时发现血管弓不够长,有张力,远端达不到预设的高度。第三个手术要点是在将移植肠段上提时手法必须十分轻柔,注意肠管位置摆顺。正确的向上提的操作应以手推送移植段远口端为主,牵引肠管近口端的缝合线配合推送远口端的动作轻轻上提为辅,过度拉力作用于移植段的后果可能造成血运损伤导致肠管坏死。上端结肠与食管吻合时可以行端端吻合,或是端侧吻合。不过一般食管口径小,结肠口径大,对端吻合不易匹配合适。不如在结肠上端(距闭合端2cm以上的对系膜侧)作与食管口径相当的横切口,食管与之行端侧吻合术比较容易做到密切对拢。移植段下端与胃一般在胃前壁靠近小弯侧吻合。作结肠结肠或是回肠结肠吻合术以恢复结肠通道。为加快手术时间,术者可分胸腹两组同时操作,胸组开胸游离切除食管,并开颈作食管结肠吻合,腹组负责游离结肠,结肠胃吻合及结肠结肠吻合等操作,结肠系膜之缺口也应妥善缝合以避免发生内疝。结肠移植代食管时,鼻胃管不易通入胃中,可以作小的临时性胃造瘘,置普通胃管自腹壁引出。术后早期作减压,肠蠕动功能恢复后则作为管饲要素营养液的通道。

### 2.8 经纵隔镜食管癌切除术

电视辅助纵隔镜检(VAT)应用于切除胸内疾病成为胸外科的热门题目。其范围已经包括各种肺切除术、纵隔肿瘤切除术,以及食管癌切除术。有作者报告8例食管癌,除1例失败开胸切除外,其余7例成功游离胸内食管,然后开腹开颈,胃上提入颈进行吻合。该组的胸内操作平均时间为180min,失血量400~800ml,并称达到肿瘤外科学切净的原则,根治肿瘤及受累淋巴结。由于是一种新兴的技术,还有待积累更多的资料,才可能判断其优劣得失。目前存在的不足之处主要是手术时间长,手术费用昂贵,胸腔粘连重时无法操作,以及能否切实达到肿瘤外科学的原则要求,基本上临床已经弃用该术式。

### 2.9 电视胸腔镜下食管癌的微创切除术

电视胸腔镜技术(video-assisted thoracoscic surgery,VATS)是20世纪90年代初发展起来的一种新的外科技术手段,广泛应用于胸外科及腹部外科。1991年,Pellegrini等率先将胸腔镜应用于食管良性疾病的治疗,开展了胸腔镜下食管肌层切开术、食管平滑肌瘤摘除术,以及食管裂孔疝修补术等术式。Collard和Gossot等随后开展了电视胸腔镜辅助下食管癌切除术。目前,电视胸腔镜在食管癌外科的应用积累了越来越多的经验并取得了良好的临床效果。目前开展的微创食管癌切除术包括单纯胸腔镜下食管切除、手辅助胸腔镜食管切除、小切口辅助胸腔镜下食管切除及纵隔镜经膈食管切除并纵隔淋巴结清扫,胃的微创游离通过腹腔镜或手辅助腹腔镜完成。文献报道与常规开胸食管癌切除术比较,在符合切除肿块和淋巴结清扫的外科手术目的前提下,有以下优点:减少了术后早期和长期胸痛;减少了术后呼吸道并发症;符合美学要求。国内外学者目前较一致的认识是VATS食管癌切除避免了常规剖胸手术给患者带来的神经和肌肉损伤,减轻术后切口疼痛,使经右胸三切口食管癌切除对患者的损伤降低到普通外科手术的创伤,并且手术创伤较剖胸手术小,术后恢复快。

### 2.10 食管癌淋巴结清扫范围

食管癌引流区域淋巴结涉及到颈部淋巴结群、胸内纵隔淋巴结群、双侧肺门淋巴结群和上腹部淋巴结群。食管癌理想的淋巴结廓清范围各家差异最大,也是国内外争议最多的地方。

目前食管癌淋巴结清扫手术主要有两野淋巴结清扫和日本学者倡导的三野淋巴结清扫。

#### 2.10.1 两野淋巴结清扫术

食管癌两野淋巴结时对腹内区域淋巴结的清扫范围,国内外意见比较一致,但是对胸内区域(纵隔)淋巴结的清扫范围各家差异较大,故又将其分为三种。

(1)常规两野淋巴结清扫:包括全胸段食管旁、隆突下和右、左支气管旁淋巴结。

(2)扩大两野淋巴结清扫:在常规两野淋巴结清扫的基础上,对右上纵隔淋巴结,如右侧喉返神经链旁和气管右旁淋巴结进行清扫。

(3)胸内全淋巴结清扫:在扩大两野淋巴结清扫范围的基础上,对左上纵隔,尤其是左侧喉返神经链旁和气管左旁淋巴结进行清扫。

#### 2.10.2 三野淋巴结清扫术

2002年,日本食管疾病研究会公布的食管癌诊治指南指出:基于食管癌从颈部淋巴结到腹腔淋巴结转移的发生率,推荐对食管癌患者进行三野手术,尤其是胸上段癌。然而,三野手术创伤大、手术时间长、喉返神经损伤等并发症发生率高,因而带来的巨大外科压力,以及能否通过三野清扫提高所有食管癌患者生存率存在较大争议,使得西方国家并不把"三野"淋巴结切除作为常规,而国内绝大多数医院在对胸段食管癌外科手术时仍常规进行两野淋巴结清扫。近年来国内外的学者非常重视对食管癌患者气管食管沟淋巴结的探查和清除,他们认为:任何部位、任何大小、任何深度的食管癌均能引起气管食管沟淋巴结转移,并且该组淋巴结可以像胸、腹淋巴结一样是惟一的淋巴结转移部位。"三野"淋巴结切除的真正价值在于沿喉返神经的上纵隔淋巴结完整清扫。有资料显示,如果行沿喉返神经的上纵隔淋巴结切除,无需再行颈部淋巴结清扫。

近年来一些尸检还发现:食管癌患者平均 183.6 枚(118~234 枚)区域淋巴结数量要远大于文献中报道的三野淋巴结清扫术平均清除的数量(59.5~82 枚);而且,食管癌淋巴引流尚存在一些出乎意料和变化无常的分布模式,更进一步证明了食管癌淋巴结转移的复杂性,提示单纯通过手术彻底清除所有受累的淋巴结及其周围组织,在多数情况下几乎是不可能的。Hulscher 等的研究表明采用经膈肌食管裂孔食管钝性剥脱治疗食管癌患者,其生存率并不比接受经胸部入路食管切除加系统淋巴结清扫患者预后差,提示单一依赖淋巴结清扫范围的扩大,并不能提供最满意的疗效,食管癌淋巴结的清扫应该适度,并结合术前评估进行个体化的清扫。而食管癌预后的明显提高,必须重视早期发现、早期诊断和早期治疗,中晚期食管癌的治疗应该走多学科协作综合治疗的道路。

# 3 食管癌的放疗

## 3.1 非手术治疗食管癌

### 3.1.1 食管癌单纯放疗

单纯放疗常作为不能手术切除的局部晚期食管癌患者或因其他内科疾病原因难以耐受手术治疗的食管癌患者的首选治疗方法。能根治性手术治疗的食管癌病人仅占全部病人的 20%~30%,放疗是目前食管癌主要的、有效的、安全的手段之一。国内常规使用剂量为 60~70Gy/6~7 周。与手术相比,放疗有两大优点:首先,它有比较广泛的适应证;其次,它可以更有效地治疗肿瘤可能侵及的组织及相关淋巴引流区域。然而,它也有其难以克服的缺点,即对肿瘤靶区剂量的要求受其周围正常组织或器官(肺、脊髓、心脏等)对放射线耐受阈值剂量的限制,在进行放疗中或后期将产生急性或慢性放射反应,并且不能很快缓解症状,其治疗相关毒性也需要长时间的护理和附加的支持治疗。

单纯放疗治疗食管癌的疗效主要来源于回顾性分析,2000 年以前食管癌放疗常采用传统的二维放疗技术,5 年总生存率为 8%~16%,平均 10%左右。这可能是因为单纯放疗的患者大部分是无法进行手术切除的晚期患者,预后差。祝淑钗等 2005 年报道 500 例食管癌患者单纯二维常规放疗 5 年生存率为 20.8%。进入 21 世纪后,三维适形放疗技术在临床上应用越来越广泛。孔洁等在 2003~2008 年对收治的 792 例食管癌患者采用三维适形放疗技术,其中单纯放疗者 650 例,单纯放疗者 1、3、5 年局部控制率分别为 75.3%、51.3%、46.8%,相应的生存率分别为 68.9%、35.9%、27.6%,肯定了三维适形放疗技术在食管癌治疗中的疗效。

### 3.1.2 食管癌联合放化疗

食管癌单纯放疗的 5 年生存率并不理想,因此,有研究者采取放、化疗联合的治疗方案,以期提高局部控制率,减少远处转移,从而进一步提高生存率。

一项研究将 129 例食管癌患者随机分为放化疗联合治疗组 (50.4Gy 联合 4 个周期 PF 方案化疗)和单纯放疗组(64Gy)。两组中位生存期分别为 12.5 个月和 8.9 个月,5 年生存率分别为 27%和 0%,并且放化疗联合治疗组的局部复发率和远处转移率均要低于单纯放疗组(25% vs 37%,8% vs 15%)。潘荣强等将 168 例中晚期食管癌患者随机分为放化组及单放组。结果显示:放化组和单放组有效率分别为97.6%和 94%;1 年局控率分别为 88.1%和 73.8%(P<0.05),3 年、5 年局控率分别为 61.9%、42.9%和 52.4%、40.5%(P>0.05);5 年生存率分别为 20.2%和 14.3%(P<0.05);放化组及单放组死于远处转移分别为 10 例

及 25 例(P<0.05);≥Ⅱ级的急性反应及后期并发症两组差异无统计学意义(P>0.05)。研究结果表明了放化疗联合治疗的优越性。

放化疗联合治疗的方式主要有同步放化疗和序贯放化疗。2012 年邱恩毅等对国内 9 项独立的临床随机对照试验研究(共 692 例)进行了 Meta 分析。结果同步组在近期有效率和 3 年生存率上优于序贯组。但同步组在 3~4 级放射性食管炎方面明显加重。在其他 3~4 级的不良反应方面似有所增加,但差异无统计学意义。表明同步放化疗确实较序贯放化疗在有效率、近期生存率等方面更有优势,但不良反应增加。至于同步放化疗时,如何选择合适的放疗剂量是一个问题。有研究将 218 例进行同步放化疗的食管癌患者分为高剂量组(64.8Gy)和标准剂量组(50.4Gy),两组化疗方案相同。两组中位生存期分别为13.0 个月和 18.1 个月,2 年生存率分别为 31%和 40%,局部复发率分别为 56%和 52%,发现高剂量组较标准剂量组在局部控制率和生存率上无明显优势。

在选择放疗剂量的同时,人们在尝试选择新的用于治疗食管癌的细胞毒药物。紫杉醇或伊立替康联合铂类药物的Ⅰ/Ⅱ期临床试验无论是在治疗反应还是耐受性方面都显示出让人满意的结果,但需要进一步的临床试验证实其较标准化疗方案的优越性。国内方面,赵维勇等回顾性分析 42 例行同步放化疗的Ⅱ~Ⅲ期食管癌病例,22 例放疗联合多西紫杉醇+顺铂方案 (TP 组);20 例放疗联合顺铂+氟尿嘧啶方案(PF 组)。有效率:TP 组 81.8%、PF 组 75.0%(P>0. 05)。1、2 年局控率:TP 组 86.4%、63.6%;PF 组 80.0%、60.0%(P>0.05)。1、2 年生存率:TP 组 81.8%、59.1%;PF 组 80%、50%(P>0.05)。急性毒副反应:白细胞减少发生率 TP 组明显高于 PF 组;胃肠道反应发生率 TP 组明显低于 PF 组。而陆园园等回顾性分析 87 例局部晚期食管癌,46 例放疗同步紫衫醇+奈达铂组(TN 组),41 例放疗同步 5-氟尿嘧啶+顺铂(FP 组)。结果:TN 组和 FP 组有效率分别为 91.3%和 75.6%(P<0.05)。1 年生存率分别为 78.3%和 68.3%(P>0.05)。恶心、呕吐发生率 TN 组明显低于 FP 组(P<0.05),血小板下降 TN 组高于 FP 组(P<0.05),中性粒细胞下降、放射性食管炎,两组无显著性差异(P>0.05)。

总之,同步放化疗是公认的非手术治疗食管癌的标准方法,但适合中国人群的放化疗剂量还有待于多中心随机对照研究来确定。标准化疗方案仍为顺铂联合 5-FU(PF),紫杉醇在食管癌治疗中的作用逐渐被认可,尽管尚无高级别证据证实该方案的远期生存益处优于 PF 方案,但紫杉醇+顺铂两药方案被越来越多地应用于临床,成为目前临床试验的主流方案。

### 3.1.3　同步放化疗联合分子靶向药物治疗食管癌

近年来,分子靶向药物为肿瘤治疗提供了新途径,分子靶向药物联合放化疗是肿瘤治疗的热点,常用的分子靶向药物包括抗上皮生长因子受体(EGFR)药物、酪氨酸激酶抑制剂、抗 HER-2 单克隆抗体、血管内皮生长因子(VEGF)抑制剂、环氧合酶(COX)抑制剂等,以 EGFR 为靶点的治疗药物研究最为广泛。EGFR 在多种实体瘤中都有不同程度过表达,食管鳞癌组织中阳性率达 40%~80%。EGFR 靶向抑制剂通过阻断与 EGFR 相关的信号途径来提高肿瘤细胞的放射敏感性。

李刚等进行了一项Ⅱ期临床试验,对 24 例局部晚期食管鳞癌患者进行同步放化疗联合厄洛替尼靶向治疗:$D_T$60 Gy/30 次,在放疗的第 1、29 天同步紫杉醇+顺铂方案化疗,放疗期间每天口服厄洛替尼150mg。24 例患者的中位随访时间为 18.6 个月(7.1~29.6 个月)。2 年生存率、局控率和无复发生存率分别为 70.1%、87.5%和 57.4%。治疗期间,≥3 级的急性毒性反应主要包括白细胞减少(16.7%)和血小板减少(8.3%)。

陈永顺等对 31 例Ⅱ~Ⅳa 期的食管鳞癌患者行同期放化疗联合西妥昔单抗靶向治疗,治疗方案如下:西妥昔单抗静滴 1 次/周,第 1 周 400mg/m²,第 2~8 周 250mg/m²,第 2~8 周每周联合紫杉醇 45mg/m² 和顺铂 20mg/m² 化疗,从第 2~8 周进行调强放疗,$D_T$59.4Gy/33 次,1.8Gy/次,5 次/周。29 例患者完成治疗,临床完全缓解率为 69.0%(20 例),部分缓解率为 31%(9 例),总有效率为 100%。中位随访时间 23.6 个月(6.5~37.5 个月),总生存率为 100%,1 年、2 年无疾病进展生存率分别为 85.5%、75.1%;有淋巴结转移者 1 年无进展生存率为 78.7%,低于无淋巴结转移者(92.3%)。EGFR 阳性者(16 例)完全缓解率为75.0%,而阴性者为 61.5%(P=0.024)。EGFR 阳性者 1 年无进展生存率为 87.1%,阴性者 83.9%(P=0.133)。有明显皮疹反应(≥2级)者完全缓解率和1年无进展生存率分别为65%和93.8%,优于无皮疹或1级皮疹者(35%和74.1%)。全组患者3/4级食管炎、血液毒性、皮肤毒性的发生率分别为9.7%、29.0%、16.1%。孟雪等进行了一项前瞻性、多中心Ⅱ期临床试验,研究西妥昔单抗联合同期放化疗局部晚期食管鳞癌患者的疗效。方法:55例Ⅱ~Ⅲ期食管鳞癌患者入组,西妥昔单抗静脉滴注1次/周,第1周为400mg/m²,第2~8周为250mg/m²;第2~8周每周联合紫杉醇45mg/m²+顺铂20mg/m²;第2~8周调强放疗$D_T$59.4Gy/33次,1.8Gy/次,5次/周。结果显示:45例完成治疗,近期疗效评价,29例完全缓解(CR),64.4%,15例部分缓解(PR),33.3%,总有效率(CR+PR)97.7%;1、2年无疾病进展生存率分别为84.2%、74.9%,总生存率分别为93.3%、80.0%。不良反应主要有皮疹(92.7%)、黏膜炎(45.5%)、疲劳(41.8%)和恶心(38.2%),一般为1或2级。3级不良反应主要包括中性粒细胞减少症(32.7%)和贫血(1.8%)。

研究结果表明,EGFR靶向抑制剂联合同期放化疗治疗食管鳞癌患者有效率高,安全可靠,无明显的毒副作用,值得扩大样本量进一步临床研究,为食管鳞癌患者提供科学有效的治疗方案。

### 3.2 与手术相关的综合治疗食管癌

#### 3.2.1 术前放疗

多数研究表明,术前放疗可以提高肿瘤切除率,降低术前分期和减少局部复发,但是否能够提高长期生存率仍需进一步探讨。

汪楣等把418例食管癌患者随机分为手术组(223例)和术前放疗组(195例),结果发现术前放疗可以降低术后病理淋巴结转移率,降低局部和区域复发率,提高手术切除率,缩小肿瘤及明显降低肿瘤分期,并不增加手术后并发症,术前放疗组和单一手术组的5年生存率分别为42.8%和33.1%($P=0.042$)。欧广飞等在2003年就该组资料进一步分析了放疗反应程度与生存率的关系,结果显示,重度、中度、轻度放疗反应的5年生存率分别为60.7%、46.4%和21.1%,与单一手术组(38.8%)相比,重度反应组优于手术组,差异有显著性;中度反应组稍优于手术组,但无显著性差异;轻度反应组低于手术组,差异有显著性。因此认为对放疗不敏感者,术前放疗无好处。Amott等的荟萃分析包括了英国、法国、丹麦、挪威和中国5组共1147例随机研究资料,结果显示术前放疗可使2年绝对生存率获益3%、5年绝对生存率获益4%,与单纯手术相比,虽然术前放疗未使食管癌患者长期生存获益,但两组总危险比为0.89,死亡风险下降11%。该分析倾向于可能达到显性结果,但病例数需达到2000例左右。

术前放疗目前已少有应用,能否提高长期生存率仍存在争议,放疗后如病理反应达到重度时,其5年生存率明显优于中度或轻度的病理反应。

#### 3.2.2 术前放化疗

术前同期放化疗的优点:①肿瘤血运完整,有利于保持病灶局部化疗药物强度和氧浓度;②术前患者耐受性较好,对比术后辅助治疗,术前新辅助治疗更容易完成;③可降低肿瘤分期,提高R0切除率;④通过化疗杀灭微转移灶和减少术中肿瘤细胞种植的机会;⑤术前放化疗具有互相增敏的协同作用;⑥可作为肿瘤对化疗药物体内敏感性的评价。

目前,越来越多的医疗机构开展了术前同步放化疗治疗局部进展期食管癌,结果令人鼓舞。Suntharalingam报道,1992~1994年间在美国接受术前放化疗的局部进展期食管癌患者增长了约10%,而在1996~1999年间增长达26%。中山大学肿瘤防治中心开展了术前同步放化疗治疗局部进展期食管癌的Ⅱ期临床研究,结果显示术前放化疗的临床有效率为83.3%,R0切除率为97.5%,术后pCR率为23.8%,全组1、3和5年生存率为66.9%、54.5%和44.9%。在随后开展的多中心随机对照临床研究中,术前同步放化疗组和单纯手术组分别有54例患者和69例患者入组,结果显示术前放化疗的临床有效率为90.7%,R0切除率为96%(对照组为85.5%,$P=0.015$),病理完全缓解率为29.6%。术前放化疗组的1、2年生存率为85.6%、79.1%,单纯手术组为75.5%、66.1%($P=0.207$),而两组术后并发症发生率相似,显示术前放化疗并手术安全有效,可取得确切的临床有效率和较高的病理完全缓解率,提高了R0切除率,有延长生存的趋势。Zanoni等报道了2003~2011年155例局部进展期食管癌患者接受术前同步放化疗,其中131例患者放化疗后接受手术治疗,R0切除率为79.3%,pCR率为41.9%,5年总生存率(OS)和DRS分别为

43%和49%。荷兰的一项研究进行了术前同步放化疗与单纯手术的随机对照临床试验，该试验纳入了366例局部晚期食管癌患者，结果显示术前放化疗组的pCR率为29%，R0切除率为92%，而单纯手术组仅为69%，术前放化疗组与单纯手术组的中位生存期分别为49.4个月和24.0个月，该结果进一步奠定了术前放化疗在食管癌治疗中的重要地位。Sjoquist等的一项Meta分析比较了新辅助放化疗并手术与单纯手术的疗效，该分析收集了1983~2004年12个随机研究(n=1854)，文献结果表明，术前放化疗可降低死亡风险(HR=0.78, 95%CI: 0.70~0.88, $P<0.0001$)；2年生存率提高8.7%，并无增加患者的围手术期死亡率。值得注意的是，该Meta分析选择了2年生存率进行评价，如果应用3年或5年生存率，术前放化疗的优势可能更为明显。

目前的研究表明，术前放化疗的pCR率可以达到20%~35%。pCR被认为是评价食管癌综合治疗预后的最为确切的独立因子，达到pCR患者术后的5年生存率可提高到40%~60%。因此，术前放化疗并手术的治疗模式有望提高局部晚期食管癌的预后，关键在于如何提高pCR率与控制围手术期死亡率。

中国抗癌协会食管癌专业委员会2011年编辑出版的《中国食管癌规范化诊治指南》中建议：治疗前临床分期为$T_3N_0M_0$、$T_1$~$T_2$伴淋巴结转移、$T_3$~$T_4$伴或不伴淋巴结转移的可切除的胸段食管癌患者尤其是鳞癌患者，可采用术前放化疗。

### 3.2.3　术后放疗

食管癌术后局部区域淋巴结复发是主要的失败模式，通过术后放疗可以消灭亚临床病灶，提高局部控制率，有望提高长期生存率。

肖泽芬等对食管癌根治术后预防性放疗的临床价值进行了分析。495例食管癌根治性手术切除后，随机分为单一手术组(275例)和术后放疗组(220例)。全组5年生存率为39.4%，单一手术组和术后放疗组的5年生存率差异无显著性。单一手术组和术后放疗组的Ⅲ期患者，其5年生存率分别为13.1%和35.1%($P=0.0027$)。术后放疗组的胸内淋巴结、锁骨上淋巴结转移率和吻合口复发率分别为16.2%、3.1%和0.5%，而单一手术组分别为25.9%、13.2%和5.8%($P<0.05$)。吻合口狭窄的发生率单一手术组为1.8%，术后放疗组为4.1%($P>0.05$)。在多因素分析时发现，淋巴结转移数对预后有明显的影响。因此，对该组资料淋巴结转移的个数分为3组：1组，无淋巴结转移269例；2组，淋巴结转移个数1~2枚159例；3组，淋巴结转移数≥3枚121例。结果：①相同T分期时，1、2、3组的5年生存率分别为50.6%、29.3%和11.7%；相同Ⅲ期患者，5年生存率1组($T_4N_0M_0$)、2组($T_3$~$T_4N_1M_0$)、3组($T_3$~$T_4N_2M_0$)分别为58.1%、30.6%、14.4%，差异有显著性。因此，提出根据淋巴结不同转移个数分为$N_0$：没有淋巴结转移，$N_1$淋巴结转移个数1~2枚，$N_2$淋巴结转移个数≥3枚。有淋巴结转移组(2和3组)，单一手术和术后放疗组的5年生存率分别为17.6%、34.1%，差异有显著性($P=0.0378$)。②在淋巴结阳性组(2和3组)，单一手术组和术后放疗组因胸内淋巴结转移而失败的比例分别为35.9%和21.5%($P=0.014$)；锁骨上淋巴结转移分别为19.7%和4.6%($P=0.012$)；在淋巴结阴性组(1组)，单一手术组和术后放疗组的胸内淋巴结转移失败率分别为3.9%、9.4%和17.5%。通过研究可知，食管癌根治术后预防照射能提高Ⅲ期生存率，能提高有淋巴结转移组的生存率；能降低放疗部位的复发率且不增加吻合口狭窄的发生率。

Chen等回顾性分析了福建省肿瘤医院1715例食管癌患者，均接受食管癌切除与三野淋巴结清扫术，其中1277例接受单纯手术，438例术后行辅助放疗，放疗总剂量为50Gy/25次。结果显示：两组患者的总生存差异没有统计学意义。但亚组分析研究发现，在合并不良预后因素(包括：3个以上区域淋巴结转移、Ⅲ/Ⅳ期、肿瘤巨大或深度浸润)的患者中，辅助放疗组的预后优于单纯手术组。

目前，尚无明确证据支持术后放疗的价值，但对于术后切缘阳性及局部复发风险高的食管癌患者，进行术后放射治疗是合理的。一项回顾性分析显示，包括吻合口的术后放化疗可以提高局部复发风险高($T_3/T_4$、淋巴结阳性、闭合/阳性切缘)食管癌患者的局部控制率。

我国的食管癌规范化诊治指南推荐$T_3N_0M_0$和$T_{1-2}N_1M_0$的Ⅱ、Ⅲ期食管癌患者术后进行辅助放疗，有可能提高5年生存率。

# 4 食管癌的化疗

## 4.1 可手术切除食管癌的化疗

### 4.1.1 术后辅助化疗

术后辅助化疗在食管癌的治疗中占有重要地位。MAGIC研究表明：术前和术后各3个周期的化疗可以提高食管下段腺癌和食管胃结合部腺癌的无复发生存时间和总体生存时间。随后，法国学者进行的类似大型多中心随机对照研究也证实了围手术期化疗对于改善食管下段腺癌和贲门癌预后的地位。日本的试验研究表明：术后2个月内开始接受2个周期的顺铂加氟尿嘧啶的辅助化疗可以减少食管鳞癌患者术后复发率，提高无复发生存率。

尽管上述研究采用的化疗方案基本以顺铂加氟尿嘧啶这个最基本的食管癌化疗方案为主，但是研究结果均证实了术后辅助化疗在食管癌治疗中重要的地位。而近年来，紫杉醇在食管癌治疗中的作用逐渐被认可，尽管尚无高级别证据证实该方案的远期生存益处优于顺铂加氟尿嘧啶方案，但紫杉醇+顺铂两药方案被越来越多地应用于临床，成为目前临床试验的主流方案，例如一项研究应用了紫杉醇周疗方案，即在放疗同时行每周化疗（紫杉醇 $50mg/m^2$，顺铂 $25mg/m^2$，每周1次，共6次）。目前，使得越来越多的临床随机对照研究将该方案作为治疗食管鳞癌的首选方案来进一步验证其临床疗效。

接受辅助化疗的对象一般是Ⅱ期以上有高危复发因素的食管癌患者，治疗时机宜在术后3周左右。对于Ⅱ期以上的高危患者，可参照辅助治疗适应证，于术后1个月内开始辅助化疗。化疗方案多采用顺铂(DDP)+5-氟尿嘧啶(5-FU)、DDP+亚叶酸钙(CF)+5-FU、DDP+紫杉醇，一般治疗4~6个周期。

根据《美国国立综合癌症网络(NCCN)食管癌临床实践指南》（以下简称《NCCN指南》），对于 $T_3N_0$ 期和高危 $T_2N_0$ 期患者(低分化肿瘤、年轻人、有淋巴血管或神经血管侵犯者)，若未接受术前放化疗，则推荐接受以5-FU为基础的辅助化疗。对于术前曾接受化疗或放化疗的患者，合理的治疗模式应是根据术后癌病灶残留程度判断术前化疗或放化疗的有效性，再决定是否应更改方案进行辅助治疗。目前尚缺乏对比辅助化疗方案的多中心大样本对照研究。

### 4.1.2 新辅助化疗

1996年，Walsh等在《新英格兰医学杂志》上公布了其采用新辅助放化疗后手术治疗可切除食管癌的随机对照研究结果。该研究结果证明采用多学科综合治疗手段治疗可切除食管癌患者，较单纯手术而言，可以明显改善预后；他们采用术前2个周期顺铂+5-FU新辅助化疗及同期40Gy放疗后手术这一多学科综合治疗手段治疗食管癌。然而，由于该研究入组患者包括较多食管腺癌及贲门癌患者，而我国食管癌绝大多数是鳞状细胞癌，所以国内外学者一度质疑该方法是否适用于所有可切除的食管鳞癌患者。然而，一年后，Bosset等公布了采用术前新辅助放化疗治疗食管鳞癌的随机对照研究结果，结果与Walsh等的研究不一致。他们的研究表明：与单纯手术组相比，新辅助放化疗后手术并没有明显改善患者总体生存率，只是提高了无病生存率，但是新辅助放化疗组术后死亡率明显增加。

随后，国外学者陆续公布了其采用新辅助化疗后手术治疗食管癌的临床研究结果，新辅助化疗在食管癌治疗上的地位受到广泛质疑。Kelsen等采用术前3个周期顺铂加氟尿嘧啶化疗治疗局部进展期食管癌的研究表明：术前化疗并不能改善食管鳞癌或食管腺癌的预后，甚至较单纯手术组相比，两组患者局部复发率也没用明显差异。Law等研究认为新辅助化疗后手术能够明显提高食管鳞癌局部控制率和提高根治性切除率，而且围手术期并发症并没有明显提高，可惜该研究仅证实只有对新辅助化疗有反应的食管鳞癌患者，手术的生存优势才能显现出来。因此，新辅助化疗在可手术切除食管癌上的应用并没有得到广泛认可和接受。

近十余年来，由于一些大型随机对照研究得出的新辅助化疗有助于改善进展期食管癌患者预后的结论，新辅助化疗在食管癌治疗上的临床地位再次引起国内外学者的重视。例如，Fiorica进行的荟萃分析提示术前新辅助放化疗可以提高食管癌术后3年生存率，然而，随着术前新辅助放化疗的加入，术后死亡率也明显提高。法国食管癌工作组的随机对照研究也证实：较单纯手术而言，术前2个周期以顺铂加氟尿嘧啶的新辅助化疗可以提高包括食管鳞癌、食管腺癌和贲门癌患者的总体生存率和无复发生存率。

必须指出的是，欧美国家食管癌发病率较低，而且以食管腺癌为主，所以在欧美国家完成的临床随机对照研究包括大量食管腺癌患者，而我国食管癌患者以鳞癌为主，所以对于上述研究结果必须辨证地分析。日本食管癌患者的病理类型与我国类似，也以鳞状细胞癌为主，日本在食管癌的治疗上进行的研究，对我国食管癌防治借鉴意义更大。

日本一项多中心随机对照研究结果表明：顺铂联合5-FU新辅助化疗后手术可以明显提高进展期食管癌5年生存率和无进展生存率。目前，新辅助化疗后手术在日本逐渐成为进展期食管癌的标准治疗手段。该研究并没有将术前放疗纳入多学科治疗体系，因为日本食管外科医生更倾向于通过术中广泛的淋巴结清扫来提高食管癌的局部控制率。

### 4.1.3 辅助放化疗

食管癌术后辅助放化疗的地位因Cooper等的研究开始受到临床重视。Cooper等在1999年公布了他们在局部进展期食管癌上进行的随机对照研究结果。该研究入组患者涵盖$T_{1-3}N_{0-1}M_0$多期食管癌患者，结果证实：与单纯放疗相比，只有放化疗联合才能改善患者预后，而且，放化疗联合治疗局部进展期食管癌的远期毒副作用并没有明显提高。2001年，《新英格兰医学杂志》公布了Macdonald等的研究结果。该研究证实术后放化疗能够明显改善胃食管结合部癌的预后，他们建议对所有即使接受根治性切除的患者推荐术后辅助放化疗。

目前，国内外比较一致的认识是：对于$T_{1-4}N_1$期即Ⅱb～Ⅲb期患者，应在术后3～4周开始同步放化疗。

### 4.2 晚期或术后复发转移性食管癌的治疗

对于晚期或术后转移复发的食管癌的治疗一般以减轻临床症状为主，主要的治疗手段包括姑息性放疗、姑息性放化疗，以及其他一些介入治疗手段，如为减轻吞咽困难而进行的支架置入和定期食管扩张术等。

单药治疗食管癌有效的药物有：博来霉素（BLM）、平阳霉素（PYM）、培洛霉素（PLM）、丝裂霉素C（MMC）、DDP、奈达铂（NDP）、枸杞多糖（LBP）、米托胍腙（MGAG）、5-FU、甲氨蝶呤（MTX）、PTX、TXT、长春瑞滨（NVB）、长春地辛（VDS）、伊立替康（CPT-11）等，有效率（RR）多在20%～30%之间。多数药物对鳞癌的疗效优于腺癌，但缓解期较短。

多数现有的联合化疗方案都是由单药治疗食管癌有效的药物所组成，虽然目前尚无公认的标准化疗方案，但含铂的DDP+5-FU及DDP联合CF或5-FU方案被认为是一线治疗食管癌的基本方案，对食管鳞癌有较好的疗效。

《NCCN指南》推荐以下方案作为食管癌的一线治疗方案：①DCF（TXT+DDP+5-FU）方案（1类证据）或其改良方案（2B类证据）；②ECF（表柔比星+DDP+5-FU）或其改良方案（1类证据）；③CPT-11联合DDP、5-FU或卡培他滨（CAP）方案（2B类证据）；④奥沙利铂（OXA）联合5-FU或CAP方案（2B类证据）。因为我国食管癌患者中鳞癌占大多数，而西方大样本的临床试验中的研究对象主要为食管腺癌患者，故该指南仅供参考。

尽管以铂类为基础联合紫杉烷类、去甲长春花碱（NVB）、吉西他滨（GEM）、喜树碱11（CPT-11）等形成的新型联合方案显示了较高的RR和较长的缓解期，但除食管动脉灌注化疗外，全身化疗并没有显著提高患者长期生存率，故仍主张化疗与放疗、手术联合应用。

### 4.3 食管癌的症状治疗

### 4.3.1 吞咽困难

吞咽困难是食管癌患者最常见的症状，尤其是局部进展期患者。2011年NCCN指南将吞咽困难分为5种程度：仅能吞咽唾液；仅能进全流质饮食；仅能进半流质饮食；能咽下直径小于18mm的固体食物；间断进食哽咽感，能进不必切成小块的普通固体食物。目前有效的治疗吞咽困难的姑息性手段包括气囊扩张、探条扩张术、近距离照射、自膨式金属支架、化疗及手术等。

完全梗阻的患者,NCCN 指南推荐采用内镜下置鼻胃管营养管或鼻空肠营养管、空肠或胃造瘘术、近距离放射治疗、化疗及手术等;只能进食流质饮食的严重梗阻患者,NCCN 推荐可以选择内镜扩张术、覆膜自膨式支架及上述各方式。

### 4.3.2 疼痛

遵循 NCCN 成人癌性疼痛临床实践指南,如果出现影响睡眠、影响日常生活等的疼痛,必须尽早开始正规疼痛治疗。若放置食管支架后出现的严重难以控制的疼痛,可以将支架取出以缓解疼痛症状。

### 4.3.3 出血

肿瘤溃破或侵犯大血管,例如出现主动脉—食管瘘可引起大量出血。若存在活动性出血可采用手术、放射治疗或内镜治疗。原发于肿瘤表面的出血可采用内镜下电凝技术如二级电凝技术或氩离子凝固技术控制。

### 4.3.4 恶心与呕吐

遵循 NCCN 镇吐临床实践指南,食管癌患者恶心呕吐也可能是食管管腔梗阻引起,可行食管镜或食管造影检查以确定是否需要行管腔扩张术。

## 4.4 食管癌的预后

食管癌的总体预后不良,但早期食管(原位癌和黏膜内癌)无论行内镜黏膜切除还是常规外科手术,其 5 年生存率可达到 95%~100%。多数有症状前来就诊的患者,确诊时大多为进展期,其单纯手术切除治疗的 5 年生存率仅为 20.64%~34.00%;其中无区域淋巴结转移的患者预后较好,其 5 年生存率可达 60%~70%。对于不能手术的局部晚期患者,采用同步放化疗,其 5 年生存率为 10%~27%;出现远处转移患者,其中位生存期约 12 个月,少有长期生存。

根据文献报道及中国医科院肿瘤医院胸外科 3603 例组的分析,比较肯定有关的预后因素是 TNM 分期、淋巴结转移、食管癌外侵程度、切除性质、切缘有无残余癌等。

(1)TNM 分期:各期的 5 年生存率之间差异显著。0~I 期高达 83.3%~92.9%,II 期为 46.3%~53.5%,III 期为 6.7%~15.1%。

(2)淋巴结转移:无转移时 5 年生存率为 39.3%~47.5%,有转移时为 10%~25%。

(3)食管癌外侵程度:5 年生存率无外侵时为 34.6%~70.8%,有外侵时为 22.5%~29.5%(中国医科院肿瘤医院胸外科资料更低,仅 13.3%)。

(4)切缘残余癌:中国医科院肿瘤医院资料显示仅浸润癌病例有影响,其 5 年生存率为 10.3%,如系原位癌其 5 年生存率可达 28.6%,接近全组的水平。

(5)其他一些因素文献报告结果好坏不一,无定论。其一是肿瘤长度,中国医科院肿瘤医院外科 3603 例组中发现与预后有关。病变长度<3cm 时,5 年生存率为 56.6%,3~5cm 时为 31.0%,超过 5cm 时,5 年生存率仅有 27.5%。3603 例组资料还发现肿瘤的分化程度与预后有关,各类 5 年生存率高分化者为 37.9%,中分化的下降到 20.3%,低分化的仅为 15.8%。同一资料来源并未发现肿瘤的部位与预后有关。

(李进东　冯昊　王孟　吴小源　杨原源　魏文强)

# 参考文献:

[1] Orringer MB,Orringer JS. Esophagectomy without thoracotomy:a dangerous operation?[J]. J Thorac Cardiovasc Surg, 1983,85(1):72-80.

[2] Leone A,Flatow U,VanHoutte K,et al. Transfection of human nm23-H1 into the human MDA-MB-435 breast carcinoma cell line:effects on tumor metastatic potential,colonization,and enzymatic activity[J]. Oncogene,1993,8(9):2325-2333.

[3] Goldberg SF,Miele ME,Hatta N,et al. Melanoma metastasis suppression by chromosome 6:evidence for a pathway regulated by CRSP3 and TXNIP[J]. Cancer Res,2003,63(2):432-440.

[4] Hurst DR,Xie Y,Vaidya KS,et al. Alterations of BRMS1-ARID4A interaction modify gene expression but still suppress metastasis in human breast cancer cells[J]. J Biol Chem,2008,283(12):7438-7344.

[5] Cunningham SC,Kamangar F,Kim MP,et al. MKK4 status predicts survival after resection of gastric adenocarcinoma[J].

Arch Surg,2006,141(11):1095-1099.

[6] Kwon HJ,Won YS,Suh HW,et al. Vitamin D3 up-regulated protein 1 suppresses TNF-α-induced NF-κB activation in hepatocarcinogenesis[J]. J Immunol,2010,185(7):3980-3989.

[7] Al-Mulla F,Bitar MS,Taqi Z,et al. RAF kinase inhibitory protein(RKIP) modulates cell cycle kinetics and motility[J]. Mol Biosyst,2011,7(3):928-941.

[8] Ferlay J,Soerjomataram I,Ervik M,et al. GLOBOCAN 2012 v1.0,Cancer Incidence and Mortality Worldwide:IARC CancerBase No. 11[M]. Lyon,France:International Agency for Research on Cancer,2014.

[9] Curado MP.Cancer incidence in five continents (CI5-Ⅸ)[M]. Lyon,France:International Agency for Research on Cancer, World Health Organization,2008.

[10] International Agency for Research on Cancer. GLOBOCAN 2012:estimated cancer incidence,mortality and prevalence worldwide in 2012[EB/OL]. http://globocan. iarc.fr/Pages/fact_sheets_cancer. aspx.

[11] 陈万青,张思维,曾红梅,等. 中国 2010 年恶性肿瘤发病与死亡[J]. 中国肿瘤,2014,23(1):1-10.

[12] 陈万青,郑荣寿,曾红梅,等. 1989-2008 年中国恶性肿瘤发病趋势分析[J]. 中华肿瘤杂志,2012,34(7):517-524.

[13] 曾红梅,郑荣寿,张思维. 1989-2008 年中国恶性肿瘤死亡趋势分析[J]. 中华肿瘤杂志,2012,34(7):525-531.

[14] Pandeya N,Williams GM,Sadhegi S,et al. Associations of duration,intensity,and quantity of smoking with adenocarcinoma and squamous cell carcinoma of the esophagus[J]. Am J Epidemiol,2008,168(1):105-114.

[15] Wei WQ,Abnet CC,Lu N,et al. Risk factors for oesophageal squamous dysplasia in adult inhabitants of a high risk region of China[J]. Gut,2005,54(6):759-763.

[16] Tran GD,Sun XD,Abnet CC,et al. Prospective study of risk factors for esophageal and gastric cancers in the Linxian general population trial cohort in China[J]. Int J Cancer,2005,113(3):456-463.

[17] Wang JB,Fan JH,Liang H,et al. Attributable causes of esophageal cancer incidence and mortality in China[J]. PLoS one, 2012,7(8):e42281.

[18] Castellsagué X,Muñoz N. Cancer of the oral cavity and pharynx in nonsmokers who drink alcohol and in nondrinkers who smoke tobacco[J]. J Natl Cancer Inst,1999,91 (15):1336-1337.

[19] Brown LM,Hoover R,Silverman D,et al. Excess incidence of squamous cell esophageal cancer among US Black men:role of social class and other risk factors[J]. Am J Epidemiol,2001,153(2):114 -122.

[20] Boffetta P,Hashibe M. Alcohol and cancer[J]. Lancet Oncol,2006,7(2):149-156.

[21] 沈月平,高玉堂,戴奇.淮安市食管癌病例-对照研究:烟、酒因素的作用[J]. 肿瘤,1999,19(6):363-367.

[22] Nasrollahzadeh D,Kamangar F,Aghcheli K,et al. Opium,tobacco,and alcohol use in relation to oesophageal squamous cell carcinoma in a high-risk area of Iran[J]. Br J Cancer,2008,98(11):1857-1863.

[23] Lin J,Zeng R,Cao W,et al. Hot beverage and food intake and esophageal cancer in southern China [J]. Asian Pac J Cancer Prev,2011,12(9):2189-2192.

[24] Lagergren J,Viklund P,Jansson C. Carbonated soft drinks and risk of esophageal adenocarcinoma:a population-based case-control study[J]. J Natl Cancer Inst,2006,98(16):1158-1161.

[25] Cheng KK,Day NE,Duffy SW,et al. Pickled vegetables in the aetiology of oesophageal cancer in Hong Kong Chinese[J]. Lancet,1992,339(8805):1314-1318.

[26] Hung HC,Huang MC,Lee JM,et al. Association between diet and esophageal cancer in Taiwan [J]. J Gastroenterol Hepatol,2004, 19(6):632-637.

[27] Takezaki T,Gao CM,Wu JZ,et al. Dietary protective and risk factors for esophageal and stomach cancers in a low-epidemic area for stomach cancer in Jiangsu province,China:comparison with those in a high-epidemic area [J]. Jpn J Cancer Res,2001,92(11):1157-1165.

[28] 王明荣,郭春华,李茂生,等.上消化道恶性肿瘤饮食危险因素病例对照研究[J]. 中华流行病学杂志,1999,20(2):95-97.

[29] Wang Z,Tang L,Sun G,et al. Etiological study of esophageal squamous cell carcinoma in an endemic region:a population-based case control study in Huaian,China[J]. BMC Cancer,2006,15(6):287-295.

[30] Yang CX,Wang HY,Wang ZM,et al. Risk factors for esophageal cancer:a case-control study in South-western China[J]. Asian Pac J Cancer Prev,2005,6(1):48-53.

[31] Hu J,Nyren O,Wolk A,et al. Risk factors for oesophageal cancer in northeast China[J]. Int J Cancer,1994,57(1):38-46.

[32] Li JY,Ershow AG,Chen ZJ,et al. A case-control study of cancer of the esophagus and gastric cardia in Linxian [J]. Int J Cancer,1989,43(5):755-761.

[33] World Cancer Research Fund/American Institute for Cancer Research. Food,nutrition,physical activity,and the prevention of cancer:a global perspective[M]. Washington,DC:IARC,2007.

[34] Freedman ND,Park Y,Subar AF,et al. Fruit and vegetable intake and esophageal cancer in a large prospective cohort

study[J]. Int J Cancer,2007,121(12):2753-2760.

[35] Gonzalez CA,Pera G,Agudo A,et al. Fruit and vegetable intake and the risk of stomach and oesophagus adenocarcinoma in the European Prospective Investigation into Cancer and Nutrition (EPIC-EURGAST)[J]. Int J Cancer,2006,118(10):2559-2566.

[36] Yamaji T,Inoue M,Sasazuki S,et al. Fruit and vegetable consumption and squamous cell carcinoma of the esophagus in Japan:the JPHC study[J]. Int J Cancer,2008,123(8):1935-1940.

[37] 王顺祥,魏经建. 维生素 B2、C 与食管癌、胃癌发病关系的研究[J]. 肿瘤,1992,12(2):88-89.

[38] 罗贤懋,崔剑峰. 核黄素与癌症的预防[J]. 肿瘤防治研究,2006,133(7):543-544.

[39] 陆维权,陈俊玲,毛理纳,等. 食管癌高低发区居民膳食营养水平和血清视黄醇、E、β 胡萝卜素含量分析[J]. 中国卫生检验杂志,1999,9(4):253-255.

[40] Yang CS,Sun Y,Yang QU,et al. Retinol and other deficiencies in Linxian,a high esophageal cancer incidence area in northern China[J]. J Natl Cancer Inst,1984,73(6):1449-1453.

[41] Guo WD,Li JY,Blot WJ. Correlations of dietary intake and blood nutrient levels with esophageal cancer mortality in China [J]. Nutrition and Cancer,1990,13(3):121-127.

[42] 王贵吉,王苏芝,景林凤. 血清维生素 A、E 与食管癌关系的研究[J].河南医学研究,1998,7(4):353-355.

[43] Nomura AM,Ziegler RG,Stemmermann GN,et al. Serum micronutrients and upper aerodigestive tract cancer [J]. Cancer Epidemiol Biomarkers Prev,1997,6(6):407-412.

[44] Abnet CC,Qiao YL,Dawsey SM,et al. Prospective study of serum retinal,beta-carotene,beta-cryptoxanthin,and lutein/zeaxanthin and esophageal and gastric cancers in China[J]. Cancer Causes Control,2003,14(7):645-655.

[45] Taylor PR,Qiao YL,Abnet CC,et al. Prospective study of serum vitamin E levels and esophageal and gastric cancers[J]. J Natl Cancer Inst,2003,95(18):1414-1416.

[46] 张绮玲,张光弟,葛晓立,等. 硒水平对食管癌发病率影响的初步研究[J].南京大学学报,1998,34(6):732-738.

[47] Mark SD,Qiao YL,Dawsey SM,et al. Prospective study of serum selenium levels and incident esophageal and gastric cancers[J]. J Natl Cancer Inst,2000,92(21):1753-1763.

[48] Wei WQ,Abnet CC,Qiao YL,et al. Prospective study of serum selenium concentrations and esophageal and gastric cardia cancer,heart disease,stroke,and total death[J]. Am J Clin Nutr,2004,79(1):80-85.

[49] Limburg PJ,Wei WQ,Ahnen DJ,et al. Randomized,placebo-controlled,esophageal squamous cell cancer chemoprevention trial of selenomethionine and celecoxib[J]. Gastroenterology,2005,129(3):863-873.

[50] Abnet CC,Lai B,Qiao YL,et al. Zinc concentration in esophageal biopsy specimens measured by X-ray fluorescence and esophageal cancer risk[J]. J Natl Cancer Inst,2005,97(4):301-306.

[51] Qiao YL,Dawsey SM,Kamangar F,et al. Total and cancer mortality after supplementation with vitamins and minerals:follow-up of the Linxian general population nutrition intervention trial[J]. J Natl Cancer Inst,2009,101(7):507-518.

[52] 陆士新,王英林,李铭新. 真菌对食物中致癌物亚硝胺及其前体物形成的影响[J]. 中国医学科学院学报,1980,(1):24-27.

[53] 朱雨霏. 亚硝胺类化合物的致癌作用及预防[J]. 环境保护与循环经济,2008,28(5):34-45.

[54] 邓琼. 成都东郊大气颗粒物(TSP)中多环芳烃(PAHs)的污染研究[D]. 成都:成都理工大学,2010:18-55.

[55] Kamangar F,Strickland PT,Pourshams A. High exposure to polycyclic aromatic hydrocarbons may contribute to high risk of esophageal cancer in northeastern Iran[J]. Anticancer Res,2005,25(1B):425-428.

[56] Fagundes RB,Abnet CC,Strickland PT. Higher urine 1-hydroxy pyreneglucuronide(1-OHPG) is associated with tobacco smoke exposure and drinking mate in healthy subjects from Rio Grande do Sul,Brazil[J]. BMC Cancer,2006,26(6):139.

[57] Yokoyama A,Omori T. Genetic polymorphisms of alcohol and aldehyde dehydrogenases and risk for esophageal and head and neck cancers[J]. Alcohol,2005,35(3):175-185.

[58] International Agency for Research on Cancer. IARC Monogr Eval Carcinog Risks Hum 1999 [M]. Lyon:IARC,1999:319-335.

[59] Salaspuro M. Interrelationship between alcohol,smoking,acetaldehyde and cancer [J]. Novartis Found Symp,2007,285:80-89.

[60] Ranka S,Gee JM,Johnson IT,et al. Non-steroidal anti-inflammatory drugs,lower oesophageal sphincter-relaxing drugs and oesophageal cancer. A case-control study[J]. Digestion,2006,74(2):109-115.

[61] Fortuny J,Johnson CC,Bohlke K,et al. Use of anti-inflammatory drugs and lower esophageal sphincter-relaxing drugs and risk of esophageal and gastric cancers[J]. Clin Gastroenterol Hepatol,2007,5(10):1154-1159.

[62] Wang HH,Hsieh CC,Antonioli DA. Rising incidence rate of esophageal adenocarcinoma and use of pharmaceutical agents that relax the lower esophageal sphincter (United States)[J]. Cancer Causes Control,1994,5(6):573-578.

[63] Corley DA,Levin TR,Habel LA,et al. Barrett's esophagus and medications that relax the lower esophageal sphincter[J].

Am J Gastroenterol,2006,101(5):937-944.

[64] Lagergren J,Bergstrom R,Adami HO,et al. Association between medications that relax the lower esophageal sphincter and risk for esophageal adenocarcinoma[J]. Ann Intern Med,2000,133(3):165-175.

[65] Colin-Jones DG,Langman MJ,Lawson DH,et al. Post-cimetidine surveillance for up to ten years:incidence of carcinoma of the stomach and oesophagus[J]. Q J Med,1991,78(285):13-19.

[66] Vaughan TL,Farrow DC,Hansten PD,et al. Risk of esophageal and gastric adenocarcinomas in relation to use of calcium channel blockers,asthma drugs,and other medications that promote gastroesophageal reflux[J]. Cancer Epidemiol Biomarkers Prev,1998,7(9):749-756.

[67] Foster AB,Jarman M,Manson D,et al. Structure and reactivity of nitrosocimetidine[J]. Cancer Lett,1980,9(1):47-52.

[68] Suleiman UL,Harrison M,Britton A,et al. H2-receptor antagonists may increase the risk of cardiooesophageal adenocarcinoma:a case-control study[J]. Eur J Cancer Prev,2000,9(3):185-191.

[69] 娄振岭,张惠芳,马丽萍,等. 食管癌高低发区有关粮食与食品中互隔交链孢霉毒素的测定结果报告[J]. 河南肿瘤学杂志,1995,3(4):42.

[70] 裴留成,苗健. 林县互隔交链孢霉素 X4 结构鉴定[J]. 河南医科大学学报,1990,25(3):266-268.

[71] Abnet CC,Borkowf CB,Qiao YL,et al. Sphingolipids as biomarkers of fumonisin exposure and risk of esophageal squamous cell carcinoma in China[J]. Cancer Causes Control,2001,12(9):821-828.

[72] 王海涛,魏慧娟,马吉林,等. 食管癌高发区玉米中伏马菌素 B1 的检测[J]. 肿瘤防治研究,1999,26(3):168-170.

[73] 章红.食管癌高发区伏马菌素含量的检测[J]. 卫生研究,1998,(S1):22-23.

[74] Gelderblom WC,Kriek NP,Marasas WF,et al. Toxicity and carcinogenicity of the Fusarium moniliforme metabolite,fumonisin B1,in rats[J]. Carcinogenesis,1991,12(7):1247-1251.

[75] Howard PC,Eppley RM,Stack ME,et al. Fumonisin b1 carcinogenicity in a two-year feeding study using F344 rats and B6C3F1 mice[J]. Environ Health Perspect,2001,109(Suppl 22):77-82.

[76] Marasas WF,van Rensburg SJ,Mirocha CJ. Incidence of Fusarium species and the mycotoxins,deoxynivalenol and zearalenone,in corn produced in esophageal cancer areas in Transkei[J]. J Agric Food Chem,1979,27(5):1108-1112.

[77] Shephard GS,Marasas WF,Leggott NL,et al. Natural occurrence of fumonisins in corn from Iran [J]. J Agric Food Chem,2000,48(5):1860-1864.

[78] Chu FS,Li GY. Simultaneous occurrence of fumonisin B1 and other mycotoxins in moldy corn collected from the People's Republic of China in regions with high incidences of esophageal cancer[J]. Appl Environ Microbiol,1994,60(3):847-852.

[79] Abnet CC,Borkowf CB,Qiao YL,et al. Sphingolipids as biomarkers of fumonisin exposure and risk of esophageal squamous cell carcinoma in China[J]. Cancer Causes Control,2001,12(9):821-828.

[80] Kamangar F,Qiao YL,Schiller JT,et al. Human papillomavirus serology and the risk of esophageal and gastric cancers:results from a cohort in a high-risk region in China[J]. Int J Cancer,2006,119(3):579-584.

[81] Koshiol J,Wei WQ,Kreimer AR,et al. No role for human papillomavirus in esophageal squamous cell carcinoma in China [J]. Int J Cancer,2010,127(1):93-100.

[82] Gao GF,Roth MJ,Wei WQ,et al. No association between HPV infection and the neoplastic progression of esophageal squamous cell carcinoma:result from a cross-sectional study in a high-risk region of China [J]. Int J Cancer,2006,119(6):1354-1359.

[83] Koshiol J,Wei WQ,Kreimer AR,et al. The gastric cardia is not a target for human papillomavirus-induced carcinogenesis [J]. Cancer Epidemiol Biomarkers,2010,19(4):1137-1139.

[84] Wu DC,Wu IC,Lee JM,et al. Helicobacter pylori infection:a protective factor for esophageal squamous cell carcinoma in a Taiwanese population[J]. Am J Gastroenterol,2005,100(3):588-593.

[85] Henrik Simán J,Forsgren A,Berglund G,et al. Helicobacter pylori infection is associated with a decreased risk of developing oesophageal neoplasms[J]. Helicobacter,2001,6(4):310-316.

[86] Wu AH,Crabtree JE,Bernstein L,et al. Role of Helicobacter pyloyi CagA +strains and risk of adenocarcinoma of the stomach and esophagus[J].Int J Cancer,2003,103(6):815-821.

[87] 赵焕,潘秦镜. 食管癌分子生物学研究进展[J]. 国际肿瘤学杂志,2008,35(8):596-599.

[88] Ye W,Held M,Lagergren J,et al. Helicobacter pylori infection and gastric atrophy:risk of adenocarcinoma and squamous-cell carcinoma of the esophagus and adenocarcinoma of the gastric cardia[J]. J Natl Cancer Inst,2004,96 (5):388-396.

[89] Limburg P,Qiao Y,Mark S,et al. Helicobacter pylori seropositivity and subsite-specific gastric cancer risks in Linxian,China[J]. J Natl Cancer Inst,2001,93(3):226-233.

[90] Kamanagar F,Qiao YL,Blaser MJ,et al. Helicobacter pylori and oesophageal and gastric cancers in a prospective study in China[J]. Br J Cancer,2007,96(1):172-176.

[91] Dawsey SM,Mark SD,Taylor PR,et al. Gastric cancer and H pylori[J]. Gut,2002,51(3):457-458.

[92] Cao B,Tian X,Li Y,et al. LMP7/TAP2 gene polymorphisms and HPV infection in esophageal carcinoma patients from a high incidence area in China[J]. Carcinogenesis,2005,26(7):1280-1284.

[93] Tan W,Song N,Nang GQ,et al. Impact of genetic polymorphisms in cytochrome p450 2E1 and glutathione S-transferases M1,T1 and P1 on susceptibility to esophageal cancer among high-risk individuals in China[J]. Cancer Epidemiol Biomarkers Prev,2000,9(6):551-556.

[94] Wang LD,Zhou FY,Li XM,et al.Corrigendum:Genome-wide association study of esophageal squamous cell carcinoma in Chinese subjects identifies susceptibility loci at PLCE1 and C20orf54[J]. Nat Genet,2010,42(9):759-763.

[95] Song Y,Li L,Qu Y,et al. Identification of genomic alterations in oesophageal squamous cell cancer [J]. Nature,2014,5097(7498):91-95.

[96] Abnet CC,Freedman ND,Hu N,et al. A shared susceptibility locus in PLCE1 at 10q23 for gastric adenocarcinoma and esophageal squamous cell carcinoma[J]. Nat Genet,2010,42(9):764-767.

[97] Anderson LA,Watson RG,Murphy SJ,et al. Risk factors for Barrett's oesophagus and oesophageal adenocarcinoma:results from the FINBAR study[J]. World J Gastroenterol,2007,13(10):1585-1594.

[98] Farrow DC,Vaughan TL,Sweeney C,et al. Gastroesophageal reflux disease,use of H2 receptor antagonists,and risk of esophageal and gastric cancer[J]. Cancer Causes Control,2000,11(3):231-238.

[99] Wu AH,Tseng CC,Bernstein L. Hiatal hernia,reflux symptoms,body size,and risk of esophageal and gastric adenocarcinoma[J]. Cancer,2003,98(5):940-948.

[100] Whiteman DC,Sadeghi S,Pandeya N,et al. Combined effects of obesity,acid reflux and smoking on the risk of adenocarcinomas of the oesophagus[J]. Gut,2007,57(2):173-180.

[101] Abnet CC,Freedman ND,Hollenbeck AR,et al. A prospective study of BMI and risk of oesophageal and gastric adenocarcinoma[J]. Eur J Cancer,2008,44(3):465-471.

[102] Chow WH,Finkle WD,McLaughlin JK,et al. The relation of gastroesophageal reflux disease and its treatment to adenocarcinomas of the esophagus and gastric cardia[J]. JAMA,1995,274(6):474-477.

[103] Farrow DC,Vaughan TL,Sweeney C,et al. Gastroesophageal reflux disease,use of H2 receptor antagonists,and risk of esophageal and gastric cancer[J]. Cancer Causes Control,2000,11(3):231-238.

[104] García Rodríguez LA,Lagergren J,Lindblad M. Gastric acid suppression and risk of oesophageal and gastric adenocarcinoma:a nested case control study in the UK[J]. Gut,2006,55(11):1538-1544.

[105] Weston AP,Sharma P,Mathur S,et al. Risk stratification of Barrett's esophagus:updated prospective multivariate analysis [J]. Am J Gastroenterol,2004,99(9):1657-1666.

[106] Avidan B,Sonnenberg A,Schnell TG,et al. Hiatal hernia size,Barrett's length,and severity of acid reflux are all risk factors for esophageal adenocarcinoma[J]. Am J Gastroenterol,2002,97(8):1930-1936.

[107] Lagergren J,Bergstrom R,Lindgren A,et al. Symptomatic gastroesophageal reflux as a risk factor for esophageal adenocarcinoma[J]. N Engl J Med,1999,340(11):825-831.

[108] Lieberman DA,Oehlke M,Helfand M. Risk factors for Barrett's esophagus in community-based practice. GORGE consortium. Gastroenterology Outcomes Research Group in Endoscopy[J]. Am J Gastroenterol,1997,92(8):1293-1297.

[109] Kubo A,Corley DA. Body mass index and adenocarcinomas of the esophagus or gastric cardia:a systematic review and meta-analysis[J]. Cancer Epidemiol Biomarkers Prev,2006,15(5):872-878.

[110] Anderson LA,Watson RG,Murphy SJ,et al. Risk factors for Barrett's oesophagus and oesophageal adenocarcinoma:results from the FINBAR study[J]. World J Gastroenterol,2007,13(10):1585-1594.

[111] Corley DA,Kubo A,Zhao W. Abdominal obesity and the risk of esophageal and gastric cardia carcinomas [J]. Cancer Epidemiol Biomarkers Prev,2008,17(2):352-358.

[112] Craver LF. Clinical study of etiology of gastric and esophageal carcinoma[J]. Am J Cancer,1932,16(1):68-102.

[113] Yang CS. Research on esophageal cancer in China:a review[J]. Cancer Res,1980,40(8 Pt 1):2633-2644.

[114] Abnet CC,Qiao YL,Mark SD,et al. Prospective study of tooth loss and incident esophageal and gastric cancers in China [J]. Cancer Causes Control,2001,12(9):847-854.

[115] Abnet CC,Qiao YL,Dawsey SM,et al. Tooth loss is associated with increased risk of total death and death from upper gastrointestinal cancer,heart disease,and stroke in a Chinese populationbased cohort [J]. Int J Epidemiol,2005,34(2):467-474.

[116] Guha N,Boffetta P,Wunsch FV,et al. Oral health and risk of squamous cell carcinoma of the head and neck and esophagus:results of two multicentric case-control studies[J]. Am J Epidemiol,2007,166(10):1159-1173.

[117] Hiraki A,Matsuo K,Suzuki T,et al. Teeth loss and risk of cancer at 14 common sites in Japanese [J]. Cancer Epidemiol

Biomarkers Prev,2008,17(5):1222-1227.

[118] Dawsey SM,Lewin KJ,Wang GQ,et al. Squamous esophageal histology and subsequent risk of squamous cell carcinoma of the esophagus . A prospective follow-up study from Linxian,China[J]. Cancer,1994,74(6):1686-1692.

[119] Roth MJ,Liu SF,Dawsey SM,et al. Cytologic detection of esophageal squamous cell carcinoma and precursor lesions using balloon and sponge samplers in asymptomatic adults in Linxian,China[J]. Cancer,1997,80(1):2047-2059.

[120] Dawsey SM,Shen Q,Nieberg RK,et al. Studies of esophageal balloon cytology in Linxian,China [J]. Cancer Epidemiol Biomarkers Prev,1997,6:121-130.

[121] 马正中,阚秀,刘树范.诊断细胞病理学[M].郑州:河南科学技术出版社,2000. 163-180.

[122] 赵琳,魏文强,郝长青,等.DNA定量分析技术作为食管癌及癌前病变初筛方法的探索性研究[J].中国肿瘤,2011,20 (10):735-740.

[123] Zhao L,Wei WQ,Zhao DL,et al. Population-based study of DNA image cytometry as screening method for esophageal cancer[J].World J Gastroenterol,2012,18(4):375-382.

[124] Qin DX,Wang GQ,Wang ZY. Double blind randomized trial on occult blood bead (OBB) and gastroscopy- pathology screening for gastro-oesophageal cancer[J]. Eur J Cancer Prev,1997,6(2):158-161.

[125] 陆建邦,戴涤新,孙喜斌,等.食管癌、胃癌常用筛查诊断方法比较[J].中国肿瘤临床,1994,21(6):408-411.

[126] Mitsunaga N,Tsubouchi H. Detection of early esophageal and gastric cancers by mass screening [J]. Nippon Rinsho, 1996,54(5):1415-1420.

[127] Kouzu T,Suzuki Y,Yoshimura S,et al. Feature of screening-detected cancer and progress of treatment-esophageal cancer [J]. Gan To Kagaku Ryoho,1998,25(10):1499-1504.

[128] 王国清,郝长青,赖少清,等.碘染色在食管癌高发区直接内镜普查中的应用和效果[J].中华消化内镜杂志,2003,20 (6):377-379.

[129] 王国清,郝常青,赖少清.贲门癌高发位点的内镜研究[J].中华肿瘤杂志,2002,24(4):381-383.

[130] Dawsey SM,Fleischer DE,Wang GQ,et al. Mucosal iodine staining improves endoscopic visualization of squamous dysplasia and squamous cell carcinoma of the esophagus in Linxian,China[J]. Cancer,1998,83(2):220-231.

[131] Dawsey SM,Wang GQ,Weistein WM,et al. Squamous dysplasia and early esophageal cancer in the Linxian region of China:distinctive endoscopic lesions[J]. Gastroenterology,1993,105(5):1333-1340.

[132] 王国清.食管癌高发现场早诊早治30年临床研究经验[J].中国医学科学院学报,2001,23(1):69-72.

[133] 邵令方,高中人,李章才,等.204例早期食管癌和贲门癌切除治疗的远期结果[J].中华外科杂志,1993,31(3):131-133.

[134] Wang GQ,Jiao GG,Chang FB,et al. Long term results of operation for 420 patients with early squamous cell esophageal carcinoma discovered by screening[J]. Annals of Thoracic Surgery,2004,77(5):1740-1744.

[135] 王国清,郝长青,魏文强,等.内镜下黏膜切除术治疗早期食管癌和癌前病变长期生存率观察[J].中华消化内镜杂志,2008,25(11):584-586.

[136] Shimizu Y,Kato M,Yamamoto J,et al. EMR combined with chemoradiotherapy:a novel treatment for superficial esophageal squamous-cell carcinoma[J]. Gastrointest Endosc,2004,59(2):199-204.

[137] Merkow RP,Bilimoria KY,Keswani RN,et al. Treatment trends,risk of lymph node metastasis,and outcomes for localized esophageal cancer[J]. J Natl Cancer Inst,2014,106(7):133-137.

[138] 王国清,郝长青,魏文强,等.氩离子热凝固术治疗癌前病变和早期食管癌的远期效果[J].中华肿瘤杂志,2013,35 (6):456-458.

[139] Shaheen NJ,Sharma P,Overholt BF,et al. Radiofrequency ablation in Barrett's esophagus with dysplasia [J]. N Engl J Med,2009,360(22):2277-2288.

[140] 魏文强.我国食管癌高发区筛查及早诊早治方案评价研究[D].北京:北京协和医学院,2009:4-65.

[141] Yang J,Wei W Q,Niu J,et al. Estimating the costs of esophageal cancer screening,early diagnosis and treatment in three high risk areas in China[J]. Asian Pac J Cancer Prev,2011,12(5):1245-1250.

[142] Wei WQ,Yang CX,Lu SH,et al. Cost-benefit analysis of screening for esophageal and gastric cardiac cancer [J]. Chinese Journal of Cancer,2011,30(3):213-218.

[143] Yang J,Wei WQ,Niu J,et al. Cost-benefit analysis of esophageal cancer endoscopic screening in high-risk areas of China [J]. World J Gastroenterol,2012,18(20):2493-2501.

[144] Pramesh CS,Jiwnani S,Karimundackal G,et al. Management of $T_2N_0M_0$ esophageal carcinoma [J]. Ann Thorac Surg, 2013,96(5):1910-1911.

[145] 王文光,李进东,齐金星,等.颈段食管癌的外科治疗[J].中华胃肠外科杂志,2008,11(1):19-23.

[146] Biere SS,van Berge Henegouwen MI,Maas KW,et al. Minimally invasive versus open oesophagectomy for patients with oesophageal cancer:a multicentre,open-label,randomised controlled trial[J]. Lancet,2012,379(9829):1887-1892.

[147] Japanese Society for Esophageal Diseases. Surgical Treatment[M]// Guidelines for the Management of Esophageal Cancer 2002. Tokyo:JSED,2002:8-15.

[148] Zacherl J,Jakesz R. Status of surgical studies in oncology. I [J]. Chirurg,2000,71(6):646-657.

[149] 黄健灵,罗英杰. 食管癌的治疗进展[J].中华胃肠外科杂志,2001,4(3):142-144.

[150] Sharma D,Thakur A,Toppo S,et al. Lymph node counts in Indians in relation to lymphadenectomy for carcinoma of the oesophagus and stomach[J]. Asian J Surg,2005,28(2):116-120.

[151] Annema JT,van Meerbeeck JP,Rintoul RC. Mediastinoscopy vs endosonography for mediastinal nodal staging of lung cancer[J]. JAMA,2010,304(20):2245-2252.

[152] Rizk NP,Ishwaran H,Rice TW,et al. Optimum lymphadenectomy for esophageal cancer[J]. Ann Surg,2010,251(1):46-50.

[153] Hulscher JB,van Sandick JW,de Boer AG,et al. Extended transthoracic resection compared with limited transhiatal resection for adenocarcinoma of the esophagus[J]. N Engl J Med,2002,347(21):1662-1669.

[154] 殷蔚伯. 肿瘤放射治疗学[M].北京:中国协和医科大学出版社,2002.

[155] 祝淑钗,李任,王玉祥,等. 500 例中晚期食管癌单纯放疗的多因素分析[J].中华放射肿瘤学杂志,2005,14(4):253-258.

[156] 孔洁,李晓宁,韩春,等. 792 例食管癌三维技术放疗的疗效分析[J].中华放射肿瘤学杂志,2012,21(5):421-424.

[157] Herskovic A,Martz K,al-Sarraf M,et al. Combined chemotherapy and radiotherapy compared with radiotherapy alone in patients with cancer of the esophagus[J]. N Engl J Med,1992,326(24):1593-1598.

[158] al-Sarraf M,Martz K,Herskovic A,et al. Progress report of combined chemoradiotherapy versus radiotherapy alone in patients with esophageal cancer:an intergroup study[J]. J Clin Oncol,1997,15(1):277-284.

[159] Cooper JS,Guo MD,Herskovic A,et al. Chemoradiotherapy of locally advanced esophageal cancer:long-term follow-up of a prospective randomized trial (RTOG 85-01). Radiation Therapy Oncology Group[J]. JAMA,1999,281(17):1623-1627.

[160] 潘荣强, 文世民, 孙永红. 3DCRT 联合周剂量顺铂治疗局部中晚期食管癌临床研究 [J]. 肿瘤预防与治疗,2012,25(6):361-364.

[161] 邱恩毅,赵喜悦,沈洁,等. 同步与序贯放化疗治疗食管癌的 Meta 分析[J]. 温州医学院学报,2013,43(8):519-525.

[162] Minsky BD,Pajak TF,Ginsberg RJ,et al. INT 0123(Radiation Therapy Oncology Group 94-05) phase III trial of combined-modality therapy for esophageal cancer:high-dose versus standard-dose radiation therapy [J]. J Clin Oncol,2002,20(5):1167-1174.

[163] Ilson DH,Ajani J,Bhalla K,et al. Phase II trial of paclitaxel,fluorouracil,and cisplatin in patients with advanced carcinoma of the esophagus[J]. J Clin Oncol,1998,16(5):1826-1834.

[164] Ilson DH,Saltz L,Enzinger P,et al. Phase II trial of weekly irinotecan plus cisplatin in advanced esophageal cancer[J]. J Clin Oncol,1999,17(10):3270-3275.

[165] Michel P,Adenis A,Di Fiore F,et al. Induction cisplatin-irinotecan followed by concurrent cisplatin-irinotecan and radiotherapy without surgery in oesophageal cancer:multicenter phase II FFCD trial[J]. Br J Cancer,2006,95(6):705-709.

[166] 赵维勇, 张丽珍, 王继荣. 三维适形放疗联合不同化疗方案治疗中晚期食管癌的临床研究 [J]. 现代肿瘤医学,2012,20(5):956-958.

[167] 陆园园,张西志,孙长江. 紫杉醇联合奈达铂与 5-氟尿嘧啶联合顺铂同期放疗中晚期食管癌的临床观察[J]. 实用癌症杂志,2012,27(6):593-595.

[168] Li G,Hu W,Wang J,et al. Phase II study of concurrent chemoradiation in combination with erlotinib for locally advanced esophageal carcinoma[J]. Int J Radiat Oncol Biol Phys,2010,78(5):1407-1412.

[169] Chen Y,Wu X,Bu S,et al. Promising outcomes of definitive chemoradiation and cetuximab for patients with esophageal squamous cell carcinoma[J]. Cancer Sci,2012,103(11):1979-1984.

[170] Meng X,Wang J,Sun X,et al. Cetuximab in combination with chemoradiotherapy in Chinese patients with non-resectable, locally advanced esophageal squamous cell carcinoma:a prospective,multicenter phase II trial[J]. Radiother Oncol,2013,109(2):275-280.

[171] 汪楣,谷铣之,黄国俊,等. 食管癌术前放射治疗的前瞻性临床研究[J].中华放射肿瘤学杂志,2001,10(3):168-172.

[172] 欧广飞,汪楣,王绿化,等. 食管癌术前放疗后病理反应与预后的关系[J].中华肿瘤杂志,2003,25(3):278-281.

[173] Arnott SJ,Duncan W,Gignoux M,et al. Preoperative radiotherapy for esophageal carcinoma [J]. Cochrane Database Syst Rev,2005,(4):CD001799.

[174] Suntharalingam M,Moughan J,Coia L R,et al. The national practice for patients receiving radiation therapy for carcinoma of the esophagus:results of the 1996-1999 Patterns of Care Study[J]. Int J Radiat Oncol Biol Phys,2003,56(4):981-987.

[175] 杨弘,傅剑华,胡祎,等. 术前放化疗并手术治疗局部晚期食管癌[J].中华医学杂志,2009,88(45):3182-3185.

[176] 杨弘,傅剑华,刘孟忠,等. 术前放化疗并手术治疗局部晚期食管鳞癌的多中心随机对照临床研究[J].中华医学杂志,2012,92(15):1028-1032.

[177] Zanoni A,Verlato G,Giacopuzzi S,et al. Neoadjuvant concurrent chemoradiotherapy for locally advanced esophageal cancer in a single high-volume center[J]. Ann Surg Oncol,2013,20(6):1993-1999.

[178] Van Hagen P,Hulshof MC,Van Lanschot JJ,et al. Preoperative chemoradiotherapy for esophageal or junctional cancer[J]. N Engl J Med,2012,366(22):2074-2084.

[179] Sjoquist KM,Burmeister BH,Smithers BM,et al. Survival after neoadjuvant chemotherapy or chemoradiotherapy for resectable oesophageal carcinoma:an updated meta-analysis[J]. Lancet Oncol,2011,12(7):681-692.

[180] Geh JI,Crellin AM,Glynne-Jones R. Preoperative (neoadjuvant) chemoradiotherapy in oesophageal cancer[J]. Br J Surg,2001,88(3):338-356.

[181] Berger AC,Farma J,Scott WJ,et al. Complete response to neoadjuvant chemoradiotherapy in esophageal carcinoma is associated with significantly improved survival[J]. J Clin Oncol,2005,23(19):4330-4337.

[182] Forastiere AA,Orringer MB,Perez-Tamayo C,et al. Preoperative chemoradiation followed by transhiatal esophagectomy for carcinoma of the esophagus:final report[J]. J Clin Oncol,1993,11(6):1118-1123.

[183] Vallböhmer D,Hölscher AH,DeMeester S,et al. A multicenter study of survival after neoadjuvant radiotherapy/chemotherapy and esophagectomy for ypT$_0$N$_0$M$_0$R$_0$ esophageal cancer[J]. Ann Surg,2010,252(5):744-749.

[184] 中国抗癌协会食管癌专业委员会. 食管癌规范化诊治指南[M].北京:中国协和医科大学出版社,2011.

[185] 肖泽芬,梁军. 食管癌根治术后预防性放射治疗的临床价值[J]. 中华肿瘤杂志,2002,24(6):608-611.

[186] Chen J,Zhu J,Pan J,et al. Postoperative radiotherapy improved survival of poor prognostic squamous cell carcinoma esophagus[J]. Ann Thorac Surg,2010,90(2):435-442.

[187] Yu E,Dar R,Rodrigues GB,et al. Is extended volume external beam radiation therapy covering the anastomotic site beneficial in post-esophagectomy high risk patients?[J]. Radiother Oncol,2004,73(2):141-148.

[188] Cunningham D,Allum WH,Stenning SP,et al. Perioperative chemotherapy versus surgery alone for resectable gastroesophageal cancer[J]. N Engl J Med,2006,355(1):11-20.

[189] Ychou M,Boige V,Pignon JP,et al. Perioperative chemotherapy compared with surgery alone for resectable gastroesophageal adenocarcinoma:an FNCLCC and FFCD multicenter phase Ⅲ trial [J]. J Clin Oncol,2011,29(13):1715-1721.

[190] Ando N,Iizuka T,Ide H,et al. Surgery plus chemotherapy compared with surgery alone for localized squamous cell carcinoma of the thoracic esophagus:a Japan Clinical Oncology Group Study—JCOG9204[J]. J Clin Oncol,2003,21(24):4592-4596.

[191] Walsh TN,Noonan N,Hollywood D,et al. A comparison of multimodal therapy and surgery for esophageal adenocarcinoma [J]. N Engl J Med,1996,335(7):462-467.

[192] Bosset JF,Gignoux M,Triboulet JP,et al. Chemoradiotherapy followed by surgery compared with surgery alone in squamous-cell cancer of the esophagus[J]. N Engl J Med,1997,337(3):161-167.

[193] Kelsen DP,Ginsberg R,Pajak TF,et al. Chemotherapy followed by surgery compared with surgery alone for localized esophageal cancer[J]. N Engl J Med,1998,339(27):1979-1984.

[194] Law S,Fok M,Chow S,et al. Preoperative chemotherapy versus surgical therapy alone for squamous cell carcinoma of the esophagus:a prospective randomized trial[J]. J Thorac Cardiovasc Surg,1997,114(2):210-217.

[195] Fiorica F,Di Bona D,Schepis F,et al. Preoperative chemoradiotherapy for oesophageal cancer:a systematic review and meta-analysis[J]. Gut,2004,53(7):925-930.

[196] Medical Research Council Oesophageal Cancer Working Group. Surgical resection with or without preoperative chemotherapy in oesophageal cancer:a randomised controlled trial[J]. Lancet,2002,359(9319):1727-1733.

[197] Ando N,Kato H,Igaki H,et al. A randomized trial comparing postoperative adjuvant chemotherapy with cisplatin and 5-fluorouracil versus preoperative chemotherapy for localized advanced squamous cell carcinoma of the thoracic esophagus [J]. Ann Surg Oncol,2012,19(1):68-74.

[198] Cooper JS,Guo MD,Herskovic A,et al. Chemoradiotherapy of locally advanced esophageal cancer:long-term follow-up of a prospective randomized trial (RTOG 85-01). Radiation Therapy Oncology Group[J]. JAMA,1999,281(17):1623-1627.

[199] Macdonald JS,Smalley SR,Benedetti J,et al. Chemoradiotherapy after surgery compared with surgery alone for adenocarcinoma of the stomach or gastroesophageal junction[J]. N Engl J Med,2001,345(10):725-730.

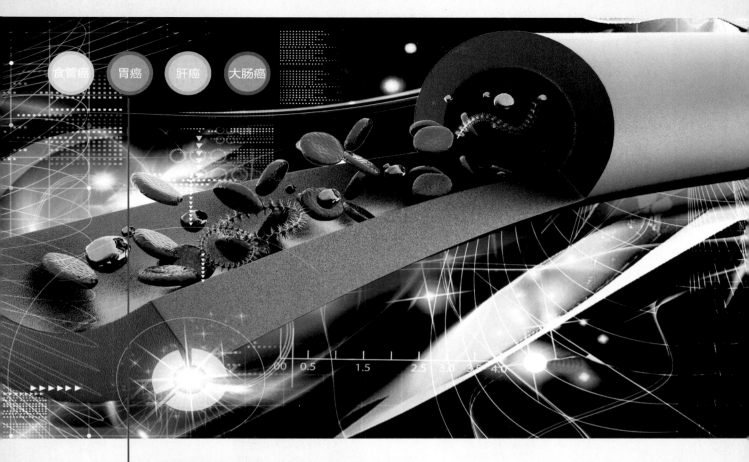

食管癌　胃癌　肝癌　大肠癌

# 第3章　胃癌的防控

# 第一节　胃的解剖、生理及胃癌病理概要

## 1　胃的解剖

胃大部分位于腹腔的左上方,其位置因体位、体型及充盈程度不同而变化。胃有上下两口,大小两弯和前后两壁。其上口称贲门,接食管,位于第 10 或 11 胸椎左侧。下口称幽门,通十二指肠,位于第 1 腰椎下缘右侧。胃小弯凹向右上方,自贲门延伸到幽门,其最低点弯度明显的折转处称角切迹。胃大弯大部分凸向左下。胃前壁朝前上方,与肝、膈肌和前腹壁相邻。胃后壁朝向后下方,构成网膜囊前壁的一部分,与脾脏、胰腺、横结肠、系膜及膈肌脚等相邻,共同构成胃床。胃以贲门平面以上及胃角切迹向右为界,可将胃分为胃底部、胃体部和胃窦部(图 3-1)。

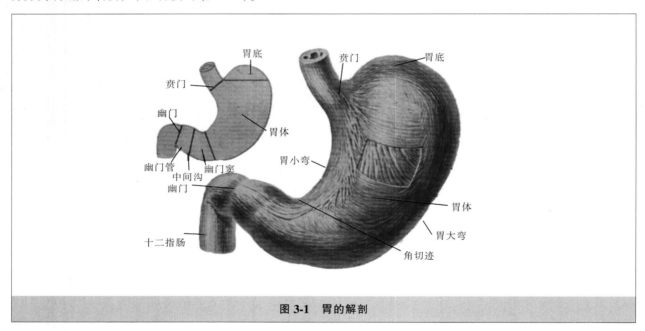

**图 3-1　胃的解剖**

胃壁由内向外由黏膜层、黏膜下层、肌层和浆膜层组成。黏膜层内含有较多腺体,腺体内有功能不同的主细胞、壁细胞、黏液细胞及胃泌素细胞,可分泌胃蛋白酶原、盐酸、黏液及胃泌素等,但不同部位的胃黏膜内的细胞组成不同。黏膜下层为疏松结缔组织,富含血管、淋巴管和神经丛。肌层较厚,外层为纵行、中层为环形、内层为斜行平滑肌构成。浆膜层即为腹膜脏层,在胃大弯、胃小弯处与大网膜、小网膜相连,此外胃还通过胃膈韧带、胃脾韧带、肝胃韧带、胃结肠韧带和胃胰韧带与邻近器官相联系(图 3-2)。

胃的血供丰富,其动脉血来源于腹腔干及其分支,其沿胃大、小弯形成两个动脉弓,再由弓上发出小分支至胃壁。胃大弯动脉弓由胃网膜左动脉(源于脾动脉)和胃网膜右动脉(源于胃十二指肠动脉)构成。胃小弯动脉弓由胃左动脉(源于腹腔干)和胃右动脉(源于肝固有动脉)构成,此外胃短动脉、胃后动脉、左膈下动脉、胰十二指肠前上动脉、胰十二指肠后上动脉、十二指肠上动脉等也参与胃的血液供应。胃的静脉与同名动脉伴行,最后汇入门静脉(图 3-3、3-4)。

胃黏膜下淋巴管丰富,其淋巴液经引流后分区回流至胃大、小弯侧血管周围淋巴结群,最后汇入腹腔

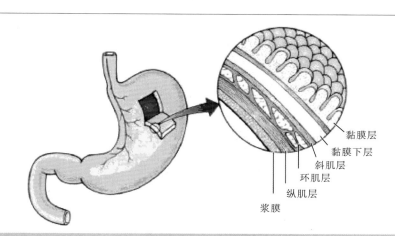

图 3-2　胃壁结构

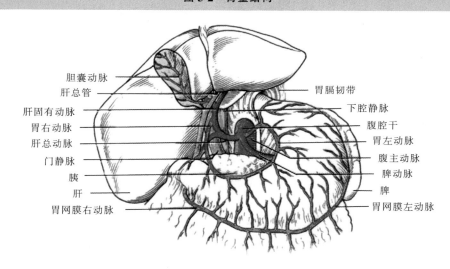

图 3-3　胃动脉前面

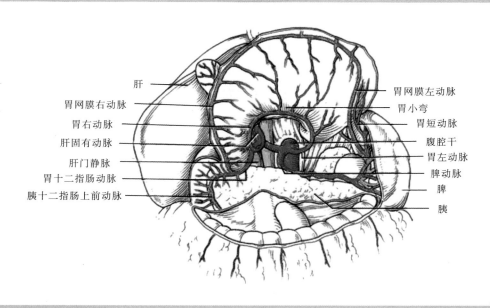

图 3-4　胃动脉后面

淋巴结,经乳糜池和胸导管入左颈静脉。胃周围淋巴依据主要引流方向分为4群:①胃小弯上部淋巴液引流到腹腔淋巴结群;②胃小弯下部淋巴液引流到幽门上淋巴结群;③胃大弯右侧淋巴液引流到幽门下淋巴结群;④胃大弯上部淋巴液引流到胰脾淋巴结群。胃各部淋巴回流有一定方向,但因胃壁内淋巴管有广泛吻合,几乎任何一处的胃癌均可侵及胃任何一组淋巴结(图3-5)。

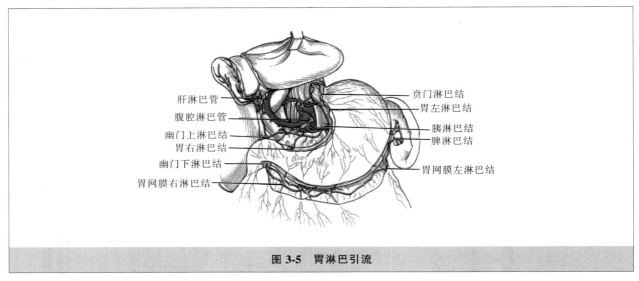

**图3-5　胃淋巴引流**

胃由交感神经和副交感神经支配。交感神经来自脊髓第6~9胸节,经内脏大神经至腹腔神经节,最终分支到胃壁,其作用是抑制胃的分泌和蠕动,增加幽门括约肌张力和传出痛觉。副交感神经纤维来自左、右迷走神经,作用是促进胃的运动、增加胃液分泌。迷走神经前、后干在下行过程中发出分支至胃前、后壁,且在胃角切迹附近以"鸦爪"形分支分布于幽门窦和幽门管的后壁,负责调节幽门的排空功能(图3-6)。

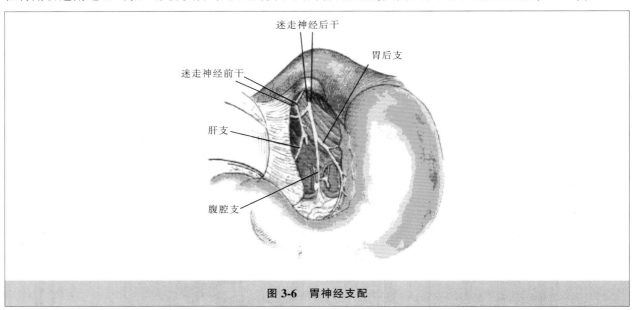

**图3-6　胃神经支配**

# 2　胃的生理

## 2.1　胃的分泌功能

胃液是一种无色的酸性液体,主要成分为胃酸、胃蛋白酶、黏蛋白、内因子、电解质、黏液和水等物质。其具有促进食物消化、灭菌、保护胃黏膜、有助于血液再生,钙铁吸收等生理作用,正常成人每天分泌量约

1500~2500ml。胃液的酸度取决于氢离子和钠离子的比例,并与胃液分泌速度、胃黏膜血液流速有关。

　　胃液分泌分为基础分泌和餐后分泌。基础分泌是指不受食物刺激时的自然胃液分泌,量较小。食物是胃液分泌的自然刺激物,餐后胃液分泌明显增加。餐后分泌可分为三个时相:①头相:食物经视觉、味觉、嗅觉等刺激、兴奋神经中枢,冲动经迷走神经下传至胃黏膜及胃腺体,作用于壁细胞、主细胞、黏液细胞,使其分泌胃酸、胃蛋白酶原和黏液;另外,迷走神经兴奋还能使 G 细胞分泌促胃液素,进而促进胃液分泌。②胃相:指食物进入胃以后引起的胃酸分泌,包括食物对胃壁的机械性刺激(扩张)引起的迷走—迷走神经长反射和食物成分对胃黏膜的化学刺激造成的胃壁内神经丛短反射。两种刺激均可作用于 G 细胞产生促胃液素,增加胃液分泌,同时胃酸对促胃液素分泌也有负反馈调节作用,当胃窦部 pH 降至 1.5 时促胃液素的分泌就会受抑制。③肠相:指食物进入小肠后引起的胃酸分泌。包括小肠膨胀及食物中某些化学成分刺激十二指肠和近端空肠产生肠促胃液素,促进胃酸分泌。另外,进入小肠的酸性食糜能够刺激促胰液素、胆囊收缩素、抑胃肽等分泌,从而影响胃液分泌。消化期胃酸分泌的调控机制复杂而精确,维持胃酸分泌的相对稳定。

### 2.2　胃的运动功能

#### 2.2.1　容受性舒张

　　在咀嚼或吞咽食物时,进食动作和食物对咽、食管等处感受器的刺激,引起胃底和胃体肌肉的舒张,胃容积扩大,并在容纳食物时保持胃内压相对稳定。胃壁的这种肌肉活动称为容受性舒张,可防止因胃内压突然升高使食糜过早排入小肠,或食管下括约肌张力不全而引起胃内容物反流入食管。

#### 2.2.2　紧张性收缩

　　紧张性收缩是消化道平滑肌共有的运动形式,可以使胃腔内保持一定的压力,有助于胃液渗入食物内部,促进化学消化,同时还可以使胃保持一定的形状和位置。

#### 2.2.3　蠕动

　　食物入胃约 5 分钟胃就开始蠕动,它是一种起始于胃的中部,向幽门方向推进的收缩波。蠕动有助于研磨食物,使食物与胃液充分混合,同时将食糜逐步推入十二指肠。胃的运动既受神经调节,又受体液调节,如迷走神经兴奋可引起胃的容受性舒张,而该神经末梢释放的神经递质为 VIP 或 NO,可引起胃的收缩频率和强度增加。交感神经兴奋时胃的收缩频率和强度则下降。另外许多胃肠激素,如促胃液素、胃动素、生长抑素、抑胃肽均可影响胃的运动。

# 3　胃癌病理学

### 3.1　胃癌的发生位置

　　胃癌可发生于胃的任何部位。根据全国肿瘤登记中心发布的数据显示,我国人群中贲门是常见好发部位,约占全部病例的43.8%,其次是幽门(23.1%)、胃体和胃窦部(21.9%)。胃小弯占 6.5%,胃大弯较少见,仅占 1%。残胃癌好发于吻合口处,但也可发生于胃缝线处及其他部位,甚至整个残胃,或扩散至食管、十二指肠及空肠(图 3-7、3-8)。

### 3.2　大体类型

#### 3.2.1　早期胃癌

　　病变仅限于黏膜和黏膜下层,而不论范围大小、有无淋巴结转移。原位癌是指未突破基底膜的癌肿,也属于早期胃癌的范畴。早期胃癌中,癌灶直径 0.5cm 以下者为微小胃癌,癌灶直径为 0.6~1.0cm 者为小胃癌。内镜检查时胃黏膜活检诊断为癌,而手术切除标本经病理学检查未能发现癌组织称为一点癌,通常认为是微小胃癌的特殊的罕见表现。早期胃癌大体分为三型:Ⅰ型:隆起型(息肉型),病变厚度超过正常黏膜的 2 倍,此型较少。Ⅱ型:表浅型,有三个亚型,Ⅱa(表浅隆起,病变厚度不超过正常黏膜的 2 倍)、Ⅱb(表浅平坦型)及Ⅱc(表浅凹陷型)。Ⅲ型:凹陷型,此型多见。以上各型可有不同的组合,如Ⅱc+Ⅱa,Ⅱc+Ⅲ等(图 3-9、3-10)。

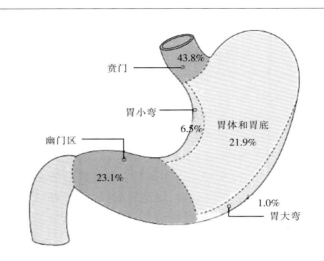

**图 3-7 胃癌好发部位**

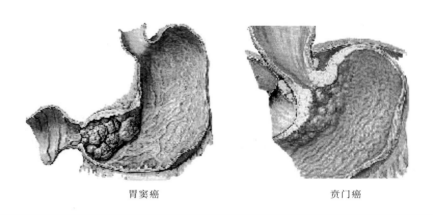

胃窦癌 　　　　　　　　　　贲门癌

**图 3-8 胃窦和贲门癌**

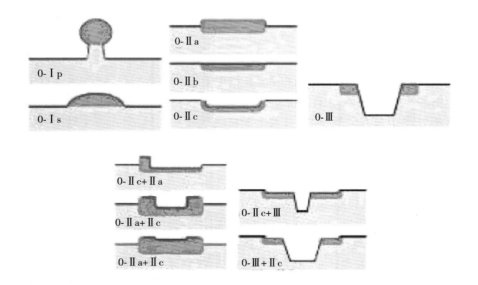

**图 3-9 早期胃癌内镜下分型 (2005 年巴黎分型)**

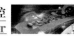

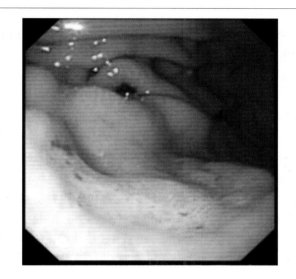

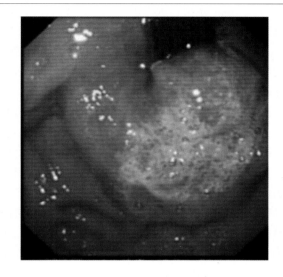

| 图 3-10　早期胃癌 | 图 3-11　进展期胃癌 |

### 3.2.2　进展期胃癌

病变深度超过黏膜下层的胃癌,也称为中、晚期胃癌,癌组织侵入越深,预后越差。国内外较多采用的是 Borrmarm 胃癌分型。Ⅰ型:息肉型,肿瘤主要向胃腔内生长,呈息肉状。Ⅱ型:无浸润溃疡型,肿瘤形成明显的溃疡,但癌灶与正常胃界线清楚。Ⅲ型:溃疡浸润型,肿瘤形成的溃疡基底部较大,癌灶与正常胃界线不清楚。Ⅳ型:弥漫浸润型,又称为皮革胃,癌组织在胃壁内呈弥漫浸润性生长。临床上以Ⅲ型、Ⅱ型较为常见。以上类型同时并存者,称为混合型(图 3-11、3-12)。

## 3.3　组织学分型

超过 90% 的胃癌为腺癌。胃黏膜腺体的基本构造及不同部位细胞类型的多样性,导致胃黏膜不同部位起源的胃癌可能形成不同形态的组织学类型,甚至同一类肿瘤内也可能出现不同类型的肿瘤细胞。

(1)WHO 分型(1990 年):将胃癌分为上皮性肿瘤和类癌两类,上皮性肿瘤按组织结构的不同,可分为腺癌(管状腺癌、乳头状腺癌、黏液腺癌、印戒细胞癌)、腺鳞癌、鳞状细胞癌、未分化癌和不能分类的癌。

(2)日本胃癌研究会分型(1999 年):①普通型,包括乳头状癌、管状腺癌、低分化腺癌、印戒细胞癌、黏液细胞癌。②特殊型,包括腺鳞癌、鳞状细胞癌和不能分类的癌。③类癌。

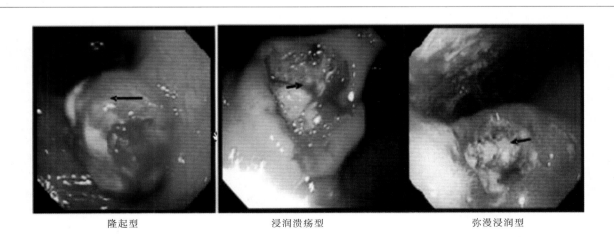

| 隆起型 | 浸润溃疡型 | 弥漫浸润型 |

图 3-12　不同类型进展期胃癌

（3）Lauren 分型（1965 年）：根据组织起源，将胃癌分为肠型和弥漫型两种主要类型，对于兼有两种类型成分特征的，称为混合型。分化极差的肿瘤归为未分类肿瘤。肠型胃癌常发生于肠上皮化生的基础上，一般具有明显的腺管结构。弥漫型胃癌的癌细胞呈弥漫性生长，缺乏细胞连接，癌细胞分化较差，一般不形成腺管，许多低分化腺癌和印戒细胞癌属于此型。Lauren 分型简明，但无法反映肿瘤分化程度，临床病理诊断中少用。

（4）根据组织的分化程度及癌细胞的幼稚程度，可分为高分化癌、中分化癌与低分化癌。

### 3.4 临床病理分期

国际上根据肿瘤的浸润深度、淋巴结转移及远处转移情况，对胃癌进行 TMN 分期（表 3-1、3-2）。

目前胃癌的临床分期多采用 2009 年修订的国际抗癌联盟/美国癌症联合委员会（UICC/AJCC）TNM 分期标准，胃的邻近结构包括脾脏、横结肠、肝脏、横膈、胰腺、腹壁、肾上腺、肾脏、小肠和后腹膜。肿瘤沿着胃壁扩散到十二指肠或食管时，由受累部位的最大浸润深度来分类。肿瘤侵犯胃结肠韧带、肝胃韧带或大小网膜，但没有穿透脏层腹膜时定义为 $T_3$。而新版 WTO 的 TNM 分期参照了 AJCC 和 UICC 颁布的 2010 年第 7 版 TNM 分期标准，与以往的 TNM 分期相比，新版的分期系统对肿瘤浸润和淋巴结转移等判定进行了一定的调整。

### 3.5 转移扩散途径

（1）直接蔓延：是胃癌主要扩散方式之一，当癌肿向胃壁各层浸润，突破浆膜后，可直接侵犯相邻器官和组织，如大网膜、肝、胰、横结肠等。

**表 3-1 恶性肿瘤 TNM 分期标准**

| T-原发肿瘤 | | N-区域淋巴结 | | M-远处转移 | |
| --- | --- | --- | --- | --- | --- |
| $T_X$ | 原发肿瘤无法评价 | $N_X$ | 区域淋巴结无法评价 | $M_0$ | 无远处转移 |
| $T_0$ | 无原发肿瘤证据 | $N_0$ | 无区域淋巴结转移 | $M_1$ | 有远处转移 |
| $T_{is}$ | 原位癌：上皮内肿瘤无固有膜浸润，高度不典型增生 | $N_1$ | 有 1~2 个区域淋巴结转移 | | |
| $T_1$ | 肿瘤浸润固有膜、黏膜肌层或黏膜下层 | $N_2$ | 有 3~6 个区域淋巴结转移 | | |
| | | $N_3$ | 有 7 个或以上区域淋巴结转移 | | |
| $T_{1a}$ | 肿瘤浸润固有膜或黏膜肌层 | $N_{3a}$ | 有 7~15 个区域淋巴结转移 | | |
| $T_{1b}$ | 肿瘤浸润黏膜下层 | $N_{3b}$ | 有 16 个或以上的区域淋巴结转移 | | |
| $T_2$ | 肿瘤浸润肌层 | | | | |
| $T_3$ | 肿瘤浸润浆膜下层 | | | | |
| $T_4$ | 肿瘤穿透浆膜或浸润邻近结构 | | | | |
| $T_{4a}$ | 肿瘤穿透浆膜（脏层腹膜） | | | | |
| $T_{4b}$ | 肿瘤浸润邻近结构 | | | | |

**表 3-2 胃癌 TNM 分期**

| 分期 | T | N | M | 分期 | T | N | M |
| --- | --- | --- | --- | --- | --- | --- | --- |
| 0 | $T_{is}$ | $N_0$ | $M_0$ | ⅢA | $T_{4a}$ | $N_1$ | $M_0$ |
| ⅠA | $T_1$ | $N_0$ | $M_0$ | | $T_3$ | $N_2$ | $M_0$ |
| ⅠB | $T_2$ | $N_0$ | $M_0$ | | $T_2$ | $N_1$ | $M_0$ |
| | $T_1$ | $N_1$ | $M_0$ | ⅢB | $T_{4b}$ | $N_0,N_1$ | $M_0$ |
| ⅡA | $T_3$ | $N_0$ | $M_0$ | | $T_{4a}$ | $N_2$ | $M_0$ |
| | $T_2$ | $N_1$ | $M_0$ | | $T_3$ | $N_3$ | $M_0$ |
| | $T_1$ | $N_2$ | $M_0$ | ⅢC | $T_{4a}$ | $N_3$ | $M_0$ |
| ⅡB | $T_{4a}$ | $N_0$ | $M_0$ | | $T_{4b}$ | $N_2,N_3$ | $M_0$ |
| | $T_3$ | $N_1$ | $M_0$ | Ⅳ | 任何 T | 任何 N | $M_1$ |
| | $T_2$ | $N_2$ | $M_0$ | | | | |
| | $T_1$ | $N_3$ | $M_0$ | | | | |

(2)淋巴结转移:是胃癌主要转移途径(约占70%),而且发生较早。

(3)血行转移:多发生在胃癌晚期,常经门静脉转移至肝,也可转移至肺、骨、肾、脾、脑。

(4)种植转移:当癌肿突破胃壁浆膜后可脱落到腹腔,种植于腹腔及盆腔器官的浆膜上。如种植于直肠前凹或卵巢,后者称为 Krukenberg 瘤。

(5)胃癌微转移:治疗时已存在但目前病理学诊断技术还不能确定的转移。

# 第二节　胃癌流行病学

# 1　全球胃癌疾病负担

## 1.1　世界胃癌发病状况

### 1.1.1　总体发病水平

胃癌是消化系统最常见的癌症,据世界卫生组织/国际癌症研究机构的统计报告(GLOBOCAN 2012)显示,2012 年估计全球胃癌新发病人数为 951 594 人,发病率为 13.5/10 万,世标率为 12.1/10 万,居恶性肿瘤第 5 位,占全部癌症发生的 6.8%,位于肺癌、乳腺癌、结直肠癌、前列腺癌之后。世界男性胃癌新发病人数为 631 293 人,发病率为 17.7/10 万,世标率为 17.4/10 万,占男性全部癌症发病的 8.5%,居恶性肿瘤的第 4 位,发病率在肺癌、前列腺癌、结直肠癌之后;女性胃癌新发病人数为 320 301 人,发病率为 9.2/10 万,世标率为 7.5/10 万,居恶性肿瘤的第 5 位,发病率排在乳腺癌、结直肠癌、肺癌、宫颈癌之后,占全部癌症发病的 4.8%。

### 1.1.2　地区分布

五大洲中胃癌发病率最高的是亚洲,2012 年发病人数为 699 954 人,发病率为 16.5/10 万,世标率为 15.8/10 万,其中 2012 年东亚地区胃癌新发病人数为 552 935 人,发病率为 34.8/10 万,世标率为24.2/10 万,占整个亚洲发病人数的 79.0%;发病率较低的地区是北美和大部分的非洲地区。2012 年北美地区胃癌的发病人数是 24 502 人,发病率为 7.0/10 万,世标率为 4.0//10 万;非洲地区发病人数为 23 806 人,发病率为 2.2/10 万,世标率为 3.8/10 万(图 3-13)。全球胃癌发病率前 3 位的国家分别是韩国、蒙古和日本,发病率分别为 66.4/10 万、22.7/10 万和85.3/10 万,世标率分别为 41.8/10 万、32.5//10 万和29.9/10 万。发病率较低的是科摩罗、博茨瓦纳和莫桑比克,发病率分别为 0.5/10 万、0.6/10 万和 0.4/10 万,世标率为 1.1/10 万、0.9/10 万、0.9/10 万(表 3-3,图 3-14);中国胃癌发病率为 29.7/10 万,排第 4 位,世标率为 22.7/10 万。

### 1.1.3　性别、年龄别发病率

胃癌年龄别发病率随年龄的增长而增高,2012 年全球男女合计发病率在 75 岁及以上年龄组达到最高,为 129.7/10 万。男性和女性年龄别发病率均随年龄增加而升高,都在 75 岁及以上年龄组时达到最高,分别为 193.7/10 万和85.8/10 万;男性 40 岁以上各年龄组的发病率均高于女性同年龄组的发病率,50 岁以上男性年龄组的发病率则高于女性同年龄组的 1 倍以上(表 3-4,图 3-15)。

### 1.1.4　时间变化趋势

近几十年来,大多数国家(地区)的胃癌发病率明显下降,英格兰男性胃癌发病世标率从 1988~1992 年间的 17.7/10 万降到了 2003~2007 年间的 8.9%,降幅达到 49.7%,芬兰、挪威、瑞士、瑞典等欧洲地区的男性胃癌发病世标率在 20 年间降幅达到 40% 以上。亚洲地区发病世标率的降幅低于欧洲地区,在 20%~30% 左右(表 3-5,图 3-16~18)。女性世界标化率的降幅低于男性,西班牙的纳瓦拉地区胃癌发病率降幅最大,达到 46.6%,其次是意大利的佛罗伦萨,同样,大部分欧洲国家女性世标率的降幅相对较高(表 3-6,图 3-19~21)。

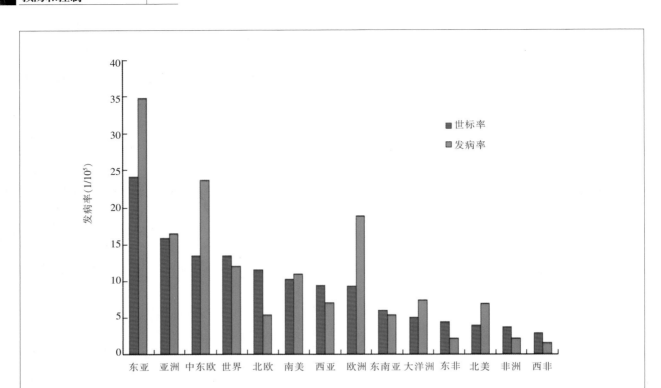

图 3-13　全球各地区 2012 年胃癌发病状况

## 1.2　世界胃癌死亡状况

### 1.2.1　总体死亡水平

2012 年全球范围内胃癌死亡人数为 723 027 人,死亡率为 10.2/10 万,世标率为 8.9/10 万,居恶性肿瘤死亡的第 3 位,排在肺癌和肝癌之后。其中世界男性胃癌死亡人数 468 931 人,死亡率为 13.2/10 万,世标率为 12.7/10 万,占男性全部死亡的 10.1%,居所有癌症死亡的第 3 位,位于肺癌和肝癌之后;女性胃癌死亡人数为 254 096 人,死亡率为 7.3/10 万,世标率为 5.7/10 万,居所有部位癌症死亡的第 5 位,排在乳腺癌、肺癌、结直肠癌和宫颈癌之后。

### 1.2.2　地区分布

世界范围内,胃癌死亡率最高的地区是东亚,2012 年死亡人数 394 616 人,死亡率为 24.9/10 万,世标率为 16.5/10 万;整个亚洲地区,2012 年死亡人数达到 527 074 人,占全球胃癌死亡人数的 72.9%,死亡率为 12.4/10 万,世标率为 11.7/10 万;死亡率最低的地区是北美,死亡人数为 13 695 人,死亡率为 3.9/10 万,世标率为 2.1/10 万。死亡率最高的依次有蒙古、危地马拉、塔吉克斯坦,死亡率分别为 17.1/10 万、14.1/10 万、11.2/10 万,世标率分别为 25.3/10 万、24.1/10 万、19.8/10 万;死亡率最低的有莫桑比克、博茨瓦纳、科摩罗,死亡率分别为 0.4/10 万、0.6/10 万、0.5/10 万,世标率分别为 0.8/10 万、0.9/10 万、1.1/10 万。

男性胃癌死亡率最高的地区是东亚,死亡人数为 266 334 人,死亡率为 32.6/10 万,世标率为 24.0/10 万;男性死亡率最低的地区是北美,死亡人数为 2 986 人,死亡率为 2.9/10 万,世标率为 3.9/10 万。死亡率最高的依次是蒙古、塔吉克斯坦和哈萨克斯坦,死亡率分别为 23.2/10 万、20.5/10 万、24.4/10 万,世标率为 37.1/10 万、32.9/10 万、30.3/10 万;死亡率最低的依次为莫桑比克、博茨瓦纳和科威特,死亡率分别为 0.5/10 万、0.9/10 万、0.8/10 万,世标率分别为 1.2/10 万、1.4/10 万、1.5/10 万。女性胃癌死亡率最高的地区仍为东亚,死亡人数为 128 282 人,死亡率为 16.7/10 万,世标率为 9.8/10 万,显著低于男性;女性死亡率最低的地区是北美,死亡人数为 5 510 人,死亡率为 3.0/10 万,世标率为 1.5/10 万。女性胃癌死亡率最高的有危地马拉、蒙古和塔吉克斯坦,死亡率分别为 14.6/10 万、11.2/10 万、8.5/10 万,世标率为 21.1/10 万、15.5/10 万、13.5/10 万;死亡率最低的是密克罗尼西亚,无登记死亡病例(图 3-22、3-23,表 3-7)。

表 3-3　2012 年世界部分国家/地区胃癌发病率(1/10 万)

| 国家(地区) | 合计 | | | 男性 | | | 女性 | | |
|---|---|---|---|---|---|---|---|---|---|
| | 发病例数 | 发病率 | 世标率 | 发病例数 | 发病率 | 世标率 | 发病例数 | 发病率 | 世标率 |
| 韩国 | 31269 | 64.4 | 41.8 | 21338 | 88.1 | 62.3 | 9931 | 40.7 | 24.7 |
| 蒙古 | 646 | 22.7 | 32.5 | 431 | 30.7 | 47.4 | 215 | 14.9 | 20.2 |
| 日本 | 107898 | 85.3 | 29.9 | 73970 | 120.2 | 45.7 | 33928 | 52.3 | 16.5 |
| 吉尔吉斯斯坦 | 847 | 15.5 | 21.4 | 616 | 22.9 | 35.7 | 231 | 8.4 | 10.3 |
| 中国 | 404996 | 29.7 | 22.7 | 283487 | 40.1 | 32.8 | 121509 | 18.6 | 13.1 |
| 俄罗斯 | 38417 | 26.9 | 16.0 | 21837 | 33.1 | 24.5 | 16580 | 21.6 | 10.8 |
| 危地马拉 | 2309 | 15.3 | 23.7 | 1094 | 14.8 | 24.0 | 1215 | 15.7 | 23.4 |
| 智利 | 3712 | 21.3 | 15.6 | 2449 | 28.4 | 23.3 | 1263 | 14.3 | 9.2 |
| 立陶宛 | 867 | 26.3 | 13.8 | 538 | 35.2 | 22.7 | 329 | 18.7 | 8.0 |
| 哥斯达黎加 | 874 | 18.2 | 17.3 | 2809 | 23.3 | 22.1 | 361 | 15.3 | 13.7 |
| 葡萄牙 | 3018 | 28.2 | 13.1 | 1834 | 35.4 | 18.2 | 1184 | 21.5 | 8.8 |
| 土耳其 | 10120 | 13.6 | 14.2 | 5938 | 16.0 | 17.9 | 4182 | 11.2 | 10.9 |
| 罗马尼亚 | 4075 | 19.1 | 10.4 | 2711 | 26.1 | 16.3 | 1364 | 12.4 | 5.8 |
| 斯洛伐克 | 901 | 16.4 | 9.6 | 990 | 20.0 | 13.9 | 367 | 13.0 | 6.6 |
| 委内瑞拉 | 2602 | 8.1 | 9.6 | 1709 | 11.4 | 13.4 | 893 | 6.0 | 6.2 |
| 波兰 | 6105 | 15.9 | 8.4 | 3936 | 21.3 | 13.2 | 2169 | 10.9 | 4.9 |
| 巴西 | 19690 | 9.9 | 9.2 | 1084 | 12.9 | 13.1 | 1084 | 7.0 | 6.0 |
| 意大利 | 13001 | 21.3 | 8.2 | 5452 | 25.3 | 10.9 | 5452 | 17.5 | 5.9 |
| 新加坡 | 647 | 12.3 | 8.2 | 402 | 15.2 | 10.9 | 245 | 9.4 | 5.8 |
| 以色列 | 777 | 10.1 | 7.1 | 480 | 12.6 | 9.7 | 297 | 7.6 | 4.9 |
| 印度 | 63097 | 5.0 | 6.1 | 43386 | 6.7 | 8.6 | 19711 | 3.2 | 3.7 |
| 津巴布韦 | 600 | 4.6 | 8.0 | 275 | 4.3 | 7.9 | 325 | 4.9 | 8.0 |
| 墨西哥 | 7680 | 6.6 | 6.9 | 4104 | 7.2 | 7.9 | 3576 | 6.1 | 6.0 |
| 古巴 | 1126 | 10.0 | 5.9 | 682 | 12.1 | 7.5 | 444 | 7.9 | 4.4 |
| 索马里 | 296 | 3.0 | 6.3 | 152 | 3.1 | 7.0 | 144 | 2.9 | 5.7 |
| 加拿大 | 3342 | 9.6 | 4.9 | 2187 | 12.7 | 7.0 | 1155 | 6.6 | 3.1 |
| 澳大利亚 | 2442 | 8.9 | 4.9 | 1340 | 11.7 | 6.7 | 709 | 6.2 | 3.1 |
| 英国 | 6684 | 10.6 | 4.7 | 4169 | 13.5 | 6.4 | 2515 | 7.9 | 3.1 |
| 挪威 | 475 | 9.6 | 4.6 | 267 | 1.7 | 5.6 | 208 | 8.4 | 3.8 |
| 美国 | 21155 | 6.7 | 3.9 | 13149 | 8.4 | 5.3 | 8006 | 5.0 | 2.7 |
| 赞比亚 | 276 | 2.0 | 4.4 | 140 | 2.0 | 4.9 | 136 | 2.0 | 4.0 |
| 印度尼西亚 | 6011 | 2.5 | 2.8 | 3811 | 3.1 | 3.9 | 2200 | 1.8 | 1.9 |
| 巴基斯坦 | 3840 | 2.1 | 3.0 | 2408 | 2.6 | 3.8 | 1432 | 1.6 | 2.2 |
| 南非共和国 | 2029 | 4.0 | 5.1 | 1308 | 2.8 | 3.1 | 16713 | 8.2 | 7.0 |
| 马拉维 | 203 | 1.3 | 2.7 | 95 | 1.2 | 2.9 | 95 | 1.4 | 2.5 |
| 埃及 | 1789 | 2.1 | 2.5 | 953 | 2.3 | 2.8 | 836 | 2.3 | 2.8 |
| 科摩罗 | 4 | 0.5 | 1.1 | 3 | 0.8 | 1.5 | 1 | 0.3 | 0.6 |
| 博茨瓦纳 | 13 | 0.6 | 0.9 | 9 | 0.9 | 1.4 | 4 | 0.4 | 0.5 |
| 莫桑比克 | 101 | 0.4 | 0.9 | 70 | 0.6 | 1.3 | 31 | 0.2 | 0.5 |

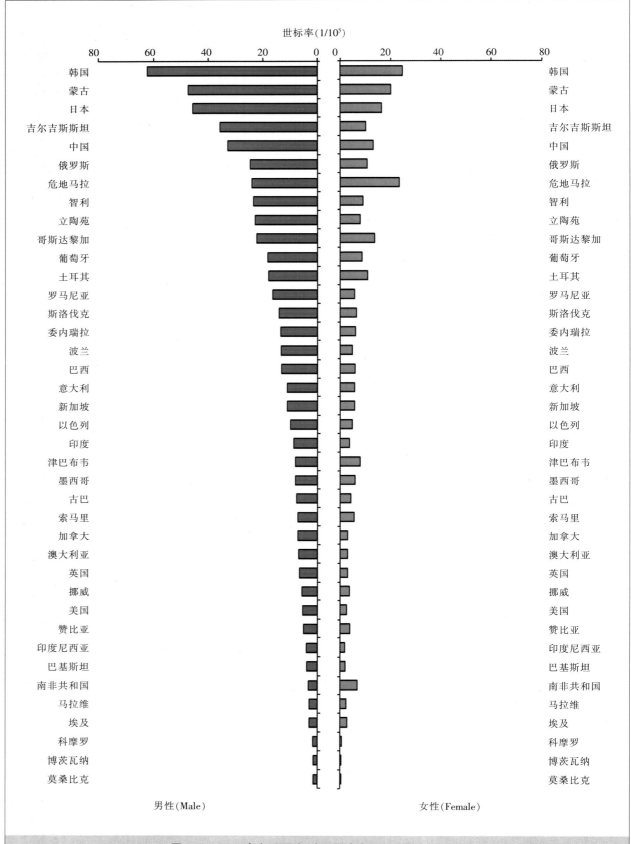

图 3-14　2012 年部分国家/地区胃癌发病世标率(1/10 万)

表 3-4　2012 年世界胃癌年龄别发病世标率 (1/10 万)

| 性别 | 0– | 15– | 40– | 45– | 50– | 55– | 60– | 65– | 70– | 75+ |
|---|---|---|---|---|---|---|---|---|---|---|
| 全部 | 0.0 | 0.9 | 6.4 | 12.0 | 20.0 | 33.2 | 49.6 | 65.6 | 87.9 | 129.7 |
| 男性 | 0.0 | 0.9 | 7.7 | 15.9 | 27.7 | 47.7 | 73.0 | 97.9 | 131.1 | 193.7 |
| 女性 | 0.0 | 0.9 | 5.0 | 8.1 | 12.4 | 19.0 | 27.5 | 36.5 | 51.5 | 85.8 |

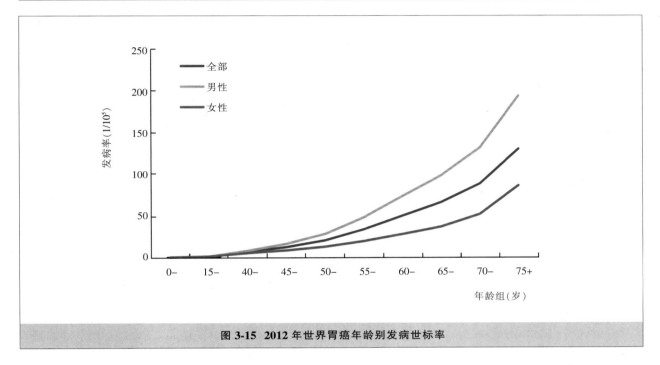

图 3-15　2012 年世界胃癌年龄别发病世标率

表 3-5　部分国家 (地区) 不同时期男性胃癌发病世标率 (1/10 万)

| 国家 (地区) | 1988~1992 年 | 1993~1997 年 | 1998~2002 年 | 2003~2007 年 | 降幅 (%) |
|---|---|---|---|---|---|
| 澳大利亚 新南威尔士州 | 10.1 | 9.7 | 8.5 | 7.7 | 23.8 |
| 加拿大 | 10.6 | 9.2 | 7.9 | 7.5 | 29.2 |
| 丹麦 | 9.0 | 8.2 | 7.1 | 7.5 | 16.7 |
| 芬兰 | 16.6 | 12.6 | 10.2 | 8.6 | 48.2 |
| 法国 伊塞尔 | 11.8 | 10.6 | 9.6 | 7.5 | 36.4 |
| 印度 金奈 | 15.9 | 13.6 | 12.2 | 11.9 | 25.2 |
| 印度 孟买 | 7.7 | 6.3 | 4.6 | 4.5 | 41.6 |
| 以色列 犹太 | 13.0 | 11.9 | 12.0 | 10.0 | 23.1 |
| 意大利 佛罗伦萨 | 36.3 | 28.4 | 21.7 | 17.6 | 51.5 |
| 日本 大阪 | 65.0 | 59.9 | 51.3 | 45.3 | 30.3 |
| 韩国 首尔 | – | 68.0 | 63.7 | 57.3 | 15.7 |
| 立陶宛 | 31.4 | 29.7 | 27.7 | 25.7 | 18.2 |
| 挪威 | 13.6 | 11.6 | 9.1 | 7.7 | 43.4 |
| 俄罗斯 圣彼得堡 | – | 38.3 | 32.7 | 29.0 | 24.3 |
| 斯洛伐克 | 24.5 | 21.4 | 19.2 | 16.8 | 31.4 |
| 西班牙 纳瓦拉 | 25.4 | 21.6 | 15.8 | 14.3 | 43.7 |
| 瑞典 | 10.7 | 8.6 | 7.2 | 6.3 | 41.1 |
| 瑞士 日内瓦 | 12.3 | 8.8 | 7.9 | 6.9 | 43.9 |
| 荷兰 | 15.4 | 13.1 | 11.0 | 9.3 | 39.6 |
| 英国 苏格兰 | 17.7 | 14.8 | 12.8 | 8.9 | 49.7 |
| 美国黑人 | 14.5 | 13.4 | 11.0 | 10.4 | 28.3 |
| 美国白人 | 7.5 | 6.6 | 6.0 | 5.7 | 24.0 |

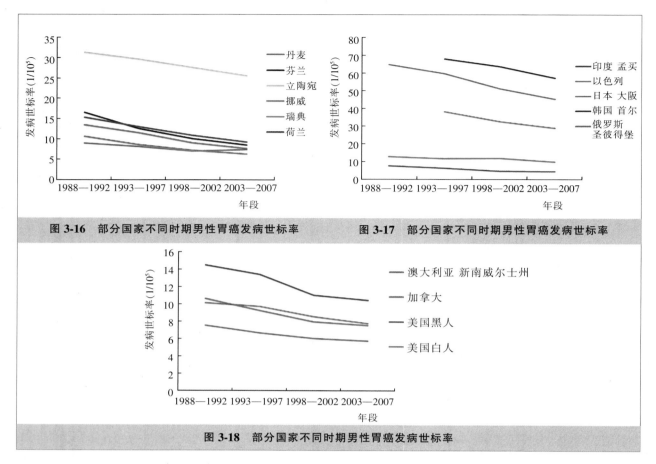

图 3-16　部分国家不同时期男性胃癌发病世标率

图 3-17　部分国家不同时期男性胃癌发病世标率

图 3-18　部分国家不同时期男性胃癌发病世标率

表 3-6　部分国家（地区）不同时期女性胃癌发病世标率（1/10 万）

| 国家（地区） | 1988~1992 年 | 1993~1997 年 | 1998~2002 年 | 2003~2007 年 | 降幅（%） |
|---|---|---|---|---|---|
| 澳大利亚 新南威尔士州 | 4.2 | 4.0 | 3.8 | 3.4 | 19.0 |
| 加拿大 | 4.5 | 4.0 | 3.5 | 3.3 | 26.7 |
| 中国 上海 | 21.0 | 17.6 | 17.2 | 14.1 | 32.9 |
| 丹麦 | 4.7 | 3.6 | 3.2 | 3.5 | 25.5 |
| 芬兰 | 9.2 | 7.0 | 5.6 | 5.0 | 45.7 |
| 法国 伊塞尔 | 4.7 | 4.8 | 4.4 | 3.6 | 23.4 |
| 印度 金奈 | 7.0 | 6.7 | 6.0 | 5.9 | 15.7 |
| 印度 孟买 | 3.8 | 3.4 | 2.3 | 2.5 | 34.2 |
| 以色列 | 6.2 | 6.6 | 6.3 | 5.5 | 11.3 |
| 意大利 佛罗伦萨 | 15.9 | 13.6 | 10.8 | 8.5 | 46.5 |
| 日本 大阪 | 27.3 | 23.8 | 19.8 | 17.3 | 36.6 |
| 挪威 | 6.4 | 5.5 | 4.4 | 4.2 | 34.4 |
| 斯洛伐克 | 10.3 | 9.0 | 7.8 | 7.4 | 28.2 |
| 西班牙 纳瓦拉 | 10.3 | 8.5 | 6.7 | 5.5 | 46.6 |
| 瑞典 | 5.4 | 4.4 | 3.7 | 3.2 | 40.7 |
| 瑞士 日内瓦 | 5.4 | 4.6 | 3.7 | 3.8 | 29.6 |
| 荷兰 | 6.1 | 5.2 | 4.7 | 4.1 | 32.8 |
| 英国 苏格兰 | 7.5 | 6.8 | 5.8 | 4.7 | 37.3 |
| 美国黑人 | 5.9 | 5.3 | 5.6 | 4.8 | 18.6 |
| 美国白人 | 3.1 | 2.6 | 2.6 | 2.5 | 19.4 |
| 韩国 首尔 | – | 28.5 | 27.1 | 23.0 | 19.3 |
| 立陶宛 | 13.7 | 12.6 | 12.4 | 10.4 | 24.1 |
| 俄罗斯 圣彼得堡 | – | 17.9 | 15.9 | 13.0 | 27.4 |

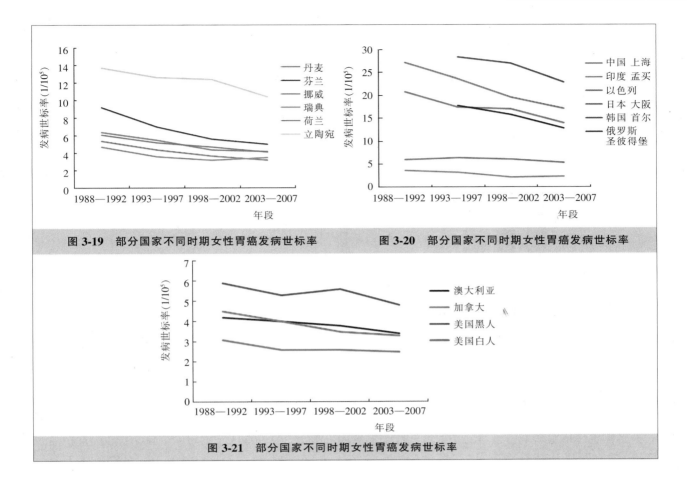

**图 3-19** 部分国家不同时期女性胃癌发病世标率

**图 3-20** 部分国家不同时期女性胃癌发病世标率

**图 3-21** 部分国家不同时期女性胃癌发病世标率

### 1.2.3 性别、年龄别死亡率

2012 年全球人群胃癌年龄别死亡率随年龄增长而升高,在 75 岁及以上年龄组时达到最高,为 122.8/10 万。男性和女性 75 岁及以上年龄组死亡率均达到最高,分别为 179.4/10 万和 84.1/10 万;男性 50 岁以上胃癌年龄别死亡率是女性的 2 倍以上(表 3-8,图 3-24)。

### 1.2.4 时间变化趋势

近 20 年来,全世界范围内大部分地区的胃癌死亡率呈下降趋势。其中下降幅度最大的是挪威,男性死亡世标率从 1994 年的 9.6/10 万下降到了 2012 年的 3.2/10 万,其次是英国,男性死亡世标率降幅达到 60.6%。东亚地区韩国男性死亡世标率从 49.7/10 万下降了 60.6%。巴西男性胃癌死亡世标率波动较小,2012 年的死亡世标率与 1994 年相同(表 3-9,图 3-25~27)。

女性胃癌死亡世标率的幅度略低于男性,近 20 年间下降幅度最大的是韩国,死亡世标率从 1994 年的 19.6/10 万下降到了 2012 年的 7.9/10 万,下降幅度达到 59.7%,其次是新加坡,降幅达到 53.6%。南非女性胃癌死亡世标率降幅最低,仅为 0.25%(表 3-10,图 3-28~30)。

## 1.3 全球胃癌现患状况

### 1.3.1 世界胃癌整体现患状况

据 GLOBOCAN 2012 统计,2012 年估计胃癌新发病例为 951 097 人,患病人数为 452 206 人,1 年患病率为 8.7/10 万,患病率顺位排在乳腺癌、前列腺癌、结直肠癌和肺癌之后,居所有癌症患病部位的第 5 位,患病人数占所有癌症患者的 5.2%;3 年患病人数为 1 070 769 人,3 年患病率为 20.6/10 万,在所有癌症中排第 5 位,所占比例为 4.9%;5 年患病人数为 1 538 127 人,5 年患病率为 29.6/10 万,患病位次在乳腺癌、前列腺癌、结直肠癌、肺癌和宫颈癌之后,居所有癌症患病率顺位的第 6 位,占 5 年内所有癌症患者的 4.7%。

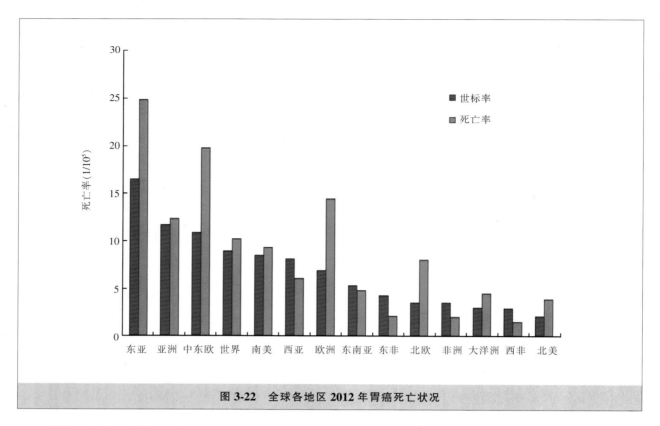

**图3-22 全球各地区2012年胃癌死亡状况**

男性患病率显著高于女性,2012年男性1年患病人数为303 900人,患病率为11.7/10万,排在前列腺癌、结直肠癌和肺癌之后,居癌症患病顺位的第4位,患病人数占的比例为7.1%;3年患病人数为718 825人,3年患病率为27.7/10万,在所有癌症中排第4位,占男性癌症患病人数的6.8%;5年患病人数为1 030 787人,5年患病率为39.7/10万,占5年内所有男性癌症患者的6.7%。2012年女性1年患病人数为148 306人,占女性癌症患者3.4%,1年患病率为5.7/10万,顺位排在乳腺癌、结直肠癌、宫颈癌、子宫体癌、肺癌、甲状腺癌和卵巢癌之后,居女性癌症患病第8位;3年女性胃癌患病人数为351 944人,占女性癌症患者的3.1%,3年患病率为13.5/10万;5年患病人数为507 340人,占癌症人数的3.0%,5年患病率19.5%,患病顺位无显著变化。

**1.3.2 地区分布**

全球癌症统计结果显示:东亚地区胃癌患病率最高,2012年患病人数280 862人,占世界胃癌患者的一半以上,1年患病率为21.6/10万,3年患病人数690 782人,3年患病率53.2/10万,5年患病人数1 014 464人,5年患病率为78.1/10万;其次是中、东欧地区,1年、3年、5年患病人数分别为30 631人、63 969人、83 976人,患病率分别为12.3/10万、25.7/10万、33.7/10万。患病率最低的地区是西非,1年、3年、5年患病人数分别为2 276人、5 163人、7 193人,患病率分别为1.2/10万、2.8/10万、3.9/10万。北美、大洋洲及北欧等地区胃癌患病率位于中间位置。患病率最高的国家是日本,2012年患病人数82 057人,1年患病率为74.8/10万,3年患病人数216 932人,患病率为197.7/10万,5年患病人数330 857人,5年患病率为301.6/10万;其次是韩国,1年、3年、5年患病人数分别为20 058人、50 814人、75 615人,患病率分别为48.9/10万、124.0/10万、184.5/10万。患病率最低的国家是位于非洲中南部的博茨瓦纳,1年、3年、5年患病人数仅分别为3人、17人、20人,患病率为0.2/10万、1.2/10万、1.4/10万。

男性胃癌患病率的地区分布与胃癌整体地区分布相似,东亚地区依旧是患病率最高的地区,1年、3年、5年患病人数分别为197 510人、483 757人、707 650人,患病率分别为29.9/10万、73.21/10万、107.1/10万;患病率低的地区大部分位于非洲,其中西非患病率最低,南美、北欧、北美和大洋洲等地区男性胃癌患病率位于中间水平。在各个国家中,日本男性胃癌患病率最高,1年患病人数为57 279人,1年患病

表 3-7　2012 年世界部分国家/地区胃癌死亡率(1/10 万)

| 国家(地区) | 合计 | | | 男性 | | | 女性 | | |
|---|---|---|---|---|---|---|---|---|---|
| | 死亡例数 | 死亡率 | 世标率 | 死亡例数 | 死亡率 | 世标率 | 死亡例数 | 死亡率 | 世标率 |
| 蒙古 | 486 | 17.1 | 25.3 | 325 | 23.2 | 37.1 | 161 | 11.2 | 15.5 |
| 中国 | 325166 | 23.9 | 17.9 | 221478 | 31.3 | 25.5 | 103688 | 15.8 | 10.7 |
| 塔吉克斯坦 | 790 | 11.2 | 19.8 | 483 | 13.9 | 22.7 | 307 | 8.5 | 13.5 |
| 危地马拉 | 2139 | 14.1 | 21.4 | 1009 | 13.7 | 21.7 | 1130 | 14.6 | 21.1 |
| 土库曼斯坦 | 608 | 11.8 | 16.3 | 353 | 13.9 | 21.6 | 255 | 9.7 | 12.0 |
| 智利 | 3371 | 19.3 | 13.8 | 2220 | 25.8 | 20.8 | 1151 | 13.1 | 8.0 |
| 俄罗斯 | 32854 | 23.0 | 13.1 | 18541 | 28.1 | 20.6 | 14313 | 18.7 | 8.7 |
| 韩国 | 10746 | 22.1 | 13.0 | 6911 | 28.5 | 19.6 | 3835 | 15.7 | 7.9 |
| 日本 | 52326 | 41.4 | 12.4 | 33967 | 55.2 | 18.8 | 18359 | 28.3 | 7.3 |
| 立陶宛 | 668 | 20.3 | 10.2 | 400 | 26.2 | 16.2 | 268 | 15.2 | 6.2 |
| 哥斯达黎加 | 612 | 12.8 | 12.0 | 382 | 15.7 | 15.9 | 230 | 6.9 | 8.3 |
| 罗马尼亚 | 3366 | 15.7 | 8.3 | 2217 | 21.4 | 13.0 | 1149 | 10.4 | 4.6 |
| 葡萄牙 | 2285 | 21.4 | 9.0 | 1387 | 26.7 | 12.8 | 898 | 16.3 | 5.8 |
| 乌拉圭 | 514 | 15.2 | 8.4 | 311 | 19.0 | 12.7 | 203 | 11.6 | 5.2 |
| 委内瑞拉 | 2186 | 7.3 | 8.0 | 1438 | 9.6 | 11.3 | 748 | 5.0 | 5.1 |
| 波兰 | 5197 | 13.6 | 7.0 | 3368 | 18.2 | 11.1 | 1829 | 9.2 | 4.0 |
| 巴西 | 16077 | 8.1 | 7.4 | 10549 | 10.8 | 10.9 | 5528 | 5.5 | 4.6 |
| 斯洛伐克 | 633 | 11.6 | 6.5 | 366 | 13.7 | 9.4 | 267 | 9.5 | 4.5 |
| 印度 | 59041 | 4.7 | 5.7 | 40721 | 6.3 | 8.0 | 18320 | 3.0 | 3.4 |
| 意大利 | 9917 | 16.3 | 5.6 | 5723 | 19.2 | 7.6 | 4194 | 13.5 | 3.9 |
| 新加坡 | 431 | 8.2 | 5.3 | 262 | 9.9 | 7.0 | 169 | 6.5 | 3.9 |
| 西班牙 | 5389 | 11.5 | 4.9 | 3335 | 14.4 | 7.0 | 334 | 6.0 | 3.1 |
| 索马里 | 278 | 2.8 | 6.1 | 143 | 2.9 | 6.8 | 135 | 2.7 | 5.5 |
| 墨西哥 | 6281 | 5.4 | 5.4 | 3368 | 5.9 | 6.4 | 2913 | 4.9 | 4.7 |
| 古巴 | 916 | 8.1 | 4.6 | 582 | 10.3 | 6.2 | 334 | 6.0 | 3.1 |
| 以色列 | 516 | 6.7 | 4.5 | 289 | 7.6 | 5.7 | 90 | 1.9 | 3.5 |
| 奥地利 | 853 | 10.1 | 4.0 | 467 | 11.3 | 5.3 | 386 | 9.0 | 3.0 |
| 比利时 | 962 | 8.9 | 3.5 | 587 | 11.1 | 5.0 | 375 | 6.8 | 2.2 |
| 芬兰 | 479 | 8.9 | 3.7 | 270 | 10.2 | 4.9 | 209 | 7.6 | 2.8 |
| 荷兰 | 1391 | 8.3 | 3.7 | 822 | 9.9 | 4.9 | 569 | 6.8 | 2.7 |
| 赞比亚 | 263 | 1.9 | 4.2 | 134 | 1.9 | 4.7 | 129 | 1.9 | 3.8 |
| 英国 | 4534 | 7.2 | 2.9 | 2821 | 9.1 | 4.1 | 1713 | 5.4 | 2.0 |
| 加拿大 | 1937 | 5.6 | 2.7 | 1205 | 7.0 | 3.7 | 723 | 4.2 | 1.8 |
| 巴基斯坦 | 3583 | 2.0 | 2.8 | 2249 | 2.5 | 3.6 | 1334 | 1.5 | 2.1 |
| 澳大利亚 | 1135 | 5.0 | 2.5 | 734 | 6.4 | 3.5 | 401 | 3.5 | 1.6 |
| 挪威 | 311 | 6.3 | 2.8 | 160 | 6.4 | 3.2 | 151 | 6.1 | 2.5 |
| 美国 | 11758 | 3.7 | 2.0 | 6980 | 4.5 | 2.7 | 4778 | 3.0 | 1.5 |
| 科摩罗 | 1 | 0.5 | 1.1 | 3 | 0.8 | 1.5 | 1 | 0.3 | 0.6 |
| 博茨瓦纳 | 13 | 0.6 | 0.9 | 9 | 0.9 | 1.4 | 4 | 0.4 | 0.5 |
| 莫桑比克 | 94 | 0.4 | 0.8 | 64 | 0.5 | 1.2 | 30 | 0.2 | 0.5 |

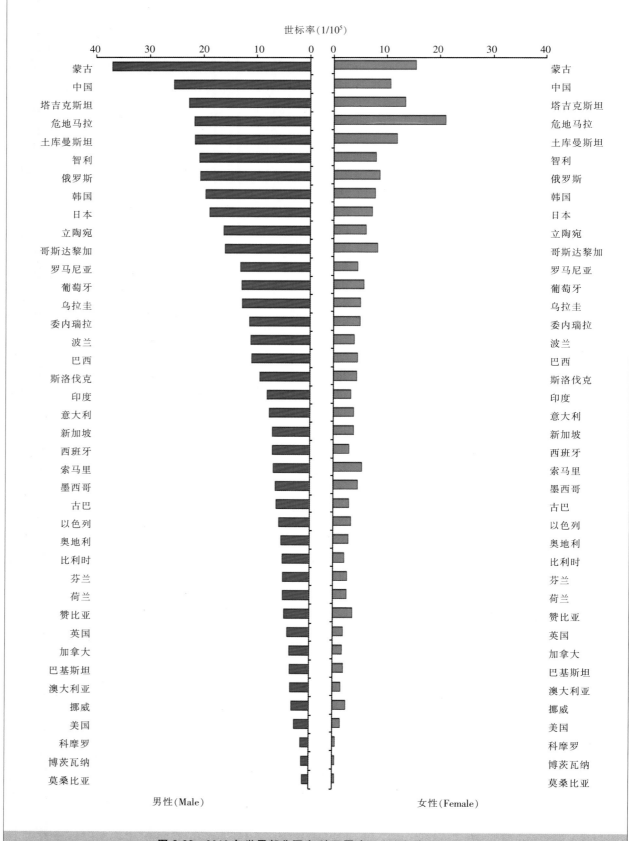

图 3-23　2012 年世界部分国家/地区胃癌死亡世标率 (1/10 万)

表 3-8　2012 年世界胃癌年龄别死亡世标率（1/10 万）

| 性别 | 0– | 15– | 40– | 45– | 50– | 55– | 60– | 65– | 70– | 75+ |
|---|---|---|---|---|---|---|---|---|---|---|
| 全部 | 0.0 | 0.7 | 4.1 | 7.3 | 12.4 | 21.0 | 33.0 | 46.0 | 68.3 | 122.8 |
| 男性 | 0.0 | 0.7 | 4.9 | 9.6 | 17.1 | 30.0 | 48.2 | 67.6 | 100.5 | 179.4 |
| 女性 | 0.0 | 0.7 | 3.2 | 5.0 | 7.8 | 12.1 | 18.6 | 26.5 | 41.2 | 84.1 |

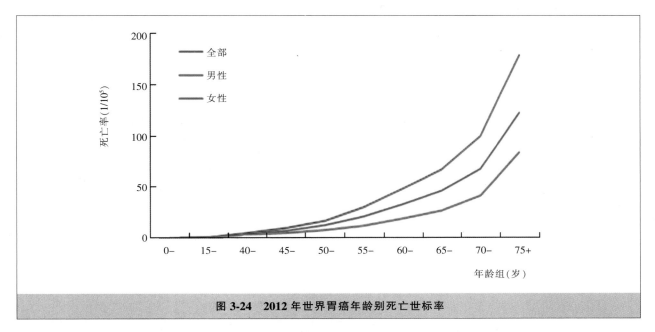

图 3-24　2012 年世界胃癌年龄别死亡世标率

表 3-9　部分国家/地区不同时期男性胃癌死亡世标率（1/10 万）

| 国家（地区） | 1994 年 | 1998 年 | 2002 年 | 2008 年 | 2012 年 | 降幅（%） |
|---|---|---|---|---|---|---|
| 智利 | 32.0 | 29.3 | 28.4 | 21.2 | 20.8 | 35.0 |
| 俄罗斯 | 37.6 | 32.1 | 28.6 | 23.4 | 20.6 | 45.2 |
| 韩国 | 49.7 | 38.1 | 34.5 | 23.2 | 19.6 | 60.6 |
| 日本 | 31.2 | 29.3 | 24.5 | 20.4 | 18.8 | 39.7 |
| 立陶宛 | 25.8 | 23.0 | 21.5 | 20.7 | 18.8 | 27.1 |
| 哥伦比亚 | 21.5 | 19.5 | 18.9 | 16.2 | 15.6 | 27.4 |
| 新加坡 | 15.6 | 13.8 | 10.8 | 9.3 | 7.0 | 55.1 |
| 西班牙 | 13.0 | 11.0 | 9.5 | 7.8 | 7.0 | 46.2 |
| 墨西哥 | 8.9 | 8.0 | 7.5 | 6.7 | 6.4 | 28.1 |
| 巴西 | 6.2 | 6.2 | 5.8 | 6.1 | 6.2 | 0.0 |
| 以色列 | 9.1 | 8.9 | 7.7 | 5.9 | 5.7 | 37.4 |
| 南非 | 8.5 | 8.3 | 6.6 | 4.8 | 5.6 | 34.1 |
| 芬兰 | 10.8 | 8.2 | 6.8 | 5.6 | 4.9 | 54.6 |
| 法国 | 7.6 | 6.9 | 6.0 | 4.9 | 4.4 | 42.1 |
| 英国 | 10.5 | 8.5 | 7.0 | 4.9 | 4.1 | 61.0 |
| 丹麦 | 6.4 | 5.2 | 4.3 | 5.3 | 3.9 | 39.1 |
| 加拿大 | 6.3 | 5.6 | 4.6 | 4.8 | 3.7 | 41.3 |
| 澳大利亚 | 6.7 | 5.6 | 4.8 | 3.8 | 3.5 | 47.8 |
| 挪威 | 9.6 | 7.6 | 5.9 | 4.5 | 3.2 | 66.7 |
| 美国 | 4.5 | 3.9 | 3.4 | 2.8 | 2.7 | 40.0 |

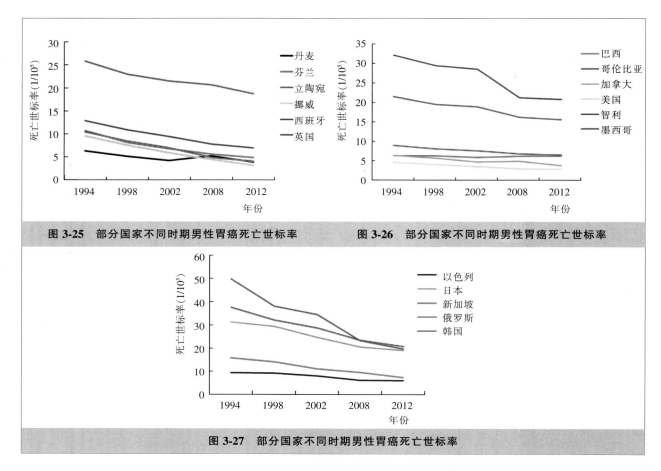

图 3-25　部分国家不同时期男性胃癌死亡世标率

图 3-26　部分国家不同时期男性胃癌死亡世标率

图 3-27　部分国家不同时期男性胃癌死亡世标率

表 3-10　部分国家/地区不同时期女性胃癌死亡世标率（1/10 万）

| 国家（地区） | 1994 年 | 1998 年 | 2002 年 | 2008 年 | 2012 年 | 降幅（%） |
|---|---|---|---|---|---|---|
| 俄罗斯 | 15.5 | 13.4 | 11.5 | 9.6 | 8.7 | 43.9 |
| 智利 | 11.5 | 11.3 | 10.3 | 8.1 | 8.0 | 30.4 |
| 韩国 | 19.6 | 14.5 | 12.9 | 8.7 | 7.9 | 59.7 |
| 哥伦比亚 | 12.5 | 10.4 | 10.1 | 8.4 | 7.8 | 37.6 |
| 日本 | 12.8 | 11.6 | 9.7 | 7.7 | 7.3 | 43.0 |
| 立陶宛 | 9.7 | 9.4 | 8.5 | 8.3 | 6.2 | 36.1 |
| 墨西哥 | 6.2 | 5.4 | 5.2 | 4.6 | 4.7 | 24.2 |
| 巴西 | 5.3 | 4.8 | 4.5 | 4.2 | 4.6 | 13.2 |
| 新加坡 | 8.4 | 8.2 | 6.2 | 4.7 | 3.9 | 53.6 |
| 以色列 | 5.3 | 4.3 | 4.5 | 3.1 | 3.4 | 35.8 |
| 西班牙 | 5.6 | 4.6 | 4.0 | 3.4 | 3.2 | 42.9 |
| 芬兰 | 4.6 | 4.1 | 4.1 | 3.4 | 2.8 | 39.1 |
| 南非 | 3.6 | 3.8 | 3.0 | 2.2 | 2.7 | 0.25 |
| 挪威 | 4.7 | 3.7 | 3.2 | 2.5 | 2.5 | 46.8 |
| 丹麦 | 3.0 | 2.7 | 2.1 | 2.6 | 2.0 | 33.3 |
| 英国 | 4.2 | 3.5 | 2.9 | 2.2 | 2.0 | 52.4 |
| 加拿大 | 2.9 | 2.5 | 2.3 | 2.1 | 1.8 | 37.9 |
| 法国 | 2.9 | 2.5 | 2.2 | 1.9 | 1.8 | 37.9 |
| 澳大利亚 | 2.8 | 2.4 | 2.3 | 1.9 | 1.6 | 42.9 |
| 美国 | 4.5 | 3.9 | 3.4 | 2.8 | 2.7 | 28.6 |

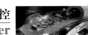

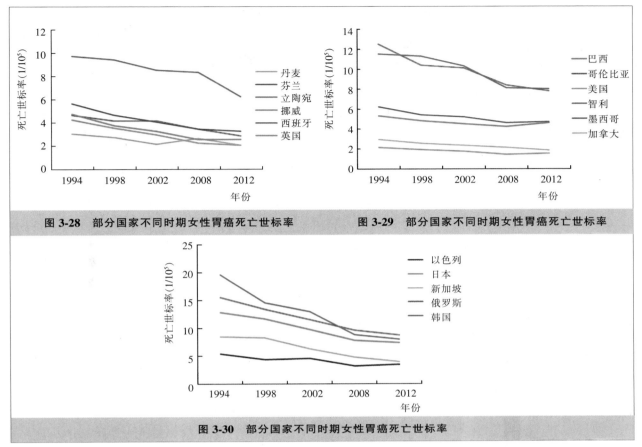

图 3-28　部分国家不同时期女性胃癌死亡世标率　　　　图 3-29　部分国家不同时期女性胃癌死亡世标率

图 3-30　部分国家不同时期女性胃癌死亡世标率

率为 74.8/10 万,3 年患病人数为 150 496 人,3 年患病率 284.1/10 万,5 年患病人数为 228 147 人,5 年患病率为 430.7/10 万;男性患病率最低的国家是博茨瓦纳,1 年、3 年、5 年患病率仅分别为 0.4/10 万、1.3/10 万、1.7/10 万。

　　女性胃癌患病率最高的地区依旧是东亚地区(1 年、3 年、5 年来患病率分别为 13.1/10 万、32.5/10 万、48.5/10 万),其次是南欧(9.2/10 万、21.2/10 万、29.8/10 万),中东欧(9.1/10 万、19.0/10 万、25.0/10 万),患病率最低的是西非(1.1/10 万、2.6/10 万、3.6/10 万)。患病率最高的国家是东亚的日本,1 年、3 年、5 年患病率分别为 43.7/10 万、117.1/10 万、181.0/10 万,患病率最低的是非洲的科摩罗,1 年、3 年、5 年患病率分别为 0、0.5/10 万、0.5/10 万(表 3-11、3-12,图 3-31)。

# 2　中国胃癌疾病负担

## 2.1　中国胃癌发病状况

### 2.1.1　总体发病水平

　　世界卫生组织/国际癌症研究机构的统计报告(GLOBOCAN 2012)显示:2012 年中国胃癌发病404 996 例,世标率为 22.7%,占世界发病总人口的 42.6%;其中,男性胃癌新发病人数为 283 487 例,世标率为 32.8%,占世界男性胃癌新发病例人数的 44.9%,中国女性胃癌新发病 121 509 例,世标率为 13.1/10 万,占世界女性发病人口的 37.9%。

　　据国家癌症中心统计显示,2010 年全国胃癌新发病例数估计为 40.46 万,发病率为 30.77/10 万,中标率为 23.71/10 万,世标率为 23.68/10 万,占全部恶性肿瘤发病的 13.08%。其中男性新发病例数约为28.78万,女性为 11.67 万。男性中标率为女性的 2.51 倍;农村男性和女性胃癌中标发病率(39.51/10 万和15.51/10 万)分别是城市男性和女性(29.60/10 万和11.99/10 万)的 1.33 倍和 1.29 倍。西部地区的胃癌发病中标

表 3-11　2012 年世界部分地区胃癌现患状况

| 地区 | 1 年 | | 3 年 | | 5 年 | |
|---|---|---|---|---|---|---|
| | 病例数 | 患病率(1/10 万) | 病例数 | 患病率(1/10 万) | 病例数 | 患病率(1/10 万) |
| 世界 | 452206 | 8.7 | 1070769 | 20.6 | 1538127 | 29.6 |
| 亚洲 | 333640 | 10.5 | 804681 | 25.4 | 1170724 | 36.9 |
| 东亚 | 280862 | 21.6 | 690782 | 53.2 | 1014464 | 78.1 |
| 西亚 | 6970 | 4.2 | 16016 | 9.7 | 22638 | 13.7 |
| 东南亚 | 14155 | 3.2 | 31920 | 7.2 | 44527 | 10.0 |
| 欧洲 | 65572 | 10.5 | 142862 | 22.8 | 192878 | 30.8 |
| 北欧 | 4882 | 5.9 | 10241 | 12.4 | 13514 | 16.3 |
| 大洋洲 | 1235 | 4.3 | 2894 | 10.1 | 4110 | 14.3 |
| 南美 | 21166 | 7.1 | 50671 | 17.1 | 73234 | 24.7 |
| 北美 | 12524 | 4.4 | 27513 | 9.8 | 37165 | 13.2 |
| 非洲 | 10070 | 1.6 | 22910 | 3.6 | 32075 | 5.0 |
| 东非 | 3352 | 1.7 | 7589 | 3.8 | 10597 | 5.3 |
| 西非 | 2276 | 1.2 | 5163 | 2.8 | 7193 | 3.9 |

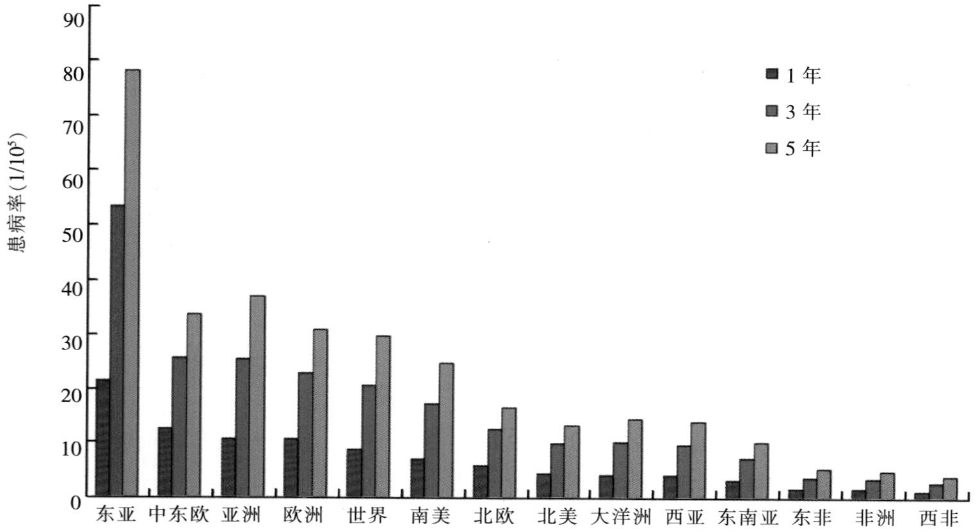

图 3-31　2012 年世界部分地区胃癌患病率(1/10 万)

率(18.81/10 万)高于中部地区(15.16/10 万)和西部地区(16.81/10 万)(表 3-13)。

2.1.2　年龄别发病率

2010 年全国以及城、乡地区 40 岁以下男性和女性各年龄组胃癌发病率均低于 10/10 万。从 15 岁组起,胃癌年龄别发病率均随年龄增长而增高,男女合计在 80 岁组增至最高(204.58/10 万),85 岁及以上组(167.05/10 万)以后开始下降。按性别统计,15 岁以上男性和女性胃癌年龄别发病率随年龄增长而增加,在 80 岁组增至最高,分别为 307.26/10 万和 123.25/10 万,85 岁及以上组回落至 246.32/10 万和 119.60/10 万。40 岁以上男性胃癌发病率均高于女性,50 岁以上男性胃癌发病率均为同龄女性的 2 倍以上(表 3-14,图3-32)。

2.1.3　城乡地区发病率

农村登记地区男女合计胃癌发病率为 32.32/10 万(男性 45.05/10 万,女性 18.97/10 万),明显高于城市登记地区的胃癌发病率 29.24/10 万(男性 40.53/10 万,女性 17.41/10 万)。调整年龄结构后城乡之间的差距缩小,但仍然是农村高于城市。城市男性胃癌新发病例占全部肿瘤的 14.09%,女性占 7.78%;农村男、女性的这一比例分别为 18.06%和 10.76%。45 岁以上男、女性胃癌年龄别发病率均为农村高于城市,农村的高峰年龄(75 岁组)比城市(80 岁组)提前 5 岁,男、女性的峰值(327.21/10 万和 136.35/10 万)分别

表 3-12 2012 年世界部分国家/地区胃癌患病率(1/10 万)

| 国家(地区) | 合计 | | | 男性 | | | 女性 | | |
|---|---|---|---|---|---|---|---|---|---|
| | 1 年 | 3 年 | 5 年 | 1 年 | 3 年 | 5 年 | 1 年 | 3 年 | 5 年 |
| 日本 | 74.8 | 197.7 | 301.6 | 108.1 | 284.1 | 430.1 | 43.7 | 117.1 | 181.0 |
| 韩国 | 48.9 | 124.0 | 184.5 | 68.8 | 173.5 | 257.0 | 29.6 | 75.6 | 113.6 |
| 危地马拉 | 12.2 | 29.5 | 43.1 | 12.2 | 29.5 | 43.1 | 12.2 | 29.5 | 43.2 |
| 马其顿 | 17.3 | 40.3 | 56.5 | 23.1 | 53.9 | 75.6 | 11.6 | 26.8 | 37.6 |
| 俄罗斯 | 14.2 | 29.7 | 39.0 | 18.2 | 38.1 | 49.9 | 11.0 | 25.4 | 35.6 |
| 意大利 | 13.7 | 31.7 | 44.2 | 16.6 | 38.2 | 53.3 | 11.0 | 25.4 | 35.6 |
| 中国 | 15.8 | 37.4 | 53.7 | 21.8 | 51.5 | 73.8 | 9.4 | 22.5 | 32.5 |
| 哥斯达黎加 | 11.3 | 27.1 | 39.2 | 13.2 | 31.5 | 45.5 | 9.4 | 22.5 | 32.7 |
| 立陶宛 | 13.5 | 28.3 | 37.7 | 18.7 | 39.1 | 51.3 | 9.2 | 19.3 | 25.4 |
| 智利 | 12.9 | 30.6 | 43.8 | 17.6 | 41.7 | 59.7 | 8.3 | 19.9 | 28.6 |
| 蒙古 | 12.8 | 29.2 | 41.4 | 17.7 | 40.2 | 57.0 | 8.1 | 18.6 | 26.5 |
| 西班牙 | 9.8 | 22.7 | 31.8 | 12.6 | 29.1 | 40.7 | 7.2 | 16.6 | 23.3 |
| 罗马尼亚 | 9.8 | 20.4 | 26.7 | 13.6 | 28.5 | 37.5 | 6.3 | 12.9 | 16.9 |
| 哥伦比亚 | 8.3 | 19.9 | 28.8 | 10.8 | 26.0 | 37.5 | 5.9 | 14.2 | 20.6 |
| 越南 | 8.4 | 19.2 | 27.0 | 11.5 | 25.9 | 35.6 | 5.4 | 12.5 | 17.6 |
| 波兰 | 7.4 | 14.9 | 19.4 | 10.2 | 20.6 | 26.5 | 4.8 | 9.8 | 12.8 |
| 挪威 | 5.4 | 11.1 | 15.9 | 6.1 | 13.1 | 17.6 | 4.6 | 10.1 | 13.6 |
| 古巴 | 5.7 | 13.6 | 19.7 | 7.0 | 16.6 | 23.9 | 4.4 | 10.3 | 14.6 |
| 巴西 | 6.4 | 15.3 | 22.1 | 8.5 | 20.3 | 29.3 | 4.4 | 10.5 | 15.2 |
| 墨西哥 | 4.4 | 10.6 | 15.4 | 4.8 | 11.6 | 16.8 | 4.0 | 9.6 | 14.0 |
| 加拿大 | 6.0 | 13.0 | 17.5 | 8.0 | 17.4 | 23.4 | 4.0 | 8.7 | 11.8 |
| 英国 | 5.2 | 10.6 | 13.9 | 6.7 | 13.7 | 17.9 | 3.7 | 7.7 | 10.0 |
| 澳大利亚 | 4.9 | 11.6 | 16.5 | 6.6 | 15.4 | 21.9 | 3.3 | 7.8 | 11.2 |
| 美国 | 4.3 | 9.4 | 12.7 | 5.5 | 12.1 | 16.3 | 3.1 | 6.9 | 9.3 |
| 津巴布韦 | 2.8 | 6.3 | 8.9 | 2.5 | 5.8 | 8.0 | 3.1 | 6.8 | 9.6 |
| 南非 | 2.3 | 5.2 | 7.2 | 3.0 | 6.7 | 9.4 | 1.6 | 3.6 | 5.1 |
| 印度 | 2.0 | 4.0 | 5.1 | 2.7 | 5.3 | 6.8 | 1.3 | 2.6 | 3.3 |
| 埃及 | 1.3 | 3.0 | 4.3 | 1.4 | 3.2 | 4.5 | 1.3 | 2.9 | 4.1 |
| 印度尼西亚 | 1.3 | 3.0 | 4.2 | 2.7 | 5.3 | 6.8 | 1.0 | 2.2 | 3.1 |
| 莫桑比克 | 0.3 | 0.7 | 1.0 | 0.4 | 1.0 | 1.4 | 0.2 | 0.4 | 0.6 |

是城市(296.38/10 万和 114.52/10 万)的 1.10 倍和 1.19 倍(表 3-14,图 3-33)。

2.1.4 时间变化趋势

全国 1989~2008 年间胃癌发病率下降趋势明显,男性发病中标率从 1989~1993 年间的 42.6/10 万下降到了 2004~2008 年的 38.1/10 万,下降幅度达到 10.6%;女性从 1989~1993 年的 21.9/10 万下降到了 2004~2008 年的 18.7/10 万,降幅为 14.6%(表 3-15,图 3-34)。我国部分肿瘤登记地区 20 年间的胃癌发病中标率呈明显下降趋势,城市(北京市、上海市)的下降幅度大于农村(林州市、启东市),农村高发区(林州市)的绝对下降幅度最大(表 3-16,图 3-35)。

## 2.2 中国胃癌死亡状况

### 2.2.1 总体死亡水平

2010 年全国胃癌死亡率为 21.89/10 万,中标率为 12.02/10 万,居恶性肿瘤死亡率的第 3 位,占全部恶性肿瘤死亡人数的 14.71%。按性别统计,男性胃癌死亡率(29.72/10 万)远高于女性(13.68/10 万)。按城乡统计,农村男性和女性胃癌中标死亡率分别为 20.62/10 万和 8.28/10 万,均高于城市男性(14.32/10 万)

表 3-13    中国 2010 年胃癌发病情况

| 地区 | 性别 | 发病例数 | 粗率<br>(1/10⁵) | 构成<br>(%) | 中标率<br>(1/10⁵) | 世标率<br>(1/10⁵) | 0~74 岁累积<br>发病率(%) | 35~64 岁<br>截缩率(1/10⁵) |
|---|---|---|---|---|---|---|---|---|
| 全国 | 合计 | 404565 | 30.77 | 13.08 | 17.59 | 23.68 | 2.95 | 37.64 |
|  | 男性 | 287844 | 42.77 | 15.92 | 25.28 | 34.16 | 4.27 | 53.65 |
|  | 女性 | 116721 | 18.18 | 9.08 | 9.96 | 13.39 | 1.61 | 21.09 |
| 城市 | 合计 | 193832 | 29.24 | 11.41 | 15.32 | 20.63 | 2.55 | 32.19 |
|  | 男性 | 137509 | 40.53 | 14.09 | 21.88 | 29.59 | 3.67 | 44.89 |
|  | 女性 | 56323 | 17.41 | 7.78 | 8.79 | 11.79 | 1.39 | 18.94 |
| 农村 | 合计 | 210733 | 32.32 | 15.12 | 20.37 | 27.45 | 3.44 | 63.98 |
|  | 男性 | 150335 | 45.05 | 18.06 | 29.46 | 39.82 | 5.02 | 23.67 |
|  | 女性 | 60398 | 18.97 | 10.76 | 11.42 | 15.38 | 1.88 | 36.16 |
| 东部 | 合计 | 112434 | 20.44 | 13.75 | 16.04 | 14.98 | 2.69 | 32.45 |
|  | 男性 | 76947 | 27.34 | 14.94 | 23.02 | 21.47 | 3.90 | 46.45 |
|  | 女性 | 35487 | 13.22 | 11.73 | 9.20 | 8.88 | 1.46 | 18.02 |
| 中部 | 合计 | 92410 | 21.87 | 15.04 | 18.32 | 16.73 | 3.10 | 39.56 |
|  | 男性 | 64937 | 30.12 | 16.48 | 26.27 | 24.07 | 4.46 | 55.51 |
|  | 女性 | 27473 | 13.28 | 12.46 | 10.42 | 9.63 | 1.70 | 23.12 |
| 西部 | 合计 | 83007 | 24.24 | 15.83 | 19.23 | 18.77 | 3.19 | 43.91 |
|  | 男性 | 58134 | 33.05 | 16.84 | 27.77 | 26.52 | 4.62 | 63.37 |
|  | 女性 | 24873 | 14.94 | 13.87 | 10.61 | 11.06 | 1.72 | 23.64 |

表 3-14    中国 2010 年胃癌年龄别发病率(1/10 万)

| 年龄组(岁) | 全国 | | | 城市 | | | 农村 | | |
|---|---|---|---|---|---|---|---|---|---|
|  | 合计 | 男性 | 女性 | 合计 | 男性 | 女性 | 合计 | 男性 | 女性 |
| 合计 | 30.77 | 42.77 | 18.18 | 29.24 | 40.53 | 17.41 | 32.32 | 45.05 | 18.97 |
| 0- | 0.00 | 0.00 | 0.00 | 0.00 | 0.00 | 0.00 | 0.00 | 0.00 | 0.00 |
| 1- | 0.00 | 0.00 | 0.00 | 0.00 | 0.00 | 0.00 | 0.00 | 0.00 | 0.00 |
| 5- | 0.02 | 0.03 | 0.00 | 0.01 | 0.02 | 0.00 | 0.02 | 0.05 | 0.00 |
| 10- | 0.04 | 0.05 | 0.02 | 0.03 | 0.06 | 0.00 | 0.04 | 0.04 | 0.05 |
| 15- | 0.16 | 0.19 | 0.12 | 0.15 | 0.16 | 0.13 | 0.16 | 0.21 | 0.12 |
| 20- | 0.56 | 0.58 | 0.54 | 0.61 | 0.59 | 0.62 | 0.52 | 0.57 | 0.46 |
| 25- | 1.15 | 1.14 | 1.16 | 1.14 | 1.11 | 1.17 | 1.16 | 1.16 | 1.16 |
| 30- | 2.47 | 2.46 | 2.48 | 2.47 | 2.53 | 2.41 | 2.47 | 2.41 | 2.53 |
| 35- | 5.18 | 5.73 | 4.60 | 4.83 | 4.55 | 5.16 | 5.47 | 6.71 | 4.17 |
| 40- | 11.36 | 13.93 | 8.70 | 10.71 | 12.20 | 9.19 | 12.01 | 15.59 | 8.21 |
| 45- | 21.79 | 29.15 | 14.16 | 18.90 | 24.91 | 12.86 | 24.66 | 33.24 | 15.48 |
| 50- | 40.95 | 57.60 | 23.46 | 34.95 | 48.18 | 21.11 | 47.16 | 67.31 | 25.90 |
| 55- | 70.90 | 106.25 | 34.80 | 59.26 | 87.09 | 30.45 | 84.84 | 129.60 | 39.95 |
| 60- | 112.14 | 166.33 | 58.13 | 94.90 | 138.14 | 49.20 | 134.26 | 198.78 | 69.32 |
| 65- | 140.75 | 206.63 | 73.62 | 120.86 | 178.18 | 60.70 | 167.22 | 245.81 | 90.24 |
| 70- | 181.97 | 265.51 | 99.33 | 161.09 | 236.72 | 84.39 | 208.32 | 302.90 | 117.66 |
| 75- | 199.13 | 294.12 | 114.02 | 176.96 | 267.87 | 97.07 | 227.72 | 327.21 | 136.35 |
| 80- | 204.58 | 307.26 | 123.25 | 192.24 | 296.38 | 114.52 | 221.13 | 320.77 | 135.70 |
| 85+ | 167.05 | 246.32 | 119.60 | 152.74 | 224.11 | 112.60 | 186.34 | 273.67 | 129.57 |

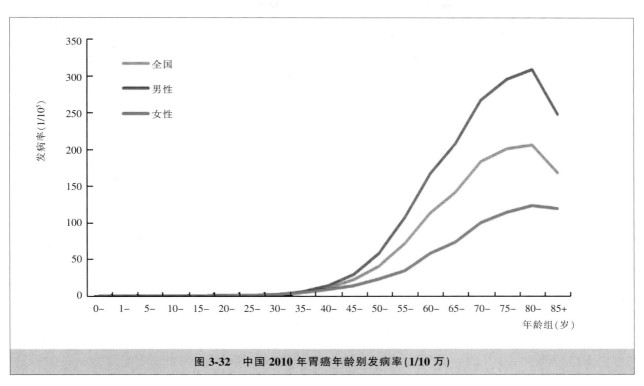

图 3-32 中国 2010 年胃癌年龄别发病率（1/10 万）

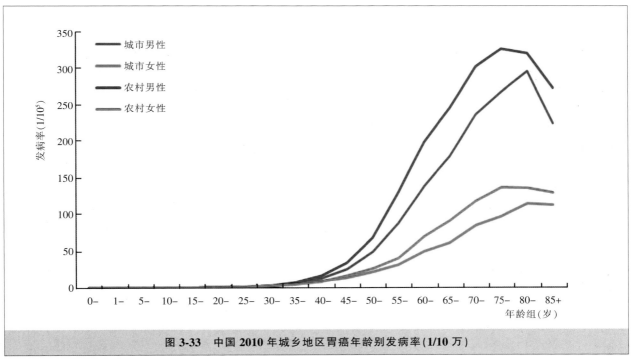

图 3-33 中国 2010 年城乡地区胃癌年龄别发病率（1/10 万）

表 3-15 1989~2008 年中国胃癌发病、死亡率（1/10 万）

| 地区 | 性别 | 1989~1993 年 | | 1994~1998 年 | | 1999~2003 年 | | 2004~2008 年 | |
|------|------|------|------|------|------|------|------|------|------|
| | | 发病率 | 死亡率 | 发病率 | 死亡率 | 发病率 | 死亡率 | 发病率 | 死亡率 |
| 城市 | 男性 | 42.6 | 34.2 | 38.5 | 38.5 | 35.2 | 35.2 | 38.1 | 38.1 |
| | 女性 | 21.9 | 18.3 | 20.6 | 20.6 | 18.3 | 18.3 | 18.7 | 18.7 |
| 农村 | 男性 | 63.2 | 61.4 | 59.1 | 50.2 | 61.4 | 47.9 | 77.6 | 56.7 |
| | 女性 | 30.6 | 30.3 | 27.9 | 24.6 | 24.9 | 25.3 | 34.9 | 27.8 |

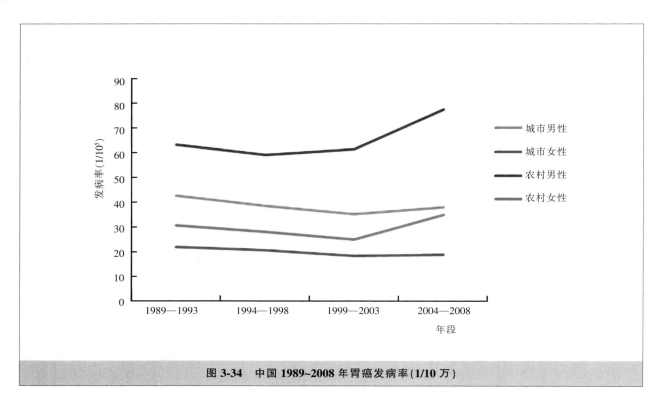

**图 3-34　中国 1989~2008 年胃癌发病率（1/10 万）**

表 3-16　中国四城市农村不同时期胃癌发病、死亡中标率（1/10 万）

| 年份 | 北京市 | | 上海市 | | 林州市 | | 启东市 | |
|---|---|---|---|---|---|---|---|---|
| | 发病率 | 死亡率 | 发病率 | 死亡率 | 发病率 | 死亡率 | 发病率 | 死亡率 |
| 1988 | 12.24 | 9.76 | 25.22 | 19.66 | 79.13 | 59.67 | 21.65 | 19.58 |
| 1989 | 12.52 | 9.15 | 26.12 | 20.33 | 81.50 | 65.44 | 23.31 | 21.02 |
| 1990 | 12.69 | 9.70 | 25.77 | 19.21 | 74.60 | 63.64 | 24.57 | 20.39 |
| 1991 | 11.63 | 10.05 | 22.77 | 18.49 | 77.22 | 58.95 | 25.13 | 21.28 |
| 1992 | 12.04 | 9.18 | 22.21 | 16.90 | 68.39 | 59.56 | 21.66 | 22.69 |
| 1993 | 13.21 | 9.34 | 20.99 | 16.57 | 62.88 | 50.00 | 17.90 | 17.04 |
| 1994 | 12.60 | 8.44 | 20.88 | 16.04 | 67.62 | 51.38 | 16.33 | 18.07 |
| 1995 | 12.50 | 8.96 | 19.70 | 16.05 | 70.07 | 50.89 | 23.47 | 18.89 |
| 1996 | 11.69 | 8.42 | 19.24 | 13.74 | 68.65 | 55.91 | 19.91 | 15.25 |
| 1997 | 11.54 | 7.56 | 18.88 | 13.69 | 65.64 | 57.13 | 17.98 | 10.52 |
| 1998 | 9.61 | 6.18 | 18.64 | 13.42 | 65.74 | 43.67 | 15.55 | 13.84 |
| 1999 | 8.76 | 6.97 | 18.32 | 13.65 | 61.41 | 44.36 | 14.44 | 11.58 |
| 2000 | 9.34 | 6.23 | 18.63 | 13.38 | 53.67 | 38.90 | 14.72 | 13.66 |
| 2001 | 8.4 | 5.27 | 18.50 | 12.62 | 54.61 | 37.76 | 13.45 | 11.06 |
| 2002 | 8.59 | 5.09 | 17.19 | 12.60 | 58.28 | 41.15 | 13.86 | 11.13 |
| 2003 | 7.79 | 4.92 | 14.53 | 10.01 | 58.44 | 43.55 | 14.69 | 11.15 |
| 2004 | 7.91 | 5.15 | 15.04 | 9.92 | 56.92 | 45.44 | 16.01 | 11.95 |
| 2005 | 7.99 | 5.57 | 14.79 | 9.44 | 55.74 | 42.22 | 17.06 | 12.06 |
| 2006 | 8.09 | 5.48 | 14.11 | 9.56 | 56.03 | 45.65 | 18.93 | 14.25 |
| 2007 | 8.03 | 5.38 | 14.54 | 9.10 | 60.33 | 43.56 | 20.10 | 13.30 |

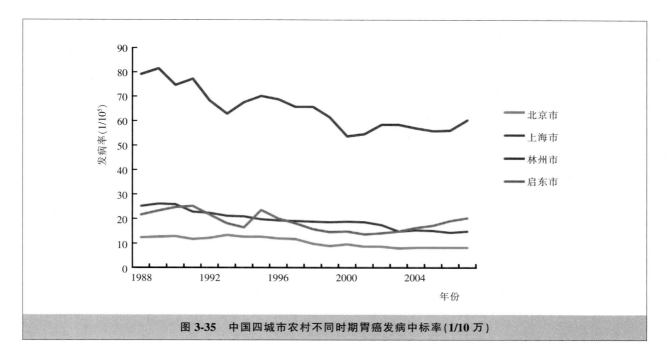

图 3-35　中国四城市农村不同时期胃癌发病中标率(1/10 万)

和女性(6.01/10 万)。按地区统计,西部男性和女性的中标死亡率分别为 19.49/10 万、8.04/10 万,高于东部(男性 15.47/10 万、女性 6.43/10 万)和中部(男性 17.39/10 万、女性 6.96/10 万)(表 3-17)。

2.2.2　年龄别死亡率

全国肿瘤登记地区 2010 年胃癌年龄别死亡率随年龄增长而升高,在 80 岁组到达高峰,为 219.73/10 万,85 岁及以上组(205.82/10 万)以后开始下降。按性别统计,男、女性胃癌年龄别死亡率同样均随年龄增长而升高,男性在 80 岁组达到高峰,为 318.95/10 万,85 岁及以上组回落到 294.40/10 万;女性在 85 岁及以上组达到高峰,为 152.79/10 万;男性 50 岁组以上胃癌年龄别死亡率均为女性的 2 倍以上(表 3-18,图 3-36)。

2.2.3　城乡地区死亡率

城市地区胃癌死亡率为 20.36/10 万(男性 27.42/10 万,女性 12.96/10 万),低于农村地区 23.45/10 万(男性 32.06/10 万,女性 14.42/10 万),调整年龄结构后仍是城市明显低于农村。城市地区男性胃癌死亡占全部肿瘤死亡的 14.24%,女性占 10.98%;而农村地区的这一比例分别为 17.80% 和 14.31%。45 岁以前,胃癌年龄别死亡率均低于 10/10 万。25 岁以上年龄组胃癌死亡率均随年龄增长而增高,农村的变化速度高于城市;城乡男性胃癌年龄别死亡率均在 80 岁组到达高峰(城市男性 295.90/10 万、农村男性 347.59/10万),85 岁及以上组回落到 284.53/10 万和 306.55/10 万。城乡女性胃癌年龄别死亡率在 85 岁及以上组达到高峰(城市女性141.79/10 万、农村女性 168.44/10 万)(表 3-18,图 3-37)。

2.2.4　时间变化趋势

我国整体胃癌死亡中标率近 20 年来变化不大,男性死亡中标率自 1989~1993 年的 34.2/10 万上升到 2004~2008 年的 38.1/10 万;女性死亡中标率从 1989~1993 年的 18.3/10 万上升到 18.7/10 万,女性胃癌死亡中标率的上升幅度略低于男性。从我国部分肿瘤登记地区死亡数据来看,无论城市(北京市、上海市)还是农村,胃癌死亡中标率均呈明显下降趋势。城市的相对下降幅度大于农村,农村高发区(林州市)的绝对降幅最大(表 3-15、3-16,图 3-38、3-39)。

表 3-17　中国 2010 年胃癌死亡情况

| 地区 | 性别 | 死亡例数 | 粗率<br>(1/10⁵) | 构成<br>(%) | 中标率<br>(1/10⁵) | 世标率<br>(1/10⁵) | 0~74 岁累积<br>发病率（%） | 35~64 岁<br>截缩率（1/10⁵） |
|---|---|---|---|---|---|---|---|---|
| 全国 | 合计 | 287851 | 21.89 | 14.71 | 12.02 | 16.53 | 1.96 | 37.64 |
|  | 男性 | 200018 | 29.72 | 15.95 | 17.13 | 23.62 | 2.81 | 53.65 |
|  | 女性 | 87833 | 13.68 | 12.50 | 7.02 | 9.70 | 1.09 | 21.09 |
| 城市 | 合计 | 134956 | 20.36 | 13.04 | 10.13 | 13.97 | 1.61 | 32.19 |
|  | 男性 | 93035 | 27.42 | 14.24 | 14.32 | 19.86 | 2.31 | 44.89 |
|  | 女性 | 41921 | 12.96 | 10.98 | 6.01 | 8.30 | 0.90 | 18.94 |
| 农村 | 合计 | 152895 | 23.45 | 16.59 | 14.37 | 19.73 | 2.39 | 44.03 |
|  | 男性 | 106983 | 32.06 | 17.80 | 20.62 | 28.33 | 3.47 | 63.98 |
|  | 女性 | 45912 | 14.42 | 14.31 | 8.28 | 11.45 | 1.33 | 23.67 |
| 东部 | 合计 | 112434 | 20.44 | 13.75 | 10.85 | 14.98 | 1.73 | 32.45 |
|  | 男性 | 76947 | 27.34 | 14.94 | 15.47 | 21.47 | 2.50 | 46.45 |
|  | 女性 | 35487 | 13.22 | 11.73 | 6.43 | 8.88 | 0.95 | 18.02 |
| 中部 | 合计 | 92410 | 21.87 | 15.04 | 12.12 | 16.73 | 2.01 | 39.56 |
|  | 男性 | 64937 | 30.12 | 16.48 | 17.39 | 24.07 | 2.90 | 55.51 |
|  | 女性 | 27473 | 13.28 | 12.46 | 6.96 | 9.63 | 1.10 | 23.12 |
| 西部 | 合计 | 83007 | 24.24 | 15.83 | 13.77 | 18.77 | 2.27 | 43.91 |
|  | 男性 | 58134 | 33.05 | 16.84 | 19.49 | 26.52 | 3.21 | 63.37 |
|  | 女性 | 24873 | 14.94 | 13.87 | 8.04 | 11.06 | 1.30 | 23.64 |

表 3-18　中国 2010 年胃癌年龄别死亡率（1/10 万）

| 年龄组（岁） | 全国 | | | 城市 | | | 农村 | | |
|---|---|---|---|---|---|---|---|---|---|
|  | 合计 | 男性 | 女性 | 合计 | 男性 | 女性 | 合计 | 男性 | 女性 |
| 合计 | 21.89 | 29.72 | 13.68 | 20.36 | 27.42 | 12.96 | 23.45 | 32.06 | 14.42 |
| 0- | 0.00 | 0.00 | 0.00 | 0.00 | 0.00 | 0.00 | 0.00 | 0.00 | 0.00 |
| 1- | 0.01 | 0.02 | 0.00 | 0.02 | 0.03 | 0.00 | 0.00 | 0.00 | 0.00 |
| 5- | 0.00 | 0.00 | 0.00 | 0.00 | 0.00 | 0.00 | 0.00 | 0.00 | 0.00 |
| 10- | 0.01 | 0.01 | 0.01 | 0.02 | 0.02 | 0.02 | 0.00 | 0.00 | 0.00 |
| 15- | 0.08 | 0.11 | 0.05 | 0.07 | 0.11 | 0.02 | 0.09 | 0.10 | 0.08 |
| 20- | 0.35 | 0.34 | 0.35 | 0.34 | 0.42 | 0.25 | 0.36 | 0.28 | 0.43 |
| 25- | 0.68 | 0.55 | 0.80 | 0.57 | 0.20 | 0.94 | 0.76 | 0.82 | 0.70 |
| 30- | 1.24 | 1.33 | 1.14 | 1.35 | 1.42 | 1.28 | 1.15 | 1.26 | 1.04 |
| 35- | 2.89 | 3.40 | 2.37 | 3.00 | 3.40 | 2.58 | 2.81 | 3.40 | 2.19 |
| 40- | 5.67 | 6.97 | 4.31 | 4.81 | 5.44 | 4.16 | 6.51 | 8.44 | 4.47 |
| 45- | 11.93 | 16.16 | 7.54 | 10.32 | 13.12 | 7.49 | 13.53 | 19.09 | 7.60 |
| 50- | 22.54 | 31.62 | 13.01 | 18.77 | 25.76 | 11.45 | 26.45 | 37.66 | 14.63 |
| 55- | 40.38 | 59.34 | 21.04 | 33.40 | 49.29 | 16.95 | 48.75 | 71.58 | 25.85 |
| 60- | 66.12 | 96.41 | 34.80 | 54.52 | 79.13 | 28.52 | 81.01 | 119.13 | 42.66 |
| 65- | 98.80 | 143.71 | 53.04 | 81.58 | 119.20 | 42.09 | 121.72 | 177.46 | 67.12 |
| 70- | 141.17 | 202.99 | 80.03 | 114.07 | 163.83 | 63.61 | 175.38 | 253.85 | 100.18 |
| 75- | 183.21 | 261.38 | 113.17 | 115.65 | 221.48 | 97.80 | 218.76 | 311.67 | 133.43 |
| 80- | 219.73 | 318.95 | 141.14 | 201.86 | 295.90 | 131.69 | 243.69 | 347.59 | 153.63 |
| 85+ | 205.82 | 294.40 | 152.79 | 193.17 | 284.53 | 141.79 | 222.86 | 306.55 | 168.44 |

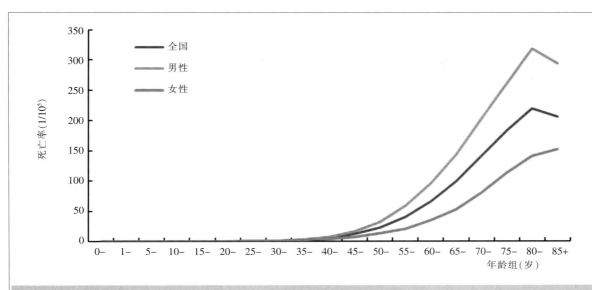

图 3-36 中国 2010 年胃癌年龄别死亡率(1/10 万)

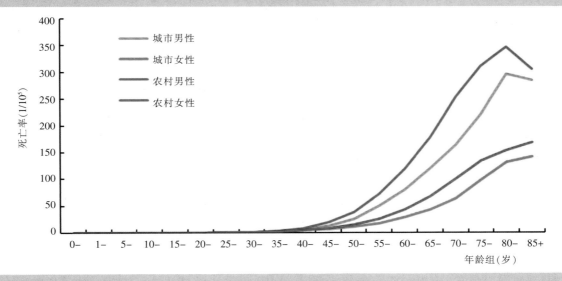

图 3-37 中国 2010 年城乡地区胃癌年龄别死亡率(1/10 万)

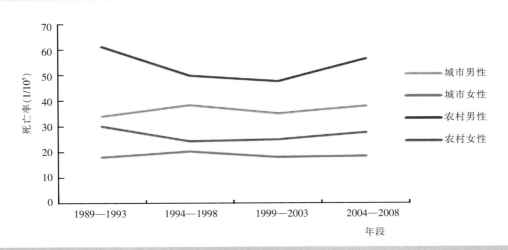

图 3-38 中国 1989~2008 年胃癌死亡率(1/10 万)

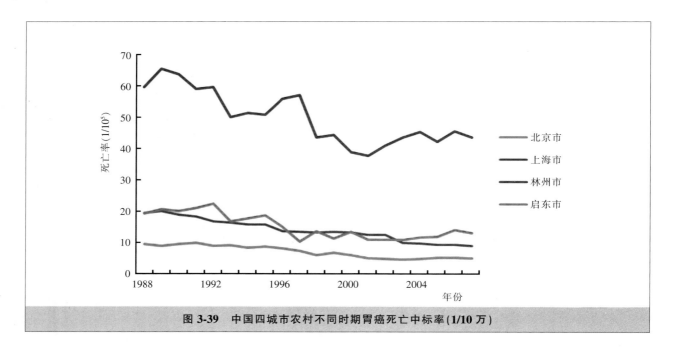

**图 3-39　中国四城市农村不同时期胃癌死亡中标率(1/10 万)**

# 第三节　胃癌的危险因素

　　胃癌是多种环境因素联合作用、多基因参与、多阶段发展而形成的一种恶性病变,发病率存在明显的地理分布及人群分布差异。时间变化趋势和移民人群胃癌发病率的变化研究表明,环境和生活方式是最主要的病因学因素。目前已知的胃癌发病危险因素主要包括微生物因素、饮食与生活方式及遗传等。

## 1　Hp 感染

　　Hp 感染是世界上最常见的慢性细菌感染,全球范围内感染率达到 50% 以上。目前认为其传播途径主要有粪—口传播、口—口传播和胃—口传播。不同地区、不同年龄感染率差异较大,通常 Hp 感染率的差异主要与年龄、社会经济状况、种族相关。发达国家 Hp 感染率随出生队列逐渐下降,年轻者感染率低于20%,但老年人群中感染率依旧超过 50%;发展中国家 Hp 感染率稳定,在 70%~80% 之间。我国人群 Hp 感染率接近世界平均水平,约为 50%~60%。

　　大量的流行病学研究证实,Hp 感染与消化道溃疡、胃癌、胃淋巴瘤等多种消化系统疾病相关。1994年国际癌症研究机构(IARC)将 Hp 感染确定为胃癌的病因。Hp 感染导致了 65%~80% 的胃癌病例,每年约 66 000 新发病例。该数字可能被低估,因为大多数流行病学实验用 ELISA 法监测 Hp 感染,该方法是标准的流行病学实验室检验 Hp 抗体的方法,但其敏感度较低。研究显示,应用免疫印迹法检测 Hp,显示其与胃癌的发生风险达到了 21 倍。值得注意的是,在西方国家,Hp 感染仅是非贲门胃癌的危险因素,与贲门癌的发生无关。一项 Meta 分析显示,Hp 与贲门癌的发生未呈显著相关性（RR=0.85,95%CI:0.55~1.33）,但与非贲门胃癌的比例风险为 2.81(95%CI:2.14~3.68),而在胃癌高发地区,Hp 感染与胃癌的发生呈正相关(RR=1.98,95%CI:1.38~2.83),在低发地区,Hp 感染与胃癌的发生并无显著相关性。

　　Hp 在基因学形态上高度不同,这种差异性与 Hp 感染的临床结局相关。目前研究较多的细胞毒力相关基因 *CagA*(cytotoxin-associated gene A)约占欧洲和北美地区 Hp 感染菌株的 70%,亚洲和大部分非洲地区几乎 100%。CagA 阳性菌株比阴性菌株对胃癌发生存在更高的风险。在一项对 16 个队列研究及病例对照研究的 Meta 分析中，包含 778 例非贲门胃癌与对照,CagA 阳性菌株感染者发生胃癌的风险是阴性者的 2.01 倍(95%CI:1.21~3.32)。

Cag 毒力岛也与胃癌癌前病变相关。在委内瑞拉的一项对 2145 人进行的横断面内窥镜调查中,所有的 HpDNA 检查和 *CagA* 基因均经过对胃组织的高分子链反应检查。结果显示,HpCagA 阳性菌株与胃癌前病变的严重程度相关,以正常胃黏膜或浅表性胃炎的个体为对照,CagA 阳性感染者异常增生的相对危险度是未感染者的 15.5 倍(95%CI:6.4~37.2),而 CagA 阴性感染者的 OR 值则为 0.9(95%CI:0.37~2.17)。西班牙的一项前瞻性研究发现,CagA 阳性菌种的癌前病变风险是 CagA 阴性菌种的 2.28 倍 (95%CI:1.13~4.58)。

近年来 Hp 感染率逐渐下降,可能与环境卫生的改善、社会经济发展和抗生素的广泛应用有关。Hp 感染率的降低可能是非贲门胃癌发病率下降的主要原因。Hp 导致胃癌的发病机制暂不清楚,目前认为主要有以下两种:Hp 通过炎症反应作用于胃上皮细胞;Hp 能够通过细菌的毒力因子,如 CagA 直接调整胃上皮细胞的功能。两种机制之间的关系尚不清楚,不排除两种机制共同作用导致胃癌发生、发展的可能。

## 2 低社会经济状况

低社会经济状况(包括低学历、低收入及较差的职业环境)增加许多疾病的发病和死亡风险,胃癌及其癌前病变的发生同样与社会经济状况相关。低收入的非裔美国人 Hp 感染,特别是 CagA 菌株的感染率显著高于美国白人,这可能是他们胃癌发生风险较高的原因。值得注意的是,胃癌相关的危险因素,如Hp 感染、家族遗传、生活方式(饮食习惯、肥胖、吸烟等)等均与低社会经济状况相关,社会经济状况很可能影响了这些因素与胃癌发生风险之间的关联程度。欧洲的一项多中心研究发现,在调整了细菌的存在之后,社会经济状况与非贲门胃癌之间的关联完全消失(表 3-19)。

## 3 种 族

在美国人群中,非贲门胃癌发病率最高的是亚洲人、太平洋岛民和黑人,西班牙人次之,白种人最低。

表 3-19 主要危险因素对贲门/非贲门胃癌的影响

| 危险因素 | 非贲门癌 RR(95%CI) | 贲门癌 RR(95%CI) | 数据来源 |
|---|---|---|---|
| 幽门螺杆菌血清学 | | | |
| IgG 抗体阳性 | 2.97(2.34–3.77) | 0.99(0.72–1.35) | HCCG 2011 |
| IgG–阳性>10 年 | 5.93(3.41–10.3) | 0.46(0.23–0.90) | |
| 社会经济地位 | | | |
| 大学与最低教育水平 | 1.51(0.81–2.78) | 2.38(1.12–5.0) | EPIC 研究　Nagel et al. 2007 |
| 吸烟 | | | |
| 吸烟与不吸烟 | 1.60(1.41–1.80) | 1.87(1.31–2.67) | Meta 分析　Ladeiras–Lopes et al. 2008 |
| 饮酒 | | | |
| 饮酒与不饮酒 | 1.07(0.91–1.26) | 1.94(0.78–1.13) | Meta 分析　Tramacere et al. 2012 |
| 酗酒与不饮酒 | 1.17(0.78–1.75) | 0.99(0.67–1.47) | |
| 肥胖 | | | |
| BMI=25–30 | 1.16(0.94–1.43) | 1.40(1.16–1.68) | Meta 分析　Yang et al. 2009 |
| BMI>30 | 1.26(0.89–1.78) | 2.06(1.63–2.61) | |
| 饮食 | | | |
| 水果(高与低) | 0.61(0.44–0.84) | 0.58(0.38–0.89) | Meta 分析　Lunet et al. 2007 |
| 蔬菜(高与低) | 0.75(0.59–0.95) | 0.63(0.50–0.79) | |

种族与胃癌发生率的关系主要是环境影响的结果,而非基因遗传。移民到美国的日本人中,第一代人的胃癌发生率未发生明显变化,而第三代人的胃癌发生率显著下降,与拥有欧洲血统的美国人相近。

生命早期环境因素的暴露对胃癌的发生风险具有重要意义。多数移民相关研究显示,第一代从胃癌高发国家移民到低风险国家的人群,其胃癌发生率与原来国家一致,但在接下来的一代中,发病率下降,且女性下降最为明显。

# 4　男　性

男性患贲门癌和非贲门胃癌的风险分别是女性的 5 倍和 2 倍,环境和职业暴露被认为是男性胃癌高发的主要影响因素。男性比女性更容易暴露于烟草制品中,但有研究显示,即使在某些男女吸烟模式相似的国家,男性的胃癌风险依旧高于女性,因此,胃癌风险的性别差异可能是由生理差异造成的。雌激素可能是胃癌的保护性因素,在女性中,更年期推迟和生育率增加能够降低胃癌的发生风险,然而抗雌激素药物,如他莫昔芬会增加胃癌的发生风险。长期暴露于雌激素环境能够降低育龄期女性胃癌的发生风险,但是一旦进入绝经期,他们的作用就会急剧下降。女性胃癌的发生、发展与男性相似,但是比男性延迟了 10~15 年。

# 5　高盐和盐腌食物

自 1959 年首次发现盐与胃癌发生相关以来,大量的生态学研究、队列研究、病例对照研究表明盐是胃癌的致病因素。盐的摄入量与胃癌发生率之间的剂量反应关系已被文献证实。一项仅包含前瞻性队列研究的 Meta 分析显示,高摄入组和中高摄入组与胃癌的发生风险分别是低盐摄入组的 1.68 倍(95%CI:1.17~2.41)和 1.41 倍(95%CI:1.03~1.93)。值得注意的是,日本的研究发现食盐的高摄入量是胃癌发生的一个相当强的危险因素,Kurosawa 进行的前瞻性研究显示,与低盐摄入组相比,高盐摄入组人群胃癌的发生风险为 7.24(95%CI:3.34~15.55),中盐摄入组的胃癌发生风险为 5.37(95%CI:2.45~11.75),盐腌食物、咸鱼、加工肉类分别增加胃癌发生风险的 27%、24%、24%。有 Meta 分析指出,腌制的蔬菜和水果能增加 50%的胃癌发生风险,特别是在中国和韩国。

食盐本身并非致癌物,但盐和高盐食物能够导致胃黏膜损伤,引起炎症反应,进而导致 DNA 合成增加和细胞增殖,过快的细胞增殖使 DNA 修复能力下降,损伤的胃黏膜增加其他致癌物进入细胞的可能。在美国的一项动物模型研究中,蒙古沙土鼠分别接受野生型 CagA(+)Hp 感染或同系 CagA 突变型感染,并给予高盐饮食或正常饮食,4 个月后,野生型 CagA(+)Hp 感染/高盐饮食组中胃癌的诱发率达到 100%,野生型 CagA(+)Hp 感染/正常饮食组为 58%,而 CagA 突变组中未见胃癌发生($P<0.0001$)。与其他组相比,野生型 CagA(+)Hp 感染/高盐饮食组中,动物发生更为严重的胃炎反应,胃部 pH 值升高,胃壁细胞死亡增加,白细胞介素 1β(IL-1β)表达增加,海帕西啶(hepcidin)和氢—钾 ATP 酶(hydrogen potassium ATPase,H,K-ATPase)的表达下降。日本的一项以人群为基础的前瞻性队列研究显示,在感染 Hp 的萎缩性胃炎患者中,食盐与胃癌的发生风险更强。

# 6　烟熏食物

早在 1960 年就有研究提出烟熏食物是胃癌发生的危险因素。当时欧洲的研究显示,冰岛和芬兰地区的胃癌发生率很高,这些地区经常食用熏鱼和熏肉,随后的研究发现,熏肉和其中的多环芳烃(PAH)是胃癌的致病因素。从此,烟熏食物中的苯并芘(BaP)和其他形式的 PAHs 逐渐被证实与胃癌的高发相关。

# 7 红肉、经预加工肉类

随着社会经济的发展,红肉(猪肉、牛肉、羊肉等)和经预处理肉类的摄入量越来越高。自19世纪80年代以来,大量的流行病学研究对红肉和预处理肉与胃癌的关系进行研究,但结果存在较大争议。芬兰的一项以人群为基础的队列研究,对55~69岁之间的120 852人随访16.3年,其中163例贲门癌患者,489例非贲门胃癌患者。与对照组相比,差异无显著性。欧洲癌症与营养前瞻性调查(EPIC)对于35~70岁的521 457人随访6.5年后,发生胃癌330例,非贲门胃癌的发生风险与肉的总摄入量、红肉和预加工肉类的摄入量相关,但未发现其与贲门癌的发生相关。一项纳入18个研究的Meta分析发现,红肉的最高摄入组胃癌的发生风险是最低摄入组的1.37倍(95%CI:1.18~1.59)。在人群病例对照研究和以医院为基础的病例对照研究中,胃癌的发生风险更大;而在队列研究中则未发现红肉及经预处理肉与胃癌发生相关。

红肉和经预处理肉不仅与胃癌的发生存在关联,而且与结直肠癌等癌症相关。其可能的致病机制主要有以下几个方面:肉类在高温环境下产生的杂环胺类化合物和多环芳烃是致癌物;经预处理的肉类含有大量N-亚硝基化合物,该化合物是一种致癌物;内生源性的N-亚硝基化合物与肉的血红素含量密切相关,特别是红肉。

# 8 低蔬菜和水果摄入量

2007年,国际癌症研究机构(IARC)称非淀粉类蔬菜(特别是大蒜类)和水果很可能是胃癌的保护因素。这份报告称,每天摄入50g葱蒜类蔬菜能够降低23%的胃癌发生风险,且该结论在中国的一项Meta分析中再次得到证实。蔬菜和水果中含有大量的维生素C、叶酸、类胡萝卜素、植物化学物等,这些物质能够通过调节异型增生酶来抑制癌变发生。然而,近年来大量的流行病学研究发现,蔬菜、水果与胃癌之间的关系是不一致的。蔬菜和水果的摄入量与胃癌的发生风险在病例对照研究中具有显著性差异,但在队列研究中该差异性明显降低。一项包含病例对照研究的Meta分析发现,水果高摄入组与低摄入组相比,贲门癌(OR=0.58,95%CI:0.38~0.89),非贲门癌(OR=0.61,95%CI:0.44~0.84)和肠型胃癌(OR=0.49,95%CI:0.33~0.72)的患病风险降低;蔬菜也能降低贲门癌(OR=0.63,95%CI:0.50~0.79),非贲门癌(OR=0.75,95%CI:0.59~0.95),肠型胃癌(OR=0.61,95%CI:0.44~0.86)的发生风险。美国的一项大样本前瞻性队列研究发现,蔬菜和水果摄入不能降低胃癌的发生风险(RR=1.01,95%CI:0.95~1.08)。

蔬菜和水果对胃癌发生具有保护作用。如欧洲癌症与营养前瞻性调查(EPIC)未发现新鲜的水果和蔬菜的摄入与胃癌发病率降低有关,但蔬菜、洋葱和大蒜(葱蒜植物)对肠型胃癌具有保护性作用。我国在胃癌高发区进行的随机对照研究中,发现食用大蒜油补充剂的人群胃癌发生风险并未比服用安慰剂的人群低。水果对胃癌发生风险的保护性高于蔬菜,一项纳入24项队列研究的Meta分析显示,水果的高摄入量与低摄入量相比,能够降低胃癌的发生风险(SRR=0.90,95%CI:0.83~0.98),未发现蔬菜的摄入与胃癌的发生相关。

# 9 抗氧化剂

## 9.1 类胡萝卜素

类胡萝卜素是脂溶性化合物,大量存在于蔬菜和水果中,与水果和蔬菜的颜色密切相关。α-胡萝卜素、β-胡萝卜素、番茄红素、叶黄素和β-玉米黄质是人类日常饮食中摄入最多的类胡萝卜素,其中部分能够代谢为视黄醇(如α-胡萝卜素、β-胡萝卜素)。

动物实验发现,类胡萝卜素和类维生素A能够抑制化学物质导致的胃癌的发生、发展,类胡萝卜素影响胃癌的发生可能有以下机制:类胡萝卜素的抗氧化性中和活性氧,避免DNA氧化损伤;减少细胞增殖,促进细胞凋亡;改变细胞间信号转导途径;加强宿主的免疫功能;通过 γ-干扰素诱导的 Th1 淋巴细胞应答转变为 γ-干扰素和白细胞介素 4(IL-4)诱导的 Th1/Th2 应答,从而减少 Hp 的细菌量和胃部炎症反应。

在雪貂动物模型中,番茄红素补充剂导致 *p53* 抑癌基因,以及 *p53* 靶基因(p21Waf1/Cip1 和 Bax-1)蛋白表达异常,胃黏膜细胞增殖和凋亡发生改变。p21Waf1/Cip1 是细胞周期 $G_1$ 期的主要细胞周期蛋白依赖激酶抑制剂。Bax 是 Bcl-2 家族促凋亡成员之一。p21Waf1/Cip1 和 Bax-1 的功能是介导 p53 依赖的细胞凋亡。研究将雪貂分为烟草暴露组和非暴露组,番茄红素高剂量组、低剂量组和无添加组。单独暴露于番茄红素组的雪貂胃黏膜中番茄红素浓度明显提高,并存在剂量反应关系,而同时暴露于烟草组的雪貂胃黏膜中番茄红素浓度显著下降。单独暴露于烟草中的雪貂 p53 和磷酸化 p53 的总量高于其他组。但是烟草暴露组的 p53 和磷酸化 p53 的总量与番茄红素的剂量呈负相关。单独烟草暴露组的 p21Waf1/Cip1、Bax-1、活化半胱氨酸天冬酶-3(凋亡指标)大幅度下降,而细胞增殖指标,如细胞周期素 D1 和增殖细胞核抗原(PCNA)显著增高,番茄红素能够抑制烟草暴露导致的 p21Waf1/Cip1、Bax-1、活化半胱氨酸天冬酶-3、细胞周期素 D1 及 PCNA 的改变。提示番茄红素能够通过调节控制 p53 依赖细胞周期和凋亡,从而抑制胃癌的发展。

观察性流行病学研究发现,番茄红素的高摄入量能够降低胃癌的发生风险。然而其他类胡萝卜素,如叶黄素、α-胡萝卜素、β-胡萝卜素等,与胃癌发生的关系需要进一步的研究确认。

随机对照试验中,β-胡萝卜素或 β-胡萝卜素联合其他抗氧化剂对胃癌的预防效果并不一致。在哥伦比亚一项实验中,连续 6 年每天给予多灶性非化生萎缩或者肠化生的群体 30mg β-胡萝卜素补充剂,胃癌的发生风险明显增加。在我国林县的一般人群研究中,每天给予营养不良的人群 β-胡萝卜素 15mg、α-胡萝卜素 30mg、硒酵母 50μg 治疗,治疗时间长达 5.25 年,胃贲门癌和非贲门癌的发生率和死亡率均未有显著变化。而在西方国家进行的营养状况良好的人群实验中,也未发现补充 β-胡萝卜素与胃癌的发生风险具有相关性,其中在 22 071 位健康的美国男性人群中,连续 12 年每隔 1 天给予 50mg β-胡萝卜素未能影响胃癌的发生。在芬兰一项 ATBC 癌症预防研究中,29 133 位芬兰健康男性每天随机给予 β-胡萝卜素 20mg 或者 β-胡萝卜素 20mg 联合 α-生育酚 50mg,持续时间为 5~8 年,非显著性地增加了胃癌的发病风险,而对患有萎缩性胃炎的男性吸烟患者胃癌的发生率无明显影响。

## 9.2　维生素 C

维生素 C 是水溶性维生素,广泛存在于蔬菜和水果中,经体内代谢可转化为维生素 E。维生素 C 与胃癌的发生关系存在较大争议。实验室及动物实验中认为,维生素 C 影响胃癌发生主要有以下几方面原因:维生素 C 能够减少胃黏膜氧化应激反应和 DNA 损伤,清除导致胃炎发生的氧自由基;通过减少亚硝酸转化为 NO 和增加脱氢坏血酸来抑制亚硝基化合物的亚硝化作用;增强宿主的免疫功能;直接影响 Hp 的生长和毒力;抑制胃细胞增殖和导致细胞凋亡。

观察性流行病学研究中,病例对照研究发现维生素 C 与胃癌的发生风险呈负相关,大多数前瞻性的队列研究也提示两者存在负相关关系。EPIC 的队列研究显示,血清维生素 C 水平与胃癌的发生呈负相关,且该关系在不同的位点(贲门癌 vs 非贲门癌)、组织学类型(弥漫性 vs 肠化生)、Hp 是否感染的群体中是相似的。美国癌症协会一项研究发现,维生素 C 补充剂能够降低胃癌的发生。ATBC 癌症预防研究发现,维生素 C 能够降低非贲门胃癌的发生,但未发现其与贲门癌的发生相关。芬兰的队列研究则发现维生素 C 与胃癌的发生不存在相关性。

随机对照试验中,维生素 C 对预防胃癌的研究结果存在差异性。日本一项慢性胃炎患者的研究显示,维生素 C 能够减缓胃黏膜的萎缩,该实验每天给予研究对象 50mg 或者 500mg 维生素 C,研究时间为 5 年,结果显示血清胃蛋白酶原 Ⅰ/Ⅱ 水平明显降低。意大利对清除 Hp 之后胃黏膜肠化生的患者,连续 6 个月每天服用 500mg 维生素 C,显著增加肠化生的退化率。然而在我国临朐的随机对照研究中,每天两次提供维生素 C 250mg,维生素 E 100IU,硒酵母 37.5μg,胃癌前病变的患病率和胃癌的发生率并无明显下降。我国林县地区进行的一般人群的随机对照实验每天提供维生素 C 120mg 联合钼,随访观察 5.2 年后,贲门癌和非贲门癌的发生率和死亡率均无下降。

### 9.3 维生素 E

维生素 E（生育酚）是一种强有效的抗氧化剂，其功能主要有减少胃氧化应激反应和黏膜、细胞膜脂质过氧化作用；抑制亚硝化作用；一些研究显示维生素 E 联合其他抗氧化剂能够减少化学性物质导致的胃癌。蒙古沙土鼠的实验研究未发现维生素 E 能够降低胃癌前病变和胃炎的发生。在感染 Hp 的胃炎患者中，每天服用两次维生素 E（50mg）联合维生素 C（200mg），氧自由基和细胞膜脂质过氧化并无下降。

芬兰的队列研究发现，血清中高水平的维生素 E 与胃癌的发生风险降低相关。瑞士巴塞尔的队列研究则发现其与胃癌的死亡率相关。EPIC 队列研究发现血浆 α-生育酚与胃癌的发生风险降低相关，而该关联并未存在于 γ-生育酚与胃癌的发生中。在 ATBC 癌症预防研究中，胃癌患病部位变化、摄入高水平的 α-生育酚和 γ-生育酚增加了贲门癌的发生风险，从而降低了非贲门癌的发生风险，同样血清 α-生育酚含量的上升增加贲门癌的发生风险，而与非贲门癌之间未发现明显关联。

美国健康女性的一项长达 10 年的随机临床试验中，每隔 1 天给予 600IU α-生育酚，结果未发现其与胃癌的发生风险相关。在俄罗斯肠化生患者的研究中，连续 1 年每天给予维生素 E 补充剂 400IU，肠化生退化率显著增加。

## 10 饮 酒

饮酒与胃癌之间相关性的实验室和流行病学的研究结果一直存在争议。实验室用 10% 的乙醇对啮齿类动物进行干预，未发现其能促进 N-甲基-N-硝基-N-亚硝基胍（MNNG）导致的胃癌的发展。用红酒或 11% 的酒精联合 MNNG 对小鼠进行干预，结果发现红酒或 11% 的酒精能够抑制 MNNG 的致癌作用。EPIC 的流行病学研究发现，每天摄入酒精量超过 60g 的人群的胃癌发生风险是最低摄入量（0.1~4.9g/d）人群的 1.65 倍，低于 60g/d 则未发现与胃癌的发生相关；不同类型的酒精饮料与胃癌的发生也存在差异，啤酒（>30g/d）增加了 75% 的胃癌发生风险，红酒和白酒与胃癌之间未发现显著关联。一项包含 44 个病例对照研究和 15 个队列研究的 Meta 分析对 34 557 位胃癌患者进行研究表明，饮酒者胃癌的发生风险是不饮酒者的 1.07 倍（95%CI：1.01~1.13），重度饮酒者的胃癌发生风险则增加到了 1.20 倍（95%CI：1.01~1.44）。在我国对 18 244 位男性跟踪随访 20 年的队列研究中，最终发病人数为 391 人，饮酒者与不饮酒者相比，胃癌发生风险比是 1.03（95%CI：0.83~1.26），中度饮酒者与胃癌的发生未见关联，而重度饮酒者能增加胃癌发生风险的 0.46 倍。重度饮酒具有地理区域性变化，由于乙醇脱氢酶（ALDH）和乙醛脱氢酶（ADH）的多态性，亚洲人群中重度饮酒的比例较小。多数亚洲人群的研究未能发现饮酒与胃癌发生风险的相关性。研究发现饮酒仅与非贲门胃癌和肠型胃癌的发生相关，而与贲门癌没有关联性。

## 11 吸 烟

大量的流行病学研究发现，吸烟是胃癌的危险因素，但吸烟与胃癌发生风险的关系不是很强。一项队列研究的 Meta 分析显示，在男性吸烟者中，胃癌的发生风险增加 60%，而在女性吸烟者中这一数值仅为 20%，在已戒烟的人群中该关系则更弱。研究发现，随着吸烟支数、吸烟年限，以及吸烟量的增加，胃癌的发生风险也显著增加。日本学者对以两个人群为基础的前瞻性队列进行综合分析，现时吸烟者和曾经吸烟者胃癌的发生相对风险分别是不吸烟者的 1.84 倍（95%CI：1.39~2.43）、1.77 倍（95%CI：1.29~2.43）；现时吸烟者中吸烟量与胃癌发生呈线性正相关（$P_{趋势}$<0.05），即使戒烟 14 年后的曾经吸烟者，其胃癌的发生风险依旧显著高于不吸烟者。

吸烟对不同部位胃癌的影响也不同，一项 Meta 分析总结了 9 个队列研究发现，吸烟者发生贲门癌的风险是不吸烟者的 1.87 倍（95%CI：1.31~2.67），发生非贲门癌的风险是不吸烟者的 1.60 倍（95%CI：1.41~1.80）。日本对两个队列的综合分析发现，吸烟者中发生在胃窦部的癌症明显高于贲门和胃体部。

目前研究显示，控制 Hp 之后吸烟对胃癌的影响较小，如果 Hp 是胃癌发生的必要因素，那吸烟一定是混杂因素而不是独立危险因素。研究显示，在吸烟者中，与未感染 Hp 的人群相比，CagA 阳性和 CagA 阴性人群胃癌发生的风险比分别为 16.6(95%95CI：4.3~64.2)、9.2(95%CI：2.7~31.9)；而在不吸烟的人群中，CagA 阳性和 CagA 阴性人群胃癌发生的风险比则分别为 6.1(95%CI：2.3~16.5)、2.4(95%CI：0.8~6.9)，吸烟与 Hp 的交互作用增加了非贲门胃癌的风险。

# 12　糖尿病

糖尿病能够增加多种癌症的发生风险，如乳腺癌、肝癌、胰腺癌、子宫内膜癌等，一项包括 11 项队列研究和 6 项病例对照研究的 Meta 分析显示，糖尿病可以增加胃癌的发生风险 (RR=1.19；95%CI：1.08~1.31)。一项以美国人群为基础的队列研究显示，糖尿病与胃贲门癌的发生显著相关(HR=1.89；95%CI：1.43~2.50)，但未发现糖尿病与非贲门胃癌存在相关性。糖尿病的致癌机制主要是胰岛素受体/胰岛素样生长因子 I 受体(IGF/IGF-I R)活化、血管内皮因子(VEGF)增加、DNA 损伤等。早期糖尿病增加 IGF-I R，刺激细胞增生，并抑制胰岛素样生长因子受体结合蛋白，导致有生物效应的游离 IGF-I 增加，而血清高水平的 IGF-I 与多种癌症的发生相关。糖尿病患者中，VEGF 含量增加，与肿瘤组织血管生成和肝脏转移相关，淋巴转移中引起淋巴管增殖及扩大；其与 IGF-I 的交互作用也与胃癌相关。糖尿病患者中，增加的氧化应激产物会造成 DNA 氧化损伤，也有研究显示高血糖水平可直接导致 DNA 损伤。糖尿病导致胃癌的机制也可能是由于共同的危险因素，包括肥胖、吸烟、高血糖症、Hp 感染、高盐饮食、药物等。既往研究存在设计、样本量、混杂因素和偏移等缺陷，因此需要设计更好的流行病学研究去证实糖尿病和胃癌之间的关系。

# 13　肥　胖

近 20 年间，肥胖的患病率显著上升，且其与大肠癌、乳腺癌、食管癌等多种癌症的发生相关。近期研究发现肥胖是贲门癌发生的独立危险因素。研究显示，30<身体质量指数(BMI)<35 的人群贲门癌的发生风险是 BMI<25 的人群的 2 倍，BMI>40 的人群贲门癌的发生风险则达到 3 倍以上。中国研究者进行的 Meta 分析中，BMI≥25 的人群与胃癌的发生风险比为 1.22(95%CI：1.06~1.14)，特别是在贲门癌患者中，其风险比为 1.55 (95%CI：1.31~1.84)，而超重和肥胖 (BMI≥25) 与非贲门癌之间并未发现显著相关性 (OR=1.18,95%CI：0.96~1.45)；研究也指出，在亚洲人中，未发现肥胖与胃癌的发生相关(OR=0.17,95%CI：0.88~1.56)，而在非亚洲人中，肥胖是胃癌发生的危险因素(OR=1.24,95%CI：1.14~1.46)。贲门癌与非贲门胃癌在临床和病理特征上均存在较大差异，因此，肥胖可能对不同部位的胃癌影响不同。肥胖的患病率在亚洲地区和非亚洲地区存在较大差异，这在一定程度上解释了西方国家贲门癌发病率逐渐增加，而非贲门癌发病率呈下降趋势的原因。

肥胖可直接导致反流性食管炎，而反流性食管炎是食管癌和贲门癌的危险因素。另外，脂肪在代谢过程中产生大量与恶性肿瘤发生相关的代谢产物，如胰岛素样生长因子和瘦素，这些物质通过诱导细胞周期增长模式的改变，抑制细胞凋亡，导致细胞癌变。

# 14　非甾体类抗炎药

目前的研究证实服用非甾体类抗炎药可能对胃癌的发生具有保护作用。观察性 Meta 分析显示，服用阿司匹林或其他类型的非甾体类抗炎药对贲门癌和胃癌有保护性作用。也有研究发现，阿司匹林对非贲门胃癌的发生具有保护作用，但与贲门癌的发生没有显著相关性。另一项 Meta 分析研究指出，服用阿司匹林对所有类型的胃癌的发生均具有保护性作用，这一观点在病例对照研究和队列研究之间并无明显差异。这两项研究均未报道不同部位胃癌与服用阿司匹林的关系。另一方面,一项日常服用阿司匹林的 7 项临床试验的合并分析显示,长期服用阿司匹林的人群,其胃癌的死亡风险并未低于对照组(HR=1.85,95%CI:0.81~4.23)。

## 15　他汀类药物

近期研究显示,长期摄入他汀类药物能够降低约 30% 的胃癌发生风险。他汀类药物也能够降低其他癌症的发生风险,如食管腺癌。虽然有学者提出服用他汀类药物能够降低癌症发生风险的一系列可能机制,但是在随机实验中他汀类药物与所有癌症的发生率和死亡率的降低均无关。他汀类药物与胃癌风险降低的关系仍需要进一步的研究。

## 16　胃食管反流病

胃食管反流病是食管腺癌的重要危险因素,增加食管腺癌发生风险的 5~7 倍。大部分研究显示,胃食管反流病使贲门癌的发生风险增加 2~4 倍。

一些研究者提出可能存在两种不同类型的贲门癌:一种与食管腺癌相似,与反流性食管炎相关;另一种与非贲门胃癌类似,与严重的萎缩性胃炎和 Hp 感染相关。如果这种情况存在,就可以解释在部分人群中观察到的无关联的现象。如果贲门癌与反流性食管炎之间确实存在相关性,那么贲门癌的发生机制会类似于胃食管反流病与食管腺癌之间的关系。胃食管反流病能够促使柱状上皮肠化生,进而导致腺癌的发生;然而如果食管腺癌邻近胃上缘或穿过胃上缘,就可能被误诊为贲门癌。

研究显示,反流性食管炎与非贲门胃癌的发生无关或者是其保护性因素。这可能由于严重的萎缩性胃炎会减少胃酸分泌,降低反流性食管炎的发生风险。萎缩性胃炎是非贲门胃癌的危险因素。

## 17　鸦　片

鸦片与多种癌症的发生相关,如食管癌、膀胱癌、喉癌和肺癌,但鸦片与胃癌的关系研究较少。近期,伊朗 Shakeri 进行的一项病例对照研究首次发现鸦片是胃癌发生的危险因素,其 OR 为 3.1(95%CI:1.9~5.1),且存在一定的剂量反应关系,吸食鸦片累积量最高组胃癌的发生风险是不吸食鸦片组的 4.5 倍。伊朗的一项为期 10 年的队列研究显示,鸦片(HR=3.2,95%CI:1.4~7.7),水烟袋(HR=3.4,95%CI:1.7~7.1)是胃癌发生的危险因素。由于相关研究较少,鸦片与胃癌发生的相关机制还需要进一步的探讨。

## 18　辐　射

日本一项对广岛市和长崎市幸存者的长期随访研究证实辐射是胃癌发生的危险因素。在一项对霍奇金淋巴瘤幸存者的长期随访研究发现,胃部辐射与胃癌发生相关,并存在剂量反应关系;辐射联合甲基苄肼进行化疗的患者,胃癌的发生风险显著提高,接受最高剂量辐射联合甲基苄肼化疗的群体胃癌的发生风险增加了 77 倍。辐射对贲门癌和非贲门胃癌的影响还需要进一步的探究。

## 19　其他潜在危险因素

大量的研究发现部分与胃癌发生相关的因素与胃癌的关系目前未能确定。这些危险因素包括口腔卫生不良、牙齿缺失、EB 病毒感染、食用泡菜等。

# 20 家族聚集性

　　胃癌家族史,特别是直系亲属的胃癌史增加胃癌发生风险2~10倍。胃癌家族史能够增加胃癌的发生风险主要是通过共同的生活环境所致,例如父母会将Hp传给孩子,或者拥有共同的基因。

　　研究发现,移民后胃癌发生风险改变存在两种形式:①移民人群中胃癌的发生风险接近于原居住国,至少需要两代人,胃癌的发生率会逐渐接近移民国的发病率;②出生地可能比居住地是一个更强的危险因素。这些研究表明,儿童时期暴露于胃癌的病因学环境,导致移民者和他们的孩子们并没有摆脱原来的危险因素。一个危险因素需要几代人才能修正,例如Hp经常在10岁以下发生,典型的发生在移民以前,即使后来孩子出生于移民国,他们也很有可能从父母、年长的哥哥姐姐或其他从居住国移民过来的人中接触到Hp。

　　仅有1%~3%的胃癌病例是遗传综合征的结果。在散发的胃癌病例中并未发现高外显率基因。散发胃癌的基因危险因素主要讨论的是单核苷酸多态性。

## 20.1 遗传综合征

　　遗传综合征包括遗传性弥漫性胃癌(HDGC)、家族性多发腺瘤性息肉病(FAP)、黑斑息肉综合征(PJS)。

　　HDGC是罕见的常染色体显性遗传病,常伴有高度侵袭性弥漫性肿块,症状出现较晚,预后较差。这种胃癌存在显著的分子异常,细胞间粘连缺陷,可能是由于细胞粘连蛋白钙黏蛋白表达缺失所致。HDGC中约有25%的家族钝化CDH1种系突变,*CDH1*基因突变的外显率较高,据估计80岁以下男、女性的突变率均超过80%。

　　FAP是常染色体显性遗传性疾病。携带*FAP*基因的患者在35~40岁之间,结直肠癌发病风险为100%,其他恶性肿瘤的发病风险也较高,包括胃癌。

　　PJS是一种罕见的常染色体显性遗传疾病,以胃肠错构瘤和嘴唇、口腔黑色素黏膜色素沉着为主要症状。编码丝氨酸/苏氨酸激酶的抑制基因*LKB1*基因突变是其病因之一。

## 20.2 单核苷酸多态性

　　在全基因组扫描出现及广泛应用之前,大量的病例对照研究显示基因的多态性(大多数基于生物学可信性)与胃癌相关。尽管一些关联可信性很高,但是几乎没有可重复性。例如,最初发现的炎症基因多态性,特别是白细胞介素-1B多态性在之后的研究中从未被重复过,即使在全基因组关联分析研究(GWAS)中也未发现。

　　与基因研究相比,大规模的GWAS的结果似乎重复性更高。至今GWAS的结果均来自东亚,包括日本、韩国、中国等。其他人群的研究结果还需要进一步的研究。

　　3个独立的全基因组关联分析报道,位于前列腺干细胞抗原(PSCA)的单核苷酸多态性(SNP)与胃癌的发生存在显著关联,其中包含日本和韩国的一项研究、基于中国人群的两项研究。在日本和韩国的研究中,SNP与弥漫型胃癌关联强度强于肠型胃癌;中国的一项研究发现,PSCA的单核苷酸多态性与非贲门胃癌相关而与贲门癌无关。而另一项中国的研究则报道PSCA的单核苷酸多态性仅与非贲门胃癌存在正相关关系。

　　日本和韩国的一项GWAS研究和中国人群的两项独立的GWAS研究发现,位于黏蛋白-1、细胞表皮相关基因*1q22*的SNPs与胃癌的发生显著相关。基于日本和韩国人群的Meta分析结果显示,*MUC1*基因的几个其他位点的SNPs与胃癌发生风险相关,且这些SNPs与弥漫型胃癌的关联强度强于肠型胃癌。中国的一项GWAS研究发现,*MUC1*基因上的其他SNPs与贲门癌和非贲门胃癌的关联强度相似。另一项研究则指出,SNPs只与非贲门胃癌相关。在大多数上皮细胞中,*MUC1*基因编码黏蛋白,包括胃上皮细胞。

　　两项中国的GWAS研究发现,位于*PLCE1*基因上的10q23的多态性与贲门癌的风险相关,而并未发现其与非贲门胃癌的发生有关。其中一项研究不包含非贲门胃癌,另一项研究则发现PLCE1的多态性与非贲门胃癌无关。同时在 C20orf54 也发现了其他位点。目前对这些机制的研究尚未完全清楚,但这些发现对胃癌发病机制有了更深层次的认识(表 3-20)。

表 3-20　GWAS 识别的与胃癌发生相关的易感位点

| 单核苷酸多态性(SNPs) | 国家 | 研究 | 亚型 | 病例/对照 | 等位基因 OR(95%CI) | P |
|---|---|---|---|---|---|---|
| PSCA(8q24.3) | | | | | | |
| rs2294008(T>C) | 日本 | Sakamoto et al. | — | 749/750 | 1.58(1.35–1.85) | $6.3×10^{-9}$ |
| | — | — | 弥漫型 | 925/1396 | 1.67(1.47–1.90) | $2.2×10^{-15}$ |
| | — | — | 肠型 | 599/1396 | 1.29(1.11–1.49) | $6.0×10^{-4}$ |
| | 韩国 | — | 弥漫型 | 454/390 | 1.91(1.57–2.33) | $6.3×10^{-11}$ |
| | — | — | 肠型 | 417/390 | 1.37(1.12–1.69) | 0.0017 |
| | 中国 | Abnet et al. | 贲门 | 1213/3302 | — | 0.53 |
| | — | — | 非贲门 | 917/3302 | 1.27(1.09–1.47) | $1.63×10^{-3}$ |
| | 中国 | Shi et al. | 非贲门 | 4294/5882 | 1.36(NR) | $2.1×10^{-7}$ |
| Rs2976392(A>G) | 日本 | Sakamoto et al. | — | 749/750 | 1.62(1.38–1.89) | $1.1×10^{-9}$ |
| | — | — | 弥漫型 | 926/1397 | 1.71(1.50–1.94) | $1.5×10^{-16}$ |
| | — | — | 肠型 | 926/1397 | 1.29(1.12–1.49) | $5.0×10^{-4}$ |
| | 韩国 | — | 弥漫型 | 449/390 | 1.90(1.56–2.33) | $8.0×10^{-11}$ |
| | — | — | 肠型 | 416/390 | 1.37(1.12–1.68) | 0.0017 |
| | 中国 | Shi et al. | 非贲门 | 4294/5882 | 1.35(NR) | $3.7×10^{-7}$ |
| MUC1(1q22) | | | | | | |
| Rs4072037(A>G) | 中国 | Abnet et al. | 贲门 | 1213/3302 | 0.75(0.62–0.87) | $9.5×10^{-5}$ |
| | — | — | 非贲门 | 917/3302 | 0.72(0.62–0.85) | $5.7×10^{-5}$ |
| | — | — | 整体 | 1213/3302 | 0.75(0.67–0.84) | $4.2×10^{-7}$ |
| | 中国 | Shi et al. | 非贲门 | 2240/3302 | 0.73(NR) | $1.0×10^{-4}$ |
| rs4460629(C>T) | 中国 | Abnet et al. | 贲门 | 4294/5882 | 0.74(0.64–0.86) | $1.3×10^{-4}$ |
| | — | — | 非贲门 | 1213/3302 | 0.75(0.64–0.88) | $5.4×10^{-4}$ |
| | — | — | 整体 | 2240/3302 | 0.75(0.67–0.85) | $2.3×10^{-6}$ |
| rs2070803(A>G) | 日本 | Sakamoto et al. | — | 749/750 | 1.62(1.33–1.98) | $1.2×10^{-6}$ |
| Rs2075570(G>A) | 日本 | Sakamoto et al. | — | 749/750 | 1.65(1.34–2.02) | $9.2×10^{-7}$ |
| PLCE1(10q23) | | | | | | |
| Rs2274223(A>G) | 中国 | Wang et al. | 贲门 | 2766/11013 | 1.55(1.45–1.66) | $1.7×10^{-39}$ |
| | 中国 | Abnet et al. | 贲门 | 1213/3302 | 1.57(1.40–1.76) | $4.2×10^{-15}$ |
| | — | | 非贲门 | 917/3302 | 1.02(0.86–1.22) | 0.15 |
| Rs3765524(C>T) | 中国 | Abnet et al. | 贲门 | 1213/3302 | 1.56(1.40–1.75) | $7.4×10^{-15}$ |
| | — | | 非贲门 | 917/3302 | 1.03(0.87–1.22) | 0.16 |
| Rs3781264(T>C) | 中国 | Abnet et al. | 贲门 | 1213/3302 | 1.60(1.41–1.81) | $1.1×10^{-13}$ |
| | — | | 非贲门 | 917/3302 | 1.18(0.97–1.42) | 0.25 |
| Rs11187842(C>T) | 中国 | Abnet et al. | 贲门 | 1213/3302 | 1.63(1.42–1.87) | $7.1×10^{-12}$ |
| | | | 非贲门 | 917/3302 | 1.17(0.97–1.42) | 0.26 |
| Rs753724(G>T) | 中国 | Abnet et al. | 贲门 | 1213/3302 | 1.63(1.42–1.87) | $8.0×10^{-12}$ |
| | — | | 非贲门 | 917/3302 | 1.19(0.99–1.44) | 0.16 |
| C20orf54(20p13) | | | | | | |
| Rs13042395(C>T) | 中国 | Shi et al. | 非贲门 | 4294/5882 | 0.80(NR) | $6.9×10^{-4}$ |
| | 中国 | Wang et al. | 贲门 | 2766/11013 | 0.91(0.85–0.97) | $3.0×10^{-3}$ |
| PRKAA1,PTGER4(5p13.1) | | | | | | |
| Rs13361707(T>C) | 中国 | Shi et al. | 非贲门 | 4294/5882 | 1.41(1.32–1.49) | $7.3×10^{-29}$ |
| ZBTB20(3q13.31) | | | | | | |
| Rs9841504(C>G) | 中国 | Shi et al. | 非贲门 | 4294/5882 | 0.76(0.69–0.83) | $1.7×10^{-9}$ |

# 第四节　胃癌的一级预防

胃癌的预防可以通过降低胃癌的发病率来实现一级预防,也可以通过早期检查、早期治疗实现二级预防。任何预防策略都要考虑所带来的益处和危害。

## 1　Hp 根除

胃癌是多因素作用的过程,包括环境因素、社会经济状况和生活习惯等。Hp 是胃部致癌过程中最重要的因素。在实验研究中,通过接种 Hp 和低剂量的化学致癌物能够诱导蒙古沙土鼠胃癌的发生,Hp 根除能够抑制胃癌的发生。动物实验也提示相对于中晚期,早期阶段根除 Hp 抑制胃癌发生更有效。

自 20 世纪 90 年代初发现 Hp 感染与胃癌的发生相关以来, 研究根除 Hp 对胃癌发展的预防就显得极为必要。研究发现 Hp 感染的胃炎患者80%是无症状的,10%~15%的患者发展为消化性溃疡,1%~2%发展为胃癌。美国和欧洲的指南建议对所有萎缩性胃炎、肠化生患者,以及胃癌患者的一级亲属进行 Hp 的治疗。《亚太胃癌预防共识》指出应对胃癌发病率高于 20/10 万的地区进行以人群为基础的筛查和 Hp 的治疗。一项包含 7 个临床随机试验的 Meta 分析显示,Hp 的根除治疗能够降低35%胃癌的发病风险。

5 项日本的队列研究对根除或未根除 Hp 的患者进行内窥镜随访,评价胃癌的进展情况。其中 4 项对消化性溃疡患者的队列研究按方案分析发现 Hp 根除对胃癌发生的抑制作用,剩余一项用 X 线检查随访的研究未发现显著性差异。研究中有统计学意义的地区胃癌的发病率高于没有统计学意义的地区。台湾的一项大规模的回顾性队列研究发现, 早期根除 Hp 能够降低消化道溃疡患者胃癌的发生 ($HR=0.78$,$95\%CI$:$0.60$~$0.99$)。大多数有意义的通过根除 Hp 预防胃癌发生的队列研究的研究对象是消化性溃疡患者,特别是胃溃疡患者,其胃癌的发生风险高于一般人群。对非消化性溃疡患者的一项队列研究显示,仅在胃蛋白酶原(pepsinogen,PG)阴性的有轻微萎缩性改变的患者中胃癌的发病率显著下降。因此,根除 Hp 对一般人群降低胃癌发病的影响的随机对照研究是必要的。

我国山东省进行的干预试验中,对 Hp 感染者进行抗生素治疗 2 周,随访 7.3 年后,接受 Hp 治疗的人群胃癌发生率为 3.0%, 接受安慰剂治疗的患者胃癌的发生率为 4.6%($OR=0.61$,$95\%CI$:$0.38$~$0.96$,$P=0.032$);接受 Hp 治疗的人群胃癌的死亡率为 1.5%, 接受安慰剂治疗的人群胃癌的死亡率为 2.1%($HR=0.67$,$95\%CI$:$0.36$~$1.28$)。而在我国安徽省的随机对照的以人群为基础的研究中, 对 Hp 感染患者进行 2周的治疗后,随访 7.5 年,与安慰剂对照组进行对比,未发现根除 Hp 组胃癌的发生率有显著性降低。

在哥伦比亚胃癌高发区进行的 Hp 根除治疗与胃肠化生、萎缩性胃炎、异常增生的相关性研究提示,Hp 的根除治疗明显提高了胃肠化生和萎缩性胃炎的退化。芬兰进行的大样本的以人群为基础的队列研究将研究对象分为 3 个亚组:①血清学反应阳性的患者,经 Hp 治疗后抗体(IgG/IgA)滴度快速下降,预示Hp 治疗有效,共 3650 人;②血清学反应阳性,但后续是否进行 Hp 清除,抗体滴度的变化信息无法获得共 11 628 人;③血清学反应阴性(Hp-),共 11 422 人。随访 5 年后,与第二组相比,第一组中胃癌的发病风险比为 1.62($95\%CI$:$0.78$~$2.98$),随访第 6 年下降为 0.14($95\%CI$:$0.00$~$0.75$)。

在胃癌高发区,在萎缩性胃炎发生前进行 Hp 的检测并予以根除效果最佳。中国的一项随机对照实验显示,在随访期间,人群接受 Hp 治疗组和未接受治疗组胃癌的发生率相似,但是在没有癌前病变(胃萎缩、肠化生、异型增生)的亚族,根除 Hp 的人群中未发现胃癌患者,而在癌前病变组胃癌的发生率为6%($P=0.02$)。

在年轻群体中进行 Hp 的筛查和治疗效果最好,至少比胃癌的发病率快速增长的年龄提前 10~20 年(如在 30~40 岁之间)。因为已发生异常增生的患者进行 Hp 治疗收效甚微。然而,即使胃癌发生之后根除

Hp 也有一定效果,胃癌诊断后,根除 Hp 能够降低异时性胃癌的一半的风险。

《亚太胃癌预防共识》指出,不推荐儿童时期进行 Hp 根除来预防胃癌。Hp 通常在儿童时期感染,因此理论上来讲,在儿童时期根除 Hp 具有极大的吸引力,能够预防后来的胃癌的发生。但是由于儿童时期 Hp 的感染率和胃癌的发生率均较低,广泛的进行 Hp 筛查项目花费巨大,从国家层面来看是不可取的。与此同时,在儿童时期成功根除 Hp 之后,与成年时期相比,再感染的风险增加。从筛查到预防胃癌的发生是漫长的过程,因此研究者需要经历更长的时间才能看到研究的成效。

尽管有上述发现和指南,但有研究认为 Hp 存在胃部可能会带来一些好处,大范围的根除 Hp 的决定可能还为时过早。

# 2　减少盐的摄入

实验研究发现,盐的摄入可以导致胃炎的发生,并能够诱发其他胃癌致癌物发挥效应。流行病学研究显示,盐和高盐食物的摄入增加胃癌的风险,且与 Hp 和吸烟存在协同作用。在一项生态学的研究中,收集了来自 24 个国家的 39 个人群的尿样本,分别在人群水平上评估了高盐和亚硝酸盐对胃癌死亡率的影响,结果表明,钠与胃癌人群水平死亡率显著相关,甚至其对胃癌死亡率的影响超过了亚硝酸盐。

减少盐的摄入量不仅能够降低胃癌的发病率,也能够减少其他疾病的发生,如中风、心肌梗死等。世界卫生组织将全球至 2025 年为止人均每天盐的摄入量不超过 5 克作为目标。虽然限制盐的摄入量是一个大多数人都认可的观点,但是要注意度的问题,过分限制盐的摄入,如低于每天人体必需的量也是不被建议的。

# 3　增加蔬菜和水果的摄入

蔬菜和水果高摄入量与胃癌之间的因果关系还未确定,但依旧建议增加蔬菜和水果的摄入量,增加摄入蔬菜和水果也是良好的健康行为。一些前瞻性的研究证实,新鲜的蔬菜和水果的摄入能够显著降低胃癌的发生风险。在癌症预防研究 Ⅱ 中,高植物食物摄入能够降低男性胃癌的发生风险(RR=0.79,95% CI:0.67~0.93),但在女性中未发现该关联(RR=1.18,95%CI:0.93~1.50)。日本的一项前瞻性队列研究表明,与每周摄入蔬菜天数小于 1 天的群体相比,每周摄入黄色蔬菜大于 1 天的群体胃癌发生风险为 0.64(95%CI:0.45~0.92),白色食物为 0.48(95%CI:0.25~0.89),水果为 0.70(95%CI:0.49~1.00)。瑞士的一项队列研究发现,蔬菜的摄入与胃癌的发生呈负相关,但是水果与胃癌的发生未见显著关联性。欧洲的一项多中心的研究发现总蔬菜摄入量、洋葱、大蒜与肠型非贲门胃癌的发生风险的降低相关。一项 Meta 分析显示,水果的高摄入量与胃癌风险降低相关,并未发现蔬菜的摄入与胃癌相关。近期一些研究发现在女性中黄酮类物质(广泛存在于新鲜的蔬菜、水果、茶、葡萄酒、可可粉制品中)能够降低 20% 的胃癌发生风险。虽然蔬菜和水果高摄入量与胃癌之间的因果关系还未确定,但《亚太胃癌预防共识》认为蔬菜和水果能够降低胃癌的发生风险,建议增加蔬菜和水果的摄入。

# 4　膳食营养素补充剂

目前的研究证据无法证明维生素 C 和其他抗氧化剂是胃癌的保护因素。尽管研究显示蔬菜和水果摄入量高的饮食是胃癌发生的保护性因素,但确切的影响因素可能不是单独的维生素 C 和其他抗氧化剂。维生素 C 是重要的抗氧化剂,能够抑制肿瘤细胞的有丝分裂,而对正常组织细胞无影响。能够降低胃萎缩和肠化生患者胃液中脱氢抗坏血酸的浓度,Hp 感染的患者的黏膜抗坏血酸浓度也显著下降。但大样本的人群干预观察试验的结果存在较大差异。

哥伦比亚的一项随机对照化学预防试验发现,β-胡萝卜素和抗坏血酸能够提高萎缩性胃炎和肠化生的退化率,干扰癌前病变发展为胃癌的进程。而饮食干预对胃癌的癌前病变的预防是无效的。其中,委内瑞拉的随机双盲对照试验中,连续3年每天提供维生素C、维生素E和β-胡萝卜素,结果提示与对照组相比,抗氧化剂应用对癌前病变的退化和进展没有显著差异。在我国山东临朐的一项随机对照实验中,比较一次性根除Hp、长期服用维生素组、大蒜补充剂组的效果,后两组对癌前病变的进展无明显预防效果。目前的研究证据无法证明维生素C和其他抗氧化剂是胃癌的保护因素。

## 5　其他药物

观察性研究发现非甾体类抗炎药与他汀类药物能够降低胃癌的发生风险。包括阿司匹林在内的非甾体类抗炎药能够抑制环氧酶-2(cyclo-oxygenase-2,COX-2),COX-2过表达与非贲门胃癌显著相关。目前在一些动物模型实验中已经观察到非甾体类抗炎药对胃癌的预防效应。队列研究和Meta分析的结果显示,阿司匹林能够显著降低非贲门胃癌的发生风险(HR=0.64,95%CI:0.47~0.86),但对贲门癌的发生无抑制作用(HR=0.82,95%CI:0.67~1.04)。其他非甾体类抗炎药则明显降低了非贲门癌(HR=0.68,95%CI:0.57~0.81)和贲门胃癌(HR=0.80,95%CI:0.67~0.95)的发生风险。台湾地区的一项回顾性队列研究的多因素分析建议规律服用非甾体类抗炎药是胃癌进展的独立性保护因素(HR=0.79,95%CI:0.69~0.90)。长期服用COX-2抑制剂能够降低早期胃癌内镜切除后异时癌症的发生率,其作用效果与Hp根除的效果相当。尽管非甾体类抗炎药作为胃癌化学预防的候选药物之一,但其长期服用的安全性仍需要在大样本的一般人群中进一步观察研究。

他汀类药物通常用来降低胆固醇水平和降低心脑血管疾病的发生,近年来的研究报道发现他汀类药物的作用已不仅仅局限于使心脑血管疾病患者受益,与痴呆、骨折和癌症的发生同样存在关联,然而与癌症之间的关联则存在争议。在中国的一项以人群为基础的病例对照研究中,他汀类药物能够显著降低胃癌的发生风险(HR=0.26,95%CI:0.107~0.588)。一项关于他汀类药物与胃癌风险的Meta分析显示,他汀类药物的使用能够降低32%的胃癌发生风险(OR=0.68,95%CI:0.51~0.91),在排除一项可能存在异质性的研究之后,他汀类药物的使用降低16%胃癌的发生风险(OR=0.84,95%CI:0.78~0.90)。该化学预防效应均存在于亚洲人群(OR=0.68,95%CI:0.53~0.87)和欧洲人群(OR=0.86,95%CI:0.79~0.93)。

## 6　戒　烟

大量的流行病学研究显示,吸烟是胃癌发生的危险因素之一,戒烟可能降低胃癌的发生风险,同时有许多其他的健康获益。日本研究者对两项前瞻性研究进行合并分析显示,吸烟增加了84%的胃癌发生风险,戒烟后胃癌发生风险有所降低,但即使戒烟14年后,胃癌的发生风险依旧高于从未吸烟的人群。美国的一项研究发现,吸烟能增加胃癌的发生风险,且风险随着吸烟的年限和吸烟支数的增加而增大,戒烟30年后,胃癌发生的风险几乎没有下降。

## 7　其他健康行为

到目前为止研究发现,地中海饮食(处于地中海沿岸的南欧各国以蔬菜水果、鱼类、五谷杂粮、豆类和橄榄油为主的饮食风格)、膳食纤维的高摄入量、体育活动能够降低胃癌的发生风险。与蔬菜和水果的摄入与胃癌的关系相似,这些行为与胃癌发生的因果关系目前无法确定,但由于其他方面存在健康效益而被推荐。

# 第五节　胃癌的二级预防

　　自 20 世纪 70 年代到现在,全球胃癌的发病率与死亡率呈持续下降趋势,但是目前该癌种的疾病负担仍十分严重。估计 2012 年全球约有胃癌新发病例 952 000 人,发病率为 13.5/10 万,世标率 12.1/10 万,发病人数在各部位癌症中居第 5 位,死于胃癌约有 723 000 人,死亡率 10.2/10 万,世标率 8.8/10 万,居癌症死因的第 4 位。东亚地区胃癌的发病率与死亡率分别为 34.8/10 万和 24.9/10 万, 世标率分别为 24.2/10 万 16.5/10 万,是第 3 位常见发病癌种和第 3 位癌症死亡原因,也是全球胃癌发病与死亡水平最高的地区。由于全球胃癌流行存在着极大的地域和人群分布差异,韩国、日本、中国、蒙古等东亚国家人群胃癌发病及死亡明显高于北美、西欧及非洲地区的国家,所以在采取以筛查为主的二级预防策略与措施方面仍存在争议。部分胃癌发病与死亡水平较高的国家和地区积极推行胃癌的人群筛查二级预防措施,如日本、韩国和中国等,期望检测出癌前病变个体及早期癌症病人,并积极地加以干预,阻断自然病程的发展,以降低人群胃癌的发病与死亡水平,减轻社会的胃癌疾病负担,预防胃癌发生。而在北美和欧洲地区人群发病率与死亡率较低的国家往往考虑到胃癌人群筛查的花费效益及相关副作用等问题,则不推荐在人群中实施以筛查为主的二级预防策略,建议通过机会性筛查以发现早期胃癌病人,实施合理的治疗以提高生存率,降低死亡率。

# 1　疾病二级预防基本概念

　　癌症预防控制的重要问题之一是要了解癌症疾病的自然史(图 3-40)。图中 A 点是癌症疾病的生物学发病点,也就是临床前期的起始点。此时发生的不可逆事件只是在基因层面上的改变(基因突变),在这一时期病人无任何症状和体征出现,随着疾病进程的发展,疾病进展到 C 点,进入了症状和指征出现的临床就诊阶段,此点为临床前期的终止点,从 A 到 C 这一段时间称为临床前期。自 C 点起开始了疾病自然史的临床期(到 D 点终止),其进展的方向为:(1)痊愈;(2)长期疾病和残疾;(3)死亡。从最初疾病症状与体征出现到痊愈、长期病态或死亡可以是治疗的结果,也可以看作是疾病在未经治疗状态下的自然进程。

　　上述疾病自然史显示,疾病随着时间增加其病理变化有可能发展成为各种不可逆的状态。预防控制目的是通过在不同的疾病阶段采取合适的措施阻止疾病的这一自然发展过程。

　　一级预防(primary prevention)是在 A 点前减少个体危险因素的暴露或增加宿主抵抗力,以避免 A 事

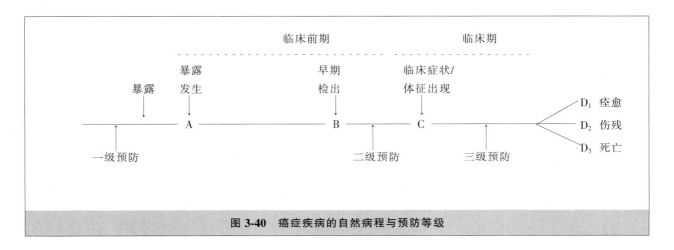

图 3-40　癌症疾病的自然病程与预防等级

件的发生。二级预防（secondary prevention）是指实施于疾病临床前期阶段的早期发现与治疗行动。B处是运用适宜的筛查试验检出疾病的时间窗口，例如癌症肿块生长到X线检查可测出的最小体积、肿瘤生长到用现有仪器设备可发现的异常变化及可检测出的生化指标等。B点到C点这段时间称为可检出的临床前期，即二级预防措施实施的时间段。早期检测开始的B点位置在个体中存在较大差异，同时也取决于筛查试验方法的有效性和可靠性。三级预防（tertiary prevention）是指在临床阶段实施治疗与康复方案以改善疾病群体的结局。

癌症二级预防指的是检测出癌症疾病早期阶段并给予治疗，此时的治疗比常规临床就医诊断后治疗更有效。通过此阶段的疾病检测与治疗实施可以预防癌症疾病继续进展及包括死亡在内的并发症发生。

筛查是二级预防的重要成分，筛查包括应用相对经济简单的试验将目标人群无症状的临床前期个体筛选出来再通过传统的诊断程序进行确认，并对确认的临床前期或早期病变个体给予适当的治疗措施以阻断癌症疾病继续发展。筛查行动是建立在早期发现并早期治疗对延迟或停止癌症疾病进展比晚期治疗更有效的假设基础之上。筛查的最终目的是降低筛查人群某一特定癌种的死亡率和发病率。但是筛查并非简单地认为对所有的癌种只有获益而无损害，早期治疗也并非总是能够改善预后。此外，即使观察到早期治疗能够使预后得到改善，其真实的受益与否仍需考虑相关的风险、花费效益等因素。任何一项筛查项目的价值均需经过严格的系统评估方可确认。所有癌症筛查行动均要符合合适的疾病、合适的筛查方法，以及合适的筛查规划这三项基本原则。

## 2　胃癌筛查的基本条件

胃癌的主要病理类型是胃腺癌（约占90%），很少是起源于胃淋巴组织的淋巴瘤和起源于胃黏膜周围肌肉组织的平滑肌肉瘤，本节中论述的胃癌二级预防的内容是针对胃腺癌而言的。Lauren组织学分类又将胃腺癌分为弥漫型胃癌和肠型胃癌，这两类不同组织学类型的胃癌不但显微镜下表现不同而且流行病学特征及预后也存在差异。此外，依据国际疾病分类肿瘤学专辑第3版（International Classification of Diseases for Oncology—third edition，ICD-O3）分类方法，按解剖学部位将胃癌分为贲门、胃底、胃体、胃窦、幽门、胃小弯、胃大弯等亚部位的癌症。在胃癌的预防控制与研究中往往将这些解剖部位分为贲门胃癌与非贲门胃癌两大类。这两类不同解剖部位的胃腺癌有着不同的流行病学特征与病因。

### 2.1　胃癌到目前为止仍是危害健康的重大疾病，尤其在东亚地区

尽管全球胃癌发病率与死亡率总体呈持续下降趋势，但由于人口期望寿命的增加及人口数的自然增长，人群中胃癌新发病例仍呈上升趋势。在胃癌流行严重的一些国家和地区，该癌种一直是当地政府和社会密切关注的重大公共卫生问题。胃癌是全球人群的第3位癌症死因，2012年全球大约有950 000人发病，死于胃癌的大约为723 000人。胃癌高发国家主要分布在东亚、东欧和南美地区，而在北美、西欧和大部分非洲地区胃癌发病处于较低水平。2012年韩国男性的胃癌世标率为62.3/10万，是埃及男性胃癌发病世标率（2.8/10万）的20多倍。胃癌的发病与死亡在性别间也存在较大的差异，男性发病与死亡明显高于女性，男性胃癌发病率与死亡率是女性的2倍以上。2010年中国男性胃癌发病率为39.94/10万，女性胃癌发病率为18.28/10万，中国城市居民的胃癌发病率与死亡率分别为29.24/10万和20.36/10万，均低于农村地区的32.32/万和23.45/10万，即使同属中国的农村地区，人群胃癌的发病与死亡水平也存在着较大的差别，例如河南省林州市2010年男性胃癌发病率为103.30/10万，是同省份的西平县男性胃癌发病率（38.23/10万）的2.7倍。各地区胃癌疾病的社会经济负担是采取胃癌筛查为主的二级预防策略及筛查规划制定的主要影响因素。

### 2.2　胃癌的自然病史与生存

肠型胃腺癌的发生与萎缩性胃炎有关，该类型腺癌的发生、发展过程被认为是可实施胃癌筛查的病程基础。肠型胃癌的发生经历为：Hp感染引起胃黏膜炎症（浅表性胃炎）→萎缩性胃炎→肠化生→异常增生→腺癌，癌症疾病发展过程经历多个癌前病变阶段。研究结果显示了这种由癌前病变到癌症形成中各

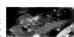

阶段的进展率,100 例 Hp 感染阳性个体中 50 例发展成为萎缩性胃炎,40 例发展成为肠化生,1~2 例最终发展成为胃癌,这一进程通常需要数十年的时间。癌前病变及早期胃癌往往无症状,而由胃癌早期阶段发展到进展期胃癌大约需要 44 个月的时间。胃癌病人在医疗机构就诊时疾病往往已进展到中晚期,其治疗效果与预后较差。全球大部分国家和地区胃癌的 5 年相对生存率在 20% 左右。胃癌的生存状况与临床分期相关,Ⅰ期胃癌病人的 5 年生存率为 91%,而Ⅳ期则低于 10%。日本的Ⅰ、Ⅱ期胃癌病人 5 年生存率在 70% 以上,由于日本自 20 世纪 60 年代开始的人群胃癌筛查项目,胃癌中有较高比例的早期病例,可能与该国较高的 5 年生存率有关。中国辽宁庄河胃癌高发区统计结果显示,早期胃癌的 5 年生存率可以达到 90.48%。美国的统计数据显示,美国的胃癌 5 年相对生存率由 20 世纪 70 年代的 15% 提高到 2009 年的 29%,预后有明显的改善。中国河南林州(原林县)是食管癌高发地区,也是胃癌高发地区,该地区人群胃癌 5 年相对生存率由 20 世纪 90 年代的 26.66% 提高到 2000~2004 年的 40.43%,这与当地针对食管癌、贲门癌的包括早诊早治措施在内的综合防治研究工作实施有着密切关联。基于胃癌自然疾病史及不同临床分期的生存与预后存在巨大差异,以筛查为主的二级预防措施被认为是胃癌控制的重要内容之一。

## 2.3　筛查试验方法

筛查方法应用要依据简单、安全、精确与有效的基本原则。目前开展胃癌筛查(包括机会性筛查)的国家和地区所应用方法有 Hp 检测、血清胃蛋白酶原试验(serum-pepsinogen test)、胃泌素-17(gastrin-17)检测、钡剂造影试验(barium studies)和内窥镜检查(endoscopy)。 在以上几种筛查试验方法中只有钡剂造影试验和内窥镜检查分别在日本和韩国得到有效性的确认。血清胃蛋白酶原、胃泌素-17 检测用于检测萎缩性胃炎,血清 Hp 抗体检测是针对胃癌发生的主要危险因素,钡剂造影试验和内窥镜检查则是用于检测胃黏膜病变。

### 2.3.1　血清胃蛋白酶原试验

血清胃蛋白酶原的测量是胃癌筛查中一种常用的无创伤的血清学筛查试验, 在日本应用较为广泛。血清胃蛋白酶原包括两种类型:PGⅠ(又称 PGA)和 PGⅡ(又称 PGC)。血清中 PGⅠ浓度下降伴随胃底腺黏膜消失,而 PGⅡ浓度则保持不变。据此,如果 PGⅠ浓度低,或者 PGⅠ/Ⅱ比值低,或者 PGⅠ浓度和 PGⅠ/Ⅱ比值均低, 则被认为是诊断胃部癌前病变—萎缩性胃炎的有效指标。在日本, 将 PGⅠ浓度低于 70μg/L 同时 PGⅠ/PGⅡ比值小于 3.0 定为确定萎缩性胃炎阈值。 PGⅠ/PGⅡ比值大于 3.0 对诊断胃底部腺体正常的敏感度为 93%,特异性为 88%。日本开展的一项 300 000 人的合并分析结果显示,血清胃蛋白酶原试验诊断萎缩性胃炎的敏感度和特异性分别是 77% 和 73%。将胃蛋白酶原浓度与 Hp 感染状态(阳性或阴性)结合运用,则可对胃癌发展过程进行预测。日本的一项前瞻队列研究结果显示:胃蛋白酶原试验诊断萎缩性胃炎组发生胃癌的危险度是正常胃蛋白酶原浓度并且 Hp 感染阴性组的 6~8 倍。值得注意的是,萎缩性胃炎组中 Hp 阴性者发生胃癌的危险性高于 Hp 阳性者,60 岁以上的男性萎缩性胃炎患者 Hp 阴性组的胃癌年发病率最高(1.8%)。其原因可能是萎缩性胃炎晚期时,Hp 感染消失。Oishi 等带领的研究组认为结合 PGⅠ浓度和 PGⅠ/Ⅱ比值,血清胃蛋白酶原试验可预测胃癌发展,14 年随访结果显示,血清胃蛋白酶原强阳性人群胃癌发生风险是阴性组的 4 倍以上,按 Hp 抗体状况分层后,血清胃蛋白酶原指标与胃癌发生风险在阳性组或阴性组均有显著性关联。中国河北省赞皇县的人群研究中, 以 PGⅠ≤60μg/L、PGⅠ/PGⅡ比值≤6 为标准诊断慢性萎缩性胃炎, 其敏感度为 54%。辽宁省庄河胃癌高发区以 PGⅠ/PGⅡ比值≤7 为标准,血清 PG 筛查胃癌的敏感度和特异性分别为 64.3% 和 69.1%。山东临朐胃癌高发现场采用血清 PG 判断胃癌和高级别上皮内瘤变的敏感度和特异性分别为 76.5% 和 41.9%。血清胃蛋白酶原试验作为胃癌筛查方法同时也存在一些局限性。首先,该方法检测癌前病变的萎缩性胃炎仅适用于肠型胃癌的筛查,故应用时要考虑筛查人群肠型和弥漫型胃癌的分布情况。其次,不同的阈值在不同研究中会对筛查结果的敏感度和特异性产生影响。再者,在胃癌发病率较低的国家和地区,该筛查方法的阳性预测值偏低,浪费筛查资源,筛查效益减少。此外,与萎缩性胃炎有直接联系的因素,如年龄和 Hp 感染对血清胃蛋白酶原浓度有较大影响,体内 Hp 清除及离子泵抑制剂的使用也会明显改变血清胃蛋白酶原浓度。

尽管血清胃蛋白酶原试验在人群胃癌筛查中存在以上的局限性,但该方法被认为具有较高的阴性预测值(排除萎缩性胃炎个体),可以有效地避免阴性个体进一步接受具有损伤性的内窥镜检查。日本人群筛查经验认为在确定高危人群(萎缩性胃炎)时,胃蛋白酶原是一项实用、有效的血清学标志物。可以依据其检查结果,对筛查对象是否进一步实施内窥镜检查或重点监测做出判断。

### 2.3.2　胃泌素-17检测

胃泌素-17试验用于确诊胃萎缩病人,尤其是萎缩性胃炎病变范围。血清和血浆中胃泌素-17的浓度依赖于胃腔内的酸度和胃窦内的G细胞数量,禁食状态下高胃酸或萎缩性胃窦炎时体内胃泌素-17浓度降低。结合血清胃蛋白酶原浓度,胃窦炎时血清胃泌素-17降低,萎缩性胃体炎时胃泌素-17浓度升高。相同的结果在中国人群的病例对照研究中得到证实。胃癌病人胃泌素-17浓度升高,但不能依据血清胃泌素-17浓度判断癌症分期。日本的研究显示可以同时应用血清胃泌素-17、胃蛋白酶原浓度及胃组织学检查来确定胃癌发病的高风险个体。PGⅠ/Ⅱ比值低、血清胃泌素-17高浓度同时胃小弯处有肠上皮化生现象的个体具有发生胃癌的高风险。此外,胃泌素-17试验与胃蛋白酶原及Hp抗体指标综合应用在判断不同类型萎缩性胃炎时可达到89%的敏感度和93%的特异性。因此,胃泌素-17指标仅仅反映了远端胃的病理状态,不适合单独作为胃癌筛查的血清学指标,可以与其他检查方法联合应用对发生胃癌的高风险人群及癌前病变状态进行分类判断。

### 2.3.3　钡剂造影检查

日本自20世纪60年代开始应用X线双重对比造影技术在人群中开展胃癌筛查。该筛查方法先通过X线对比造影观察有无可疑病灶,如胃腔径缩小、狭窄、缺失、变硬、凹陷、胃壁龛影或充盈缺损、皱襞变平、钡剂堆积,以及息肉等情况。如有以上可疑现象,再做内窥镜检查以发现癌前病变或早期癌症个体。日本胃癌人群筛查指南中推荐应用X线双重对比造影法(包括机会性筛查),该筛查方法的敏感度和特异性分别为70%~90%和80%~90%。日本的研究结果表明,该筛查方法可以提高50%~80%患者的5年生存率。包括有3项日本人群病例对照研究的Meta分析显示,应用X线双重对比造影技术进行胃癌筛查可降低40%~60%的死亡率,而在前瞻性的观察研究中显示了不一致的结果。虽然X线双重对比造影技术被认为是现行的胃癌筛查方法中获得最好证据的一种方法,但相应的证据来源仅限于一些观察研究。应用观察研究方法确定该筛查方法的功效可能会产生偏倚。有研究报告显示在日本实施的胃癌筛查项目中,参加筛查项目的对象比普通人群消费较多的蔬菜、牛奶和膳食纤维(对胃癌发生具有保护作用的因素),而较少吸烟,更多具有良好生活方式与健康习惯的志愿者参加筛查项目会对筛查项目的功效造成高估。到目前为止,还未见到有基于随机对照试验结果评价其功效的文献报道。此外,X线双重对比造影筛查方法在日本实施的时间与日本国人群胃癌发病率与死亡率下降的时间一致,这也增加了对该方法有效性的怀疑。由于钡剂造影检查在胃癌筛查应用中存在诸多问题,近年来日本学者提出了人群胃癌预防控制应从过去推荐的应用X线双重对比造影方法筛查的二级预防方针转向一、二级预防相结合策略(检测、清除幽门螺旋杆菌的一级预防与血胃蛋白酶原检测联合胃镜筛查的二级预防),期望能达到控制胃癌发生与死亡的最终目的。

### 2.3.4　内窥镜检查

上消化道内窥镜检查是胃癌诊断的金标准。由于应用内窥镜开展人群胃癌筛查可以得到较高的病变检出率,有研究报告内窥镜筛查的胃癌检出率是X线检查的2.7~4.6倍。该方法在中国、韩国、日本及委内瑞拉、智利等胃癌高发国家的胃癌筛查中被广泛应用。文献报道在胃癌高发病率地区应用内窥镜开展人群胃癌筛查具有良好的成本效益,但该筛查方法的总体功效还需要进一步研究加以验证。在胃癌非高发的人群中,目前还没有证据显示内窥镜筛查方法的有效性或具有较好的成本效益。此外,内窥镜检查是一种侵入性方法,操作过程中伴有出血和穿孔风险,报告显示这类并发症的发生率为0.48%,死亡率为0.0008%。由于全球不同国家和地区人群胃癌的发病与死亡水平存在巨大的差别,其疾病负担的大小是预防策略与方案选择的因素之一。欧洲胃肠病协会建议对重度萎缩性胃炎或肠上皮化生个体每3年做一

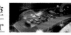

次内镜检查,而在中国则推荐每年做胃镜随访检查。近期的研究报告了一些较新的内镜成像技术方法应用结果,如色素内镜、白光内镜、窄带成像技术及数字图像增强技术观察胃黏膜变化状态,可以提高胃上皮内瘤变的诊断率和准确率,但这些新的成像技术方法未被广泛应用,理想的组合方案还需进一步的研究论证。

内窥镜筛查具有一定的优越性,但该方法的有效性和可靠性取决于内镜医师的专业技能和筛查人群的依从性。筛查地区的基本资源配置(高清胃镜设备的购置和内镜医师的技能培训)与健康教育宣传以提高人群的参与度是内窥镜筛查实施的两个关键环节。

### 2.3.5 其他筛查方法

血清胃饥饿素(serum ghrelin)检测:胃饥饿素是由胃黏膜分泌的一种维持体内能量平衡生长激素。Hp感染导致慢性炎症和萎缩性胃炎时,血清胃饥饿素减少,低浓度的胃饥饿素提示患胃癌的高危险性。病例对照和队列研究显示,血清胃饥饿素的降低与贲门癌和非贲门胃癌两类亚部位癌症发生的危险度增加均存在统计学关联,而且对胃癌发病的预测作用独立于血清PG I 或PG I/II比值。

德国的一项以人群为基础的研究显示,血清抗胃壁细胞抗体(antigastric parietal cell antibody,APCP)阳性与萎缩性胃炎高度关联,其关联强度在Hp抗体阴性组(OR=11.3)大于Hp抗体阳性组(OR=2.6)。血清APCP或许在经萎缩性胃炎发生癌变的过程中发挥作用,但其在胃癌癌前病变(慢性萎缩性胃炎)筛查中的应用价值有待进一步的队列研究验证。

Hp被认为是胃癌的主要危险因素,也可以有效地通过非侵入方法检测体内Hp抗体水平。但是Hp抗体指标不能区分慢性非萎缩性胃炎和癌前病变,而且在重度萎缩性胃炎时,体内Hp消失,抗体呈阴性结果。开展胃癌筛查时,Hp抗体指标可以作为其他筛查试验方法的辅助项目内容。血清Hp抗体与血清胃蛋白酶原浓度指标结合应用有助于预测胃癌发展进程,如PG I 或PG I/II 比值低,同时血清Hp抗体阴性者提示为胃癌发病高危人群,该组合指标表明严重的萎缩性胃炎已导致胃内Hp感染数量的下降或消失。

20世纪90年代,基于国内医疗资源配置的实际情况,我国研究者曾建议采用超微量胃液系列筛查法、胃液内源性荧光光谱筛查法、新鲜胃黏膜细胞筛查法和抗胃癌单克隆抗体AH5筛查及免疫组化病理诊断法开展人群胃癌筛查工作。

## 2.4 人群胃癌筛查方案与实施

鉴于全球各国家与地区的胃癌流行程度不同,各地区的社会经济发展水平与文化背景也存在较大的差异,各国在制定及实施癌症控制的优先策略与方案方面有着不同的重点和方案措施内容。目前国际上针对以筛查为主的胃癌二级预防策略的采用大体有三类情况:一类是在国家层面上推荐全民胃癌筛查项目,如日本、韩国;第二类是在国家的高发地区和人群中实施胃癌筛查工作,如中国、新加坡、中国台湾等;第三类是不推荐实施胃癌筛查项目,主要是在一些胃癌发病与死亡率较低的地区,如在美国和西欧地区的一些国家。

### 2.4.1 中国的人群胃癌筛查

我国是胃癌高发国家,胃癌发病率和死亡率居高不下,严重威胁着我国居民的生命健康。积极有效地推行以筛查为主的二级预防措施,对检出癌前病变与早期癌个体并实施有效的治疗,以阻断胃癌疾病的发展过程,从而降低人群胃癌发病率和死亡率具有重要意义。我国从20世纪80年代开始先后在国内的各胃癌高发地区全面开展了中国胃癌高危人群的病因和流行病学研究,到90年代我国的一些胃癌高发现场相继开展了胃癌一级预防及以筛查为主的二级预防研究工作。期望通过胃癌及其高危人群的筛查及癌前状态的干预研究,建立切实可行的胃癌筛查方案,提高早期胃癌发现率及早诊率,降低胃癌发病率及死亡率。自2006年起,我国以中央转移支付形式启动了中国常见癌症早诊早治项目工作,卫生部疾病预防控制局委托中国癌症基金会制定了胃癌筛查技术方案。2011年,卫生部疾病预防控制局和癌症专家委员会出版了《癌症早诊早治项目技术方案》,其中胃癌筛查及《癌症早诊早治项目技术方案》中推荐使用的筛查方案有两种,即血清胃蛋白酶原初筛加高危人群胃镜检查方案和直接胃镜筛查方案。另外,在中国的食管癌/贲门癌筛查项目中包含了胃癌中贲门癌的筛查及早诊、早治工作,自2012年起,将胃癌与食管癌合并为上消化道癌筛查及早诊、早治项目。2013年,我国在约180万人群中开展了食管癌、胃癌筛查项目工作,筛查19万人左右,病变检出率在1.6%左右。胃部检出的高级别上皮内瘤变和早期胃癌病例在70%左右上,80%以上检出病例得到了有效的治疗。国家癌症早诊、早治项目积极地推动了我国胃癌二级预防战略措施的推进与实施。

在1997~1999年、2002~2003年和2007~2011年三个横断面期间,采取胃蛋白酶原检测加内镜检查二步筛查法在我国辽宁庄河地区开展人群胃癌筛查工作,共筛查13 078人,检出胃癌108例,检出率为0.83%,其中早期胃癌占60.19%。在PGⅠ/PGⅡ比值≤7为临界值时,血清胃蛋白酶原检测筛查胃癌的敏感度为64.3%,特异性为69.1%。筛查方案的成本效果分析结果显示,高危人群中每多投入8448元人民币进行筛查可以减少1例胃癌死亡。成本效益分析显示,共投入成本1 260 000元人民币,产生效益为3 283 728元,成本效益比为1:2.6。成本效用分析显示,挽回252个质量调整寿命年。辽宁庄河胃癌筛查效果评价认为二步筛查法是一种符合我国国情的胃癌优化筛查方案,具有在我国胃癌高发地区推广应用的价值。我国山东临朐胃癌高发现场血清胃蛋白酶原初筛加高危人群胃镜检查方案与直接胃镜筛查方案的效果比较研究结果显示:采用血清PG初筛加高危人群胃镜检查方案共完成筛查3654例,检出胃癌11例(0.30%),其中早期胃癌7例(0.19%);检出高级别上皮内瘤变10例(0.27%)。直接胃镜筛查方案共完成筛查2290例,检出胃癌19例(0.83%),其中早期胃癌12例(0.52%);检出高级别上皮内瘤变10例(0.44%)。直接胃镜筛查方案对胃癌的检出能力是血清PG初筛加高危人群胃镜检查方案的2.83倍(95%CI:1.34~5.98),对早期胃癌和高级别上皮内瘤变的检出能力是血清PG初筛加高危人群胃镜检查方案的2.12倍(95%CI:1.12~4.02)。参照病理诊断结果,以血清PGⅠ≤70μg/L、年龄<50岁者PGⅠ/PGⅡ比值≤9、年龄≥50岁者PGⅠ/PGⅡ比值≤7为临界值,血清PGⅠ方法检出胃癌和高级别上皮内瘤变的敏感度和特异性分别为76.5%和41.9%。该研究认为直接胃镜筛查方案能够明显提高病变检出率,建议在我国农村胃癌高发地区的胃癌筛查中使用。由于血清PG作为胃癌初筛方法的敏感度和特异性欠佳,漏诊率较高,不推荐用于高发区人群的胃癌筛查。我国两个胃癌高发现场的筛查方案评价结果得出了不同的结论。前者建议采用二步筛查法,后者推荐直接胃镜筛查方案。两项研究的筛查人群年龄限定有差异,而且采用了不一致的判断标准和内容。在2011年,国家癌症早诊早治技术方案中胃癌筛查方法可以采用二步法或直接法。2014年试行的中国上消化道癌症筛查及早诊早治项目技术方案中推荐采用直接胃镜筛查方案进行人群胃癌筛查(图3-41)。

我国台湾地区属于胃癌高发地区,发病水平在不同地区和不同人群间存在较大差异,其中马祖岛居民的胃癌死亡率是岛内其他地区的3倍以上。该地区没有在全人群中推行胃癌筛查规划,胃癌筛查仅限在部分高发地区开展。1995~1999年在马祖岛采用二步法(先应用血清Hp抗体和IG检测、血清PGⅠ和PGⅠ/Ⅱ比值指标及胃癌家族史和上消化道疾病史进行初步筛查,阳性者再采用内镜检查行第二步筛查)对岛内2184名30岁以上居民进行胃癌筛查的结果显示,二步法的癌症检出率仅为0.09%,该研究中140个初筛阴性个体在研究期间有14例(10%)因症状诊断为胃癌。台湾地区的一项胃癌一级预防(清除Hp感染)与二级预防(筛查)措施成本效益分析显示一级预防优于二级预防。该地区以筛查为主的胃癌二级预防措施内容及综合效果有待进一步的研究确认。

### 2.4.2 日本的人群胃癌筛查

日本自20世纪60年代开始,政府在人群中推行胃癌筛查,方案采用X线双重对比造影结合内镜的检查方法(机会性筛查也采用该方案),在2006年制定的筛查方案中推荐X线双重对比造影初筛阳性者再进行胃镜检查。筛查费用由国家政府资助,每年在年龄40岁以上的无症状正常人群中进行胃癌筛查。日本癌症筛查研究组对钡餐X线检查、血清PG检测及内窥镜检查三种筛查方法效果进行了评估(表3-21),基于X线钡餐造影的二步筛查法的胃癌检出率远低于胃蛋白酶原联合胃镜检查的检出率。

近年来,日本研究者考虑到X线双重对比造影方法存在各种的不足,以及较低危险度人群的放射线暴露,认为不应再把该方法纳入到胃癌筛查方案中。结合胃癌高发区人群Hp检测与治疗的一级预防策略,

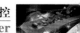

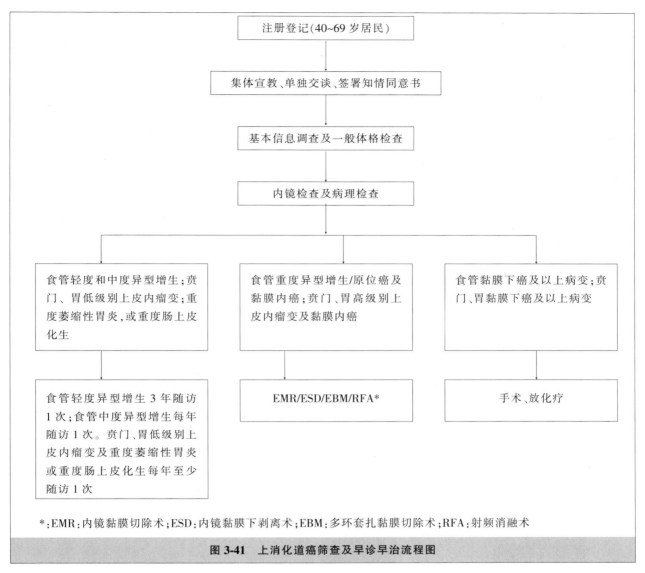

注册登记(40~69岁居民)

集体宣教、单独交谈、签署知情同意书

基本信息调查及一般体格检查

内镜检查及病理检查

| 食管轻度和中度异型增生;贲门、胃低级别上皮内瘤变;重度萎缩性胃炎,或重度肠上皮化生 | 食管重度异型增生/原位癌及黏膜内癌;贲门、胃高级别上皮内瘤变及黏膜内癌 | 食管黏膜下癌及以上病变;贲门、胃黏膜下癌及以上病变 |

| 食管轻度异型增生3年随访1次;食管中度异型增生每年随访1次。贲门、胃低级别上皮内瘤变及重度萎缩性胃炎或重度肠上皮化生每年至少随访1次 | EMR/ESD/EBM/RFA* | 手术、放化疗 |

*:EMR:内镜黏膜切除术;ESD:内镜黏膜下剥离术;EBM:多环套扎黏膜切除术;RFA:射频消融术

**图 3-41 上消化道癌筛查及早诊早治流程图**

日本提出了以人群危险因素分层为基础,一、二级预防相结合的胃癌预防控制策略(表3-22,图3-42)。

### 2.4.3 韩国的人群胃癌筛查

胃癌筛查作为韩国的国家筛查计划的一部分开始于1999年,该筛查计划对40岁以上的医疗救助接受者每两年进行一次免费胃癌筛查,所采取的筛查方法为上消化道造影或内窥镜检查。选择上消化道造影筛查时,对怀疑胃癌者需进一步做胃镜检查,必要时还要进行组织活检。2002年胃癌筛查人群覆盖了20%的国家健康保险人群,筛查目标人群逐年增加,到2010年时筛查人群覆盖了90%保险人群,对于非保险覆盖的人群,则通过资金补偿方式进行筛查。2002~2005年期间,韩国对2 690 731人进行了胃癌筛查,其中有1 765 909人(65.6%)采用上消化道造影,924 822人(34.4%)采用直接胃镜检查。上消化道造影的阳性检出率为39.7%,胃镜检查的阳性检出率为42.1%,前者的胃癌检出率为0.07%,后者为0.26%。两种筛查方法的敏感度分别为36.7%和69.0%,特异性一致,分别为96.1%和96.0%,造影的阳性预测值为1.7%,胃镜为6.2%。胃镜检出病例中早期胃癌占45.7%,造影检出的胃癌病例中早期胃癌占32.4%,两种方法检测早期胃癌的敏感度分别为65.7%(95%CI:61.8~69.5)和32.1%(95%CI:28.9~35.3),前者明显高于后者,差异的统计学意义显著,该研究结论认为人群胃癌筛查中采用直接胃镜检查优于上消化道造影检查。韩国实施的一项成本效用分析结果显示,50~80岁男性每年进行1次胃镜检查、50~80岁女性每2年进行1次胃镜检查最为经济有效。在韩国除了国家有组织的人群胃癌筛查外,还有部分人群参与自

表 3-21 日本胃癌筛查方法

| 筛查内容 | X 线钡餐造影 | 内窥镜检查 | 胃蛋白酶原检测 |
|---|---|---|---|
| 目标人群 | 人群筛查 | 机会性筛查 | 人群筛查 |
| 二级筛查 | 内窥镜 | 无 | 内窥镜 |
| 参加人数 | 6390000 | 210000 | 50000 |
| 胃癌检出率 | 0.088% | 0.30% | 0.44% |
| 死亡率降低证据来源研究 | 病例对照研究 Meta 分析 | 病例对照研究 | 病例对照研究 |

表 3-22 ABC(D)分层胃癌筛查策略

| 筛查内容 | A | B | C | D |
|---|---|---|---|---|
| Hp 抗体 | 阴性 | 阳性 | 阳性 | 阴性 |
| PG 检测 | 阴性 | 阴性 | 阳性 | 阳性 |
| 危险度 | 低 | →→→→→→→→→→→→ | | 高 |
| 比值比(OR) | 1.00 | 4.20 | 11.23 | 14.81 |
| 胃镜检查间隔 | 5 年 | 3 年 | 2 年 | 1 年 |

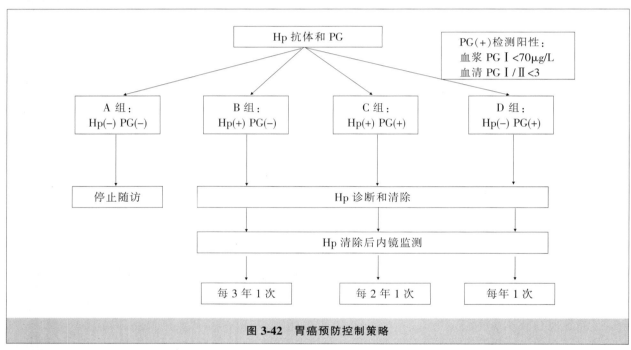

图 3-42 胃癌预防控制策略

费胃癌的机会性筛查(opportunistic screening, OS)。与国家筛查计划中的人群筛查方案不同,机会性筛查在方法、人群及间隔等因素上没有规定要求,被筛查者自付花费。2012 年,韩国中央大学对参加组织性筛查和机会性筛查的效果进行了评估,2007~2010 年期间,中央大学对 45 654 名 40 岁以上人群实施了胃癌筛查,其中 34 416 人参加了组织性筛查,11 238 人实施机会性筛查,45 654 人中筛查出癌症病例 126 例,癌症检出率为 0.26%,筛查项目组胃癌检出率为 0.29%(100/34416),机会性筛查组的检出率为 0.23%(26/11238),两组胃癌检出率差异无统计学意义(P=0.30)。126 例胃癌病例中,早期癌 88 例,占 69.84%,其中项目组有 74 例早期癌,占该组的 74.0%,机会筛查组中的早期癌有 14 例(53.%),前者早期胃癌的检出率高于机会性筛查组,差异存在统计学意义(P=0.046)。该研究结果表明,人群有组织的人群胃癌筛查发现早期胃癌效果好于机会性筛查。韩国人群胃癌筛查的优化方案选择及综合效果评估仍需进一步的花费效益及死亡率比较等方面的研究确认。

### 2.4.4 新加坡的人群胃癌筛查

新加坡是胃癌发生的中度风险国家,国内胃癌发病水平在不同种族间存在较大的差异(华裔属于胃

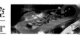

癌发生高危险人群),该国家没有制定国家层面上的胃癌筛查规划。新加坡 50 岁以上的中国人群被定为高风险组,而把马来族和印度族裔看作是胃癌发生的低风险人群,花费效益分析显示,对胃癌发病水平在中度以上的人群实施胃镜筛查方法具有成本效益。该国也有研究报道认为,对胃癌发生率低、中度风险人群实施胃镜筛查有潜在的花费效益优势。该国的人群胃癌筛查仍处于部分研究和评估阶段,没有整体的筛查规划在人群中实施。

#### 2.4.5 其他国家的胃癌筛查

与东亚地区胃癌高发国家的胃癌二级预防策略不同,在胃癌发病率较低的美国,胃癌筛查被认为是高代价、无证据支持的预防措施,美国癌症协会和国立癌症研究所均不推荐在美国实施人群胃癌筛查措施。在胃癌发病低风险地区,对某些特定条件下的人群进行胃癌筛查或许有益,包括高年龄组的慢性萎缩性胃炎患者、恶性贫血患者、胃息肉患者、部分胃切除者、家族性腺瘤性息肉病患者(familial adenomatous polyposis,FAP)及遗传性非息肉性结肠癌患者。欧洲胃肠病学协会建议重度萎缩性胃炎或肠化生病人每 3 年做 1 次内镜检查,对包括家族性腺瘤息肉和遗传性非息肉性结肠癌病人进行随访监测。英国通过对胃癌疾病负担、危险因素、疾病特征、试验方法、治疗方案及筛查规划等诸多方面进行了全面的评估后,认为在英国推行人群胃癌筛查规划的潜在危害可能大于潜在获益,不推荐实施人群筛查的二级预防措施。

虽然大部分发达国家人群胃癌发病与死亡呈不断下降趋势,但在全球人口众多的亚洲、南美,以及部分欧洲地区胃癌造成的疾病负担依然严重,尤其是在包括我国在内的东亚地区。相关的临床、流行病学及转化医学领域的研究仍被广泛关注。以往的研究已确认了部分发病的环境因素、遗传因素及诱发条件,然而在胃癌的发病原因和早期发现领域的认知还存在着众多的缺口。未来仍应加强胃癌发病与死亡率趋势的监测,提高我国胃癌监测信息的完整性和有效性;对一些未证实的危险因素进行深入评估,评估胃贲门癌与胃非贲门癌的危险暴露差异及发生与发病机制差别;进一步评价放化疗后胃癌的发病风险;研究开发有效的非创伤性筛查方法,加强对内镜专业人员的技术培训,提高对癌前病变及早期胃癌诊断与治疗的技能,系统地评估我胃癌筛查方法的有效性及筛查规划的功效。通过人群胃癌危险因素的深入研究、一级与二级预防资源的合理配置及相应策略的有效实施,期望在较短的时期,最大限度地降低我国胃癌发病率与死亡率,全面减轻胃癌疾病负担。

# 第六节 胃癌的诊断和治疗

# 1 临床表现

## 1.1 症状

超过一半的早期胃癌无症状。少部分患者诉有上腹部不适、反酸、嗳气、早饱感等非特异性消化不良症状。早饱感是指患者虽饥饿,但一进食即感饱胀不适,皮革胃时该症状尤为突出,是弥漫浸润性肿瘤导致胃失去顺应性所致。

进展期胃癌最常见的症状是上腹痛,进食或服用抑酸药物可部分缓解。当病变穿透浆膜,侵犯胰腺、横结肠系膜或后腹膜时,则出现持续性剧烈疼痛,并向腰背部放射。

## 1.2 体征

腹部包块是胃癌的常见体征,约 1/3 患者可扪及,质地硬且不规则,中晚期胃癌可伴有上腹部压痛。远处淋巴结转移时,可在左锁骨上扪及 Virchow 淋巴结,质地硬且固定。盆腔转移时,肛门指检可在直肠膀胱凹陷(直肠前隐窝)摸到肿块或结节,并发 Krukenberg 瘤时双合诊或三合诊时可扪及双侧卵巢肿大,常伴阴道出血。

### 1.3 并发症

#### 1.3.1 消化道出血

5%胃癌患者可发生消化道大出血。上消化道出血常常成为胃体癌的首发症状,因胃体及大弯侧的肿瘤瘤体巨大且质脆,易坏死脱落而引起出血。恶性溃疡(溃疡型胃癌)常可导致呕血及黑便。约1/3的患者以黑便为胃癌的首发症状。大部分患者因慢性失血性贫血和肿瘤相关性营养不良可引起贫血,常表现为缺铁性贫血(小细胞低色素性贫血),偶可表现为巨幼细胞性贫血。

#### 1.3.2 穿孔

胃癌穿孔较良性消化性溃疡少见,多发生于溃疡型胃癌,最常出现于幽门附近。

#### 1.3.3 梗阻

贲门癌累及食管下端,可表现为吞咽困难,患者长期无法进食,营养状况差。胃窦部肿瘤引起幽门梗阻时,可反复出现呕吐,类似消化性溃疡并发幽门梗阻,查体可见胃型,振水音阳性。

#### 1.3.4 其他并发症

胃肠瘘管、胃周围粘连及脓肿形成等。

#### 1.3.5 伴癌综合征

某些胃癌可分泌激素或某种具有一定生理功能的物质,从而引起一系列的临床表现,称为伴癌综合征,如神经综合征、血栓—栓塞综合征、类癌综合征等。

# 2 辅助检查

## 2.1 内镜检查

内镜检查+活检是诊断胃癌最重要、最可靠的方法,尤其对于早期胃癌的发现与早诊、早治具有重大意义。

#### 2.1.1 电子胃镜

电子胃镜是胃癌诊断中最重要的手段之一,对于胃癌的定性、定位诊断和手术方案的选择具有重要作用。对拟行手术治疗的患者为必需的常规检查项目。此外,内镜检查前必须充分准备,建议应用去泡剂和去黏液剂,仔细观察各部位,采集图片,对可疑部位应用染色和放大技术进一步观察,进行指示性活检,这是提高早期胃癌检出率的关键。提高胃癌的发现率,是现阶段降低胃癌死亡率的重要手段之一。

出现以下症状,应警惕胃癌,并进行胃镜检查:①40岁以上,尤其是男性,短期出现的不明原因消瘦、腹痛、贫血、食欲减退等症状;②原因不明的呕血、黑便或大便潜血试验阳性者;③有长期慢性胃病史,近期症状明显加重者;④消化性溃疡经正规治疗 8~12 周无效者;⑤大于 2cm 的胃息肉;⑥慢性萎缩性胃炎伴肠化生或中、重度不典型增生者;⑦胃切除术后 10 年以上者;⑧X 线钡餐或腹部 CT 等发现的进展期胃癌,需要内镜下活检加以确诊。

#### 2.1.2 色素内镜

常规内镜检查后,建议对临床高度怀疑早期胃癌、高危人群、年龄大于 40 岁的受检者常规予以冲洗后靛胭脂染色或电子染色(窄带成像技术或电子分光内镜技术),以提高对早期胃癌的检出率。

#### 2.1.3 放大内镜

放大内镜一方面可直接观察黏膜表面形态,根据胃小凹形状,以及表面血管形态可鉴别良、恶性病变;另一方面,结合色素内镜技术,有助于提高微小癌灶及异型增生的检出。

#### 2.1.4 超声内镜(EUS)

可直接观察病变本身,还可通过超声探头探测肿瘤浸润深度及胃周肿大淋巴结,是一种较为可靠的胃癌术前分期方法,有助于胃癌的诊断、临床分期及制定手术方案。对黏膜下肿物的性质、来源,以及病灶本身浸润胃壁的深度进行判断,准确率高,有助于临床工作者及早期胃癌患者选择术式,如内镜下行黏膜切除术(EMR)、黏膜剥离切除术(EPMR)、黏膜剥离术(ESD)或外科行胃部分切除术。

**2.2 影像学检查**

**2.2.1 X线检查**

上消化道气钡双重对比造影是胃癌诊断的首选常规检查。行气钡双重对比造影有助于观察肿瘤在胃腔内浸润范围、肿块部位、胃腔狭窄程度、有无幽门梗阻等,并可通过观察胃黏膜的形态、胃壁的柔软程度等,与胃炎性病变、胃淋巴瘤等相鉴别。

**2.2.2 CT检查**

CT检查已广泛应用于临床,有助于观察胃部肿瘤的浸润深度、与周围脏器的关系、有无淋巴结转移和远处(如肝脏、卵巢、腹膜、网膜等)转移。对于胃部肿瘤较大者,建议行腹部、盆腔CT检查,以了解盆腔有无转移,特别是对于女性患者,观察有无卵巢转移。对于无CT造影剂过敏的患者,均应行增强CT扫描,有助于检出微小转移灶。

**2.2.3 MRI检查**

MRI检查受设备、扫描技术及检查费用等因素影响,目前尚不能作为胃癌患者的常规检查,但对于超声或CT检查怀疑肝转移的患者,MRI有助于明确诊断。

**2.2.4 超声检查**

超声检查简单易行、价格便宜,可作为胃癌患者的常规检查。主要用于发现腹、盆腔重要器官及淋巴结有无转移,也可用于锁骨上、颈部淋巴结检查。对于有条件的医院还可开展超声导引下行肝脏、淋巴结穿刺活检,有助于肿瘤诊断及分期。

**2.2.5 正电子发射计算机断层扫描仪(PET-CT)**

胃癌术前分期方面的诊断精确度高于CT,但仍有部分腹膜小转移灶在PET-CT中不显像。

**2.3 组织病理学检查**

组织病理学检查是确诊胃癌的金标准,尤其在治疗前,应尽可能获得病理学诊断,有条件的单位均建议加做免疫组化。

**2.4 细胞学检查**

**2.4.1 内镜细胞学检查**

在纤维镜直视下,用冲洗、擦刷及印片3种方法取细胞,其阳性率较高;或插入胃管用缓冲液反复冲洗胃壁,再收集缓冲液,沉淀后作涂片进行细胞学检查,两种细胞学检查阳性率均可达90%以上。

**2.4.2 腹水细胞学或术中腹腔冲洗/灌洗细胞学检查**

腹水细胞学或者术中腹腔冲洗或灌洗细胞学检查可明确是否存在腹腔游离癌细胞(FCC),对指导临床分期具有重要意义。

**2.4.3 穿刺细胞学检查**

穿刺细胞学检查可明确诊断锁骨上淋巴结有无转移。

**2.5 肿瘤标志物检测**

目前临床应用的胃癌标志物主要有癌胚抗原(CEA)、CA19-9等,但特异性均不强,联合检测可增加其敏感度及特异性。

**2.5.1 CEA**

CEA是一种富含多糖的蛋白复合物,是胚胎和胎儿期产生的癌胚抗原,可评价胃癌的预后。与进展期低分化腺癌相关,也与肿瘤大小、浆膜浸润、淋巴结转移相关,可与其他指标联合应用以评价胃癌的化疗疗效。如CEA水平下降范围>50%或降至正常范围并持续4周以上,可作为治疗有效指标,如治疗后持续增高,提示预后不良。

**2.5.2 CA19-9**

CA19-9是一类含黏液成分的大分子糖蛋白,与肿瘤大小、淋巴结转移及浸润深度相关,是胃癌患者独立判定预后的指标。血清中高水平的CA19-9提示胃癌患者生存期缩短,可与其他指标联合应用提示胃癌的腹膜复发、腹腔种植,是比CEA更为敏感的指标。

# 3 诊断及鉴别诊断

主要诊断依据：①早期可无症状和体征，或出现上腹部疼痛、饱胀不适、食欲减退；或原有胃溃疡症状加剧，腹痛为持续性或失去节律性，按溃疡病治疗症状不缓解，可出现呕血、黑便。②晚期体重下降，进行性贫血、低热，上腹部可触及包块并有压痛，可有左锁骨上淋巴结肿大、腹水及恶病质。③贲门部癌侵犯食管，可引起咽下困难；幽门部癌可出现幽门梗阻症状和体征。④实验室检查早期可疑胃癌，游离胃酸低度或缺乏，红血球压积、血红蛋白、红细胞下降，大便潜血(+)；肿瘤标志物异常增高。⑤影像学检查(胃气钡双重对比造影、CT)提示胃癌。

胃癌主要与胃溃疡、胃息肉、胃平滑肌瘤、疣状胃炎、胃黏膜脱垂、胃巨大皱襞症、肥厚性胃窦炎、异物肉芽肿、胃底静脉瘤等良性病变鉴别。也需要与原发性恶性淋巴瘤、胃肉瘤、类癌等恶性疾病相鉴别。伴有肝转移者应与原发性肝癌相鉴别。

# 4 治 疗

胃癌的治疗原则：早发现、早诊断、早治疗是提高胃癌疗效的关键；以手术治疗为中心，开展化疗、放疗、分子靶向治疗、中医中药等综合治疗，是改善胃癌预后的重要措施。

胃癌的治疗方案选择：Ⅰ期胃癌，以根治性手术切除为主，一般不主张辅助治疗。Ⅱ期胃癌，以根治性手术切除为主，术后常规予化疗、免疫治疗等辅助治疗。Ⅲ期胃癌属于进展期，以扩大根治切除术为主，术后应强调化疗、分子靶向治疗等综合疗法。Ⅳ期胃癌，以非手术治疗为主。对于食管胃交界部肿瘤(AEG)，国内大部分学者倾向于根据病理类型来选择治疗方案，即鳞癌按食管癌方案治疗，腺癌按胃癌方案治疗，总体而言外科手术效果欠佳。

## 4.1 手术治疗

手术治疗在胃癌的治疗中占主导地位，可分为根治性手术及姑息性手术，前者也是目前能彻底治愈胃癌的惟一方法。只要患者条件允许且无远处转移的依据，均应争取根治性切除。手术除了要遵循肿瘤外科的基本原则外，还要遵循胃癌手术的四项基本原则：①合理且充分地切除原发病灶；②联合切除大网膜、小网膜、横结肠系膜前叶、肝十二指肠韧带前叶，以及胰腺被膜等；③清扫转移或可疑转移的周围淋巴结；④对于已浸润浆膜层者，减少并处理癌细胞的腹腔种植(包括肿瘤隔离技术、腹腔内化疗、高温低渗盐水的腹腔冲洗等)。见图3-43。

对于原位癌和$T_{1A}$期的患者，推荐有条件的单位行内镜下EMR或ESD，其5年生存率超过90%。内镜下微创治疗要求具备一定技术资质的内镜医生操作，术前常规行超声内镜检查判断肿瘤浸润程度，术后组织病理学检查再次确认肿瘤分期，若术后发现残端有癌细胞，应追加手术。不具备上述条件及技术的单位，可选择胃部分切除术、保留幽门的胃切除术、保留迷走神经的胃切除术等手术方式，切缘距肿瘤至少2cm。$T_{1B}\sim T_3$期行根治手术时，应保证足够的切缘，一般距离肿瘤至少5cm。$T_4$期肿瘤常需要行全胃切除+联合周围脏器切除术(图3-44)。

对于不可切除的肿瘤，若存在症状，可考虑行胃造瘘术或空肠造瘘术，也可行胃空肠吻合术以缓解症状。对于梗阻或出血的患者，内镜下金属支架置入术和经皮胃镜内造瘘术等治疗手段已取得传统外科手术同等的效果。

胃癌根治术的淋巴结清扫以D(dissection)来表示，根据清扫的淋巴结组站将其命名，如清扫第2站的淋巴结成为$D_2$，为达到根治术的效果，要求淋巴结清扫范围应大于转移范围，即所谓D>N。目前东亚国家主张$D_2$是胃癌的标准术式，并至少应清扫15个淋巴结。术中淋巴结的清扫程度直接关系到病人的远期生存率。

随着腹腔镜技术的不断成熟和发展，其在胃癌中的应用也逐渐受到重视和推广。NCCN指南建议对

$T_3$期淋巴结转移的患者可考虑行腹腔镜探查确定分期,同时可进行腹腔冲洗。腹腔冲洗液脱落细胞学检查阳性,提示根治术后复发风险增高。原则上,腹腔镜胃癌手术同样遵循传统开腹手术的根治原则,依然强调肿瘤本身即周围组织的整块切除,肿瘤的手术的无瘤原则,保证足够的切缘,彻底的淋巴结清扫等。腹腔镜下胃癌根治术目前仍以 $D_2$ 根治术胃基本清扫范围,其较传统手术有以下优势:创伤小、术后恢复快、切口美观、对患者的全身免疫状态影响小等。

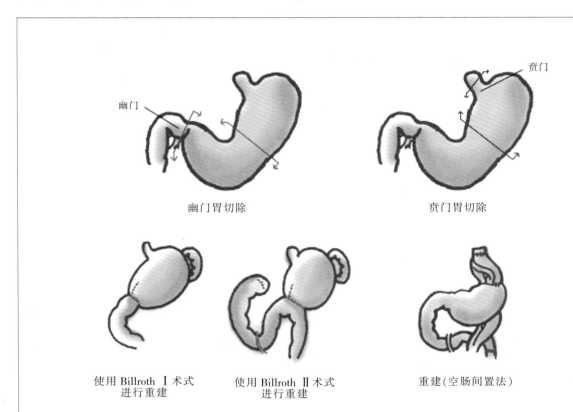

幽门胃切除        贲门胃切除

使用 Billroth Ⅰ 式进行重建    使用 Billroth Ⅱ 式进行重建    重建(空肠间置法)

**图 3-43 不同胃癌手术方式**

部分或全部胃切除      小肠与残胃连接

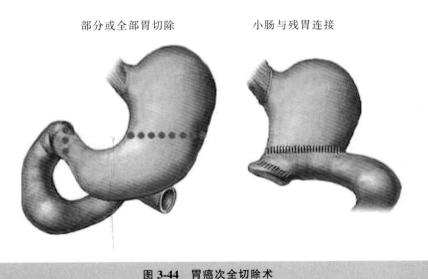

**图 3-44 胃癌次全切除术**

### 4.2 非手术治疗

#### 4.2.1 化疗

主要有术前新辅助化疗,通过缩小原发灶,获得所谓病理缓解,降低分期,延长患者生存时间的同时增加日后根治性手术的可能性;术后辅助化疗,根治性切除术后,理论上患者体内仍存在肉眼难以发现的病灶或微小转移灶,对于防止转移和复发显得尤为重要;对于肿瘤已远处播散者,可通过姑息化疗控制症状,尽量延长生存期。

氟尿嘧啶(5-Fu)是胃癌治疗的经典药物及基础药物,其衍生物通过改变剂型而获得增效或减轻副作用。亚叶酸钙(CF)又称为甲酰四氢叶酸钙(LV),是叶酸在体内的活化形式,为四氢叶酸的甲酰衍生物。具有对抗叶酸拮抗药(如甲氨蝶呤、乙胺嘧啶、甲氧苄氨嘧啶等)毒性的作用,并可增加 5-Fu 的疗效,常与 5-Fu 配伍应用。卡培他滨经酶作用后生成活性 5-Fu,在肿瘤组织中的浓度是正常组织的 3~10 倍,副作用较少。

除 5-Fu 及其相关药物以外,其他有效的经典化疗药物包括:丝裂霉素(MMC)、多柔比星(ADM)、表柔比星(Epi-ADM)、顺铂(DDP)、依托泊苷(VP-15)等。其中,新一代药物:紫杉类包括紫杉醇(Paclitaxel)和多西紫杉醇(Docetaxel);第三代铂类:奥沙利铂(Oxaliplatin);拓扑异构酶抑制剂:伊立替康(CPT-11);新型口服氟尿嘧啶类:卡培他滨(Capecitabine)和 S-1。

(1)术前化疗(新辅助化疗):术前化疗用于估计根治手术切除有困难或不可能,且有远处转移倾向的局部晚期胃癌。术前辅助化疗的多个临床试验有了肯定的结果,大部分新辅助化疗采用术前 3 个疗程化疗,MAGIC 试验提示 ECF 方案(EPI-ADM 50mg/m$^2$,静滴(10min inf),第 1~3d;DDP 60 mg/m$^2$,静滴(50min inf),第 1~3d;5-Fu 500mg/m$^2$,静滴(50min inf),第 1~3d;每 4 周重复一次),在新辅助化疗中的合理性。

值得一提的是,目前欧洲许多国家的学者将 ECF 方案作为胃癌的标准方案,并在许多临床研究中作为标准对照方案。

(2)术后辅助化疗:早期胃癌根治性手术,其中 $T_1N_0$ 和 $T_2N_0$ 中无不良预后因素的患者只需要定期随访即可。但 $T_2N_0$ 中有不良预后因素(肿瘤细胞分化差、分级高、淋巴管血管有侵犯,年龄<50 岁)的患者和中晚期胃癌接受根治性或姑息性手术后都建议接受辅助化疗。NCCN 指南推荐进展期胃癌 ($T_2$ 以上或 N+),术后可行紫杉醇联合放疗的治疗方案(Ⅰ级证据)。近期随访的资料显示,S-1 单药辅助化疗可提高胃癌患者术后 5 年生存率。

对于局部晚期的胃癌患者术后辅助化疗,目前已基本达成共识,但化疗方案、辅助化疗持续的时间尚无规范。术后辅助化疗多以静脉全身化疗为主, 也有同时进行术后早期腹腔内化疗。建议化疗方案:①FOLFOX 方案:"见姑息化疗方案";②ECF 方案:见上述"新辅助化疗"。

腹腔内化疗对清除腹腔内转移或复发的肿瘤有较好的疗效,一般提倡大容量(2L 左右)、大剂量给药,化疗药物灌注液加温至 42℃左右可提高疗效,低渗液在短时间内也有杀灭癌细胞的作用。

(3)姑息化疗(挽救化疗):晚期胃癌无法治愈,与最佳支持治疗相比较,化疗能明显改善患者生存率。就生存率而言,联合化疗疗效优于 5-Fu 单药治疗。联合化疗中,使用 5-Fu 联合 DDP 加或不加蒽环类药物,后者疗效较好。NCCN 指南推荐卡培他滨和奥沙利铂代替 5-Fu 联合 DDP(Ⅰ类证据)。

另一方面, 三药联合方案并未显示出较两药联合方案更明显的优势。改良的多西他赛联合 5-Fu 和 DDP 方案减少了毒性,可使身体状况良好的患者获益。

NCCN 推荐 DCF 及其改良方案、ECF 及其改良方案、以 5-Fu 为基础的化疗方案、以紫杉醇为基础的化疗方案作为一线治疗方案。增加了二线治疗方案的推荐,包括伊立替康单药或联合 DDP、多西他赛单药或联合紫杉醇+伊立替康方案。

临床常用的姑息化疗方案有:①ELF 方案:CF 300mg/m$^2$,静滴(10min inf),第 1~3d;VP-16 120mg/m$^2$,静滴(50min inf),第 1~3d;5-Fu 500mg/m$^2$,静滴(50min inf),第 1~3d,每 3~4 周重复一次,适用于治疗 65 岁以上的老年胃癌患者。

②ECF 方案:见"术后辅助化疗"。

③FOLFOX(胃癌的经典化疗方案之一):FOLFOX4:Oxaliplatin 85mg/m$^2$,静滴(2h),第 1d;CF 200mg/m$^2$,

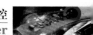

静滴(2h),第1、2 d;5-Fu 400 mg/m²,静滴,第1、2d;5-Fu 600mg/m²,持续静滴(22h),第1、2d。FOLFOX6:Oxaliplatin 100mg/m²,静滴(2h),第1d;CF 400mg/m²,静滴(2h),第1、2 d;5-Fu 400mg/m²,静滴,第1d;5-Fu 2400~3000mg/m²,持续静滴(46h)。FOLFOX 方案均为每两周重复一次。

④EOX:EPI-ADM 50mg/m²,静滴,第1d;Oxaliplatin 130mg/m²,静滴(2h),第1d;Capecitabine 1000mg/m²,每天两次口服,第1~14 d;每3周重复一次。

⑤DCF:Docetaxel 75mg/m²,静滴,第1d;DDP 60~75mg/m²,静滴,第1d;5-Fu 700mg/m²,每天持续静脉滴注,第1~5 d;每4周重复一次。DCF 方案不良反应较严重,不适宜用于老年胃癌患者。目前,临床上有多种改良的 DCF 方案。

⑥S-1 单药或联合治疗。

⑦FOLFIRI 方案:CPT-11 180mg/m²,静滴(90min),第1d;CF 200mg/m²,静滴(2h),第1、2d;5-Fu 400mg/m²,静注(推注),第1、2 d;5-Fu 600mg/m²,持续静滴(22h),第1、2 d;每两周重复一次,28d 为一个周期。

目前仍不能确定晚期胃癌的规范化标准化治疗方案。临床上化疗方案的选择应根据患者的一般情况、对治疗的耐受程度和肿瘤科专科医生的个人经验决定。

抗癌药物的毒性作用主要为消化道反应,骨髓抑制、肝肾功能损害、脱发及皮疹也较常见,用药期间应密切留意。目前某些抗癌药已制成多相脂质体,增加了对肿瘤细胞的亲和力,增加疗效的同时减少了毒副作用。

### 4.2.2 放疗

放疗主要用于胃癌术后的辅助治疗,不可手术局部晚期胃癌的同步放化疗,以及晚期转移性胃癌的姑息减症治疗。对于 D2 根治术后常规预防性放疗,目前缺乏循证医学证据。韩国最新公布的 ARTIST 研究结果表明,术后化疗联合同步放化疗组同术后单纯辅助化疗组相比,并不能提高患者无病生存时间。但在淋巴结阳性亚组中,化疗联合同步放化疗组无病生存时间可能优于化疗组,其结果有待进一步验证。

放疗原则:①胃癌无论术前或术后放疗均建议采用 DDP 联合/不联合 5-Fu 及其衍生物为基础的同步放化疗。②胃癌 D0~D1 根治性切除术后病理分期为 $T_3$、$T_4$ 或 N+但无远处转移的病例应给予术后同步放化疗;标准 D2 根治术后病理分期为 $T_3$、$T_4$ 或区域淋巴结转移较多的建议行术后同步放化疗。③非根治性切除局部有肿瘤残存病例(R1 或 R2),只要没有远处转移均应考虑给予术后局部区域同步放化疗。④无远处转移的局部晚期不可手术切除胃癌。如果病人一般情况允许,到具备相应资质的医院给予同步放化疗,期望取得可手术切除的机会或长期控制的机会。⑤术后局部复发病例如果无法再次手术,之前未曾行放疗,身体状况允许,可考虑同步放化疗。放化疗后 4~6 周评价疗效,期望争取再次手术切除,如无法手术建议局部提高剂量放疗并配合辅助化疗。⑥不可手术的晚期胃癌出现呕血、便血、吞咽不顺、腹痛、骨或其他部位转移灶引起疼痛,严重影响患者生活质量时,如果病人身体状况允许,通过同步放化疗或单纯放疗可起到很好的姑息减症作用。⑦放疗使用常规或转入具备条件的医院采用适形调强放疗技术。⑧需要术后辅助放疗的病例在放疗前要求肝肾功能和血象基本恢复正常。

三维适形放疗技术(3DCRT)和调强放疗技术(IMRT)是目前较先进的放疗技术。如医院具备此条件,可用于胃癌治疗,并用 CT 或 PET-CT 进行放疗计划设计。

### 4.2.3 靶向治疗

多年来,人们一直在寻求对肿瘤具有特异性杀伤作用的药物和方法。随着分子生物学、免疫学、生物工程学理论和技术的发展,肿瘤的靶向治疗成为研究的热点方向。肿瘤的靶向治疗是借助高度特异性的亲肿瘤物质作为载体,将有细胞毒作用的物质,如放射性核素、化疗药物、毒素与载体结合,利用载体的特异性和亲肿瘤性,将治疗药物尽量限制在肿瘤部位发挥作用,而不影响正常细胞,从而提高疗效,减少毒副作用。经过20余年的发展,靶向治疗肿瘤的研究取得了突破性进展,显示出广阔的发展前景,其高效、低毒的特点越来越引起临床工作者的重视,缺点是价格昂贵。

Her-2 检查:ToGA 研究是首个在 Her-2 阳性胃癌患者中评价曲妥珠单抗联合顺铂及一种氟尿嘧啶类药物的前瞻性多中心随机Ⅲ期临床研究。这项研究证实,对 Her-2 阳性的晚期胃癌患者,曲妥珠单抗联合标准化疗的疗效优于单纯化疗。NCCN 指南建议,对不能手术的局部进展期胃癌、复发或转移的胃癌(包括胃食管交界部癌),治疗前应进行免疫组化(IHC)或荧光原位杂交(FISH)检测人表皮生长因子受体(EGFR)Her-2 过表达情况。Her-2 强阳性患者可应用曲妥珠单抗联合化疗。2012 年 8 月,赫赛汀(曲妥珠单抗)联合化疗正式被中国国家食品药品监督管理局(SFDA)批准用于 Her-2 阳性转移性胃癌的一线治疗,标志着我国胃癌治疗也进入了分子靶向时代,更多 Her-2 阳性胃癌患者将从中获益,但是国内医疗机构对胃癌 Her-2 检测率较低,约为 10%左右。其用法:首次按 8mg/kg 静脉给药,以后每 3 周按 6mg/kg 给药。

表皮生长因子受体(EGFR)抑制剂:EGFR 属于酪氨酸激酶受体,在进展期胃癌高度表达。EGFR 抑制剂包括胞外单抗(mABs),如西妥昔单抗;胞内抑制剂(TKIs),如吉非替尼、拉帕替尼等。上述药物与标准化疗方案联合的多项Ⅲ期临床研究正在开展。

血管生成抑制剂:肿瘤血管生成与肿瘤生长、转移有关。血管内皮生长因子(VEGF)在胃癌组织中的表达与胃癌复发、预后有关。贝伐单抗(阿瓦斯汀)是重组人源化抗 VEGF 单抗,其与顺铂、伊立替康联合治疗晚期胃癌的Ⅰ期临床研究已完成。

#### 4.2.4 中医中药治疗

中医中药可作为对晚期胃癌的一种辅助治疗。

#### 4.2.5 营养支持及其他对症治疗

合理补充营养,积极缓解疼痛,及时纠正贫血和处理消化道出血等并发症对于临终关怀、提高患者生活质量具有重要意义。值得一提的是,体外实验及动物体内实验表明,生长抑素类似物(奥曲肽)及 COX-2 抑制剂有抑制胃癌生长的作用,对于人类胃癌的治疗仍需要进一步的临床研究。

关于治疗的一些建议:胃癌(含贲门癌)治疗的关键在于早发现、早治疗。强调治疗的规范化(手术治疗为主,非手术治疗为辅)和个体化原则(适合的,才是最好的)。严防过度治疗(如果不能为患者减轻痛苦,那么至少不要为患者增加痛苦),应杜绝"生命不息,化/放疗不止"的现象。

## 5 随访及预后

所有接受上述治疗措施的患者都应终身进行随访。一般建议,治疗后 1~3 年内每 3~6 个月一次,治疗后 3~5 年则每半年一次,5 年后可每年一次。另外,所有胃癌患者,若检测 Hp 阳性,均推荐根除 Hp。

胃癌的预后取决于病灶的部位与范围、组织病理学类型、浸润胃壁的深度、有无转移、宿主免疫状况以及手术方式等。男性较女性预后差,近端胃癌较远端胃癌预后差。5 年生存率:Ⅰ期胃癌术后可达 90%以上,Ⅱ期胃癌为 70%左右,Ⅲ期胃癌为 25%~50%,Ⅳ期胃癌<10%。

## 6 三级预防

癌症的三级预防是指诊断与治疗后的康复,提高患者的生活质量,延长生命,包括对症治疗和康复治疗。胃癌未能早诊断、早治疗而发展成为进展期胃癌,即目前临床上最常见的中晚期胃癌而行根治切除或扩大根治术并辅以术后综合治疗,称之为胃癌的三级预防。三级预防强调的是综合防治,其预防的内容包括:对症治疗、避免复查和防止疾病发展,提高中、晚期胃癌患者的生存率和生活质量。三级预防的效果目前并不令人满意,5 年生存率约 30%左右。

(徐泉　阴蒙蒙　孙喜斌　阮巍山　叶建明　岑川　丁信　孙世珺)

## 参考文献:

[1] Ferlay J,Soerjomataram I,Ervik M,et al. GLOBOCAN 2012 v1.0,Cancer Incidence and Mortality Worldwide:IARC CancerBase No.11[M]. Lyon,France:International Agency for Research on Cancer,2013.

[2] Curado MP,International Agency for Research on Cancer,World Health Organization. Cancer incidence in five continents, Voi.Ⅸ[M].Lyon:IARC Scientific publications,2007.

[3] International Agency for Research on Cancer. GLOBOCAN 2012:estimated cancer incidence,mortality and prevalence worldwide in 2012[EB/OL]. http://globocan. iarc. fr/Pages/fact_sheets_cancer. aspx.

[4] 陈万青,张思维,曾红梅,等.中国 2010 年恶性肿瘤发病与死亡[J].中国肿瘤,2014,23(1):1-10.

[5] 陈万青,郑荣寿,曾红梅,等.1989-2008 年中国恶性肿瘤发病趋势分析[J].中华肿瘤杂志,2012,34(7):517-524.

[6] 赵平,陈万青,孔灵芝.中国癌症发病与死亡 2003-2007[M].北京:军事医学科学出版社,2011.

[7] 曾红梅,郑荣寿,张思维,等.1989-2008 年中国恶性肿瘤死亡趋势分析[J].中华肿瘤杂志,2012,34(7):525-531.

[8] Botterweck AA,Schouten LJ,Volovics A,et al. Trends in incidence of adenocarcinoma of the oesophagus and gastric cardia in ten European countries[J]. Int J Epidemiol,2000,29(4):645-654.

[9] Palli D,Galli M,Caporaso NE,et al. Family history and risk of stomach cancer in Italy [J]. Cancer Epidemiol Biomarkers Prev,1994,3(1):15-18.

[10] Rothenbacher D,Bode G,Berg G,et al. Helicobacter pylori among preschool children and their parents:evidence of parent-child transmission[J]. J Infect Dis,1999,179(2):398-402.

[11] Herrera V,Parsonnet J. Helicobacter pylori and gastric adenocarcinoma[J]. Clin Microbiol Infect,2009,15(11):971-976.

[12] Shiota S,Suzuki R,Yamaoka Y. The significance of virulence factors in Helicobacter pylori [J]. J Dig Dis,2013,14(7):341-349.

[13] de Martel C,Ferlay J,Franceschi S,et al. Global burden of cancers attributable to infections in 2008:a review and synthetic analysis[J]. Lancet Oncol,2012,13(6):607-615.

[14] Ekström AM,Held M,Hansson LE,et al. Helicobacter pylori in gastric cancer established by CagA immunoblot as a marker of past infection[J]. Gastroenterology,2001,121(4):784-791.

[15] Cavaleiro-Pinto M,Peleteiro B,Lunet N,et al. Helicobacter pylori infection and gastric cardia cancer:systematic review and meta-analysis[J]. Cancer Causes Control,2011,22(3):375-387.

[16] Suerbaum S,Michetti P.Helicobacter pylori infection[J]. N Engl J Med,2002,347(15):1175-1186.

[17] Huang JQ,Zheng GF,Sumanac K,et al. Meta-analysis of the relationship between cagA seropositivity and gastric cancer[J]. Gastroenterology,2003,125(6):1636-1644.

[18] Plummer M,van Doorn LJ,Franceschi S,et al. Helicobacter pylori cytotoxin-associated genotype and gastric precancerous lesions[J]. J Natl Cancer Inst,2007,99(17):1328-1334.

[19] Gonzalez CA,Figueiredo C,Lic CB,et al. Helicobacter pylori cagA and vacA genotypes as predictors of progression of gastric preneoplastic lesions:a long-term follow-up in a high-risk area in Spain[J]. Am J Gastroenterol,2011,106(5):867-874.

[20] Chen Y,Blaser BJ. Helicobacter pylori colonization is inversely associated with childhood asthma [J]. J Infect Dis,2008,198(4):553-560.

[21] Blaser MJ,Falkow S. What are the consequences of the disappearing human microbiota?[J]. Nat Rev Microbiol,2009,7(12):887-894.

[22] Chiba T,Marusawa H,Seno H,et al. Mechanism for gastric cancer development by Helicobacter pylori infection [J]. J Gastroenterol Hepatol,2008,23(8 Pt 1):1175-1181.

[23] Uthman OA,Jadidi E,Moradi T. Socioeconomic position and incidence of gastric cancer:a systematic review and meta-analysis[J]. J Epidemiol Community Health,2013,67(10):854-860.

[24] Epplein M,Signorello LB,Zheng W,et al. Race,African ancestry,and Helicobacter pylori infection in a low-income United States population[J]. Cancer Epidemiology Biomarkers Prev,2011,20(5):826-834.

[25] Nagel G,Linseisen J,Boshuizen HC,et al. Socioeconomic position and the risk of gastric and oesophageal cancer in the European Prospective Investigation into Cancer and Nutrition(EPIC-EURGAST)[J]. Int J Epidemiol,2007,36(1):66-76.

[26] Ladeiras-Lopes R,Pereira AK,Nogueira A,et al. Smoking and gastric cancer:systematic review and meta-analysis of cohort studies[J]. Cancer Causes Control,2008,19(7):689-701.

[27] Tramacere I,Negri E,Pelucchi C,et al. A meta-analysis on alcohol drinking and gastric cancer risk [J]. Ann Oncol,2012,23(1):28-36.

[28] Yang P,Zhou Y,Chen B,et al. Overweight,obesity and gastric cancer risk:results from a meta-analysis of cohort studies[J]. Eur J Cancer,2009,45(16):2867-2873.

[29] Lunet N,Valbuena C,Vieira AL,et al. Fruit and vegetable consumption and gastric cancer by location and histological

type:case-control and meta-analysis[J]. Eur J Cancer Prev,2007,16(4):312-327.

[30] Brown LM,Devesa SS. Epidemiologic trends in esophageal and gastric cancer in the United States [J]. Surg Oncol Clin N Am,2002,11(2):235-256.

[31] El-Serag HB,Mason AC,Petersen N,et al. Epidemiological differences between adenocarcinoma of the oesophagus and adenocarcinoma of the gastric cardia in the USA[J]. Gut,2002,50(3):368-372.

[32] Maskarinec G,Noh JJ. The effect of migration on cancer incidence among Japanese in Hawaii [J]. Ethn Dis,2004,14(3): 431-439.

[33] Haenszel W. Report of the working group on studies of cancer and related diseases in migrant populations[J]. Int J Cancer, 1969,4(3):364-371.

[34] Kamineni A,Williams MA,Schwartz SM,et al. The incidence of gastric carcinoma in Asian migrants to the United States and their descendants[J]. Cancer Causes Control,1999,10(1):77-83.

[35] Freedman ND,Derakhshan MH,Abnet CC,et al. Male predominance of upper gastrointestinal adenocarcinoma cannot be explained by differences in tobacco smoking in men versus women[J]. Eur J Cancer,2010,46(13):2473-2478.

[36] Sheh A,Ge Z,Parry NM,et al. 17β-estradiol and tamoxifen prevent gastric cancer by modulating leukocyte recruitment and oncogenic pathways in helicobacter pylori-infected INS-GAS male mice[J]. Cancer Prev Res,2011,4(9):1426-1435.

[37] Derakhshan MH,Liptrot S,Paul J,et al. Oesophageal and gastric intestinal-type adenocarcinomas show the same male predominance due to a 17 year delayed development in females[J]. Gut,2009,58(1):16-23.

[38] Camargo MC,Goto Y,Zabaleta J,et al. Sex hormones,hormonal interventions,and gastric cancer risk:a meta-analysis[J]. Cancer Epidemiol Biomarkers Prev,2012,21(1):20-38.

[39] Sipponen P,Correa P. Delayed rise in incidence of gastric cancer in females results in unique sex ratio(M/F) pattern: etiologic hypothesis[J]. Gastric Cancer,2002,5(4):213-219.

[40] D'Elia L,Rossi G,Ippolito R,et al. Habitual salt intake and risk of gastric cancer:a meta-analysis of prospective studies [J]. Clin Nutr,2012,31(4):489-498.

[41] Kurosawa M,Kikuchi S,Xu J,et al. Highly salted food and mountain herbs elevate the risk for stomach cancer death in a rural area of Japan[J]. J Gastroenterol Hepatol,2006,21(11):1681-1686.

[42] Ren JS,Kamangar F,Forman D,et al. Pickled food and risk of gastric cancer--a systematic review and meta-analysis of English and Chinese literature[J]. Cancer Epidemiol Biomarkers Prev,2012,21(6):905-915.

[43] Gaddy JA,Radin JN,Loh JT,et al. High dietary salt intake exacerbates Helicobacter pylori-induced gastric carcinogenesis [J]. Infect Immun,2013,81(6):2258-2267.

[44] Shikata K,Kiyohara Y,Kubo M,et al. A prospective study of dietary salt intake and gastric cancer incidence in a defined Japanese population:the Hisayama study[J]. Int J Cancer,2006,119(1):196-201.

[45] Dungal N. The special problem of stomach cancer in Iceland,with particular reference to dietary factors [J]. JAMA, 1961,178:789-798.

[46] Dungal N,Sigurjónsson J. Gastric cancer and diet. A pilot study on dietary habits in two districts differing markedly in respect of mortality from gastric cancer[J]. Br J Cancer,1967,21(2):270-276.

[47] Nagini S. Carcinoma of the stomach:A review of epidemiology,pathogenesis,molecular genetics and chemoprevention[J]. World J Gastrointest Oncol,2012,4(7):156-169.

[48] Keszei AP,Schouten LJ,Goldbohm RA,et al. Red and processed meat consumption and the risk of esophageal and gastric cancer subtypes in The Netherlands Cohort Study[J]. Ann Oncol,2012,23(9):2319-2326.

[49] Gonzalez CA,Jakszyn P,Pera G,et al. Meat intake and risk of stomach and esophageal adenocarcinoma within the European Prospective Investigation Into Cancer and Nutrition(EPIC)[J]. J Natl Cancer Inst,2006,98(5):345-354.

[50] Cross AJ,Freedman ND,Ren J,et al. Meat consumption and risk of esophageal and gastric cancer in a large prospective study[J]. Am J Gastroenterol,2011,106(3):432-442.

[51] Skog KI,Johansson MA,Jägerstad MI. Carcinogenic heterocyclic amines in model systems and cooked foods:a review on formation,occurrence and intake[J]. Food Chem Toxicol,1998,36(9):879-896.

[52] Hecht SS,Hoffmann D. N-nitroso compounds and man:sources of exposure,endogenous formation and occurrence in body fluids[J]. Eur J Cancer Prev,1998,7(2):165-166.

[53] Cross AJ,Pollock RA,Bingham SA. Haem,not protein or inorganic iron,is responsible for endogenous intestinal N-nitrosation arising from red meat[J]. Cancer Res,2003,63(10):2358-2360.

[54] Wiseman M. The second World Cancer Research Fund/American Institute for Cancer Research expert report. Food, nutrition, physical activity, and the prevention of cancer: a global perspective[J]. Proc Nutr Soc, 2008, 67(3): 253-256.

[55] Zhou Y, Zhuang W, Hu W, et al. Consumption of large amounts of Allium vegetables reduces risk for gastric cancer in a meta-analysis[J]. Gastroenterology, 2011, 141(1): 80-89.

[56] Key TJ. Fruit and vegetables and cancer risk[J]. Br J Cancer, 2011, 104(1): 6-11.

[57] Kamangar F, Karimi P. The state of nutritional epidemiology: why we are still unsure of what we should eat?[J]. Arch Iran Med, 2013, 16(8): 483-486.

[58] Epplein M, Shu XO, Xiang YB, et al. Fruit and vegetable consumption and risk of distal gastric cancer in the Shanghai Woment's and Men's Health studies[J]. Am J Epidemiol, 2010, 172(4): 397-406.

[59] Freedman ND, Subar AF, Hollenbeck AR, et al. Fruit and vegetable intake and gastric cancer risk in a large United States prospective cohort study[J]. Cancer Causes Control, 2008, 19(5): 459-467.

[60] Ma JL, Zhang L, Brown LM, et al. Fifteen-year effects of Helicobacter pylori, garlic, and vitamin treatments on gastric cancer incidence and mortality[J]. J Natl Cancer Inst, 2012, 104(6): 488-492.

[61] Wang QB, Chen Y, Wang XL, et al. Consumption of fruit, but not vegetables, may reduce risk of gastric cancer: Results from a meta-analysis of cohort studies[J]. Eur J Cancer, 2014, 50(8): 1498-1509.

[62] Krinsky NT, Mayne ST. Carotenoids in Health and Disease[M]. New York: Marcel Dekker Inc, 2004.

[63] Russell RM. Physiological and clinical significance of carotenoids[J]. Int J Vitam Res, 1998, 68(6): 349-353.

[64] Velmurugan B, Nagini S. Combination chemoprevention of experimental gastric carcinogenesis by s-allylcysteine and lycopene: modulatory effects on glutathione redox cycle antioxidants[J]. J Med Food, 2005, 8(4): 494-501.

[65] Krinsky NI, Johnson EJ. Carotenoid actions and their relation to health and disease [J]. Mol Aspects Med, 2005, 26(6): 459-516.

[66] Liu C, Russell RM, Wang XD. Lycopene supplementation prevents smoke-induced changes in p53, p53 phosphorylation, cell proliferation, and apoptosis in the gastric mucosa of ferrets[J]. J Nutr, 2006, 136(1): 106-111.

[67] Kelley DS, Bendich A. Essential nutrients and immunologic functions[J]. Am J Clin Nutr, 1996, 63(6): 994S-996S.

[68] Liu BH, Lee YK. Effect of total secondary carotenoids extracts from Chlorococcum sp on Helicobacter pylori-infected BALB/c mice[J]. Int Immunopharmacol, 2003, 3(7): 979-986.

[69] el-Deiry WS. Regulation of p53 downstream genes[J]. Semin Cancer Biol, 1998, 8(5): 345-357.

[70] Yuan JM, Ross RK, Gao YT, et al. Prediagnostic levels of serum micronutrients in relation to risk of gastric cancer in Shanghai, China[J]. Cancer Epidemiol Biomarkers Prev, 2004, 13(11): 1772-1780.

[71] Jenab M, Riboli E, Ferrari P, et al. Plasma and dietary carotenoid, retinol and tocopherol levels and the risk of gastric adenocarcinomas in the European prospective investigation into cancer and nutrition[J]. Br J Cancer, 2006, 95(3): 406-415.

[72] Larsson SC, Bergkvist L, Naslund I, et al. Vitamin A, retinol, and carotenoids and the risk of gastric cancer: a prospective cohort study[J]. Am J Clin Nutr, 2007, 85(2): 497-503.

[73] Botterweck AA, van den Brandt PA, Goldbohm RA. Vitamins, carotenoids, dietary fiber, and the risk of gastric carcinoma[J]. Cancer, 2000, 88(4): 737-748.

[74] Blot WJ, Li JY, Taylor PR, et al. Nutrition intervention trials in Linxian, China: supplementation with specific vitamin/mineral combinations, cancer incidence, and disease-specific mortality in the general population [J]. J Natl Cancer Inst, 1993, 85(18): 1483-1491.

[75] Virtamo J, Pietinen P, Huttunen JK, et al. Incidence of cancer and mortality following alpha-tocopherol and beta-carotene supplementation: a postintervention follow-up[J]. JAMA, 2003, 290(4): 476-485.

[76] Hennekens CH, Buring JE, Manson JE, et al. Lack of effect of long-term supplementation with beta carotene on the incidence of malignant neoplasms and cardiovascular disease[J]. New Engl J Med, 1996, 334(18): 1145-1149.

[77] Correa P, Fontham ET, Bravo JC, et al. Chemoprevention of gastric dysplasia: randomized trial of antioxidant supplements and anti-Helicobacter pylori therapy[J]. J Natl Cancer Inst, 2000, 92(23): 1881-1888.

[78] Varis K, Taylor PR, Sipponen P, et al. Gastric cancer and premalignant lesions in atrophic gastritis: a controlled trial on the effect of supplementation with alpha-tocopherol and beta-carotene. The Helsinki Gastritis Study Group [J]. Scand J Gastroenterol, 1998, 33(3): 294-300.

[79] Zhang ZW, Farthing MJ. The roles of vitamin C in Helicobacter pylori associated gastric carcinogenesis[J]. Chin J Dig Dis, 2005, 6(2): 53-58.

[80] Oliveira CP,Kassab P,Lopasso FP,et al. Protective effect of ascorbic acid in experimental gastric cancer:reduction of oxidative stress[J]. World J Gastroenterol,2003,9(3):446-448.

[81] Shirai T,Masuda A,Fukushima S,et al. Effects of sodium L-ascorbate and related compounds on rat stomach carcinogenesis initiated by N-methyl-N'-nitro N-nitrosoguanidine[J]. Cancer Lett,1985,29(3):283-288.

[82] Shibata MA,Hirose M,Kagawa M,et al. Enhancing effect of concomitant L-ascorbic acid administration on BHA-induced forestomach carcinogenesis in rats[J]. Carcinogenesis,1993,14(2):275-280.

[83] Sun YQ,Girgensone I,Leanderson P,et al. Effects of antioxidant vitamin supplements on helicobacter pylori-induced gastritis in Mongolian gerbils[J]. Helicobacter,2005,10(1):33-42.

[84] Mirvish SS. Role of N-nitroso compounds (NOC)and N-nitrosation in etiology of gastric,esophageal,nasopharyngeal and bladder cancer and contribution to cancer of known exposures to NOC[J]. Cancer Lett,1995,93(1):17-48.

[85] Kono S,Hirohata T. Nutrition and stomach cancer[J]. Cancer Causes Control,1996,7(1):41-55.

[86] Jenab M,Riboli E,Ferrari P,et al. Plasma and dietary vitamin C levels and risk of gastric cancer in the European Prospective Investigation into Cancer and Nutrition(EPIC-EURGAST)[J]. Carcinogenesis,2006,27(11):2250-2257.

[87] Jacobs EJ,Connell CJ,McCullough ML,et al. Vitamin C,vitamin E,and multivitamin supplement use and stomach cancer mortality in the Cancer Prevention Study Ⅱ cohort[J]. Cancer Epidemiology Biomarkers Prev,2002,11(1):35-41.

[88] Nouraie M,Pietinen P,Kamangar F,et al. Fruits,vegetables,and antioxidants and risk of gastric cancer among male smokers [J]. Cancer Epidemiology Biomarkers Prev,2005,14(9):2087-2092.

[89] Sasazuki S,Sasaki S,Tsubono Y,et al. The effect of 5-year vitamin C supplementation on serum pepsinogen level and Helicobacter pylori infection[J]. Cancer Sci,2003,94(4):378-382.

[90] Zullo A,Rinaldi V,Hassan C,et al. Ascorbic acid and intestinal metaplasia in the stomach:a prospective,randomized study [J]. Aliment Pharmacol Ther,2000,14(10):1303-1309.

[91] You WC,Brown LW,Zhang L,et al. Randomized double-blind factorial trial of three treatments to reduce the prevalence of precancerous gastric lesions[J]. J Natl Cancer Inst,2006,98(14):974-983.

[92] Takahashi M,Hasegawa R. Enhancing effects of dietary salt on both initiation and promotion stages of rat gastric carcinogenesis[J]. Princess Takamatsu Symp,1985,16:169-182.

[93] Everett SM,Drake IM,White KL,et al. Antioxidant vitamin supplements do not reduce reactive oxygen species activity in Helicobacter pylori gastritis in the short term[J]. Br J Nutr,2002,87(1):3-11.

[94] Knekt P,Aromaa A,Maatela J,et al. Serum vitamin E,serum selenium and the risk of gastrointestinal cancer [J]. Int Cancer,1988,42(6):846-850.

[95] Lee IM,Cook NR,Gaziano JM,et al. Vitamin E in the primary prevention of cardiovascular disease and cancer:the Women's Health Study:a randomized controlled trial[J]. JAMA,2005,294(1):56-65.

[96] Bukin YV,Draudin-Krylenko VA,Kuvshinov YP,et al. Decrease of ornithine decarboxylase activity in premalignant gastric mucosa and regression of small intestinal metaplasia in patients supplemented with high doses of vitamin E [J]. Cancer Epidemiol Biomarkers Prev,1997,6(7):543-546.

[97] Watanabe H,Takahashi T,Okamoto T,et al. Effects of sodium chloride and ethanol on stomach tumorigenesis in ACI rats treated with N-Methyl-N'-nitro-N-nitrosoguanidine:a quantitative morphometric approach [J]. Jpn J Cancer Res,1992,83 (6):588-593.

[98] Cerar A,Pokorn D. Inhibition of MNNG-induced gastroduodenal carcinoma in rats by synchronous application of wine or 11% ethanol[J]. Nutr Cancer,1996,26(3):347-352.

[99] Tramacere I,Negri E,Pelucchi C,et al. A meta-analysis on alcohol drinking and gastric cancer risk [J]. Ann Oncol, 2012,23(1):28-36.

[100] Moy KA,Fan Y,Wang R,et al. Alcohol and tobacco use in relation to gastric cancer:a prospective study of men in Shanghai,China[J]. Cancer Epidemiol Biomarkers Prev,2010,19(9):2287-2297.

[101] Hiraki A,Matsuo K,Wakai K,et al. Gene-gene and gene-environment interactions between alcohol drinking habit and polymorphisms in alcohol-metabolizing enzyme genes and the risk of head and neck cancer in Japan [J]. Cancer Sci, 2007,98(7):1087-1091.

[102] International Agency for Research on Cancer. A review of human carcinogens:personal habits and indoor combustions[M]. Lyon:IARC,2012.

[103] Sjodahl K,Lu Y,Nilsen TI,et al. Smoking and alcohol drinking in relation to risk of gastric cancer:a population-based, prospective cohort study[J]. Int J Cancer,2007,120(1):128-132.

[104] Brenner H,Arndt V,Bode G,et al. Risk of gastric cancer among smokers infected with Helicobacter pylori [J]. Int J Cancer,2002,98(3):446-449.

[105] Yoon JM,Son KY,Eom CS,et al. Pre-existing diabetes mellitus increases the risk of gastric cancer:a meta-analysis[J]. World J Gastroenterology,2013,19(6):936-945.

[106] Lin SW,Freedman ND,Hollenbeck AR,et al. Prospective study of self-reported diabetes and risk of upper gastrointestinal cancers[J]. Cancer Epidemiol Biomarkers Prev,2011,20(5):954-961.

[107] Tseng CH,Tseng FH. Diabetes and gastric cancer:the potential links[J]. World J Gastroenterology,2014,20(7):1701-1711.

[108] Hoyo C,Cook MB,Kamangar F,et al. Body mass index in relation to oesophageal and oesophagogastric junction adenocarcinomas:a pooled analysis from the International BEACON Consortium[J]. Int J Epidemiol,2012,41(6):1706-1718.

[109] Tian W,Zhao Y,Liu S,et al. Meta-analysis on the relationship between nonsteroidal anti-inflammatory drug use and gastric cancer[J]. Eur J Cancer Prev,2010,19(4):288-298.

[110] Abnet CC,Freedman ND,Kamangar F,et al. Non-steroidal anti-inflammatory drugs and risk of gastric and oesophageal adenocarcinomas:results from a cohort study and a meta-analysis[J]. Br J Cancer,2009,100(3):551-557.

[111] Bosetti C,Rosato V,Gallus S,et al. Aspirin and cancer risk:a quantitative review to 2011 [J]. Ann Oncol,2012,23(6):1403-1415.

[112] Algra AM,Rothwell PM. Effects of regular aspirin on long-term cancer incidence and metastasis:a systematic comparison of evidence from observational studies versus randomised trials[J]. Lancet Oncol,2012,13(5):518-527.

[113] Rothwell PM,Fowkes FG,Belch JF,et al. Effect of daily aspirin on long-term risk of death due to cancer:analysis of individual patient data from randomised trials[J]. Lancet,2011,377(9759):31-41.

[114] Singh PP,Singh S. Statins are associated with reduced risk of gastric cancer:a systematic review and meta-analysis[J]. Ann Oncol,2013,24(7):1721-1730.

[115] Wu XD,Zeng K,Xue FQ,et al. Statins are associated with reduced risk of gastric cancer:A meta-analysis [J]. Eur J Clin Pharmacology,2013,69(10):1855-1860.

[116] Rubenstein JH,Taylor JB. Meta-analysis:the association of oesophageal adenocarcinoma with symptoms of gastro-oesophageal reflux[J]. Aliment Pharmacol Ther,2010,32(10):1222-1227.

[117] Whiteman DC,Sadeghi S,Pandeya N,et al. Combined effects of obesity,acid reflux and smoking on the risk of adenocarcinomas of the oesophagus[J]. Gut,2008,57(2):173-180.

[118] Derakhshan MH,Malekzadeh R,Watabe H,et al. Combination of gastric atrophy,reflux symptoms and histological subtype indicates two distinct aetiologies of gastric cardia cancer[J]. Gut,2008,57(3):298-305.

[119] Horii T,Koike T,Abe Y,et al. Two distinct types of cancer of different origin may be mixed in gastroesophageal junction adenocarcinomas in Japan:evidence from direct evaluation of gastric acid secretion [J]. Scand J Gastroenterol,2011,46(6):710-719.

[120] Solaymani-Dodaran M,Logan RF,West J,et al. Risk of extra-oesophageal malignancies and colorectal cancer in Barrett's oesophagus and gastro-oesophageal reflux[J]. Scand J Gastroenterol,2004,39(7):680-685.

[121] Figueroa JD,Terry MB,Gammon MD,et al. Cigarette smoking,body mass index,gastro-esophageal reflux disease,and non-steroidal anti-inflammatory drug use and risk of subtypes of esophageal and gastric cancers by P53 overexpression [J]. Cancer Causes Control,2009,20(3):361-368.

[122] Shakeri R,Malekzadeh R,Etemadi A,et al. Opium:an emerging risk factor for gastric adenocarcinoma [J]. Int J Cancer, 2013,133(2):455-461.

[123] Sadjadi A,Derakhshan MH,Yazdanbod A,et al. Neglected role of hookah and opium in gastric carcinogenesis:A cohort study on risk factors and attributable fractions[J]. Int J Cancer,2014,134(1):181-188.

[124] Preston DL,Ron E,Tokuoka S,et al. Solid cancer incidence in atomic bomb survivors:1958-1998 [J]. Radiat Res, 2007,168(1):1-64.

[125] Morton LM,Dores GM,Curtis RE,et al. Stomach cancer risk after treatment for hodgkin lymphoma [J]. J Clin Oncol, 2013,31(27):3369-3377.

[126] Koshiol J,Qiao YL,Mark SD,et al. Epstein - Barr virus serology and gastric cancer incidence and survival [J]. Br J Cancer,2007,97(11):1567-1569.

[127] La Vecchia C,Negri E,Franceschi S,et al. Family history and the risk of stomach and colorectal cancer [J]. Cancer, 1992,70(1):50-55.

[128] Yaghoobi M,Bijarchi R,Narod SA. Family history and the risk of gastric cancer[J]. Br J Cancer,2010,102(2):237-242.

[129] Kolonel LN,Hankin JH,Nomura AM. Multiethnic studies of diet,nutrition,and cancer in Hawaii [J]. Princess Takamatsu Symp,1985,16:29-40.

[130] Fascioli S,Capocaccia R,Mariotti S. Cancer mortality in migrant populations within Italy [J]. Int J Epidemiol,1995,24 (1):8-18.

[131] Lynch HT,Grady W,Suriano G,et al. Gastric cancer:new genetic developments[J]. J Surg Oncol,2005,90(3):114-133; discussion 133.

[132] Kaurah P,MacMillan A,Boyd N,et al. Founder and recurrent CDH1 mutations in families with hereditary diffuse gastric cancer[J]. JAMA,2007,297(21):2360-2372.

[133] Oliveira C,Senz J,Kaurah P,et al. Germline CDH1 deletions in hereditary diffuse gastric cancer families [J]. Hum Mol Genet,2009,18(9):1545-1555.

[134] Galiatsatos P,Foulkes WD. Familial adenomatous polyposis[J].Am J Gastroenterology,2006,101(2):385-398.

[135] Takahashi M,Sakayori M,Takahashi S,et al. A novel germline mutation of the LKB1 gene in a patient with Peutz-Jeghers syndrome with early-onset gastric cancer[J]. J Gastroenterol,2004,39(12):1210-1214.

[136] Kamangar F,Cheng C,Abnet CC,et al. Interleukin-1B polymorphisms and gastric cancer risk--a meta-analysis[J]. Cancer Epidemiol Biomarkers Prev,2006,15(10):1920-1928.

[137] Sakamoto H,Yoshimura K,Saeki N,et al. Genetic variation in PSCA is associated with susceptibility to diffuse-type gastric cancer[J]. Nat Genet,2008,40(6):730-740.

[138] Shi Y,Hu Z,Wu C,et al. A genome-wide association study identifies new susceptibility loci for non-cardia gastric cancer at 3q13. 31 and 5p13. 1[J]. Nat Genet,2011,43(12):1215-1218.

[139] Abnet CC,Freedman ND,Hu N,et al. A shared susceptibility locus in PLCE1 at 10q23 for gastric adenocarcinoma and esophageal squamous cell carcinoma[J]. Nat Genet,2010,42(9):764-767.

[140] Wang LD,Zhou FY,Li XM,et al. Genome-wide association study of esophageal squamous cell carcinoma in Chinese subjects identifies susceptibility loci at PLCE1 and C20orf54[J]. Nat Genet,2010,42(9):759-763.

[141] Saeki N,Saito A,Choi IJ,et al. A functional single nucleotide polymorphism in mucin 1,at chromosome 1q22,determines susceptibility to diffuse-type gastric cancer[J]. Gastroenterology,2011,140(3):892-902.

[142] Kato M,Asaka M. Recent knowledge of the relationship between Helicobacter pylori and gastric cancer and recent progress of gastroendoscopic diagnosis and treatment for gastric cancer[J]. Jpn J Clin Oncol,2010,40(9):828-837.

[143] Shimizu N,Ikehara Y,Inada K,et al. Eradication diminishes enhancing effects of Helicobacter pylori infection on glandular stomach carcinogenesis in Mongolian gerbils[J]. Cancer Res,2000,60(6):1512-1514.

[144] Nozaki K,Shimizu N,Ikehara Y,et al. Effect of early eradication on Helicobacter pylori-related gastric carcinogenesis in Mongolian gerbils[J]. Cancer Sci,2003,94(3):235-239.

[145] Fock KM,Katelaris P,Sugano K,et al. Second Asia-Pacific consensus guidelines for helicobacter pylori infection [J]. J Gastroenterology Hepatol,2009,24(10):1587-1600.

[146] Fuccio L,Zagari RM,Eusebi LH,et al. Meta-analysis:can Helicobacter pylori eradication treatment reduce the risk for gastric cancer?[J]. Ann Intern Med,2009,151(2):121-128.

[147] Take S,Mizuno M,Ishiki K,et al. Baseline gastric mucosal atrophy is a risk factor associated with the development of gastric cancer after Helicobacter pylori eradication therapy in patients with peptic ulcer diseases [J]. J Gastroenterol, 2007,42(17):21-27.

[148] Takenaka R,Okada H,Kato J,et al. Helicobacter pylori eradication reduced the incidence of gastric cancer,especially of the intestinal type[J]. Aliment Pharmacol Ther,2007,25(7):805-812.

[149] Ogura K,Hirata Y,Yanai A,et al. The effect of Helicobacter pylori eradication on reducing the incidence of gastric cancer [J]. J Clin Gastroenterol,2008,42(3):279-283.

[150] Yanaoka K,Oka M,Ohata H,et al. Eradication of Helicobacter pylori prevents cancer development in subjects with mild gastric atrophy identified by serum pepsinogen levels[J]. Int J Cancer,2009,125(11):2697-2703.

[151] Mabe K,Takahashi M,Oizumi H,et al. Does Helicobacter pylori eradication therapy for peptic ulcer prevent gastric cancer?[J]. World J Gastroenterology,2009,15(34):4290-4297.

[152] Wu CY,Kuo KN,Wu MS,et al. Early Helicobacter pylori eradication decreases risk of gastric cancer in patients with peptic ulcer disease[J]. Gastroenterology,2009,137(5):1641-1648.

[153] Ma JL,Zhang L,Brown LM,et al. Fifteen-year effects of Helicobacter pylori,garlic,and vitamin treatments on gastric cancer incidence and mortality[J]. J Natl Cancer Inst,2012,104(6):488-492.

[154] Wong BC,Lam SK,Wong WM,et al. Helicobacter pylori eradication to prevent gastric cancer in a high-risk region of China:a randomized controlled trial[J]. JAMA,2004,291(2):187-194.

[155] Kosunen TU,Pukkala E,Sarna S,et al. Gastric cancers in Finnish patients after cure of Helicobacter pylori infection:A cohort study[J]. Int J Cancer,2011,128(2):433-439.

[156] Asaka M. A new approach for elimination of gastric cancer deaths in Japan[J]. Int J Cancer,2013,132(6):1272-1276.

[157] Talley NJ,Fock KM,Moayyedi P. Gastric Cancer Consensus conference recommends Helicobacter pylori screening and treatment in asymptomatic persons from high-risk populations to prevent gastric cancer [J]. Am J Gastroenterol,2008,103(3):510-514.

[158] Peleteiro B,Lopes C,Figueiredo C,et al. Salt intake and gastric cancer risk according to Helicobacter pylori infection,smoking,tumour site and histological type[J]. Br J Cancer,2011,104(1):198-207.

[159] Joossens JV,Hill MJ,Elliott P,et al. Dietary salt,nitrate and stomach cancer mortality in 24 countries. European Cancer Prevention(ECP)and the INTERSALT Cooperative Research Group[J]. Int J Epidemiol,1996,25(3):494-504.

[160] Fock KM,Talley N,Moayyedi P,et al. Asia-Pacific consensus guidelines on gastric cancer prevention [J]. J Gastroenterol Hepatol,2008,23(3):351-365.

[161] Cappuccio FP,Capewell S,Lincoln P,et al. Policy options to reduce population salt intake[J]. BMJ,2011,343:d4995.

[162] Thornton SN. Salt in health and disease--a delicate balance[J]. N Engl J Med,2013,368(26):2531.

[163] McCullough ML,Robertson AS,Jacobs EJ,et al. A prospective study of diet and stomach cancer mortality in United States men and women[J]. Cancer Epidemiol Biomarkers Prev,2001,10(11):1201-1205.

[164] Kobayashi M,Tsubono Y,Sasazuki S,et al. Vegetables,fruit and risk of gastric cancer in Japan:a 10-year follow-up of the JPHC Study Cohort I[J]. Int J Cancer,2002,102(1):39-44.

[165] Larsson SC,Bergkvist L,Wolk A. Fruit and vegetable consumption and incidence of gastric cancer:a prospective study[J]. Cancer Epidemiol Biomarkers Prev,2006,15(10):1998-2001.

[166] Lunet N,Lacerda-Vieira A,Barros H. Fruit and vegetables consumption and gastric cancer:a systematic review and meta-analysis of cohort studies[J]. Nutr Cancer,2005,53(1):1-10.

[167] Zamora-Ros R,Agudo A,Lujan-Barroso L,et al. Dietary flavonoid and lignan intake and gastric adenocarcinoma risk in the European Prospective Investigation into Cancer and Nutrition(EPIC) study[J]. Am J Clin Nutr,2012,96(6):1398-1408.

[168] Plummer M,Vivas J,Lopez G,et al. Chemoprevention of precancerous gastric lesions with antioxidant vitamin supplementation:a randomized trial in a high-risk population[J]. J Natl Cancer Inst,2007,99(2):137-146.

[169] Wu CY,Wu MS,Kuo KN,et al. Effective reduction of gastric cancer risk with regular use of nonsteroidal anti-inflammatory drugs in Helicobacter pylori-infected patients[J]. J Clin Oncol,2010,28(18):2952-2957.

[170] Jolly K,Cheng KK,Langman MJ. NSAIDs and gastrointestinal cancer prevention[J]. Drugs,2002,62(6):945-956.

[171] Zamrini E,McGwin G,Roseman JM. Association between statin use and Alzheimer's disease [J]. Neuroepidemiology,2004,23(1-2):94-98.

[172] Meier CR,Schlienger RG,Kraenzlin ME,et al. HMG-CoA reductase inhibitors and the risk of fractures [J]. JAMA,2000,283(24):3205-3210.

[173] Rejnmark L,Olsen ML,Johnsen SP,et al. Hip fracture risk in statin users—a population-based Danish case-control study [J]. Osteoporosis Int,2004,15(6):452-458.

[174] Boudreau DM,Yu O,Johnson J. Statin use and cancer risk:a comprehensive review [J]. Expert Opin Drug Saf,2010,9(4):603-621.

[175] Leung HW,Chan AL,Lo D,et al. Common cancer risk and statins:a population-based case-control study in a Chinese population[J]. Expert Opin Drug Saf,2013,12(1):19-27.

[176] Koizumi Y,Tsubono Y,Nakaya N,et al. Cigarette smoking and the risk of gastric cancer:a pooled analysis of two prospective studies in Japan[J]. Int J Cancer,2004,112(6):1049-1055.

[177] Gammon MD,Schoenberg JB,Ahsan H,et al. Tobacco,alcohol,and socioeconomic status and adenocarcinomas of the esophagus and gastric cardia[J]. J Natl Cancer Inst,1997,89(17):1277-1284.

[178] Lauren P. The two histological main types of gastric carcinoma:diffuse and so-called intestinal-type carcinoma [J]. Acta Pathol Microbiol Scand,1965,64:31-49.

[179] Henson DE,Dittus C,Younes M,et al. Differential trends in the intestinal and diffuse types of gastric carcinoma in the United States,1973-2000:increase in the signet ring cell type[J]. Arch Pathol Lab Med,2004,128(7):765-770.

[180] Jemal A,Center MM,DeSantis C,et al. Global patterns of cancer incidence and mortality rates and trends [J]. Cancer Epidemiol Biomarkers Prev,2010,19(8):1893-1907.

[181] Soerjomataram I,Lortet-Tieulent J,Parkin DM,et al. Global burden of cancer in 2008:a systematic analysis of disability-adjusted life-years in 12 world regions[J].Lancet,2012,380(9856):1840-1850.

[182] 王成增,孙喜斌. 2013 河南省肿瘤登记年报[M]. 北京:军事医学科学出版社,2013.

[183] Correa P,Piazuelo MB,Camargo MC. The future of gastric cancer prevention[J]. Gastric Cancer,2004,7(1):9-16.

[184] Correa P. Human gastric carcinogenesis:a multistep and multifactorial process—first American Cancer Society award lecture on cancer epidemiology and prevention[J]. Cancer Res,1992,52(24):6735-6740.

[185] de Vries AC,Haringsma J,Kuipers EJ. The detection,surveillance and treatment of premalignant gastric lesions related to Helicobacter pylori infection[J]. Helicobacter,2007,12(1):1-15.

[186] Tsukuma H,Oshima A,Narahara H,et al. Natural history of early gastric cancer:a non-concurrent,long term,follow up study[J]. Gut,2000,47(5):618-621.

[187] Alberts SR,Cervantes A,van de Velde CJ. Gastric cancer:epidemiology,pathology and treatment[J]. Ann Oncol,2003,14(Suppl 2):ii31-36.

[188] Maruyama K,Okabayashi K,Kinoshita T. Progress in gastric cancer surgery in Japan and its limits of radicality[J]. World J Surg,1987,11(4):418-425.

[189] Isobe Y,Nashimoto A,Akazawa K,et al. Gastric cancer treatment in Japan:2008 annual report of the JGCA nationwide registry[J]. Gastric Cancer,2011,14(4):301-316.

[190] Bollschweiler E,Boettcher K,Hoelscher AH,et al. Is the prognosis for Japanese and German patients with gastric cancer really different?[J]. Cancer,1993,71(10):2918-2925.

[191] 袁媛,张荫昌. 辽宁庄河胃癌防治现场报告[J]. 中国肿瘤,2009,18(1):14-18.

[192] Siegel R,Ma J,Zou Z,et al. Cancer statistics,2014[J]. CA Cancer J Clin,2014,64(1):9-29.

[193] 马雅婷,连士勇,刘志才,等. 河南省林州市食管癌人群现时生存分析[J]. 中华预防医学杂志,2009,43(12):1100-1103.

[194] Hamashima C,Shibuya D,Yamazaki H,et al. The Japanese guidelines for gastric cancer screening [J]. Jpn J Clin Oncol,2008,38(4):259-267.

[195] Miki K,Ichinose M,Kawamura N,et al. The significance of low serum pepsinogen levels to detect stomach cancer associated with extensive chronic gastritis in Japanese subjects[J]. Cancer Sci,1989,80(2):111-114.

[196] Miki K,Morita M,Sasajima M,et al. Usefulness of gastric cancer screening using the serum pepsinogen test method[J]. Am J Gastroenterology,2003,98(4):735-739.

[197] Miki K. Gastric cancer screening using the serum pepsinogen test method[J]. Gastric Cancer,2006,9(4):245-253.

[198] Dinis-Ribeiro M,da Costa-Pereira A,Lopes C,et al. Validity of serum pepsinogen I/II ratio for the diagnosis of gastric epithelial dysplasia and intestinal metaplasia during the follow-up of patients at risk for intestinal-type gastric adenocarcinoma[J]. Neoplasia,2004,6(5):449-456.

[199] Watabe H,Mitsushima T,Yamaji Y,et al. Predicting the development of gastric cancer from combining Helicobacter pylori antibodies and serum pepsinogen status:a prospective endoscopic cohort study[J]. Gut,2005,54(6):764-768.

[200] Oishi Y,Kiyohara Y,Kubo M,et al. The serum pepsinogen test as a predictor of gastric cancer the hisayama study[J]. Am J Epidemiol,2006,163(7):629-637.

[201] 张祥宏,黄飚,王俊灵,等. 胃癌高发区居民血清胃蛋白酶原水平与胃黏膜病变的关系[J]. 中华肿瘤杂志,2006,28(7):507-511.

[202] 李月红,张祥宏,黄飚,等. 胃癌高发区居民血清胃蛋白酶原水平及异常标准的研究[J]. 中华流行病学杂志,2006,27(10):840-844.

[203] 袁媛. 1997—2011 年辽宁省庄河地区胃癌高危人群筛查效果评估[J]. 中华肿瘤杂志,2012,34(7):538-542.

[204] 吕艳丽,李毅,刘光顺,等. 胃癌高发区血清胃蛋白酶原初筛加高危人群胃镜检查方案与直接胃镜筛查方案的效果比较[J]. 中华肿瘤杂志,2013,35(5):394-397.

[205] Matsukawa Y,Nishinarita S,Kaneko M,et al. Lansoprazole elevates the ratio of serum pepsinogen I vs pepsinogen II [J].

Int J Clin Pharmacol Res,1996,17(4):127-132.

[206] Yoshida S,Kozu T,Gotoda T,et al. Detection and treatment of early cancer in high-risk populations [J]. Best Pract Res Clin Gastroenterology,2006,20(4):745-765.

[207] Cao Q,Ran ZH,Xiao SD. Screening of atrophic gastritis and gastric cancer by serum pepsinogen,gastrin-17 and Helicobacter pylori immunoglobulin G antibodies[J]. J Dig Dis,2007,8(1):15-22.

[208] Shiotani A,Iishi H,Uedo N,et al. Histologic and serum risk markers for noncardia early gastric cancer [J]. In J Cancer,2005,115(3):463-469.

[209] Tan YK,Fielding JW. Early diagnosis of early gastric cancer[J]. Eur J Gastroenterol Hepatol,2006,18(8):821-829.

[210] Karimi P,Islami F,Anandasabapathy S,et al. Gastric cancer:descriptive epidemiology,risk factors,screening,and prevention[J]. Cancer Epidemiol Biomarkers Prev,2014,23(5):700-713.

[211] Aida K,Yoshikawa H,Mochizuki C,et al. Clinicopathological features of gastric cancer detected by endoscopy as part of annual health checkup[J]. J Gastroenterology Hepatol,2008,23(4):632-637.

[212] Asaka M,Kato M,Takahashi S,et al. Guidelines for the management of Helicobacter pylori infection in Japan:2009 revised edition[J]. Helicobacter,2010,15(1):1-20.

[213] Cook MB,Kamangar F,Whiteman DC,et al. Cigarette smoking and adenocarcinomas of the esophagus and esophagogastric junction:a pooled analysis from the international BEACON consortium[J]. J Natl Cancer Inst,2010,102(17):1344-1353.

[214] Freedman ND,Abnet CC,Leitzmann MF,et al. A prospective study of tobacco,alcohol,and the risk of esophageal and gastric cancer subtypes[J]. Am J Epidemiol,2007,165(12):1424-1433.

[215] Asaka M,Kato M,Graham DY. Strategy for eliminating gastric cancer in Japan[J]. Helicobacter,2010,15(6):486-490.

[216] Choi KS,Kwak MS,Lee HY,et al. Screening for gastric cancer in Korea:population-based preferences for endoscopy versus upper gastrointestinal series[J]. Cancer Epidemiol Biomarkers Prev,2009,18(5):1390-1398.

[217] Areia M,Carvalho R,Cadime AT,et al. Screening for gastric cancer and surveillance of premalignant lesions:a systematic review of cost-effectiveness studies[J]. Helicobacter,2013,18(5):325-337.

[218] Ricci C,Holton J,Vaira D. Diagnosis of Helicobacter pylori:invasive and non-invasive tests [J]. Best Pract Res Clin Gastroenterology,2007,21(2):299-313.

[219] Lee BE,Kim GH,Park DY,et al. Acetic acid-indigo carmine chromoendoscopy for delineating early gastric cancers:its usefulness according to histological type[J]. BMC Gastroenterol,2010,10:97.

[220] Yao K,Iwashita A,Tanabe H,et al. White opaque substance within superficial elevated gastric neoplasia as visualized by magnification endoscopy with narrow-band imaging:a new optical sign for differentiating between adenoma and carcinoma [J]. Gastrointest Endosc,2008,68(3):574-580.

[221] Murphy G,Kamangar F,Dawsey SM,et al. The relationship between serum ghrelin and the risk of gastric and esophagogastric junctional adenocarcinomas[J]. J Natl Cancer Inst,2011,103(14):1123-1129.

[222] Sadjadi A,Yazdanbod A,Lee YY,et al. Serum ghrelin:a new surrogate marker of gastric mucosal alterations in upper gastrointestinal carcinogenesis[J]. PLoS One,2013,8(9):e74440.

[223] Zhang Y,Weck MN,Schöttker B,et al. Gastric parietal cell antibodies,Helicobacter pylori infection,and chronic atrophic gastritis:evidence from a large population-based study in Germany [J]. Cancer Epidemiol Biomarkers Prev,2013,22(5):821-826.

[224] 李连弟,王国清. 中国常见恶性肿瘤筛查方案[M].北京:人民卫生出版社,1999.

[225] 袁媛,张联. 胃癌高发现场高危人群综合防治研究[J]. 中国肿瘤,2001,10(3):139-142.

[226] 卫生部疾病预防控制局, 癌症早诊早治项目专家委员会.癌症早诊早治项目技术方案(2011年版)[M].北京:人民卫生出版社,2011.

[227] Liu CY,Wu CY,Lin JT,et al. Multistate and multifactorial progression of gastric cancer:results from community-based mass screening for gastric cancer[J]. J Med Screen,2006,13(suppl 1):s2-5.

[228] Lee YC,Lin JT,Wu HM,et al. Cost-effectiveness analysis between primary and secondary preventive strategies for gastric cancer[J]. Cancer Epidemiol Biomarkers Prev,2007,16(5):875-885.

[229] Hamashima C,Saito H,Nakayama T,et al. The standardized development method of the Japanese guidelines for cancer screening[J]. Jpn J Clin Oncol,2008,38(4):288-295.

[230] Kato M,Asaka M. Recent development of gastric cancer prevention[J]. Jpn J Clin Oncol,2012,42(11):987-994.

[231] Lee KS,Oh DK,Han MA,et al.Gastric cancer screening in Korea:report on the national cancer screening program in 2008

[J]. Cancer Res Treat,2011,43(2):83-88.

[232] Yoo KY. Cancer control activities in the Republic of Korea[J]. Jpn J Clin Oncol,2008,38(5):327-333.

[233] Lee KS,Oh DK,Han MA,et al. Gastric cancer screening in Korea:report on the national cancer screening program in 2008[J]. Cancer Res Treat,2011,43(2):83-88.

[234] Choi KS,Jun JK,Park EC,et al. Performance of different gastric cancer screening methods in Korea:a population-based study[J]. PLoS One,2012,7(11):e50041.

[235] Lee HY,Park EC,Jun JK,et al. Comparing upper gastrointestinal X-ray and endoscopy for gastric cancer diagnosis in Korea[J]. World J Gastroenterol,2010,16(2):245-250.

[236] Kim BJ,Heo C,Kim BK,et al. Effectiveness of gastric cancer screening programs in South Korea:organized vs opportunistic models[J]. World J Gastroenterol,2013,19(5):736-741.

[237] Koh WP,Robien K,Wang R,et al. Smoking as an independent risk factor for hepatocellular carcinoma:the Singapore Chinese Health Study[J]. Br J Cancer,2011,105(9):1430-1435.

[238] Dan YY,So JB,Yeoh KG. Endoscopic screening for gastric cancer[J]. Clin Gastroenterol Hepatol,2006,4(6):709-716.

[239] Zhou HJ,Dan YY,Naidoo N,et al. A cost-effectiveness analysis evaluating endoscopic surveillance for gastric cancer for populations with low to intermediate risk[J]. PLoS One,2013,8(12):e83959.

[240] Smith RA,Cokkinides V,Eyre HJ. American Cancer Society guidelines for the early detection of cancer,2006 [J]. CA Cancer J Clin,2006,56(1):11-25.

[241] Dinis-Ribeiro M,Areia M,de Vries AC,et al. Management of precancerous conditions and lesions in the stomach(MAPS): guideline from the European Society of Gastrointestinal Endoscopy (ESGE),European Helicobacter Study Group(EHSG), European Society of Pathology (ESP),and the Sociedade Portuguesa de Endoscopia Digestiva (SPED)[J].Endoscopy, 2012,44(1):74-94.

[242] Ajani J,D'Amico TA,Hagman JA,et al.NCCN Clinical Practice Guidelines in Oncology Gastric Cancer [J].J Natl Compr Canc Netw,2003,1(1):28-39.

[243] 陈灏珠,林果为,王吉耀,等.实用内科学[M].第14版.北京:人民卫生出版社,2013:1923-1928.

[244] 唐承薇,程南生.消化系统疾病[M].北京:人民卫生出版社,2011:313-320.

[245] Lee J,Lim do H,Kim S,et al. Phase Ⅲ trial comparing capecitabine plus cisplatin versus capecitabine plus cisplatin versus capecitabine plus cisplatin with concurrent capecitabine radiotherapy in completely resected gastroc cancer with D2 lymph node dissction:the ARTIST trial[J].J Clin Oncol,2009,27(15):4537.

[246] Bang Y,Chung H,Xu J,et al. Pathological features of advanced gastric cancer (GC):Relationship to human epidermal growth factor receptor 2(HER2) positivity in the global screening programme of the ToGA trial[J]. J Clin Oncol,2009,27 (15):4537.

[247] Yasui W,Oue N,Aung PP,et al.Molecular-pathological prognostic factors of gastric cancer:a review[J]. Gastric Cancer, 2005,8(2):86-94.

[248] MacLellan SJ,MacKay HJ,Ringash J,et al.Laparoscopic gastrectomy for patients with advanced gastric cancer produces oncologic out-comes similar to those for open resection[J].Surg Endosc,2012,26(7):1813-1821.

[249] Lordick F,Kang YK,Chung HC,et al.Capecitabine and cisplatin with or without cetuximab for patients with previously untreated advanced gastric cancer(EXPAND): a randomised,open-label phase 3 trial[J]. Lancet Oncol,2013,14(6): 490-499.

[250] Japanese Gastric Cancer Association. Japanese classification of gastric carcinoma:3rd English edition [J]. Gastric Cancer, 2011,14(2):101-112.

[251] 王成文,金松杰.早期胃癌的内镜下治疗[J].世界华人消化杂志,2007,15(34):3583-3586.

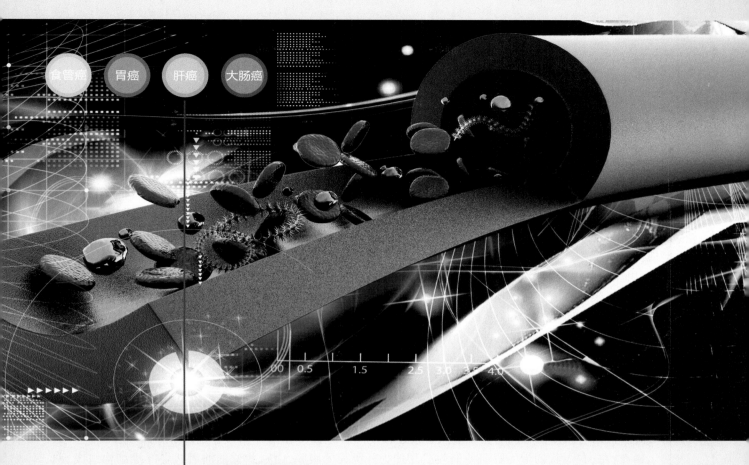

食管癌　胃癌　肝癌　大肠癌

# 第4章　肝癌的防控

# 第一节  肝脏的解剖和生理

## 1  肝脏的解剖学概述

肝脏是人体最大的实质性消化器官,位于腹部的右季肋区,大部分被肋弓所遮盖,依靠肝周韧带固定于腹腔的右上部和膈肌的下方,生理性呼吸时膈肌的上下移动可使肝脏移动 2~3cm,部分肝病患者可在其肋缘下触及肿大的肝脏或深呼吸时肋缘下触及下移的肝脏边缘。肝脏是一个血供丰富的实质性器官,生理性肝脏呈棕红色,质软有弹性而组织脆弱,外观呈楔形生长,肝右缘圆钝而厚,左缘逐渐收窄而组织菲薄。由于肝脏位置相对固定而组织软脆,是人体最容易因外力而导致挫裂的器官,膨胀性生长的肝癌引起肝包膜紧张而产生胀痛不适感,少部分肿瘤突破肝包膜可能导致肝癌破裂,引起腹腔内出血。

肝脏一般重约 1200~1600g,成人肝脏重量约为身体重量的 2%,从肝重和体积来衡量,男性略高于女性。肝脏左右径(长)约 25cm,前后径(宽)约 15cm,上下径(厚)约 6cm。

## 2  肝脏的韧带和周围间隙

### 2.1  肝脏的韧带

肝脏借助与周围器官间的韧带形成直接连接以固定肝脏,8 条肝周韧带分别位于膈面和脏面。

膈面:左、右冠状韧带由膈肌的壁腹膜延伸为肝膈面的腹膜,由冠状位的前后两层纤维结构组成,两层间无腹膜覆盖的区域称为肝裸区。冠状韧带的左、右两端处前后两层互相叠合形成左、右三角韧带。肝镰状韧带是由纵向分布的两层腹膜皱襞形成,起于脐以上的腹前壁正中线,止于肝膈面移行为膈腹膜和前壁腹膜,对肝脏起固定作用。

脏面:肝十二指肠韧带位于肝脏面的横沟与十二指肠球部之间,其根部为第一肝门,出入肝门的结构有肝动脉、门静脉、胆总管、淋巴管道系统及肝神经丛,被纤维结缔组织及双层腹膜包裹形成肝蒂。肝切除时最常使用的血流阻断方式为第一肝门阻断(也称为 Pringle 阻断法),是指阻断肝十二指肠韧带的血流。

肝胃韧带是介于肝和胃之间的菲薄的双层腹膜结构,由肝十二指肠韧带左侧移行为小网膜。镰状韧带的游离缘内含自脐至肝门的脐静脉索,命名为肝圆韧带。

### 2.2  肝周间隙

肝周共包括 6 个间隙,分别是右肝上间隙、右肝下间隙、左肝上前间隙、左肝上后间隙、左肝下前间隙和左肝下后间隙。其中右肝下间隙是仰卧时,腹膜腔在骨盆以上的最低部分,其底为右肾,该间隙也称肝肾隐窝(hepato-renal pouch)。左肝下间隙被小网膜分为左肝下前间隙和左肝下后间隙,其中左肝下后间隙即小网膜囊,网膜孔是其惟一对外通道,该间隙为最危险间隙。

## 3  肝脏的管道系统

### 3.1  Glisson 系统

1654 年英国的解剖生理学家和病理学家 Glisson(1597—1677)首次描述肝脏的血供,并指出肝内并行的门静脉、肝动脉、肝内胆管的各级分支被疏松纤维结缔组织所包绕而构成一鞘状结构,形成如海绵状柔软的肝脏的"骨骼"支持,后来以 Glisson 系统或鞘命名。Glisson 系统是现代肝脏分叶、分段的解剖学基础。

肝脏有独特的双重血液供应,肝固有动脉供血占全肝供血量的 20%~40%,其供血的氧含量较高,门静脉将胃、肠、胰、脾吸收的营养物质输送到肝脏,供血量占肝脏血供的 60%~80%。

### 3.1.1 肝动脉系统

肝总动脉在十二指肠球部后方分出胃十二指肠动脉后,在小网膜游离缘延续为肝固有动脉,后者在肝十二指肠韧带内行走于胆管的左侧和门静脉的左前方,在肝门处呈 Y 形分为左肝动脉和右肝动脉。右肝动脉常常在胆囊三角处发出胆囊动脉,在肝门右侧发出尾叶动脉后,再分出前叶和后叶动脉上、下段支。左肝动脉在肝门左侧发出尾叶动脉,再分出内侧叶动脉和外侧叶动脉的上段支和下段支。肝固有动脉存在一定的个体解剖变异,如发出肝中动脉或肝左副动脉等。

### 3.1.2 门静脉系统

门静脉在胰颈后方由肠系膜上静脉和脾静脉汇合而成,在第一肝门呈 T 形分为左、右两支,门静脉右支发出的分支有:右前支,自右支前上缘发出,分为两支,分布于右前叶上部和下部;右后支分为后上、后下两支,分别供应右后叶上段和下段。门脉左支横向左行在脐裂隙平面分成左外侧支和左内侧支,左外侧支供应左外侧叶上段和下段,左内侧支分别至左内侧叶的上部和下部。门静脉分叉处 1~3 支分支分布于尾状叶左右两半。

### 3.1.3 胆道系统

肝脏内外的各级胆管是胆汁排泄汇集后流入小肠的导管系统。肝细胞分泌的胆汁经胆小管流入叶间胆管,经多次汇集每半肝形成一条肝管,即左、右肝管,出肝后汇合成肝总管。肝总管和胆囊管汇集成胆总管。

## 3.2 肝静脉系统

肝静脉起源于肝小叶内的中央静脉,收集乏氧的肝脏回流血液最后注入下腔静脉,肝静脉管壁薄无弹性,且无血管瓣。主要包括肝左、中、右静脉及其属支,此外还有一些肝短静脉。

肝左静脉:收集左外侧叶静脉血,单独或与肝中静脉汇合后在左侧壁注入下腔静脉,其轨迹在肝表面被设定为左叶间裂。

肝中静脉:主干收集左内侧叶和右前叶的静脉血,汇入下腔静脉的左前壁,其轨迹在肝表面被设定为肝正中裂。

肝右静脉:主干收集右后叶上、下段的静脉血,汇入下腔静脉右侧,其轨迹在肝表面被设定为右叶间裂。

肝短静脉:主要收集右后叶脏面和尾状叶的一些小静脉属支,在肝后面汇入下腔静脉,解剖学上将此区域称第三肝门。

# 4 肝脏的分叶分段

正确理解肝脏的分叶和分段对肝脏手术及治疗具有指导意义。而肝分叶分段的标准也在不断适应现代外科的发展,使人们有了新的认识。

## 4.1 形态学的四叶分法

依据肝脏膈面矢状位走行的镰状韧带把肝脏分为左叶、右叶,再在肝脏腹面(脏面)将肝脏分为右叶、左叶、方叶和尾状叶。这种大体形态的简单分类没有体现肝脏内部管道系统的生理性走向,因而客观上无法满足肝段叶切除的手术需要。

## 4.2 五叶四段法

肝实质内动脉、静脉及肝内胆管及其分支的分布形成肝裂,其中起自胆囊窝中点,斜行向后而止于左肝静脉汇入下腔静脉左缘的正中裂将肝脏划分为左、右半肝。

以矢状位走行的镰状韧带为标志的左叶间裂将左半肝分为左内侧叶和左外侧叶,左外侧叶以段间裂分为左外叶上段和左外叶下段。

右叶间裂起自肝右下角至胆囊窝连线的外、中 1/3 交界处,止于肝右静脉汇入下腔静脉右缘,将右半肝分为右前叶和右后叶,而右段间裂把右后叶又分为上段和下段。

尾状叶为单独的一叶,位于肝脏脏面左、右纵沟之间,横沟的上后部(靠近胆囊窝)。见图 4-1。

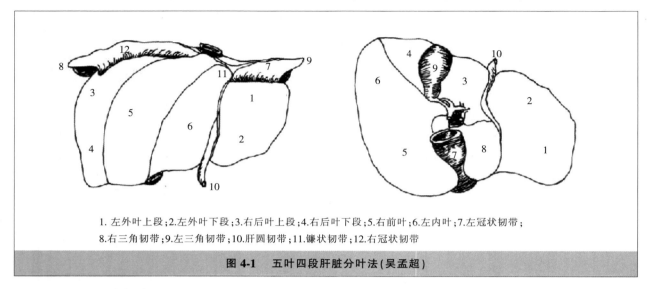

1. 左外叶上段;2.左外叶下段;3.右后叶上段;4.右后叶下段;5.右前叶;6.左内叶;7.左冠状韧带;
8.右三角韧带;9.左三角韧带;10.肝圆韧带;11.镰状韧带;12.右冠状韧带

**图 4-1　五叶四段肝脏分叶法(吴孟超)**

### 4.3　Couinaud 分段法

1957 年,法国外科医生 Claude Couinaud 提出以 Glisson 鞘在肝脏走行分布为基础,以肝静脉主干及其属支走行于肝裂内作为肝段界限,将肝脏分为 8 段。

以肝中静脉所在纵行平面形成的肝正中裂将肝脏分为左半肝和右半肝。以左肝静脉走行形成的左叶间裂将左半肝纵行分为左肝内叶与左肝外叶,左肝外叶以门静脉左支形成的段间裂分为上段(Ⅱ段)、下段(Ⅲ段)。纵向走行的肝右静脉形成的右叶间裂将右半肝分为右前叶和右后叶,而横向走行的门静脉右支将前者分为右前叶上段(Ⅷ段)和右前叶下段(Ⅴ段),将后者分为右后叶上段(Ⅶ段)和右后叶下段(Ⅵ段)。

尾状叶(段)不依赖 4 个门静脉蒂和 3 支主肝静脉,同时接受肝动脉和左、右门静脉分支的供血,经肝短静脉注入下腔静脉。左肝内叶(Ⅳ段)分为上段(Ⅳa 段)和下段(Ⅳb 段,即肝方叶)。见图 4-2。

Couinaud 分法将肝脏分为 8 个独立的功能单元(图 4-3),每个肝段均有独立的血管和胆管,肝段中

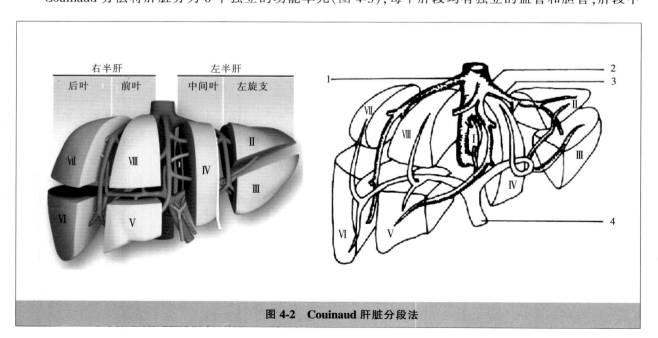

**图 4-2　Couinaud 肝脏分段法**

心有门静脉、肝动脉和胆管组成 Glisson 鞘。这意味着外科手术前可以进行病灶的精确定位,最大限度地精准切除单一肝段而保护健康肝段的管道引流,因而对肝脏手术操作具有指导意义。基于该分类法,解剖性肝段切除术在临床得到广泛开展。

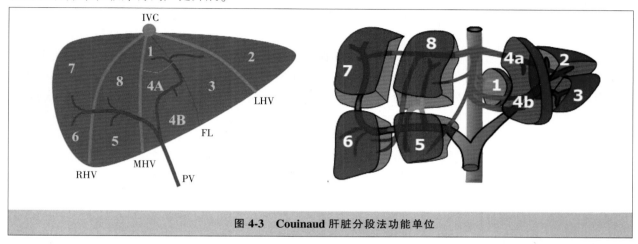

图 4-3 Couinaud 肝脏分段法功能单位

# 5 肝脏的生理

肝脏承担机体重要的消化生理功能。

## 5.1 吞噬和免疫功能

肝脾和骨髓的网状内皮(巨噬细胞)细胞能清除各种病原体和杂物。肝窦的枯否细胞将红细胞和细菌逐步裂解、分解成胆红素和球蛋白,球蛋白被分解成多肽再利用。作为代谢产物的铁通过转铁蛋白转运到肝脾存储起来,并参与骨髓的造血。

## 5.2 毒素、激素和药物的生物转化

肝细胞通过去毒和失活激素等保护机体免受伤害。细胞色素 P450 酶系通过添加或暴露功能基改变靶分子结构,再添加糖、氨基酸、硫酸酯和乙酰基团等功能基,使底物的理化性质改变而溶于水,通过尿和粪便的形式排泄达到解毒的目的。

## 5.3 维生素和矿物质的存储

80%的维生素 A 都储存在肝脏星型细胞的脂肪中。肝纤维化或肝硬化时乏维生素 A 的星型细胞转变为成纤维细胞或肌纤维细胞,产生大量的胶原蛋白和黏性糖蛋白。肝脏储备的维生素 A、B、D、E、K 等足以应付机体的维生素缺乏。

## 5.4 营养代谢功能

脂肪代谢:肝脏接收的各种脂质形式包括乳糜微粒、极低密度脂蛋白(VLDL)、低密度脂蛋白(LDL)、高密度脂蛋白(HDL)和脂肪酸。脂肪酶将高脂蛋白分子分解成更小的单位脂蛋白酯酶(LPL),常表达于血管内皮细胞。循环脂蛋白小到足以进入 Disse 间隙附着于受体肝细胞。这些脂蛋白残体依附于肝细胞表面成为肝脂酶的化合底物。低密度脂蛋白受体通过吞噬过程产生的脂蛋白片段转移到肝细胞。乳糜微粒是膳食脂肪的分解物,直径约 75~1200nm,含有 98%的脂类和 2%的蛋白质,产生于十二指肠绒毛并经淋巴乳糜管运送到胸导管进入循环系统。乳糜微粒通过与 LPL 接触,水解为更小、更稠密的脂肪酸到达肝脏,由肝窦内皮细胞和肝细胞表达肝脂酶继续降解。VLDL 主要由肝细胞合成,直径约 30~80nm,含有 90%的脂肪和 10%的蛋白质,转运在肝脏转化的等离子体或贮存在肝脏以外合成的甘油三酯。LDL 直径为 20nm 左右,由 VLDL 的脂肪酶作用而形成。含有 70%的脂质和 30%的蛋白质,LDL 合成的胆固醇分布于整个身体。

肝脏是胆固醇合成的主要器官,极低密度脂蛋白、细胞膜、激素、胆汁等 HDL 以小脂蛋白颗粒形成于

肝脏和小肠(5~15nm),含 50%的脂质和 50%的蛋白质。HDL 收集外周的胆固醇与脂蛋白片段转运到肝脏进行再利用。脂肪酸是直链烃链,是膳食脂蛋白(三羧酸甘油酯)的主要成分。肝脏脂蛋白降低肝脂肪酶或合成脂肪酸,成为饥饿时主要的碳水化合物来源。

碳水化合物代谢:当能量摄入超过能量消耗,多余的葡萄糖转化为糖原或甘油三酯。当能量消耗超过能量摄入,糖原分解释放葡萄糖。葡萄糖是首要的能量来源,肝细胞和肌细胞储存葡萄糖作为细胞的糖原颗粒。肝脏通过血糖代谢过程来管理碳水化合物和保证充足的血糖:糖原合成——多余的葡萄糖、果糖和半乳糖被转化为糖原并储存在肝脏中。糖原分解——当血糖下降时,肝脏分解储存的糖原,以提高血糖水平。糖异生——肝脏可以合成乳酸,部分氨基酸和甘油葡萄糖。当葡萄糖含量较低时,肝脏可以通过脂肪酸代谢来储存葡萄糖获得能量。

蛋白质代谢:肝脏是蛋白质和氨基酸代谢的主要器官。

蛋白合成:肝脏是人体白蛋白惟一的合成器官,产量相当于总蛋白质的 50%,每天白蛋白合成约 12g,失代偿期肝硬化患者每天仅合成白蛋白约 4g。此外,还合成、维持和调节 γ 球蛋白以外的各种球蛋白、酶蛋白及血浆蛋白、凝血因子等。由肝细胞合成的血浆蛋白包括白蛋白、纤维蛋白原、凝血酶原、α-胎儿球蛋白、血红素结合蛋白及转铁蛋白等。

蛋白分解:膳食蛋白质在胃酸各种蛋白水解酶的作用下分解为氨基酸,氨基酸被小肠吸收后通过门静脉系统被输送入肝脏。多数氨基酸再合成肝脏自身的蛋白、酶和血浆蛋白,剩余氨基酸进入分解代谢环节,首先通过脱氨基转变为三羧酸循环的中间代谢产物,代谢产氨再通过鸟氨酸三羧酸循环合成尿素排出体外,氨基酸氧化脱氨形成酮酸和氨分子。酮酸经过三羧酸循环后生成二氧化碳、水及 ATP。肝脏结合氨与二氧化碳形成尿素和水。

# 第二节　肝癌流行病学

# 1　概　况

据 GLOBOCAN 2012 估计,2012 年世界肝癌发病 782 451 例, 占世界同期癌症发病总数的 5.6%,世界年龄标化率(ASR-W)为 10.1/10 万,死亡 745 517 例,占世界同期癌症死亡总数的 9.1%,ASR-W 为 9.5/10 万,5 年患病数 633 170 例,占世界同期癌症患病总数的 1.9%,5 年患病率为 12.2/10 万;估计同期中国发病 394 770 例,占中国同期癌症发病总数的 12.9%,ASR-W 为 22.3/10 万,死亡 383 203 例,占中国同期癌症死亡总数的 17.4%,ASR-W 为 21.4/10 万,5 年患病数 290 910 例,占中国同期癌症患病总数的5.8%,5 年患病率为 26.3/10 万。中国肝癌发病率和死亡率分别是世界的 2.21 倍和 2.25 倍,发达地区的 4.13 倍和4.65 倍,亚洲地区的 1.68 倍和 1.70 倍(表 4-1)。

表 4-1　世界肝癌流行概况(1/10 万)

| 地区 | 发病 | | | 死亡 | | | 5 年患病 | | |
|---|---|---|---|---|---|---|---|---|---|
| | 例数(N) | 构成(%) | ASR-W | 例数(N) | 构成(%) | ASR-W | 例数(N) | 构成(%) | Prop |
| 全球 | 782451 | 5.6 | 10.1 | 745517 | 9.1 | 9.5 | 633170 | 1.9 | 12.2 |
| 发达地区 | 134302 | 2.2 | 5.4 | 123061 | 4.3 | 4.6 | 163807 | 1.0 | 15.8 |
| 欠发达地区 | 648149 | 8.1 | 12.0 | 622456 | 11.7 | 11.5 | 469363 | 3.0 | 11.3 |
| 亚洲 | 594431 | 8.8 | 13.3 | 566886 | 12.6 | 12.6 | 482124 | 3.7 | 15.2 |
| 中国 | 394770 | 12.9 | 22.3 | 383203 | 17.4 | 21.4 | 290910 | 5.8 | 26.3 |

全国肿瘤登记中心根据 2010 年全国 147 个登记处的资料，估计 2010 年全国肝癌发病数 35.88 万例，占同期全国癌症发病总数的 11.60%，发病粗率（CR）、中国年龄标化率（ASR-C）和 ASR-W 分别为 27.29/10 万、21.35/10 万和 20.87/10 万，男女发病分别约 26.88 万例和 9.01 万例，男性 ASR-C 是女性的 3.09 倍，农村是城市的 1.35 倍（表 4-2）。而同期全国肝癌死亡 31.24 万例，死亡 CR、ASR-C 和 ASR-W 分别为 23.76/10 万、18.43/10 万和 18.04/10 万，男女死亡分别约 23.20 万例和 8.05 万例。0~74 岁累积发病率和死亡率分别为 2.41% 和 2.05%（表 4-3）。

表 4-2　中国 2010 年肝癌发病概况（1/10 万）

| 地区 | 性别 | 例数（N） | 粗率 | 构成（%） | ASR-C | ASR-W | 累积率（0~74岁） | 截缩率（35~64岁） | 顺位 |
|---|---|---|---|---|---|---|---|---|---|
| 全国 | 合计 | 358840 | 27.29 | 11.60 | 21.35 | 20.87 | 2.41 | 40.05 | 3 |
| | 男性 | 268757 | 39.94 | 14.87 | 32.21 | 31.38 | 3.59 | 62.74 | 3 |
| | 女性 | 90083 | 14.03 | 7.01 | 10.41 | 10.30 | 1.20 | 16.54 | 5 |
| 全国城市 | 合计 | 166166 | 25.07 | 9.78 | 18.27 | 17.94 | 2.08 | 32.94 | 4 |
| | 男性 | 123924 | 36.52 | 12.70 | 27.69 | 27.09 | 3.10 | 52.58 | 3 |
| | 女性 | 42242 | 13.06 | 5.84 | 8.80 | 8.74 | 1.02 | 12.60 | 5 |
| 全国农村 | 合计 | 192674 | 29.55 | 13.83 | 24.74 | 24.15 | 2.79 | 47.83 | 3 |
| | 男性 | 144833 | 43.40 | 17.40 | 37.21 | 36.22 | 4.17 | 73.88 | 3 |
| | 女性 | 47841 | 15.03 | 8.52 | 12.20 | 12.05 | 1.41 | 20.87 | 5 |
| 东部地区 | 合计 | 134699 | 24.49 | 10.48 | 18.92 | 18.48 | 2.13 | 36.51 | 3 |
| | 男性 | 101655 | 36.11 | 13.93 | 28.84 | 28.06 | 3.21 | 58.00 | 3 |
| | 女性 | 33044 | 12.31 | 5.95 | 8.93 | 8.85 | 1.03 | 14.25 | 6 |
| 中部地区 | 合计 | 112641 | 26.66 | 11.18 | 20.85 | 20.46 | 2.39 | 38.28 | 3 |
| | 男性 | 82099 | 38.08 | 14.10 | 30.57 | 29.99 | 3.48 | 58.66 | 3 |
| | 女性 | 30542 | 14.76 | 7.18 | 11.12 | 10.94 | 1.28 | 17.33 | 5 |
| 西部地区 | 合计 | 111500 | 32.56 | 13.93 | 25.99 | 25.34 | 2.87 | 48.21 | 3 |
| | 男性 | 85003 | 48.32 | 17.13 | 39.66 | 38.46 | 4.32 | 75.71 | 2 |
| | 女性 | 26497 | 15.91 | 8.71 | 12.04 | 11.97 | 1.37 | 19.37 | 5 |

表 4-3　中国 2010 年肝癌死亡概况（1/10 万）

| 地区 | 性别 | 例数（N） | 粗率 | 构成（%） | ASR-C | ASR-W | 累积率（0~74岁） | 截缩率（35~64岁） | 顺位 |
|---|---|---|---|---|---|---|---|---|---|
| 全国 | 合计 | 312432 | 23.76 | 15.97 | 18.43 | 18.04 | 2.05 | 15.97 | 2 |
| | 男性 | 231950 | 34.47 | 18.49 | 27.69 | 27.04 | 3.05 | 18.49 | 2 |
| | 女性 | 80482 | 12.54 | 11.46 | 9.15 | 9.05 | 1.02 | 11.46 | 3 |
| 全国城市 | 合计 | 142388 | 21.48 | 13.76 | 15.46 | 15.16 | 1.72 | 26.06 | 2 |
| | 男性 | 104689 | 30.86 | 16.03 | 23.26 | 22.72 | 2.56 | 41.56 | 2 |
| | 女性 | 37699 | 11.65 | 9.88 | 7.67 | 7.61 | 0.85 | 10.01 | 3 |
| 全国农村 | 合计 | 170044 | 26.08 | 18.45 | 21.75 | 21.32 | 2.43 | 40.64 | 2 |
| | 男性 | 127261 | 38.14 | 21.18 | 32.69 | 32.00 | 3.64 | 62.90 | 2 |
| | 女性 | 42783 | 13.44 | 13.34 | 10.81 | 10.69 | 1.22 | 17.65 | 3 |
| 东部地区 | 合计 | 124872 | 22.71 | 15.27 | 17.38 | 17.02 | 1.95 | 31.86 | 2 |
| | 男性 | 92453 | 32.85 | 17.95 | 26.13 | 25.52 | 2.91 | 50.31 | 2 |
| | 女性 | 32419 | 12.08 | 10.71 | 8.62 | 8.53 | 0.97 | 12.74 | 3 |
| 中部地区 | 合计 | 95997 | 22.72 | 15.62 | 17.58 | 17.26 | 1.95 | 30.32 | 2 |
| | 男性 | 70456 | 32.68 | 17.88 | 26.14 | 25.60 | 2.86 | 47.11 | 2 |
| | 女性 | 25541 | 12.34 | 11.58 | 9.09 | 9.00 | 1.03 | 13.04 | 3 |
| 西部地区 | 合计 | 91563 | 26.74 | 17.46 | 21.26 | 20.77 | 2.32 | 38.17 | 2 |
| | 男性 | 69041 | 39.25 | 20.00 | 32.15 | 31.31 | 3.49 | 59.41 | 2 |
| | 女性 | 22522 | 13.53 | 12.56 | 10.19 | 10.09 | 1.11 | 15.90 | 3 |

# 2　顺　位

　　据 GLOBOCAN 2012 估计,2012 年男性肝癌发病 ASR-W 分别占同期男性世界和中国癌症发病顺位的第 5 位和第 2 位,女性分别占第 9 位和第 5 位,合计分别占第 7 位和第 3 位;男性死亡 ASR-W 均占第 2 位,女性分别占第 6 位和第 2 位,合计分别占第 3 位和第 2 位(图 4-4~6)。

　　《五大洲癌症发病》第 10 卷显示肝癌发病 ASR-W 分别占同期中国男女癌症发病顺位的第 2 位和第 5 位(表 4-4)。

　　除 2010 年女性肝癌发病占同期女性癌症发病顺位第 3 位外,2003~2007 年、2009 年和 2010 年全国肿瘤登记与 2004~2005 年全国癌症死因调查资料显示,男、女和男女合计肝癌发病 ASR-W 分别占第 3、5 和 4 位,死亡分别占第 2、3 和 2 位。

# 3　地区分布

### 3.1　全球肝癌发病和死亡情况

　　肝癌高发于欠发达地区,GLOBOCAN 2012 估计 2012 年世界 83% 的肝癌发生于欠发达地区,50% 发生于中国,男性高发于东亚(ASR-W 31.9/10 万)和东南亚(ASR-W 22.2/10 万),其次是南欧(ASR-W 9.5/10 万)和北美 (ASR-W 9.3/10 万),低发于北欧 (ASR-W 4.6/10 万)和中南亚(ASR-W 3.7/10 万),女性高发于东亚(ASR-W 10.2/10 万)和西非(ASR-W 8.1/10 万),低发于北欧 (ASR-W 1.8/10 万)和密克罗尼西

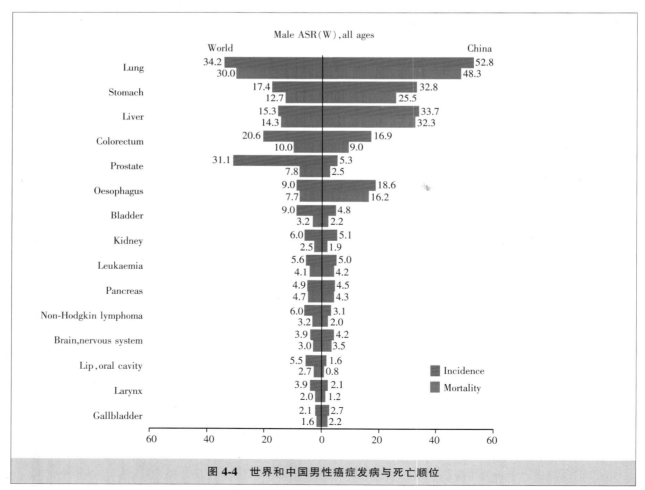

图 4-4　世界和中国男性癌症发病与死亡顺位

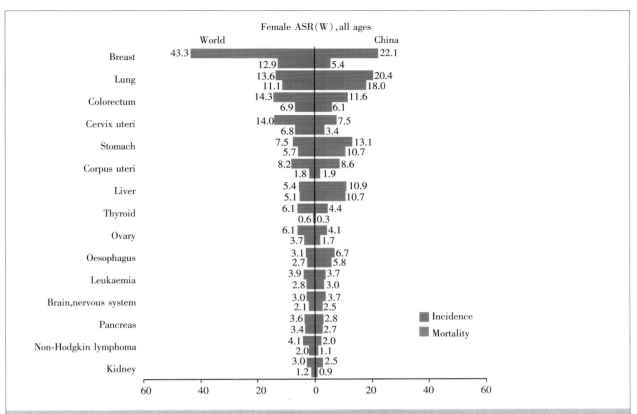

**图 4-5　世界和中国女性癌症发病与死亡顺位**

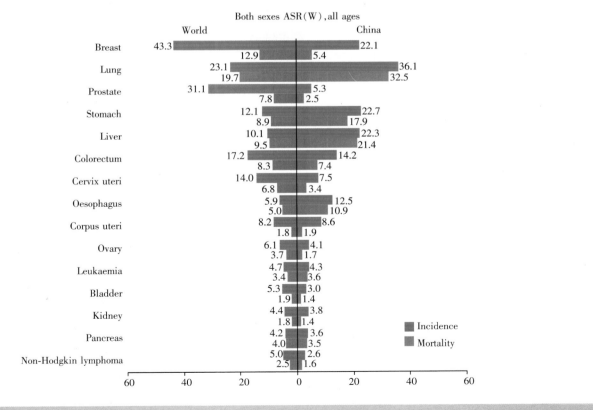

**图 4-6　世界和中国癌症发病与死亡顺位**

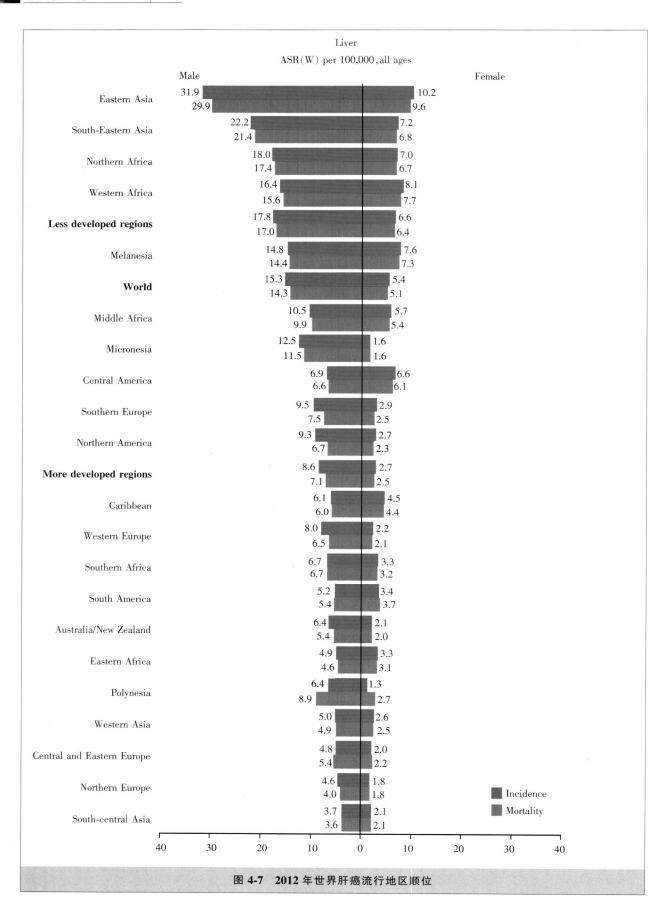

图 4-7　2012 年世界肝癌流行地区顺位

表 4-4　2003~2007 年中国癌症发病顺位(1/10 万)

| 顺位 | 男性 | | | 女性 | | |
|---|---|---|---|---|---|---|
| | 部位(ICD 编码) | CR | ASR-W | 部位(ICD 编码) | CR | ASR-W |
| 1 | 肺（C33~34） | 71.3 | 46.8 | 乳腺（C50） | 53.2 | 35.3 |
| 2 | 肝（C22） | 38.3 | 26.2 | 肺（C33~34） | 35.1 | 20.6 |
| 3 | 胃（C16） | 35.5 | 23.6 | 结肠（C18） | 20.3 | 12.0 |
| 4 | 结肠（C18） | 22.1 | 14.3 | 胃（C16） | 18.9 | 11.4 |
| 5 | 食管（C15） | 18.8 | 12.7 | 肝（C22） | 13.4 | 8.2 |
| 6 | 直肠（C19~20） | 17.4 | 11.6 | 直肠（C19~20） | 13.0 | 7.9 |
| 7 | 前列腺（C61） | 16.0 | 9.8 | 子宫体（C54） | 9.6 | 6.5 |
| 8 | 膀胱（C67） | 11.7 | 7.5 | 卵巢（C56） | 9.4 | 6.5 |
| 9 | 鼻咽（C11） | 8.4 | 5.9 | 子宫颈（C53） | 9.4 | 6.3 |
| 10 | 胰腺（C25） | 8.3 | 5.4 | 甲状腺（C73） | 8.5 | 6.2 |
| | 所有部位 | 316.0 | 213.0 | 所有部位 | 264.7 | 168.4 |

亚(1.6/10 万)，女性发病低于男性。肝癌预后较差，其死亡发病比为 0.95，死亡地理分布与发病相似(图 4-7~11)。

　　据 GLOBOCAN 2012 估计，2012 年世界 184 个国家/地区中男性肝癌发病 ASR-W 最高的国家依次为蒙古、老挝和越南，中国居第 8 位，是蒙古的 0.35 倍；最低依次为尼泊尔、突尼斯和摩洛哥，最高国家发病率是最低的 8.15 倍。女性发病最高依次为蒙古、老挝和危地马拉，中国居第 13 位，是蒙古的 0.18 倍，最低依次为马尔代夫、西撒哈拉和尼泊尔(表 4-5)。

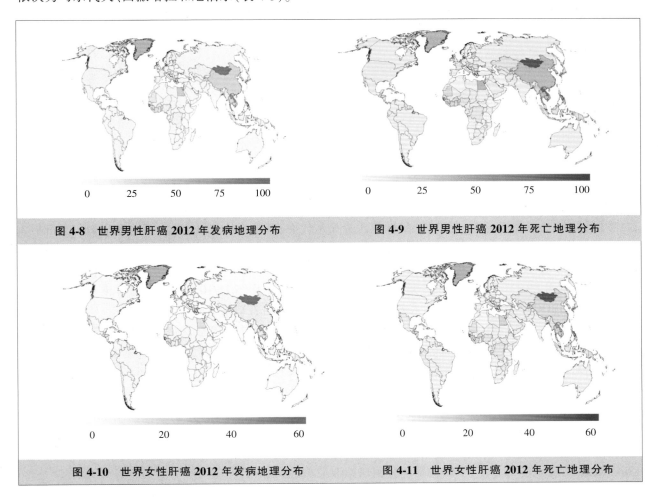

图 4-8　世界男性肝癌 2012 年发病地理分布　　　　图 4-9　世界男性肝癌 2012 年死亡地理分布

图 4-10　世界女性肝癌 2012 年发病地理分布　　　　图 4-11　世界女性肝癌 2012 年死亡地理分布

表4-5　2012年世界肝癌发病国家顺位（1/10万）

| 男性 | | | 女性 | | |
|---|---|---|---|---|---|
| 国家/地区 | CR | ASR-W | 国家/地区 | CR | ASR-W |
| Mongolia | 63.3 | 97.8 | Mongolia | 43.7 | 61.1 |
| Lao PDR | 46.7 | 78.7 | Lao PDR | 19.7 | 29.7 |
| Viet Nam | 37.9 | 40.2 | Guatemala | 10.5 | 16.0 |
| Egypt | 29.6 | 38.1 | The Gambia | 6.7 | 15.3 |
| Korea, Republic of | 51.9 | 36.7 | Guinea | 8.3 | 14.4 |
| The Gambia | 19.5 | 36.3 | Cambodia | 11.1 | 14.2 |
| Thailand | 42.9 | 34.8 | Egypt | 12.3 | 14.1 |
| China | 41.5 | 33.7 | Liberia | 6.8 | 12.5 |
| Cambodia | 20.4 | 32.7 | Sierra Leone | 6.4 | 12.7 |
| Korea, Democratic Republic of | 28.1 | 25.8 | Thailand | 16.1 | 11.3 |
| Guinea | 12.7 | 25.3 | Honduras | 7.7 | 11.2 |
| Liberia | 11.6 | 24.0 | Viet Nam | 11.4 | 10.9 |
| Sierra Leone | 11.4 | 23.8 | China | 15.5 | 10.9 |
| Vanuatu | 16.4 | 23.6 | Burkina Faso | 5.4 | 10.9 |
| Cote d Ivoire | 15.2 | 22.6 | Cote d Ivoire | 6.4 | 10.7 |
| Norway | 4.7 | 2.9 | Lithuania | 3.6 | 1.3 |
| Iran, Islamic Republic of | 2.3 | 2.8 | Tanzania | 0.8 | 1.3 |
| Bahamas | 2.9 | 2.7 | Bahamas | 1.7 | 1.3 |
| Namibia | 1.6 | 2.6 | Belarus | 2.5 | 1.2 |
| Gabon | 2.2 | 2.6 | Equatorial Guinea | 1.1 | 1.2 |
| The Netherlands | 4.1 | 2.4 | Morocco | 0.9 | 1.0 |
| Mauritius | 2.3 | 2.3 | Namibia | 0.7 | 1.0 |
| Iceland | 3.6 | 2.1 | Malta | 2.8 | 1.0 |
| Malawi | 1.4 | 1.8 | The Netherlands | 1.6 | 0.9 |
| Ethiopia | 1.0 | 1.8 | Samoa | 1.1 | 0.9 |
| Barbados | 2.9 | 1.8 | Uruguay | 1.9 | 0.9 |
| Algeria | 1.2 | 1.7 | Tunisia | 0.8 | 0.8 |
| Morocco | 1.2 | 1.5 | Nepal | 0.5 | 0.7 |
| Tunisia | 1.3 | 1.4 | Western Sahara | 0.0 | 0.0 |
| Nepal | 0.7 | 1.2 | Maldives | 0.0 | 0.0 |

　　男性死亡ASR-W最高国家依次为蒙古、老挝和埃及,中国居第8位,是蒙古的0.36倍,最低依次为尼泊尔、突尼斯和摩洛哥,最高国家死亡率是最低的8.05倍;女性死亡最高依次为蒙古、老挝和危地马拉,中国居第11位,是蒙古的0.20倍,最低依次为马尔代夫、西撒哈拉和尼泊尔。蒙古和老挝男女肝癌发病与死亡均居前2位(表4-5、4-6)。

　　WHO资料显示,2011年男性肝癌死亡ASR-W最高依次是韩国(24.61/10万)、中国香港(18.81/10万)和新加坡(12.31/10万),女性依次是韩国(6.11/10万)、埃及(5.21/10万)和中国香港(5.01/10万)。WHO和GLOBOCAN 2012数据库纳入的国家和地区不同,故两者结果不同。

　　《五大洲癌症发病》第10卷收录全球424个登记处2003~2007年癌症发病资料显示,男性肝癌发病ASR-W最高地区依次是中国启东、泰国Khon Kaen和中国盐亭,发病前20位地区基本上位于中国、韩国、泰国和日本等亚洲国家,最低依次为巴西Fortaleza、牙买加Kingston and St Andrew和荷兰Eindhoven,均为非亚洲国家(表4-7)。女性发病最高地区依次为中国启东、泰国Khon Kaen和中国盐亭,前5位除泰国Khon Kaen外,均为中国地区,而发病前20地区除意大利Naples外,均为中国、韩国、泰国和日本等亚洲国家地区,发病最低地区依次为印度Dindigul,Ambillikai和巴西Fortaleza,阿根廷Tierra del Fuego,除印度多个地区外,发病后20个地区多为非亚洲国家(表4-8)。中国启东男女发病均分别居第1位,泰国Khon Kaen均分别居第2位,中国盐亭均分别居第3位(表4-7、4-8)。

表4-6　2012年世界肝癌死亡国家顺位(1/10万)

| 男性 | | | 女性 | | |
|---|---|---|---|---|---|
| 国家/地区 | CR | ASR-W | 国家/地区 | CR | ASR-W |
| Mongolia | 56.4 | 89.3 | Mongolia | 38.5 | 54.1 |
| Lao PDR | 44.7 | 77.0 | Lao PDR | 18.8 | 28.4 |
| Egypt | 28.3 | 37.0 | Guatemala | 10.0 | 15.0 |
| Viet Nam | 36.0 | 39.1 | The Gambia | 6.4 | 14.2 |
| The Gambia | 18.4 | 33.8 | Cambodia | 10.5 | 13.6 |
| Thailand | 40.8 | 33.1 | Guinea | 7.8 | 13.6 |
| Cambodia | 19.4 | 32.9 | Egypt | 11.6 | 13.3 |
| China | 39.9 | 32.3 | Liberia | 6.5 | 11.9 |
| Korea, Republic of | 38.0 | 26.7 | Sierra Leone | 6.0 | 11.9 |
| Korea, Democratic Republic of | 27.5 | 25.3 | Thailand | 15.3 | 11.3 |
| Guinea | 12.2 | 24.1 | China | 15.5 | 10.7 |
| Vanuatu | 16.4 | 23.6 | Burkina Faso | 5.3 | 10.6 |
| Liberia | 11.1 | 22.7 | Honduras | 7.3 | 10.4 |
| Sierra Leone | 10.9 | 22.6 | Viet Nam | 10.9 | 10.4 |
| Cote d Ivoire | 14.5 | 21.4 | Cote d Ivoire | 6.1 | 10.2 |
| Tanzania | 1.6 | 2.7 | Norway | 3.0 | 1.3 |
| Bahamas | 2.9 | 2.7 | Malta | 3.3 | 1.2 |
| Iceland | 4.2 | 2.6 | The Netherlands | 2.9 | 1.2 |
| Namibia | 1.6 | 2.6 | Tanzania | 0.8 | 1.2 |
| Iran, Islamic Republic of | 2.2 | 2.6 | Equatorial Guinea | 1.1 | 1.2 |
| The Netherlands | 5.2 | 2.6 | Belarus | 2.0 | 1.0 |
| Gabon | 2.2 | 2.6 | Denmark | 2.6 | 1.0 |
| Norway | 3.9 | 2.1 | Namibia | 0.7 | 1.0 |
| Malawi | 1.4 | 1.8 | Morocco | 0.8 | 0.9 |
| Barbados | 2.9 | 1.8 | Uruguay | 1.8 | 0.9 |
| Ethiopia | 0.9 | 1.7 | Samoa | 1.1 | 0.9 |
| Algeria | 1.1 | 1.6 | Tunisia | 0.7 | 0.7 |
| Morocco | 1.2 | 1.5 | Nepal | 0.5 | 0.6 |
| Tunisia | 1.3 | 1.3 | Western Sahara | 0.0 | 0.0 |
| Nepal | 0.7 | 1.1 | Maldives | 0.0 | 0.0 |

### 3.2　中国肝癌发病和死亡情况

中国肝癌流行地域分布资料主要来自死因调查和肿瘤登记资料,死因调查资料包括1973~1975年、1990~1992年和2004~2005年全国死因调查资料,2010年肿瘤登记资料不仅是最新版本,而且首次估计了全国肝癌流行概况。

1973~1975年和1990~1992年全国第1、2次死因调查发现我国肝癌发病和死亡具有明显地域分布特征,高发区主要集中在江苏、浙江、福建、山东、广东和广西等东南沿海一带,以江苏、福建和广西死亡最高,而云贵地区低发,以贵州、云南和宁夏死亡最低,分布不规律,高、低发地区可能相连。全国第2次死因调查显示农村死亡率略高于城市,其CR和ASR-W分别是城市的1.06倍和1.21倍,CR最高地区依次为江苏海门县(66.9/10万)、启东市(51.3/10万)和浙江岱山县(48.6/10万),ASR-C最高地区依次为广西崇左县(51.20/10万)、江苏海门县(46.49/10万)和江西南城县(46.26/10万),最低依次为贵州惠水县(3.73/10万)、湖南凤凰县(3.91/10万)和贵州普安县(4.97/10万)。陈万青等用趋势面分析方法,分析了我国第2

表 4-7　《五大洲癌症发病》第 10 卷收录登记处男性肝癌发病地区顺位（1/10 万）

| 顺位 | 最高 | | | 最低 | | |
|---|---|---|---|---|---|---|
| | 登记地区 | CR | ASR-W | 登记地区 | CR | ASR-W |
| 1 | China, Qidong County | 116.5 | 77.5 | Brazil, Fortaleza | 0.6 | 1.0 |
| 2 | *Thailand, Khon Kaen | 60.1 | 64.0 | *Jamaica, Kingston and St Andrew | 1.2 | 1.3 |
| 3 | *China, Yanting County | 66.5 | 62.8 | *The Netherlands, Eindhoven | 2.5 | 1.6 |
| 4 | Republic of Korea, Jejudo | 57.0 | 51.6 | *Tunisia, North | 1.6 | 1.7 |
| 5 | Republic of Korea, Busan | 56.8 | 48.7 | *Algeria, Setif | 1.3 | 1.9 |
| 6 | Republic of Korea, Gwangju | 44.4 | 46.4 | *India, Bhopal | 1.3 | 2.0 |
| 7 | Republic of Korea, Daegu | 44.9 | 43.1 | *India, Dindigul, Ambillikai | 1.8 | 2.0 |
| 8 | Republic of Korea, Ulsan | 36.2 | 42.2 | *The Netherlands | 3.2 | 2.1 |
| 9 | *China, Yangcheng County | 37.9 | 41.8 | Norway | 3.7 | 2.2 |
| 10 | Republic of Korea | 45.6 | 41.3 | Poland, Kielce | 3.3 | 2.2 |
| 11 | *China, Zhongshan City | 39.3 | 39.6 | Colombia, Manizales | 2.5 | 2.3 |
| 12 | *China, Cixian County | 28.7 | 38.4 | *Canada, Northwest Territories | 1.8 | 2.3 |
| 13 | Thailand, Lampang | 47.5 | 37.2 | Canada, Newfoundland and Labrador | 4.0 | 2.5 |
| 14 | Republic of Korea, Seoul | 39.7 | 36.4 | Malta | 3.8 | 2.6 |
| 15 | Republic of Korea, Daejeon | 33.8 | 35.0 | *India, New Delhi | 1.5 | 2.6 |
| 16 | Italy, Naples | 44.7 | 34.6 | *South Africa, PROMEC | 1.6 | 2.7 |
| 17 | Japan, Hiroshima | 66.7 | 34.5 | Iceland | 4.4 | 2.8 |
| 18 | Republic of Korea, Incheon | 34.3 | 33.5 | Uruguay | 4.1 | 2.9 |
| 19 | Japan, Saga Prefecture | 72.8 | 32.5 | *Brazil, Sao Paulo | 2.4 | 2.9 |
| 20 | *China, Nangang District, Harbin City | 35.8 | 29.9 | UK, England, East of England Region | 5.4 | 2.9 |

表 4-8　《五大洲癌症发病》第 10 卷收录登记处女性肝癌发病地区顺位（1/10 万）

| 顺位 | 最高 | | | 最低 | | |
|---|---|---|---|---|---|---|
| | 登记地区 | CR | ASR-W | 登记地区 | CR | ASR-W |
| 1 | China, Qidong County | 41.6 | 26.1 | India, Dindigul, Ambillikai | 0.4 | 0.4 |
| 2 | Thailand, Khon Kaen | 27.6 | 25.6 | Brazil, Fortaleza | 0.4 | 0.5 |
| 3 | China, Yanting County | 28.9 | 24.6 | Argentina, Tierra del Fuego | 0.7 | 0.6 |
| 4 | China, Cixian County | 15.7 | 18.0 | The Netherlands, Eindhoven | 1.3 | 0.7 |
| 5 | China, Yangcheng County | 14.8 | 15.3 | Switzerland, Basel | 2.5 | 0.8 |
| 6 | Zimbabwe, Harare: African | 3.5 | 13.9 | The Netherlands | 1.4 | 0.8 |
| 7 | Thailand, Lampang | 19.1 | 13.7 | Jamaica, Kingston and St Andrew | 0.8 | 0.8 |
| 8 | Italy, Naples | 22.1 | 13.4 | Turkey, Trabzon | 1.3 | 0.9 |
| 9 | Republic of Korea, Busan | 18.2 | 13.1 | India, Barshi, Paranda and Bhum | 0.8 | 0.9 |
| 10 | Republic of Korea, Jejudo | 18.6 | 12.4 | India, Karunagappally | 1.1 | 0.9 |
| 11 | Republic of Korea, Ulsan | 12.3 | 12.3 | Uruguay | 1.8 | 0.9 |
| 12 | Japan, Hiroshima | 31.2 | 12.0 | India, Trivandrum | 0.9 | 0.9 |
| 13 | Republic of Korea, Gwangju | 13.5 | 11.5 | India, Bhopal | 0.7 | 1.0 |
| 14 | Republic of Korea | 15.2 | 11.2 | Canada, Prince Edward Island | 1.7 | 1.0 |
| 15 | Republic of Korea, Daegu | 14.5 | 11.2 | Norway | 2.1 | 1.0 |
| 16 | Japan, Saga Prefecture | 38.5 | 11.1 | Brazil, Sao Paulo | 1.1 | 1.0 |
| 17 | China, Jiashan County | 21.2 | 10.9 | Malta | 2.2 | 1.0 |
| 18 | China, Nangang District, Harbin City | 13.7 | 10.7 | Canada, Newfoundland and Labrador | 1.8 | 1.1 |
| 19 | Republic of Korea, Seoul | 12.9 | 10.6 | India, Chennai | 1.0 | 1.1 |
| 20 | Republic of Korea, Incheon | 12.1 | 10.6 | Tunisia, North | 1.0 | 1.1 |

次死因调查资料中的肝癌和调查地区的经纬度数据,发现东北部分地区如黑龙江肝癌也高发,而北京和天津等地区低发,同时部分地区肝癌散在高发,部分地区高、低发区相邻,呈不均匀分布,且东南和东北地区肝癌死亡率随经度、纬度升高而升高,经度每升高 1 度,死亡率增加 0.24/10 万,纬度每升高 1 度,死亡率增加 0.39/10 万。

2004~2005 年全国第 3 次死因调查显示,农村肝癌死亡率仍略高于城市,农村 CR 和 ASR-C 分别是城市的 1.08 倍和 1.26 倍,东部 CR 高于中部,中部 CR 高于西部,但农村和全国中部 ASR-C 大于东部,西部最低,而中西部城市地区接近,东部较低。ASR-C 最高地区依次为黑龙江省依安县(42.38/10 万)、湖北云梦(37.81/10 万)和黑龙江省大庆市大同区(35.57/10 万),最低地区依次为新疆维吾尔自治区和田县(0.99/10 万)、莎车县(2.47/10 万)和云南省兰坪白族普米族自治县(3.14/10 万),最高地区是最低的 42.81 倍,但由于本调查仅针对 158 个地区,因而部分肝癌高发区可能未被纳入。1973~1975 年城市肝癌死亡率高于农村,但 1990~1992 年和 2004~2005 年则农村高于城市。2004~2005 年东部肝癌死亡粗率高于中部,但东部 ASR-C 反而低于中部,显示东部老龄化问题相对突出。

2003~2007 年全国 32 个肿瘤登记地区结果显示,我国农村发病率和死亡率均高于城市,分别是城市地区的 1.51 倍和 1.52 倍。发病中标率最高地区依次为江苏启东(50.37/10 万)、广西扶绥(40.49/10 万)和四川盐亭(34.16/10 万),均为农村地区,最低依次为辽宁马鞍山(6.93/10 万)、江苏金坛(7.41/10 万)和北京(8.25/10 万),最高地区发病率是最低的 7.27 倍。死亡中标率最高地区也依次为江苏启东(42.59/10 万)、广西扶绥(36.90/10 万)和四川盐亭(30.49/10 万),均为农村地区,而最低依次为北京(7.71/10 万)、上海(8.86/10 万)和河南林州(9.56/10 万),最高地区死亡率是最低的 5.52 倍。

全国肿瘤登记中心估计,2010 年全国农村肝癌发病率和死亡率均高于城市,西部高于中部,中部高于东部,而 7 大行政区中,男性发病与死亡顺位依次为华南、东北、西南、华东、华中、西北和华北地区,女性依次为西南、东北、华中、西北、华东、华南和华北地区,东北农村地区发病率最高,而华北城市地区发病率最低。见图 4-12。

浙江省肝癌死亡率从西向东逐渐升高,越靠近沿海地区死亡率越高,上海市肝癌发病郊县最高,郊区其次,市区最低,河北肝癌死亡率沿海高于山区,平原最低。

# 4 性别和年龄别发病、死亡率

## 4.1 性别比

肝癌发病和死亡男性均高于女性,GLOBOCAN 2012 估计 2012 年世界男、女性肝癌发病和死亡数比分别为 2.43 和 2.33,发达地区分别为 2.18 和 1.89,欠发达地区分别为 2.48 和 2.42,中国分别为 2.91 和 2.79。《五大洲癌症发病》第 10 卷和 2010 年中国登记资料显示中国男女肝癌发病比与 GLOBOCAN 2012 基本一致,但我国死因调查资料显示,肝癌男女死亡率比略低,1990~1992 年和 2004~2005 年分别为 2.59 和 2.60。城市男女肝癌发病和死亡率比高于农村,2003~2007 年城市和农村男女发病率比分别是 2.94 和 2.80,2004~2005 年死亡率比分别为 2.68 和 2.56,与 GLOBOCAN 2012 数据显示的发达地区较低不同。江苏启东 1972~2011 年肝癌男女发病和死亡率比较高,上海浦东地区 2002~2011 年肝癌男女发病和死亡数比略低。

## 4.2 年龄别发病率和死亡率

GLOBOCAN 2012 资料显示,2012 年世界和中国肝癌发病和死亡均自 40 岁左右开始上升,65 岁左右迅速上升,75 岁以上年龄组达高峰。中国肝癌年龄别发病率和死亡率均高于亚洲,而亚洲高于世界,中国肝癌各年龄组发病率明显高于死亡率,而世界和亚洲地区各年龄组发病率、死亡率接近(图 4-13)。

北欧地区发病率和死亡率均自 40 岁左右开始迅速上升,发病于 80~84 岁达高峰,而死亡在 85[+]岁年龄组达高峰,男性发病与死亡明显高于女性。

《五大洲癌症发病》第 10 卷和 2010 年全国肿瘤登记资料显示,我国肝癌年龄别发病率和死亡率在 30

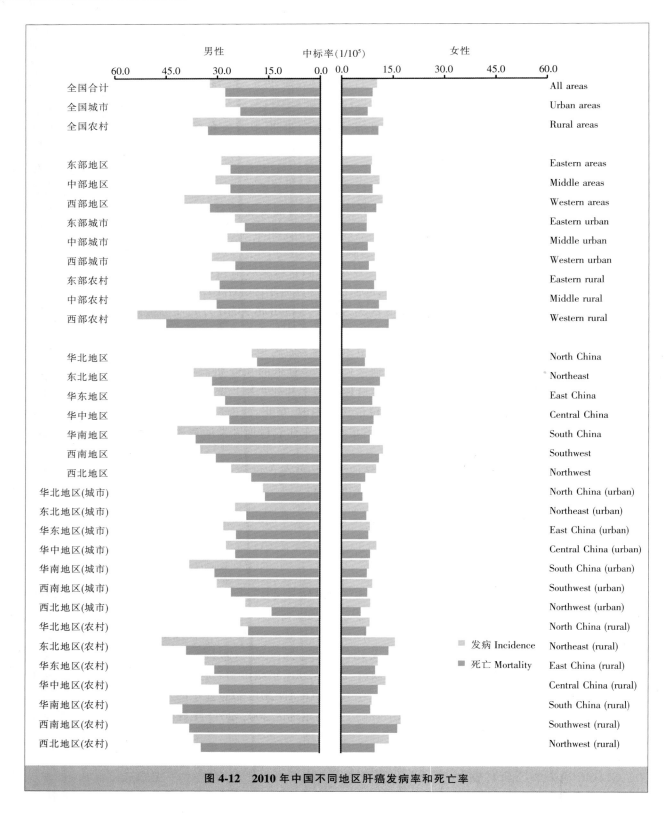

**图 4-12　2010 年中国不同地区肝癌发病率和死亡率**

岁前均较低,30 岁后快速上升,80~84 岁或 85+ 岁组达到高峰,男性高于女性,城乡地区类同(图 4-14)。

　　3 次全国死因抽样调查结果显示,肝癌年龄别死亡率在 30 岁以前较低,30 岁后迅速上升,高峰年龄前 2 次在 70~74 岁年龄组,第 3 次在 80~84 岁年龄组,而城市地区第 1 次在 70~74 岁、第 2 次在 75~79 岁,第 3 次在 85+ 岁年龄组,高峰年龄有推后趋势。各年龄组死亡率 1973~1975 年较低,1990~1992 年中

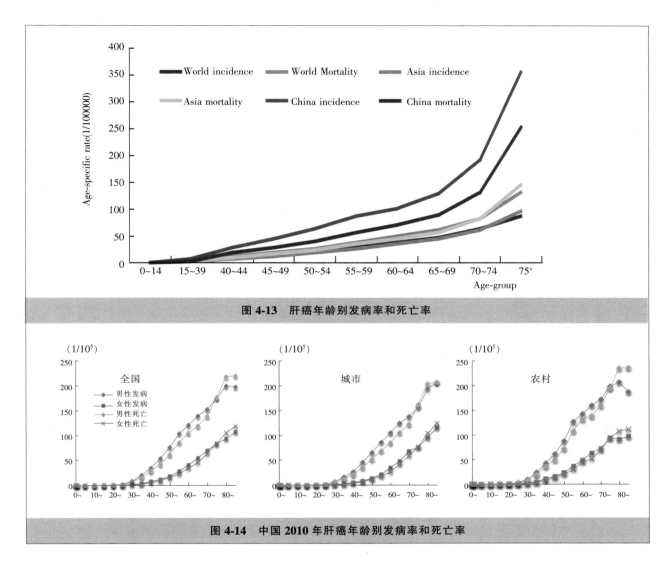

图 4-13 肝癌年龄别发病率和死亡率

图 4-14 中国 2010 年肝癌年龄别发病率和死亡率

等,2004~2005 年最高,且年龄越大差别越大。

不同地区肝癌发病和死亡基本上均从 30 岁左右迅速上升,但高峰年龄不同,2010 年河南省发病和死亡在 85+年龄组,广西 2004~2005 年死亡在 75 岁年龄组,1972~2011 年启东发病与死亡在 60~64 年龄组。

# 5 趋 势

## 5.1 全球肝癌发病、死亡趋势

GLOBOCAN 资料显示,1999~2008 年全球男女肝癌发病和死亡略有上升,其后略有下降,总体无明显升降趋势。见表 4-9。

欧洲肝癌死亡总体下降,1990~2008 年女性每年下降超过 2%,男性每年下降 0.4%,不同欧洲国家死亡趋势近年趋向一致,但大部分欧洲国家肝内胆管癌死亡明显上升(每年约 9%)。丹麦、芬兰、法国、斯洛伐克、西班牙、英国和中欧等许多国家发病缓慢上升,但死亡除法国和英国略有上升外,其余国家相对稳定或略有下降。澳大利亚、加拿大、哥伦比亚、哥斯达黎加、新西兰和美国等部分美洲和大洋洲国家发病和死亡均缓慢上升,但一项研究显示加拿大发病和死亡明显上升,而亚洲国家新加坡和菲律宾发病与死亡均下降,印度虽然发病和死亡均较低,但略有上升,日本发病和死亡 1995 年前明显上升,其后显著下降(图 4-15~20)。可能由于 HBV 疫苗的使用,某些肝癌高危地区的发病率下降,如中国台湾年轻人肝癌发

表 4-9  不同时期肝癌发病和死亡概况（ASR-W，1/10 万）

| 时期 | 发病 | | | | 死亡 | | | |
|---|---|---|---|---|---|---|---|---|
| | 全球 | | 中国 | | 全球 | | 中国 | |
| | 男性 | 女性 | 男性 | 女性 | 男性 | 女性 | 男性 | 女性 |
| 1999 | 14.70 | 4.90 | 35.84 | 14.20 | 14.20 | 4.90 | | |
| 2002 | 15.70 | 5.80 | 37.90 | 14.20 | 14.90 | 5.70 | 37.90 | 14.20 |
| 2008 | 16.00 | 6.00 | 37.40 | 16.90 | 14.60 | 5.70 | 34.10 | 13.10 |
| 2012 | 15.30 | 5.30 | 33.70 | 16.90 | 14.30 | 5.10 | 32.30 | 13.10 |

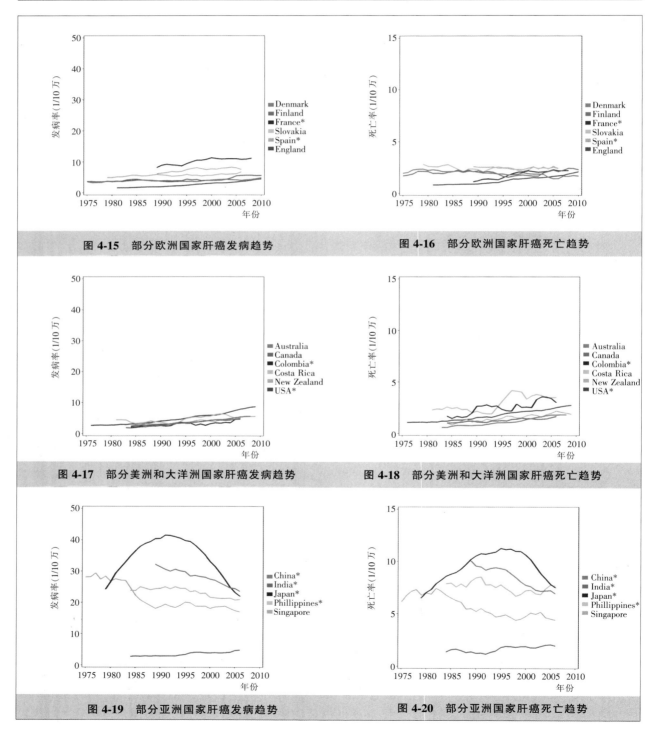

图 4-15  部分欧洲国家肝癌发病趋势

图 4-16  部分欧洲国家肝癌死亡趋势

图 4-17  部分美洲和大洋洲国家肝癌发病趋势

图 4-18  部分美洲和大洋洲国家肝癌死亡趋势

图 4-19  部分亚洲国家肝癌发病趋势

图 4-20  部分亚洲国家肝癌死亡趋势

病下降了2/3。

　　WHO资料显示,全球肝癌高发国家和地区的肝癌死亡趋势不同,部分国家和地区明显上升,如埃及、泰国、罗马尼亚、新加坡、葡萄牙、加拿大、意大利、英国和美国;部分国家和地区明显下降,如中国香港、韩国;部分国家先升后降,如日本;部分国家先降后升,如西班牙;部分国家波动上升或下降,如克罗地亚(表4-10、4-11)。

　　日本1992~1996年男女肝癌死亡率明显上升,年龄—时期—队列(APC)值分别为10.86和14.48,而1996~2011年明显下降,APC值分别为-4.08和-3.26(图4-21、4-22)。新加坡男性1992~2002年死亡率明显上升,APC值为5.13,1996~2011年略有下降,APC值为-1.09,而女性1992~2011年死亡率持续上升,APC值为2.86(图4-23、4-24)。WHO与GLOBOCAN 2012资料显示,新加坡肝癌死亡率趋势截然不同。

　　50~54岁前日本男性肝癌年龄组死亡率明显下降,而55岁以上年龄组先明显上升后迅速下降;女性55岁前下降幅度较男性小,而55岁以上年龄组变化趋势相同(图4-25、4-26)。韩国男女各年龄组死亡率均明显下降,尤其女性(图4-27、4-28)。新加坡男性50~54岁之后年龄组死亡率明显上升,女性65~69岁后年龄组上升明显,男女40~44岁前年龄组均下降,尤其是男性30~34岁年龄组,而男性45~49岁和女性45~59岁相对稳定(图4-29、4-30)。

### 5.2　中国肝癌发病死亡趋势

　　有关全国肝癌发病与死亡的资料均为估计资料,缺乏真正的全国资料。GLOBOCAN 2012资料显示

**表4-10　世界部分肝癌高发地区男性肝癌死亡趋势(ASR-W,1/10万)**

| 年份 | 香港 | 克罗地亚 | 埃及 | 日本 | 葡萄牙 | 罗马尼亚 | 新加坡 | 西班牙 | 韩国 | 泰国 | 加拿大 | 意大利 | 美国 |
|---|---|---|---|---|---|---|---|---|---|---|---|---|---|
| 1979 | 33.31 | – | – | 9.69 | – | – | 3.95 | – | | | 1.54 | 4.45 | 1.38 |
| 1980 | 31.92 | – | – | 10.37 | 0.85 | 2.36 | 4.20 | 9.26 | | | 1.54 | 5.04 | 1.31 |
| 1981 | 32.81 | – | – | 10.99 | 0.80 | 1.51 | 4.33 | 8.51 | | | 1.33 | 5.03 | 1.46 |
| 1982 | 29.48 | – | – | 11.88 | 0.91 | 1.84 | 6.27 | 9.19 | | | 1.33 | 5.50 | 1.50 |
| 1983 | 31.89 | – | – | 12.62 | 1.03 | 1.62 | 6.24 | 6.16 | | | 1.26 | 6.53 | 1.64 |
| 1984 | 30.32 | – | – | 13.17 | 1.08 | 1.62 | 6.42 | 2.54 | | | 1.84 | 6.16 | 1.72 |
| 1985 | 27.33 | – | – | 13.73 | 0.92 | 1.46 | 6.36 | 1.95 | 0.31 | | 1.74 | 4.89 | 1.71 |
| 1986 | 29.49 | – | – | 14.33 | 0.88 | 1.73 | 5.32 | 2.75 | 0.19 | | 1.93 | 5.16 | 1.74 |
| 1987 | 29.08 | – | – | 15.20 | 1.03 | 2.29 | 7.59 | 3.26 | 0.12 | | 1.96 | 6.76 | 1.82 |
| 1988 | 30.19 | – | – | 15.42 | 1.37 | 2.56 | 4.09 | 3.61 | 0 | | 2.20 | 6.90 | 1.93 |
| 1989 | 28.31 | – | – | 15.78 | 2.08 | 2.62 | 6.68 | 4.02 | 0.06 | | 2.17 | 7.73 | 2.01 |
| 1990 | 27.20 | – | – | 16.19 | 1.78 | 3.39 | 5.91 | 4.12 | 0.42 | | 1.83 | 7.59 | 2.21 |
| 1991 | 26.80 | – | – | 16.12 | 1.74 | 3.61 | 6.75 | 4.64 | 20.01 | | 1.84 | 7.47 | 2.17 |
| 1992 | 26.94 | – | – | 16.33 | 2.43 | 2.88 | 7.18 | 4.71 | 41.64 | | 1.88 | 7.98 | 2.39 |
| 1993 | 26.94 | – | – | 16.21 | 2.53 | 3.48 | 8.15 | 5.19 | 42.19 | | 2.08 | 9.10 | 2.43 |
| 1994 | – | – | – | 16.45 | 2.98 | 8.27 | 10.52 | 5.16 | 42.15 | 17.26 | 2.20 | 9.31 | 2.54 |
| 1995 | – | 6.50 | – | 23.36 | 3.22 | 8.55 | 10.99 | 5.71 | 40.84 | 16.62 | 2.17 | 7.19 | 2.66 |
| 1996 | – | 6.07 | – | 22.77 | 3.78 | 8.18 | 10.05 | 5.64 | 38.76 | 14.43 | 2.24 | 7.97 | 2.79 |
| 1997 | – | 7.08 | – | 22.03 | 3.49 | 8.45 | 9.86 | 5.78 | 37.28 | 15.28 | 2.37 | 6.89 | 2.84 |
| 1998 | – | 6.84 | – | 21.83 | 3.22 | 8.30 | 8.68 | 5.85 | 34.27 | 18.82 | 2.64 | 6.30 | 2.95 |
| 1999 | – | 6.75 | – | 21.11 | 3.90 | 7.96 | 11.49 | 8.10 | 34.92 | 19.62 | 2.66 | 7.79 | 4.16 |
| 2000 | – | 6.30 | 8.13 | 20.42 | 3.80 | 8.51 | 12.19 | 7.72 | 34.82 | 21.93 | 3.68 | 7.59 | 4.32 |
| 2001 | 23.67 | 7.20 | 9.20 | 19.71 | – | 8.88 | 12.24 | 7.97 | 33.34 | – | 4.06 | 6.97 | 4.38 |
| 2002 | 23.33 | 7.32 | 10.2 | 19.17 | 5.20 | 8.84 | 14.44 | 7.87 | 34.93 | 25.37 | 3.83 | 6.89 | 4.59 |
| 2003 | 22.33 | 7.00 | 10.79 | 18.18 | 5.30 | 9.10 | 13.40 | 7.56 | 33.04 | 27.40 | 3.93 | 10.8 | 4.69 |
| 2004 | 21.79 | 7.50 | 10.90 | 17.62 | – | 9.08 | 12.14 | 7.51 | 31.83 | 27.09 | 3.91 | – | 4.81 |
| 2005 | 21.98 | 6.80 | 11.32 | 16.79 | – | 9.36 | 12.74 | 7.28 | 30.86 | 25.77 | 4.36 | – | 5.04 |
| 2006 | 20.57 | 6.93 | 11.47 | 15.68 | – | 10.06 | 12.89 | 7.17 | 29.72 | 26.22 | 4.05 | 9.92 | 5.02 |
| 2007 | 20.58 | 6.64 | 11.42 | 15.04 | 5.69 | 9.08 | 13.19 | 7.33 | 29.16 | | 4.42 | 9.60 | 5.17 |
| 2008 | 20.49 | 7.96 | 11.90 | 14.53 | 5.87 | 10.34 | 13.25 | 7.15 | 28.56 | | 4.37 | 9.18 | 5.47 |
| 2009 | 18.92 | 7.70 | 11.86 | 13.56 | 6.23 | 10.21 | 12.20 | 7.01 | 27.2 | | 4.30 | 9.45 | 5.69 |
| 2010 | 18.77 | 8.21 | 12.39 | 13.08 | 6.23 | 10.69 | 12.38 | 7.31 | 25.98 | | – | 8.80 | 5.81 |
| 2011 | 18.77 | 7.88 | 12.32 | 12.31 | 6.89 | 10.12 | 12.33 | 7.44 | 24.56 | | | | |

表 4-11　世界部分肝癌高发地区女性肝癌死亡趋势(ASR-W,1/10 万)

| 年份 | 香港 | 克罗地亚 | 埃及 | 日本 | 葡萄牙 | 罗马尼亚 | 新加坡 | 西班牙 | 韩国 | 泰国 | 加拿大 | 意大利 | 美国 |
|---|---|---|---|---|---|---|---|---|---|---|---|---|---|
| 1979 | 7.47 | – | – | 3.01 | – | – | 0.47 | – | | | 1.54 | 4.45 | 1.38 |
| 1980 | 8.23 | – | – | 3.02 | 0.27 | 1.04 | 1.21 | 6.06 | | | 1.54 | 5.04 | 1.31 |
| 1981 | 7.63 | – | – | 3.21 | 0.55 | 0.70 | 1.25 | 5.33 | | | 1.33 | 5.03 | 1.46 |
| 1982 | 7.52 | – | – | 3.22 | 0.42 | 0.80 | 1.19 | 5.28 | | | 1.33 | 5.50 | 1.50 |
| 1983 | 8.16 | – | – | 3.36 | 0.28 | 0.93 | 2.00 | 3.45 | | | 1.26 | 6.53 | 1.64 |
| 1984 | 7.21 | – | – | 3.42 | 0.53 | 0.71 | 1.95 | 0.91 | | | 1.84 | 6.16 | 1.72 |
| 1985 | 7.84 | – | – | 3.58 | 0.42 | 0.58 | 1.62 | 0.74 | 0.03 | | 1.74 | 4.89 | 1.71 |
| 1986 | 6.96 | – | – | 3.60 | 0.33 | 0.77 | 2.44 | 0.81 | 0.06 | | 1.93 | 5.16 | 1.74 |
| 1987 | 7.42 | – | – | 3.70 | 0.41 | 1.11 | 2.26 | 1.17 | 0.02 | | 1.96 | 6.76 | 1.82 |
| 1988 | 6.43 | – | – | 3.81 | 0.40 | 1.17 | 1.32 | 1.29 | 0 | | 2.20 | 6.90 | 1.93 |
| 1989 | 6.37 | – | – | 3.86 | 0.59 | 1.31 | 1.34 | 1.39 | 0.01 | | 2.17 | 7.73 | 2.01 |
| 1990 | 7.28 | – | – | 4.04 | 0.69 | 1.52 | 2.32 | 1.45 | 0.11 | | 1.83 | 7.59 | 2.21 |
| 1991 | 6.90 | – | – | 4.00 | 0.71 | 1.46 | 2.21 | 1.35 | 4.90 | | 1.84 | 7.47 | 2.17 |
| 1992 | 7.21 | – | – | 4.07 | 0.60 | 1.45 | 2.21 | 1.62 | 10.37 | | 1.88 | 7.98 | 2.39 |
| 1993 | 6.53 | – | – | 4.12 | 0.84 | 1.74 | 3.62 | 1.56 | 10.42 | | 2.08 | 9.10 | 2.43 |
| 1994 | – | – | – | 4.17 | 0.95 | 3.73 | 2.41 | 1.64 | 10.43 | 7.04 | 2.20 | 9.31 | 2.54 |
| 1995 | – | 3.56 | – | 6.43 | 1.13 | 3.83 | 2.65 | 1.75 | 10.04 | 6.51 | 2.17 | 7.19 | 2.66 |
| 1996 | – | 3.17 | – | 6.41 | 1.16 | 3.65 | 2.58 | 1.82 | 9.48 | 5.35 | 2.24 | 7.97 | 2.79 |
| 1997 | – | 2.92 | – | 6.34 | 1.34 | 4.03 | 2.82 | 1.77 | 9.25 | 5.49 | 2.37 | 6.99 | 2.84 |
| 1998 | – | 3.32 | – | 6.28 | 1.07 | 3.97 | 2.41 | 1.84 | 8.66 | 7.17 | 2.64 | 6.30 | 2.95 |
| 1999 | – | 2.54 | – | 6.33 | 1.20 | 3.51 | 2.50 | 2.89 | 8.34 | 7.15 | 2.66 | 7.79 | 4.16 |
| 2000 | – | 3.23 | 3.71 | 6.08 | 1.14 | 3.88 | 2.84 | 2.69 | 8.43 | 7.88 | 3.68 | 7.59 | 4.32 |
| 2001 | 6.55 | 2.78 | 4.20 | 6.05 | – | 3.71 | 3.69 | 2.65 | 8.50 | – | 4.06 | 6.97 | 4.38 |
| 2002 | 4.94 | 2.52 | 4.18 | 5.85 | 1.90 | 3.63 | 3.93 | 2.68 | 8.94 | 9.29 | 3.83 | 6.89 | 4.59 |
| 2003 | 5.70 | 2.78 | 4.54 | 5.46 | 1.69 | 3.68 | 3.60 | 2.48 | 8.77 | 10.46 | 3.93 | 10.8 | 4.69 |
| 2004 | 5.66 | 3.06 | 4.64 | 5.47 | – | 3.80 | 3.27 | 2.48 | 8.18 | 10.18 | 3.91 | – | 4.81 |
| 2005 | 6.28 | 2.43 | 4.83 | 5.14 | – | 3.86 | 3.75 | 2.35 | 7.94 | 9.49 | 4.36 | – | 5.04 |
| 2006 | 5.72 | 2.54 | 4.88 | 4.96 | – | 3.84 | 3.35 | 2.32 | 7.47 | 9.91 | 4.05 | 9.92 | 5.02 |
| 2007 | 5.10 | 2.32 | 4.80 | 4.84 | 1.63 | 3.63 | 3.41 | 2.18 | 7.49 | | 4.42 | 9.60 | 5.17 |
| 2008 | 5.37 | 2.52 | 5.12 | 4.64 | 1.54 | 3.83 | 4.66 | 2.26 | 7.23 | | 4.37 | 9.18 | 5.47 |
| 2009 | 5.80 | 2.84 | 5.15 | 4.33 | 1.68 | 4.03 | 3.90 | 2.37 | 6.94 | | 4.30 | 9.45 | 5.69 |
| 2010 | 5.56 | 2.36 | 5.29 | 4.22 | 1.82 | 4.08 | 3.56 | 2.29 | 6.67 | | – | 8.80 | 5.81 |
| 2011 | 5.01 | 3.10 | 5.19 | 3.92 | 1.82 | 4.05 | 4.45 | 2.13 | 6.13 | | | | |

　　中国肝癌发病和死亡明显下降(图 4-19、4-20),但其不同时期资料显示中国肝癌 2002~2012 年男性发病和男、女死亡仅略有下降,而 1999~2002 年男性和 1999~2012 年女性发病略有上升,总体无明显升降趋势(表 4-9)。

　　全国 3 次死因调查结果显示全国肝癌死亡上升,与第 1 次相比,第 3 次死因调查全国男女肝癌死亡率分别上升了 68.41%和 48.39%,男性上升较女性明显,城市、农村与全国分别上升了 22.72%、85.77%和57.84%,农村上升较城市明显。全国肝癌死亡率上升主要在 20 世纪 90 年代前,其后仅略有上升,这与GLOBOCAN 资料基本相似,即 21 世纪后,肝癌发病和死亡相对稳定。尽管全国肝癌死亡 CR 持续明显上升,但其 ASR-C 1990~1992 年之前明显上升,其后农村略有上升,城市略有下降。总体而言,3 次死因调查显示我国肝癌死亡率有如下特征:(1)粗率上升速度和幅度较大,占癌症总死亡构成上升,可能是中老年

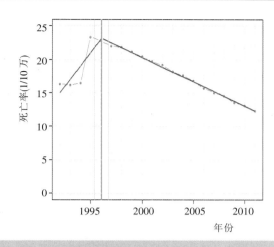

**图 4-21  1992~2011 年日本男性肝癌死亡趋势**

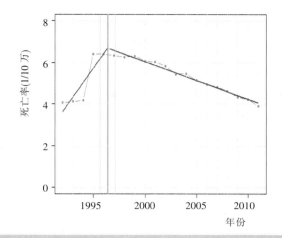

**图 4-22  1992~2011 年日本女性肝癌死亡趋势**

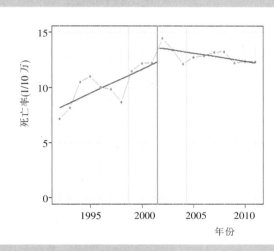

**图 4-23  新加坡 1992~2011 年男性肝癌死亡趋势**

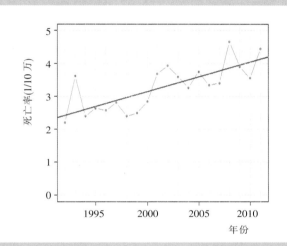

**图 4-24  新加坡 1992~2011 年女性肝癌死亡趋势**

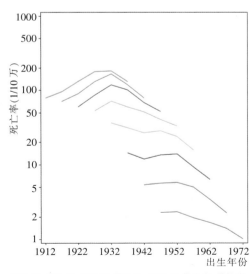

**图 4-25  日本男性肝癌不同年龄组死亡趋势**

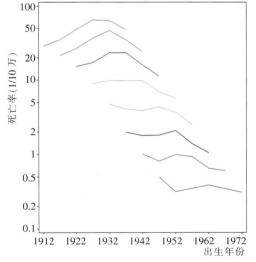

**图 4-26  日本女性肝癌不同年龄组死亡趋势**

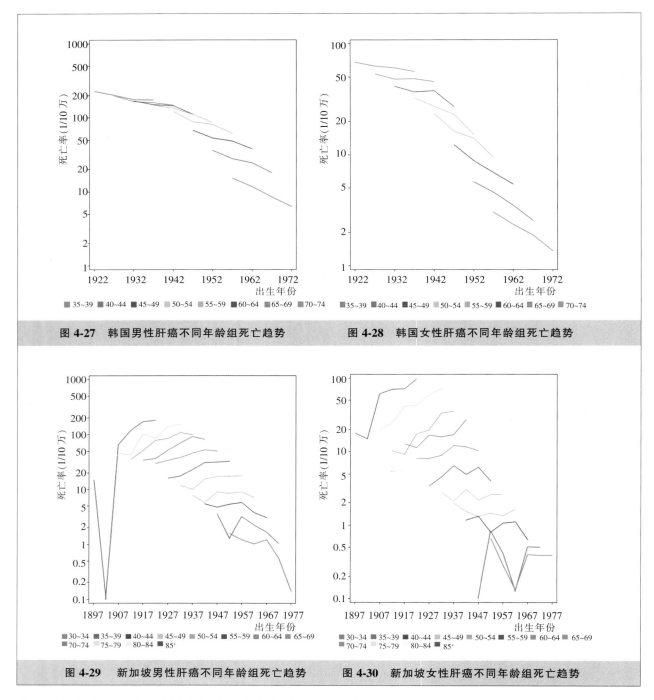

图 4-27　韩国男性肝癌不同年龄组死亡趋势　　图 4-28　韩国女性肝癌不同年龄组死亡趋势

图 4-29　新加坡男性肝癌不同年龄组死亡趋势　　图 4-30　新加坡女性肝癌不同年龄组死亡趋势

人口增加所致;(2)中、西部及农村上升速度可能高于东部及城市地区;(3)部分以前未被注意地区的CR 也相对较高,为其病因研究提供了新线索。即使将来中国肝癌标化发病率缓慢下降,但必然会经历一个由于老年人口增加而致发病绝对数不断增加的过程。

　　1998~2007 年中国肿瘤登记地区肝癌发病率上升,不同年龄,不同出生队列发病率变化比较接近, 20~35 岁年龄段发病较低,而 60 岁以上年龄组较高。2003~2007 年中国 14 个城市和 18 个农村地区肝癌发病与死亡相对稳定,1988~2007 年林州肝癌发病波动上升,2004 年后死亡略有上升, 北京发病和死亡均相对稳定。上海肝癌发病和死亡下降,启东 1972~2011 年发病和死亡 ASR-C 和 ASR-W 均下降,发病分别下降了 44.35%和 37.24%,死亡分别下降了 44.20%和 37.49%。山东、广西和河南死亡率上升,但 1992 年前上升速度较快,其后速度减慢,广西粗率持续上升,河南女性持续缓慢上升。河北死亡率略有上升,某些县明显上升,扶绥虽然 1974~2003 年总体发病无明显变化,但 0~34 和 35~44 岁年龄段显著下降。大连市区 1991~2005 年发病粗率上升,而世调率略有下降。2000~2011 年江苏昆山死亡下降,而安徽灵璧肝癌死亡率过去 30 年惊人上升。

# 6　生存率

虽然 1970~1990 年全球原发性肝癌生存率逐步提高,但肝癌确诊后生存时间常小于 6 个月,只有 5%~9%生存 5 年以上。SurvCan 资料显示部分亚洲、非洲、加勒比和中美洲地区肝癌 5 年相对生存率为0~25.4%,中国天津和香港最高,分别为 25.4%和 22.4%,印度 Barshi 和乌干达 Kampala 最低,分别为 0.0%和 1.1%,多数低于 10.0%(表 4-12)。

表 4-12　肝癌 1、3 和 5 年绝对和相对生存率与 5 年年龄标化相对生存率(ASRS)比较

| Country-registry | Registration period | Total | Absolute survival(%) | | | Relative survival(%) | | | ASRS% at 5-years | |
|---|---|---|---|---|---|---|---|---|---|---|
| | | | 1-year | 3-year | 5-year | 1-year | 3-year | 5-year | all ages | 0~74 years |
| China-Tianjin | 1991–1999 | 6525 | 32.5 | 22.6 | 21.3 | 33.5 | 24.8 | 25.1 | 25.4 | 25.8 |
| China-Hong Kong SAR | 1996–2001 | 9256 | 36.9 | 23.0 | 18.9 | 38.0 | 24.9 | 21.6 | 22.4 | 24.6 |
| Republic of Korea-Seoul | 1993–1997 | 9872 | 38.7 | 21.9 | 17.5 | 39.4 | 23.1 | 19.2 | 18.9 | 20.3 |
| Republic of Korea-Incheon | 1997–2001 | 2328 | 32.4 | 18.6 | 14.9 | 33.0 | 19.6 | 16.3 | 16.0 | 16.8 |
| Thailand-Lampang | 1990–2000 | 1455 | 19.4 | 13.2 | 12.2 | 19.6 | 13.7 | 13.0 | 14.0 | 11.9 |
| Republic of Korea-Busan | 1996–2001 | 6507 | 32.4 | 14.5 | 8.7 | 33.0 | 15.3 | 9.6 | 9.6 | 10.0 |
| China-Shangai | 1992–1995 | 6954 | 18.4 | 8.9 | 7.5 | 19.0 | 9.6 | 8.6 | 8.9 | 9.8 |
| Singapore | 1993–1997 | 1550 | 18.3 | 6.8 | 4.4 | 19.0 | 7.5 | 5.1 | 6.0 | 6.5 |
| China-Qidong | 1992–2000 | 7090 | 13.3 | 6.5 | 5.2 | 13.5 | 6.8 | 5.6 | 5.6 | 5.4 |
| India-Karunagappally | 1991–1997 | 54 | 34.6 | 9.2 | 2.3 | 35.7 | 10.3 | 2.8 | 4.3 | 4.5 |
| Thailand-Chiang Mai | 1993–1997 | 705 | 17.0 | 4.5 | 3.0 | 17.1 | 4.7 | 3.2 | 3.2 | 3.3 |
| Gambia | 1993–1997 | 123 | 8.2 | 3.3 | 3.3 | 8.4 | 3.4 | 3.4 | 2.6 | 3.2 |
| Thailand-Songkhla | 1990–1999 | 271 | 29.2 | 8.1 | 2.2 | 29.4 | 8.3 | 2.3 | 2.2 | 2.5 |
| Uganda-Kampala | 1993–1997 | 116 | 33.0 | 8.0 | 2.7 | 34.0 | 8.7 | 3.1 | 1.1 | 1.4 |
| India-Barshi | 1993–2000 | 47 | 2.1 | 0 | 0 | 2.2 | 0 | 0 | 0 | 0 |

中国天津和香港男性 5 年相对生存率最高,分别是 27.0%和 21.5%,女性则是韩国首尔和中国香港最高,分别是 19.4%和 19.1%(图 4-31),男、女 5 年生存率和不同年龄组相对生存率最高的均为中国香港和天津(表 4-13)。1964~2011 年北欧 4 国肝癌 5 年相对生存率明显上升,尤其是挪威(表 4-14)。

新加坡 5 年相对生存率(时期法)从 1973~1977 年的 2.7%上升至 1993~1996 年的 4.9%,10 年相对生存率(时期法)从 1978~1982 年的 2.2%上升至 1993~1997 年的 3.1%,15 年相对生存率(时期法)从1983~1987 年的 2.1%上升至 1993~1997 年的 3.4%,而同期 5 和 10 年相对生存率(队列法)略有下降。韩国肝癌 5 年生存率从 1996~2000 年的 13.2%上升到 2003~2008 年 23.3%。

上海市 1972~1991 年男性肝癌 5 年观察生存率和相对生存率分别上升了 105.56%和 110.00%,女性分别上升了 56.00%和 66.67%,男性上升幅度大于女性,浦东低于洋浦,城市明显高于农村,手术组明显高于非手术组,但男性生存率低于女性。江苏启东 1972~2011 年 1、3、5、10 和 15 年相对生存率分别为 15.47%、6.60%、4.69%、3.41%和 3.29%, 生存率明显上升,1 年观察生存率从 1972 年的 10.73%上升至 2008~2011 年的 24.08%,5 年观察生存率从 1972 年的 1.07%上升至 2003~2007 年的 6.26%,10 年观察生存率从 1972 年的 0.36%上升至 1998~2002 年的 2.95%,15 年生存率从 1972 的 0.00%上升至1993~1997 的 2.63%。

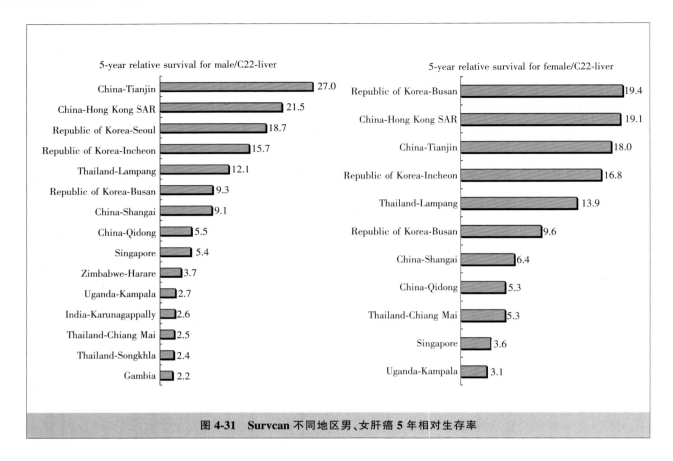

图4-31 Survcan 不同地区男、女肝癌5年相对生存率

表4-13 肝癌不同性别5年绝对和相对生存率与不同年龄组相对生存率(%)

| Country-registry | Registration period | Male 5-year survival | | Female 5-year survival | | Relative survival by age group | | | | |
|---|---|---|---|---|---|---|---|---|---|---|
| | | absolute | relative | absolute | relative | <45 | 45~54 | 55~64 | 65~74 | 75+ |
| China-Hong Kong SAR | 1996–2001 | 18.9 | 21.5 | 19.1 | 21.8 | 33.8 | 25.8 | 20.6 | 18.5 | 13.1 |
| China-Qidong | 1992–2000 | 5.1 | 5.5 | 5.3 | 5.7 | 5.5 | 6.1 | 5.2 | 5.0 | 7.8 |
| China-Shangai | 1992–1995 | 7.9 | 9.1 | 6.4 | 7.3 | 12.2 | 10.0 | 9.0 | 8.0 | 5.1 |
| China-Tianjin | 1991–1999 | 22.7 | 27.0 | 18.0 | 20.8 | 26.6 | 27.2 | 24.7 | 25.0 | 24.8 |
| Gambia | 1993–1997 | 2.1 | 2.2 | | | 3.7 | 0 | 0 | 0 | 0 |
| India-Barshi | 1993–2000 | | | | | 0 | 0 | 0 | 0 | 0 |
| India-Karunagappally | 1991–1997 | 2.2 | 2.6 | | | 0 | 0 | 13.9 | 0 | 0 |
| Singapore | 1993–1997 | 4.6 | 5.4 | 3.6 | 4.2 | 10.9 | 6.9 | 4.3 | 3.7 | 4.1 |
| Republic of Korea-Busan | 1996–2001 | 8.4 | 9.3 | 9.6 | 10.4 | 12.6 | 10.6 | 9.6 | 6.0 | 8.0 |
| Republic of Korea-Incheon | 1997–2001 | 14.2 | 15.7 | 16.8 | 17.8 | 20.0 | 16.6 | 17.8 | 12.7 | 14.3 |
| Republic of Korea-Seoul | 1993–1997 | 16.9 | 18.7 | 19.4 | 20.8 | 25.3 | 18.8 | 18.8 | 18.3 | 13.1 |
| Thailand-Chiang Mai | 1993–1997 | 2.4 | 2.5 | 5.3 | 5.6 | 1.1 | 6.1 | 4.4 | 1.2 | 0 |
| Thailand-Lampang | 1990–2000 | 11.3 | 12.1 | 13.9 | 14.9 | 12.4 | 11.5 | 11.9 | 11.8 | 23.4 |
| Thailand-Songkhla | 1990–1999 | 2.2 | 2.4 | | | 7.0 | 0 | 3.5 | 0 | 0 |
| Uganda-Kampala | 1993–1997 | 2.3 | 2.7 | 3.1 | 3.6 | 6.7 | 0 | 0 | 0 | 0 |
| Zimbabwe-Harare | 1993–1997 | 2.9 | 3.7 | | | 10.0 | 0 | 0 | 0 | 0 |

表4-14　北欧国家肝癌5年相对生存率(0~89岁,%)

| Period of diagnosis | Male | | | | | Female | | | | |
|---|---|---|---|---|---|---|---|---|---|---|
| | Denmark | Finland | Iceland | Norway | Sweden | Denmark | Finland | Iceland | Norway | Sweden |
| 1964–1968 | 1.0 | 0 | – | 0 | 2.0 | 1.0 | 2.0 | – | 7.0 | 2.0. |
| 1969–1973 | 1.0 | 0 | – | 2.0 | 3.0 | 1.0 | 0. | – | 7.0 | 3.0 |
| 1974–1978 | 1.0 | 2.0 | – | 5.0 | 2.0 | 1.0 | 3.0 | – | 3.0 | 3.0 |
| 1979–1983 | 2.0 | 2.0 | – | 1.0 | 1.0 | 2.0 | 3.0 | – | 3.0 | 2.0 |
| 1984–1988 | 2.0 | 6.0 | – | 3.0 | 2.0 | 4.0 | 5.0 | – | 10.0 | 3.0 |
| 1989–1993 | 3.0 | 14.4 | 12.0 | 6.0 | 4.0 | 3.0 | 5.0 | – | 8.0 | 3.0 |
| 1994–1998 | 4.0 | 7.0 | 4.0 | 5.0 | 5.0 | 3.0 | 8.0 | – | 10.0 | 6.0 |
| 1999–2003 | 4.0 | 9.0 | 4.0 | 5.0 | 6.0 | 5.0 | 8.0 | – | 10.0 | 8.0 |
| 2004–2008 | 5.0 | 11.0 | 11.0 | 11.0 | 10.0 | 8.0 | 8.0 | – | 15.0 | 11.0 |
| 2009–2011 | 6.0 | 15.0 | 11.0 | 19.0 | 19.0 | 9.0 | 12.0 | – | 20.0 | 17.0 |

# 7　预　测

GLOBOCAN 2012预计到2015年,世界男、女和男女合计肝癌发病数将分别为600 554、246 018和846 572例,分别较2012年增加8.33%、7.86%和8.20%;男、女和合计死亡数将分别有564 574、242 280和806 854例,分别上升8.36%、7.93%和8.23%(图4-32)。中国男、女和男女合计发病数将分别为326 698、111 017和437 715例,分别上升11.38%、9.43%和10.88%,男、女和男女合计死亡数将分别为314 222、111 129和425 351例,分别上升6.09%、3.19%和5.04%。见图4-33。

全国肿瘤防治研究办公室预测2015年肝癌新发病例总数将增加到381 219例,其中男性295 661例,女性85 558例,较2010年分别上升6.24%、10.01%和-5.02%。发病粗率将缓慢上升,但标化率将略有下降,死亡率也将缓慢上升。河南省采用连续趋势比例衰减模型对2010~2019年河南男、女肝癌死亡率预测结果显示,男、女性死亡率将继续上升,但趋势减缓。

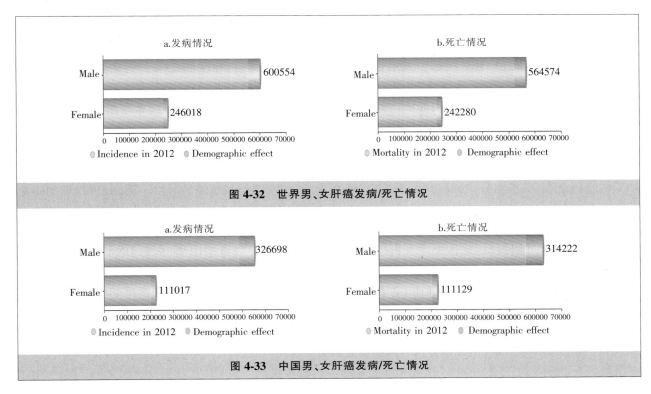

图4-32　世界男、女肝癌发病/死亡情况

图4-33　中国男、女肝癌发病/死亡情况

# 第三节　肝癌的病因

　　肝癌致癌因素可分为致癌、很可能致癌和可能致癌三大类:①致癌因素,如乙型肝炎病毒(HBV)、丙型肝炎病毒(HCV)、黄曲霉毒素(AF)、肝吸虫、饮酒等;②很可能致癌因素,如糖尿病、α-抗胰蛋白酶缺乏、肝硬化等;③可能致癌因素,如缺乏蔬菜摄入、口服避孕药、电离辐射、三氯乙烯暴露等。

　　原发性肝癌(PLC)包括肝细胞性(HCC)、胆管细胞性(CLC)、血管肉瘤和母细胞瘤等病理类型,不同病理类型致病因素不同。HCC致病因素主要有:HBV/HCV、饮酒、AF、肝硬化、吸烟、肥胖、糖尿病、脂肪肝、铁负荷过多、血色病、酪氨酸血症、长期口服避孕药、高剂量蛋白同化类固醇和引起过氧化物酶体增殖的试剂。全球HCC主要病因是病毒和环境危险因素的交互作用, 两者共同导致世界75%和发展国家85%以上的肝癌,而美国和西方国家病因主要是酒精性肝硬化和非酒精性脂肪肝疾病。CLC主要病因是肝吸虫感染(尤其是中国和东南亚的一些地区)、肝内胆管结石病、炎性胆道疾病、亚硝氨和胶质二氧化钍等。肝血管肉瘤病因主要和氯乙烯有关,而肝母细胞瘤病因可能是胚胎结缔组织发育异常所致。随着时间推移和生活方式改变,肝癌的危险因素发生了相应变化,一些因素如HBV、AF和饮用水污染的作用可能越来越小,而代谢性因素如肥胖和非酒精性脂肪肝的作用却越来越大。

## 1　病毒性感染

　　HBV/HCV慢性感染的致癌作用已被充分证实,被列为HCC致癌因素。总体而言,病毒性肝炎引起的肝癌可能接近90%,其中HBV超过50%,HCV超过25%,发展中国家高于发达国家。肝炎病毒感染和携带率存在明显的地区和人群差异,携带率超过8%的地区通常被认为是高流行区,许多低资源热带国家HBV携带率高达10%~15%,估计其2/3以上的肝癌由HBV引起,因纽特人和毛利人HBV携带率世界最高,但其HCC发病率相对较低。非洲和亚洲HCC主要由HBV引起,伴随饮食AF暴露可使其风险倍增。此外,HBV和HCV共同感染具有HCC风险累积作用,可使HCC风险倍增。

### 1.1　HBV

　　全球约54%HCC由HBV引起, 发展中国家和发达国家分别约60%和23%, 但估计HBV引起的HCC,尚应考虑其隐性感染。全球约20亿HBV感染者,4亿慢性携带者,慢性携带者地理分布变化很大,大部分生活在东南亚和撒哈拉以南非洲。慢性携带者中至少一半无症状,其表面抗原将逐步消失,而剩余部分的许多人将出现程度不同的慢性肝病,如肝硬化。HBV感染可发生于所有年龄,70%~80%慢性感染发生于围生期,25%~30%发生于婴儿或儿童早期,不足10%发生于成人期,可经母婴垂直水平、儿童—儿童水平、性传播,接触感染血液(输血、未消毒针头和注射器、纹身和划痕过程)或血制品传播。HBV有8个不同基因亚型,其传染性、传染机制、致病力、存在率、致慢性肝病和肝癌的风险不同,如阿拉斯加本地人群的F亚型,比其他亚型HCC风险高几倍。仅约1/5的HBV携带者会发生HCC,表明基因组个体变异也会影响肝癌易患性。

　　HBV可能通过间接(坏死性炎症及再生性损伤)和直接方式(病毒基因型、病毒DNA和宿主基因组整合及病毒蛋白的直接作用)引起肝癌,两种方式可协同或单独作用。乙肝表面抗原(HBxAg)在促进HCC发病中起重要作用,HBxAg可促进ErbB-2表达上调,表达上调的ErbB-2可作为肝癌早期标志物,并缩短肝癌生存期。

　　HBV感染存在明显地区差异,东亚和太平洋岛屿感染率10%~15%,亚马逊河流域10%或更高,非洲5%~10%,东欧和南欧、澳大利亚原住民和因纽特人感染率也高,西欧和北美较低。欧洲HBV患病率>2%分别增加男女肝癌风险15%和21%,欧洲南—北和东—西肝癌风险下降梯度,HBV是原因之一。韩国HBV

感染率较高,导致 1/4 的 HCC 病例和 1/3 的 HCC 病例死亡。意大利南部肝癌发病为欧洲最高,主要与病毒性肝炎有关,其中那不勒斯 HBV 感染率为 27.6%,且感染随年龄增加而上升,65 岁以上感染率为 47.9%。2005 年我国男性 65.9% 和女性 58.4% 的肝癌死亡由 HBV 感染引起,虽然 2006 年我国约有慢性 HBV 感染者 9300 万,但 HBV 携带率已由以前的 9.75% 下降至 2006 年的 7.18%,预计 2020 年将下降至 3% 左右。启东对 HBsAg 携带者 31 年观察结果发现,携带者发生肝癌的危险性是非携带者的 11.70 倍 (RR=11.70),男性携带者 RR 是女性非携带者的 37.76 倍,携带者各年龄组肝癌发病率均高于非携带者。广西龙安 30~55 岁农民 HBsAg 阳性率为 14.52%,而 HBsAg 阳性人群的 HBV DNA 阳性率为 40.35%,HBsAg 和 HBV DNA 双阳者与仅 HBsAg 阳性者 PLC 的 RR 是双阴性者的 39.12 倍,双阳性者 RR 是仅 HBsAg 阳性者的 3.03 倍。新疆维吾尔地区(36.13%)和哈萨克族(40.37%)肝癌 HBV 感染率明显低于汉族(63.18%)。

## 1.2 HCV

HCV 也是肝癌的主要病因,全球有超过 1.7 亿的慢性 HCV 感染者,HCV 感染上升导致 HCC 发病上升,是美国和部分欧洲国家面临的重大挑战。不同地区 HCV 感染率不同,澳大利亚、加拿大和北欧较低(<1%),美国中等(1%),非洲、东南亚、意大利和埃及较高(2%),欧洲其他地方最高(>2%)。HCV 主要通过未经筛查的输血和使用污染的针头、注射器传染,80% 的 HCV 感染会发展成慢性 HCV(约 10%)。HCV 也有不同的基因类型,其疾病严重度和对治疗的反应不同。

估计全球 31%HCC 由 HCV 引起,发展中国家和发达国家分别约 33% 和 20%。日本和美国 HCC 主要由 HCV 引起,日本肝癌 HCV 感染率高达 80%~90%,埃及 HCV 慢性携带率高达 21%。欧洲 HCV 患病率 >2% 分别增加其男、女肝癌风险 54% 和 33%,欧洲南—北和东—西肝癌风险梯度下降,HCV 感染也是主要原因。意大利那不勒斯一般人群 HCV 感染率为 7.5%,且感染随年龄上升,65 岁以上感染率是 23.2%。尽管 HCV 是高收入国家 HCC 重要危险因素,但非洲和亚洲等 AF 暴露高地区 HCV 的流行也高,暴露和肝癌风险的不一致提示应深入评估肝癌危险因素相互作用的生物机制。

中国 HCV 感染率不高,平均 3.2%,四川、青海、宁夏、甘肃、黑龙江和北京等地只有 0.58%,启东和扶绥等 HBV 感染较高地区只有 1%~2%,肝癌患者的检出率也只有 5%。启东最近人群 HCV 感染率仅为 0.94%,无明显上升。既往 HCV 引起的肝癌中国大陆 5.4%~33%,香港 7.3%,台湾较高,达 20%~30%,而最近研究显示,2005 年中国 HCV 感染分别导致男、女 27.3% 和 28.6% 的肝癌死亡,HCV 在 PLC 发病和死亡中的作用上升。

HIV-HCV 共同感染引起的 PLC 较单独 HCV 引起的侵袭性更强,患者年龄更年轻,病期更晚,生存期更短。慢性 HCV 感染比被清除感染的 HCC 风险高 4.71 倍,病毒、宿主遗传、环境和免疫相关因素可能决定了慢性 HCV 感染是否向 HCC 发展。

# 2 AF 和其他饮食因素

## 2.1 AF

AF 是黄曲霉菌产生的毒素,在炎热潮湿、通风不良时,黄曲霉菌繁殖并产生毒素。AF 可污染许多传统主要作物,如花生、五谷和玉米,是热带低资源国家如撒哈拉以南非洲、东南亚和许多拉丁美洲地区常见肝癌危险因素,可与 HBV/HCV 感染协同倍增作用。$AFB_1$ 可在肝脏代谢产生一种环氧化物,能和鸟嘌呤 N7 位特别是 TP53 密码子 249 第三碱基对共价结合,对此加合物的处理会导致突变前 DNA 损害,如不修复,转录或复制时会导致稳定突变形成。能编码 AF 代谢、解毒酶和与 DNA 加合物修复有关酶的基因存在几个肝癌危险多态性的个体暴露 AF 时,HCC 风险更高。

饮食中度暴露于 AF 者,归因于 AF 的肝癌风险中等,而高水平暴露者风险高,当 24 小时尿液排泄量大于 100ng 时,PLC 年发病率高达 4717.82/10 万。高 AF 暴露地区,AF 和 HBV 相互作用成倍引起 HCC,AF 暴露降低到不可检测时,HCC 可减少约 23%。一项 Meta 分析研究了 479 篇文章中 17 个在中国大陆、台湾和撒哈拉以南非洲地区的研究,发现 AF 相关 HCC 估计总体是 17%,AF 和 HBV 共同作用的 OR 是

73.0,HBV 和 AF 单独作用时分别是 11.3 和 6.37。印度北部人群食物与尿液样本中有 $AFB_1$ 者 HCC 风险增加 5 倍,但中国台湾人群由于饮用 $AFM_1$ 污染牛奶的肝癌风险较低。AF 检出的全国分布图与全国肝癌发病分布图基本吻合,东南沿海肝癌高发区高温高湿,食物易霉变,尤其是新成陆地地区,如启东、海门和崇明等地,AF 检出率高。福建和广东省部分地区霉变花生制成的花生油,绝大部分可检出 AF。广西高温高湿时间较长,食物易污染,其高发区发病率接近东南沿海水平。肝癌发病前 8 个月尿液中可检测到 $AFB_1$ 代谢产物 $AFM_1$,浓度>3.6ng/L 者发生肝癌的 RR 为对照的 3.3 倍。HBsAg 阳性及 $AFB_1$ 暴露皆存在时,发生肝癌的 RR 为皆阴性者的 59.4 倍。

### 2.2　其他饮食因素

饮酒是已知最重要的肝癌病因,除黄曲霉毒素外,无其他单一饮食因素有如此强和一致的致癌证据。中欧和东欧一些人群酒精摄入量高,而东亚酒精消费量迅速上升。长期酗酒是高资源国家主要肝癌危险因素,酒精导致代谢性肝损伤,进而导致肝硬化,而肝硬化是常见 HCC 癌前病变。过多饮酒负面影响单碳代谢,增加肝癌危险,每天饮酒超过 20.44g 会增加肝癌风险,这种风险不受单碳代谢物摄入和血浆单碳代谢物水平影响。欧洲研究显示,纯酒精摄入量>11L 时,男、女肝癌风险分别增加 26% 和 14%,酒精是欧洲南—北和东—西肝癌风险梯度下降原因之一。饮酒可增加日本人 PLC 风险,男性避免大量饮酒(≥69.0g/d),女性避免中等饮酒(≥23.0g/d)可降低 PLC 风险。

吸烟与肝癌发生有关,是上海男性独立肝癌危险因素,也是高资源国家主要肝癌危险因素,吸烟男性低胰岛素样生长因子(IGF)和 IGF 结合蛋白-3 水平增加肝癌风险。吸烟和 HBV/HCV 可协同作用,慢性 HBV 或 HCV 携带者应戒烟,而肝癌防治应考虑吸烟因素。

砷是人类致癌源,可激活人类细胞上皮生长因子受体(EGFR),而 EGFR 与癌症发生有关。研究显示,肝癌患者 EGFR 过度表达,尤其是暴露砷者,血清 EGFR 不仅是肝癌而且是砷暴露的可能生物标志物。儿童早期饮水砷暴露可能导致儿童肝癌死亡率上升,而肝癌患者血和头发砷浓度较高。

## 3　代谢性疾病

代谢性疾病是因代谢问题引起的疾病,包括代谢障碍和代谢旺盛,主要包括糖尿病、低血糖症、痛风、肥胖、蛋白质—能量营养不良症等,近来有证据显示癌症可被认为是代谢性疾病。

代谢综合征是新的肝癌重要危险因素之一,过去 20 年代谢综合征引起的代谢性疾病上升。代谢综合征是美国肝癌重要危险因素,非酒精性脂肪性肝病(NAFLD)是发病率迅速增加的一种代谢综合征,是肝癌危险因素,可被视为肝癌癌前疾病,其特点是脂质在肝内积累,导致脂肪肝、非酒精性脂肪性肝炎、纤维化和肝硬化。美国一般人群 NAFLD 患病率约为 3%~24%,最高达 6%~14%,但肥胖手术患者极为常见,高达 84%~96%。NAFLD 与卡路里过高、缺乏体力活动、高血压、肥胖、胰岛素抵抗和具有其他特点的代谢综合征如高血清甘油三酯、高密度脂蛋白水平低等关系密切。其他代谢性疾病如酪氨酸血症、$\alpha_1$-胰蛋白酶缺乏症、呱氨酸血症、迟发性皮肤卟啉症和糖原储存疾病,也可能增加 HCC 或其他肝癌风险。

肥胖是常见癌症的主要危险因素,而大部分发达国家肥胖更为普遍。肥胖作为肝癌危险因素近期引起许多关注,研究表明分泌表型(SASP)在促进小鼠肥胖相关 HCC 发展中起关键作用。饮食或遗传肥胖引起肠道菌群改变,增加去氧胆酸(DCA)水平,DCA 导致 DNA 损伤和肠道细菌代谢物水平变化。DCA 肝肠循环激发了肝星状细胞(HSCs)的 SASP 表型,进而在肝脏分泌各种炎症和促进癌症的因子,从而促进小鼠肝癌发生。起源于非酒精性脂肪肝炎的 HCC 病变区域的 HSCs 也观察到 SASP,表明类似路径也可能导致人类肥胖相关 HCC 发展。过重或肥胖很可能增加了日本人群 PLC 的风险。虽然肥胖者 PLC/HCC 风险较高,但新证据认为,内脏而不是单纯性肥胖的全身脂肪组织具有直接致癌作用。一项亚太人群研究认为肥胖和肝癌死亡率之间不存在相关性。体重指数(BMI)及其 20 岁后变化与肝癌死亡有关,无肝病史体重过轻(BMI<18.5kg/m²)和过重(BMI≥25kg/m²)男性,有肝病史 20 岁后体重增加(≥5kg)女性,肝癌死亡率增加。体重过重伴有 HCV 感染或肝硬化者 PLC 风险更高,儿童体重过重增加非酒精性脂肪肝和成

年原发性肝癌风险,低总胆固醇和低 LDL 水平增加肝癌死亡率。脂链素是一种脂肪细胞因子,低分子脂链素水平可能降低肝癌风险,而总的和高分子量脂链素可能增加肝癌风险。糖尿病可独立增加 PLC 风险,2 型糖尿病患者前 5 年肝癌风险最大,其后大幅下降,提示高胰岛素血症更可能是肝癌风险因素。抑制素可降低肝癌风险,而可溶性晚期糖化终端产物降低肝癌风险。

未治疗血色病引起的铁负荷过高或一些非洲人群的过度铁暴露,可能导致一些病人高达 45%HCC 的死亡风险。肝铁负荷过多常导致肝纤维化和硬化,提示游离铁导致的慢性坏死炎症性肝疾病在肝癌发生中起作用。

# 4 饮水污染

江苏启东、海门和上海南汇流行病学调查显示,饮用不同水源患肝癌的风险显著不同,井水和深井水是肝癌保护因素。水中蓝绿藻毒素与肝癌有关,这些毒素包括微囊藻毒素和石房蛤毒素等,可导致肝脏损伤。俞顺章等认为富营养化导致沟塘水中藻类疯长、释放藻类毒素,这种毒素可促进肝癌发生。塞尔维亚中部水库水花污染地区 PLC 发病明显上升,蓝藻毒素很可能充当启动和促进子,是肝癌主要危险因素,并和其他因素协同作用,引起 PLC 发病增加。

有研究认为,饮水中的无机砷与肝癌等癌症的死亡有关,台湾西南海岸地区研究了 138 个农村饮水砷和肝癌死亡率的关系,结果发现砷暴露水平超过 0.64mg/L 会增加肝癌发病和死亡率,但低暴露无明显作用。

# 5 其 他

肝硬化是常见和严重疾病,大部分 HCCs 发生于肝硬化,西方国家约 70%~90%HCC 发生于巨结节肝硬化,而东亚和西非比例较低,约 25%~50%,肝癌发生并不一定经过肝硬化阶段。与无肝硬化相比,男性肝癌 HR 最高的是病毒相关性硬化(HR=37.59),最低的是酒精相关性肝硬化(HR=8.20),中等的是原发性肝硬化(HR=10.45)。胆石症和胆囊切除术被认为是肝癌危险因素,增加肝癌危险性,肝吸虫感染也是肝胆管细胞癌重要病因。

遗传易感性或遗传多态性在肝癌发生中起重要作用。我国虽然超过 80% 的肝癌与慢性乙型肝炎相关,但只有小部分乙肝进展为肝癌,此外,肝癌存在家族聚集现象,因此,肝癌发生可能与机体易感基因密切相关。p53 密码子 72 多态性与肝癌风险有关,肝癌家族史增加肝癌风险,如同时伴有 HBV/HCV 感染 HCC 风险增加 70 倍。rs14035 位点的 TT 和 rs1045491 位点的 GA 基因型可能是肝癌发生的易感基因,多基因等位基因和多位点基因型可能在肝癌发生中起协同作用。ERCC1-8092A 点突变可能对肝癌易感,并与其他肝癌危险因素起协同作用,PNPLA3 rs738409 多态性是酒精性肝硬化患者显著的 HCC 危险因素。而肝癌全基因组关联研究是全球第一项关于 HBV 相关肝癌的 GWAS,首次从整体基因组水平系统搜寻肝癌的易感基因并取得成功,发现了 1p36.22 BE4B-KIF1B-PGD 是一个全新的肝癌易感基因区域,为肝癌发生的遗传病因和分子机制研究提供了新的线索,也为肝癌的一级预防—风险预测和早期预警奠定了理论依据。

幽门螺旋杆菌可能是肝癌病因,中国 67 个县 35~69 岁人群研究结果显示,幽门螺旋杆菌和中国农村肝癌死亡率有关。暴露于不同有机溶剂如芳香族碳氢化合物、无环/脂环族碳氢化合物、含氯化合物、汽油蒸汽和其他化合物如醇类、酮类、醚类和糖醚类,肝癌风险增加。出生地、居住地状况和社会经济状况影响肝癌发病,美国国外出生的亚裔、国内出生的西班牙裔男性和居住在较差社会经济地区的居民,肝癌发病率高。对病毒性肝炎和肝癌预防措施的知识和意识,也与肝癌发病有关。鲁米纳增加所有癌症风险,尤其是肝癌。睡眠失调患者癌症尤其肝癌风险较高,生育次数多和第一次生育时年龄小可降低 PLC 风险,肠道微生物决定了暴露致癌化合物或肝炎病毒转基因老鼠的 HCC 风险。

# 第四节　肝癌一级预防

　　癌症的一级预防即病因预防,目的是消除或减少致癌因素,避免或减少癌症发生。肝癌缺乏有效治疗方法,预后又差,因而,一级预防倍显重要。肝癌病因主要有乙型和丙型肝炎病毒(HBV/HCV)、黄曲霉毒素(AF)、肝吸虫、吸烟、饮酒、肥胖、糖尿病和代谢综合征等,消除或减少上述致癌因素,可降低肝癌的发病和死亡。启东针对当地 HBV 感染、AFB$_1$暴露、饮用水污染和微量元素硒缺乏等肝癌相关病因,持续多年采取了"防治肝炎、管粮防霉、改良饮水、适量补硒"的综合性预防措施,自 1990 年以来取得了明显效果,肝癌发病率明显降低。

## 1　病毒性肝炎的预防和治疗

　　乙型和丙型病毒性肝炎是原发性肝癌的重要病因,也是肝癌病因预防的重要内容,包括三个方面:①一级预防,即对一般人群疫苗接种,预防病毒性肝炎发生。出生后较早给予 HBV 免疫球蛋白,甚至在怀孕后三个月抗病毒治疗以阻止母婴传播,也可减少婴儿 HBV 感染。20 世纪 70 年代中期,日本就开始了该干预措施,结果日本献血者 HBV 阳性率从 20 世纪 70 年代的 2.3%降为 20 世纪 90 年代末的 0.9%。②二级预防,即对病毒性肝炎抗病毒治疗,防治病毒性肝炎进一步发展成慢性肝病和/或肝癌。③三级预防,对肝癌成功治疗后的抗病毒治疗,以预防肝癌复发。病毒性肝炎的一级预防主要通过疫苗接种,效价最优,并成为了其他癌症疫苗开发的范例。

### 1.1　HBV 的预防和治疗

　　HBV 疫苗发明于 1969 年,20 世纪 80 年代早期即可获得安全、能负担的疫苗。许多研究证明HBV 疫苗可安全有效地预防慢性 HBV 感染,降低 HBV 感染尤其是携带率。西非冈比亚和中国启东20 世纪 80 年代中期即开始了大型人群 HBV 疫苗接种试验,1986~1990 年冈比亚 125 000 个新生儿参加了 HBV 疫苗试验,其中一半儿童 1 岁前接种了 HBV 疫苗,接受疫苗儿童队列的横断面研究显示,疫苗对青年人有很好的、持续的抗慢性 HBV 携带的保护作用,如在非洲全面使用疫苗,今后 50 年内 HCC 发病率将下降60%以上。启东 1983 年开始新生儿 HBV 疫苗试验,结果青壮年肝癌发病率大大下降,与 1980~1983 年相比,2005~2008 年启东 20~24 岁肝癌发病率下降了 14 倍,其原因可能是 AF 暴露下降和部分新生儿 HBV疫苗接种的共同作用。由于该两项研究的成功,1991 年 WHO 决定于 1997 年在全球范围内把 HBV 疫苗纳入免疫计划,实施所有婴儿 HBV 疫苗接种,中国也在 20 世纪 90 年代初把新生儿 HBV 疫苗接种纳入全国免疫接种项目。至 2007 年,全球 84%的国家已将新生儿 HBV 疫苗纳入免疫计划,42%国家的儿童出生24 小时内接种 HBV 疫苗,技术上已可通过疫苗接种控制全球 HBV 感染,降低 HCC 发生。韩国全民接种 HBV 疫苗后,乙型病毒肝炎流行下降,学龄前儿童 HBsAg 阳性率已小于 1%,儿童和青少年肝癌死亡率也下降。台湾使用疫苗后,青年 HCC 发病率急剧下降,儿童发病率下降了 4 倍,持续疫苗接种将使三代人降低慢性 HBV 感染 50 倍。

　　由于疫苗接种,2006 年中国 1~59 岁 HBV 感染率已由 1992 年的 9.75%下降至 7.18%,15 岁以下儿童尤其明显,小于 5 岁者下降了 90%(小于 1%),防止了约 1.6 千万~2 千万人成为 HBV 携带者,预计2020 年中国 1~59 岁 HBV 感染率将下降至 3%左右。广东 2006 年 15 岁以下 HBsAg 感染率也从 1992 年的 19.86%下降至 4.91%。台湾、西安、启东等地研究证明,三针 HBV 疫苗全程接种后的免疫保护时间至少维持 20 年以上。

　　但 HBV 疫苗接种遇到许多社会和经济问题,发展中国家新生儿未能早期接种是肝癌防治主要障碍,

2006 年全球出生 1.35 亿儿童中,6200 万出生在 HBV 高流行地区, 我国儿童 HBV 疫苗接种率也存在较大地区差别,2001~2003 年我国东部、中部及西部儿童三针全程接种比例分别为 94.1%、91.8% 及 68.0%。而近期发现大型疫苗接种可能导致 HBV 突变,逃脱了疫苗的作用。

虽然 HBV 疫苗保护人群乙型病毒性肝炎逐渐减少,但全球约有 20 亿 HBV 感染和 4 亿慢性携带者,可发展成肝癌患者,因而,应对 HBV 感染和携带者进行治疗。西非塞内加尔和海门 HBV 携带率较高,但海门 HCC 患病风险比塞内加尔高很多, 其原因可能与 HBV 病毒负荷有关,HBV 高滴度增加了 HCC 风险。研究显示 HBV DNA 负荷≥105copies/mL 与<104copies/mL 相比,HCC 的累积病例数显著上升,说明 HBV 滴度是肝癌主要危险因素。抗病毒治疗可降低 HBV 滴度,从而降低肝癌发生。但是这种作用可被对抗病毒治疗的抵抗降低,抵抗患者 HCC 的累积发病率是 60%,而非抵抗者仅为 10%。其他对抗病毒治疗抵抗发生率较低的抗病毒药物,可进一步降低肝癌发生。此外,虽然降低 HBV 滴度可明显降低肝癌风险,但不必完全清除病毒,低剂量中等或非常有效的抗病毒治疗既可获得满意长期治疗效果,又可减少治疗不良作用,应调节抗病毒治疗的剂量到既可明显降低疾病风险,又可最大降低药物副作用的水平。好的抗病毒药物应该是高抗病毒性和低抵抗性,联合使用不同机制的抗病毒药物可提高疗效。

研究显示抗 HBV 病毒治疗可减少 52%肝硬化,47% HCC,56%慢性 HBV 肝炎相关死亡,是较好的公共卫生策略,成本效益优于 HCC 监测。目前用于抗 HBV 治疗的常见药物有干扰素、拉米夫定、恩替卡韦、替洛卡韦等,干扰素预防 HCC 的效果有限,而恩替卡韦和替洛卡韦作用明显。

### 1.2 HCV 的预防和治疗

HCV 疫苗正在研究中,因而无法像控制 HBV 感染一样,采用疫苗接种方法控制 HCV 感染,这是目前控制 HCV 感染和 HCC 面临的主要挑战。目前预防 HCV 感染的主要措施是在低资源国家进行医疗和公共卫生干预时,绝对要求使用一次性或经适当消毒的物品,并对血液和器官供体进行 HCV 筛查。对已感染 HCV 者,应进行抗病毒治疗,防治肝硬化,降低肝癌风险。病毒性肝炎即使已发展成肝硬化,清除病毒后,仍可降低肝癌风险,因为慢性肝炎或肝硬化演变为 HCC 的风险与肝纤维化程度相关,丙型病毒性肝炎 4 期纤维化患者每年发生 HCC 的风险约为 5%~8%,而 F1~F3 期患者仅为 0.5%~2.6%,治疗和延缓肝纤维化是预防 HCC 的重要途径。目前尚无较好的治疗肝纤维化的方法,钙离子拮抗剂有一定作用,中医中药也具有一定特色,但尚需深入研究。目前标准抗病毒治疗药物包括干扰素和病毒唑,但有效率不高,干扰素虽能减少 HCC 的发生,然仅限于对干扰素治疗有效的 HCV 感染者,干扰素联合利巴韦林可增强抗 HCV 效果,预防 HCC 效果优于使用单一药物。上述方法病毒清除率未达最优,且难以处理队列人群,因此,如何有效抑制 HCV 复制是临床面临的重要问题。许多专门直接抗 HCV 试剂正在研发中,可联合应用提高 HCV 治愈率。有报道拉米呋啶与干扰素(IFN)及病毒唑合用,对丙型肝炎有效率可达到 40%。2002 年日本启动了国家防治肝炎和 HCC 项目,对 40~70 岁公民每 5 年检测 HCV 和 HBsAg,发现慢性丙型肝炎建议 IFN 治疗。该项目有望成为 HCV 流行国家肝癌防治模型,但美国预防医学特别委员会不提倡在一般人群的无症状成人中,进行 HCV 感染筛查。

## 2 减少 AF 暴露

AF 也是肝癌重要病因,因而消除或减少 AF 暴露也是预防肝癌的重要措施。控制 AF 暴露有个体和社区两种干预措施,社区干预措施包括控制 AF 污染食品的流通,可有效降低 AF 暴露,但该措施在低资源国家很难实施,因为 AF 污染作物如玉米,是低资源国家农村主要食物和重要收入,不能轻易被其他食物替代。可采用一些相对简单措施,如对污染作物分类,并存储在能限制霉菌增殖的环境中,以控制 AF 的暴露。几内亚一个社区干预试验,通过对血液和尿液中 AF 生物标志物检测,证实这些简单措施可以大大降低个体 AF 的暴露。个体干预措施包括改变膳食、避免食物污染、避免进食污染食物、改变饮食习惯和化学预防等。启东 20 世纪 80 年代以前主粮是玉米,而当地气候潮湿,玉米霉变率高,AFB$_1$ 污染率高达 35%~98%,而当地大米中未检出 AFB$_1$,改食大米可避免饮食摄入 AFB$_1$。80 年代中后期启东膳食结构发生很大变化,1986 年以大米为主食居民占 97.4%,1997 年达 99.2%,全年食用玉米者仅 0.5%,大大降低了 AF 的摄入。此外,启东进行了一系列临床试验,证明吡噻硫酮、叶绿酸和西兰花苗饮料等可有效降低 AF 暴露。对既往归档血清检测显示, 启东 AF 暴露下降了 40 倍,AF 暴露生物标志物中位数从 1989 年的 19.3pg/mg 白蛋白下降到 2009 年的检测不到 (<0.5pg/mg)。启东青壮年肝癌发病率大大下降, 与 1980~1983 年相比,2005~2008 年启东 20~24 岁肝癌发病下降了 14 倍,25~29 岁和 30~34 岁分别下降了 9 倍和 4 倍,小于 24 岁年龄组的下降可能是由于 AF 暴露减少和部分新生儿 HBV 疫苗的联合作用,而大于 25 岁年龄组的下降可能主要是由于 AF 暴露的迅速下降。最新研究显示启东 1960~1980 年出生、年龄小于 35 岁队列的 PLC 死亡率下降 50%以上,饮食从玉米转变到大米的归因收益是 PLC 死亡下降 65%。

# 3 控制代谢性疾病

既往肝癌一级预防主要针对 HBV 感染、AF 暴露等,但随着经济发展和生活方式的改变,肝癌危险因素发生了相应变化,肥胖、糖尿病等代谢性疾病的作用逐渐增强,肥胖发病显著增加,而肥胖与多种肝病,如肝硬化相关,尤其是非酒精性脂肪性肝病(NAFLD),后者已成为中国和西方发达国家最常见肝病,也是美国和西方国家肝癌的主要病因,是高资源国家面临的最大挑战之一。因而,控制代谢性疾病成为肝癌防治的重要措施,应积极防治体重过重、肥胖和糖尿病等,尽量保持理想的体重和腰围,防止腹型肥胖,肥胖者应限制饮酒,尽可能减少接触对肝有毒物质,谨慎使用肝毒性药物,病毒性肝炎患者应防止体重增长过快,发生“肝炎后脂肪肝”。超重或腹型肥胖的无症状血清转氨酶持续增高患者,应先行减肥治疗,合并肥胖的慢性病毒性肝炎患者,也需考虑同时进行减肥治疗。但目前有关控制代谢性疾病和代谢综合征降低肝癌发病的前瞻性研究甚少。

# 4 化学预防

利用化学物质逆转、抑制或预防癌症发生,也是控制肝癌的重要方法,具有成本低和容易实施的特点。“化学预防”一词最先由 Sporn 于 1976 年提出,定义为用特定制剂抑制、逆转癌症的发生,主要针对癌前疾病、癌症遗传倾向和防止多原发癌的发生。对 HCC 而言,其预防对象是 HBV/HCV 感染、慢性肝病/肝硬化者及 HCC 高发区居民。化学预防剂的作用包括:①致癌物阻断,如抑制致癌物吸收、生成或激活,灭活/解毒致癌物,阻止致癌物与 DNA 结合等;②抗氧化,如清除活性亲电子试剂和氧自由基,抑制花生四烯酸代谢等;③抗增殖,如调节信号转导,调节激素/生长因子活性,抑制癌基因活性,抑制多胺代谢,诱导终末分化,恢复免疫反应和诱导凋亡等。根据作用机制,化学预防剂可分为以下 4 类:①阻止致癌物生成的化学预防剂,如维生素 C;②抑制致癌物体内代谢活化或增强其代谢灭活的化学预防剂;③保护靶细胞、阻止致癌物作用于靶细胞的化学预防剂,如抗氧化剂;④抑制启动后癌变过程的化学预防剂,如维生素 A 类、维生素 E、非甾体抗炎药及多种食物成分(有机硫化物、姜黄素、多酚类化合物、蛋白酶抑制剂等)。根据来源,化学预防剂又可分成天然和合成两大类,天然预防剂主要来自饮食和植物,包括如异硫氰酸酯类、酚类抗氧化剂、萜类化合物、香豆精类、吲哚类、黄酮类、有机硫化物、维生素 E、硒化合物、蛋白酶抑制剂、番茄红素、叶绿素、维生素 A 类、胡萝卜素等;合成预防剂包括丁基羟基茴香醚、羟基甲苯、奥替普拉和非甾体抗炎药(如苏林达)等。许多化学预防剂可同时兼有几种作用,一种好的化学预防剂必须具有较好的化学预防作用和较低的毒副作用,而进行癌症化学预防试验必需的条件是:适合的化学预防剂、高危人群和适当的评价终点。

实验室和观察研究显示,摄入较高的某些微营养剂可降低癌症风险。微营养剂是小于体重 0.005%的体内营养物质,通常包括维生素、矿物质和硒、锌等微量元素。维生素主要包括类胡萝卜素、类维生素 A、维生素 A、维生素 E(包括 α-生育酚)、维生素 C 和一些维生素 B(叶酸),其作用生物基础是抗氧化作用(清除游离基,如类胡萝卜素、类维生素 A、维生素 A、C 和 E)和甲基捐赠(methyl donation,如叶酸)。实验

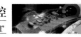

室和观察研究也显示几个常用药物,如抗炎药可能具有抗癌能力,可用于消化道癌的预防。

启东开展了多项针对 AF 暴露的化学预防研究,如应用奥替普拉、叶绿酸和西兰花苗饮料降低 AF 暴露,通过对有关 AF 生物标志物检测证明可有效降低 AF 暴露。维生素 D、维生素 E、基于蔬菜的膳食模式、芹菜、蘑菇、葱属蔬菜、复合蔬菜(包括莴笋和茼蒿)、豆类和豆类产品、咖啡、茶、姜黄素、大蒜素、RNase MC2、二甲双胍、水飞蓟、萜类、他汀类药物、洛伐他汀、ABC 转运蛋白、白藜芦、水果、核苷类似物、中药、间质干细胞、抗血小板疗法、索拉非尼、PEG-IFN-α2a、叶酸、COX-2 抑制剂和左旋咪唑等都具有一定降低肝癌风险和预防肝癌发生的作用。虽然实验和观察研究显示上述物质具有降低肝癌风险的作用,但世界癌症研究机构 2008 年癌症报告认为:①对于营养良好社区的健康个体,目前无证据支持推荐任何制剂进行癌症预防;②一些证据显示抗氧化补充剂可能增加癌症死亡率;③怀疑叶酸补充剂增加大肠癌风险;④他莫昔芬和雷洛昔芬可能降低乳腺癌高危女性的患癌风险;⑤虽然可能降低死亡率,但随机实验显示维生素 D 常规剂量对癌症风险无影响。

# 5 其 他

研究显示,饮用不同水源肝癌危险显著不同,井水和深井水是肝癌保护因素,而水蓝绿藻毒素和硒等污染与肝癌发病有关。启东于 1972 年起提出饮用水井水,1980 年以来大力提倡饮用深井水,取得明显效果,改良饮水可能降低肝癌发病率。

构建一套基于理论的预防方法,将理论和社区干预结合,建立有效的教育方案,提高专业人员和一般大众对肝癌防治的认知,可有效降低肝癌风险。美国太平洋岛民和亚裔美国人慢性乙型肝炎患病率和肝癌死亡率非常高,其原因可能是对乙型肝炎风险、筛查、疫苗认识和知识水平低,在太平洋岛民开展的无 Hep B 运动和针对亚裔美国人开展的玉带运动(JRC),联合了社区、卫生保健系统、政策制定者、企业和普通大众,通过对 HBV 的认识、检测、疫苗接种和治疗的宣传,提高了对乙型肝炎风险、筛查和疫苗的认识,促进了常规检测和疫苗接种的开展,保证了慢性感染者的治疗,降低了上述人群的慢性 HBV 感染。巴基斯坦对理发师进行有关 B、C 型肝炎的教育,对防治病毒感染也非常有效。肝癌患者也普遍缺乏对原发性肝癌和肝炎预防措施及治疗选择的了解,可能对 HCC 和肝炎预防有较大影响。

饮酒是已知的人类癌症最重要病因之一,中欧和东欧国家人群饮酒量很大,亚洲和中国饮酒量迅速上升,2005 年中国饮酒所致癌症死亡率占癌症死亡总数的 4.40%(男性 6.69%,女性 0.42%),其中肝癌占酒精所致癌症死亡总数的 60% 以上,较低社会经济状况和较低教育水平者饮酒量更多,酒精性肝硬化是美国和西方国家肝癌主要病因,且与病毒性肝炎协同作用,因而控制饮酒是降低肝癌风险的重要措施。

# 第五节　肝癌的筛查

原发性肝癌(primary liver cancer,以下简称肝癌)是常见恶性肿瘤,2012 年肝癌发病分别居全球和中国癌症发病的第 7 和 2 位,死亡分别居第 3 和 3 位,全国死因调查显示中国肝癌死亡呈上升趋势,对居民生命健康危害极大。但目前确诊肝癌时大多为中晚期,临床治疗效果差,死亡率高,只有对早期肝癌早期治疗才有可能提高肝癌生存率。筛查是目前为止控制肝癌的有效措施,对肿瘤防治研究具有重要意义。

# 1 肝癌筛查的背景

目前认为肝癌与病毒性肝炎、肝硬化、黄曲霉素摄入、长期饮用不洁水和代谢性疾病等因素有关。肝癌的一级预防,主要是针对肝癌致癌因素进行的干预,启东地区采取"防霉、改水、防肝炎"等措施取得初步成效,其青年人肝癌发病和死亡下降。但 35 岁以上成年人中 HBsAg 阳性人群占一定比例,对于这些已经感染肝炎病毒的高危人群,如何进行有效的防治仍是临床研究的重要课题。虽然近年来,肝癌的三级预防取得了一定进展,然而出现临床症状而就诊的肝癌患者,绝大多数处于肝癌中晚期,伴有肝炎、肝硬化等严重肝病,总体手术切除率低,即使根治性切除,5 年复发率仍较高。因此,进一步提高肝癌患者早诊率刻不容缓。近年来,肝癌的规范化诊疗在国际上引起了高度关注,2010 年美国肝病研究协会(AASLD)和亚太肝病研究学会(APASL)相继推出了新的临床指南或共识,中国抗癌协会肝癌专业委员会、临床肿瘤学协作专业委员会(CSCO)及中华医学会肝病学会肝癌学组,最近也制定了符合我国国情的《原发性肝癌规范化诊治专家共识》。以上指南均以循证医学为依据, 明确指出对高危人群进行筛查和监测是早期发现、早期治疗肝癌的前提和基础。作为一个适合进行筛查的疾病应具有以下条件:①被筛查的疾病严重危害人群的生命健康;②早期诊断能够提高治疗效果;③疾病有足够长的临床前期或癌前病变期,保证有足够长的时间发现该疾病。肝癌流行病学、临床和普查资料符合以上三点。

# 2　肝癌筛查的发展历程

肝癌筛查及早诊早治为我国学者所首创,开展已有 40 多年,大致经历以下四个阶段:①1972~1982年,在上海市和江苏省启东的自然人群中检测甲胎蛋白(AFP)进行肝癌筛查,肝癌检出率约为 20/10 万,其中亚临床肝癌的比例约为 35%。②1982~1991 年,由于全民普查耗费大量人力、物力,筛查成本效益低,因而,提出了选择肝癌高危人群作为筛查对象。另外随着实时超声的临床应用,AFP 检测联合超声进行肝癌筛查,大大降低了 AFP 阴性患者的漏诊率,显著提高了筛查效率。③1992~2004 年,肝癌筛查方案由非固定的高危人群的随机筛查,发展到对固定高危人群、每年两次的跟踪筛查。④2004 年后,卫生部疾病预防控制局委托中国癌症基金会作为项目技术支持单位,根据《中国癌症预防与控制规划纲要》(2004–2010年)制定癌症"三早"计划并组织实施。自 2005 年起,中央财政补助地方专项资金支持包括肝癌在内的 8种癌症筛查。

肝癌筛查的效果如何? 筛查的模式是否行之有效? 国内外研究者进行了各种有益的探索。张博恒等在上海市区以 35~55 岁乙肝表面抗原阳性或有慢性肝炎史人群作为肝癌高危对象, 进行了一项为期 6 年、大规模、随机分组的前瞻性研究,认为筛查能够提高肝癌早诊率,降低死亡率,并从生物学和卫生经济学的角度评价了肝癌筛查的可行性。台湾进行的一项两阶段大型试验证明了筛查组肝癌死亡率较非筛查组降低 41%,并且提出筛查不仅适用于肝癌高发区,还可在低发区的肝癌高危人群中进行推广。Trevisani 等开展了一项回顾性研究,对比了肝硬化患者中通过每 6 个月或 12 个月进行 B 超和 AFP 检查发现的肝癌患者组(筛查组)与因症状就诊的肝癌患者(对照组),结果证实筛查组肝癌分期早,手术治疗率和 5 年生存率显著高于对照组,也肯定了肝癌筛查的有效性。

# 3　肝癌筛查的策略

### 3.1　筛查对象

我国自 20 世纪 70 年代开展肝癌二级预防工作, 筛查对象的选择由自然人群发展到肝癌高危人群,大大提高了筛查的成本效益。科学评估肝癌高危人群首先要明确肝癌的危险因素。既往研究证实 HBV 感染与肝癌的发生有密切的关系。HBsAg 阳性人群肝癌发病率显著高于 HBsAg 阴性人群,在感染 HBV 后,肝癌的发生过程少则几年,多则可达 30 年甚至更长。此外,男性、肝癌家族史和 HBV-DNA 高拷贝等因素都是发生肝癌的危险因素。陈建国提出 HBsAg 阳性的 30~59 岁男性为启东肝癌的高危人群。杨秉辉等以上海市 35~55 岁乙肝抗原、抗体阳性(单项抗 HBs 阳性者除外)或有慢性肝炎史为高危对象进行筛查,肝癌检出率为 918/10 万,Ⅰ期肝癌占 61%。张宝初等研究证实 30 岁以上男性,有肝病史、肝癌家族史或

HBsAg 阳性者是肝癌高危人群,通过普查发现Ⅰ期肝癌占 79%。也有学者界定高危人群的入选标准为:①35 岁以上;②有肝炎病史:乙肝或丙肝,发病至今大于 5 年;③有慢性肝炎或肝硬化史;④肝癌家族史:定义为具有血缘关系的父母、祖(外祖)父母、兄弟姐妹中有患肝癌者;⑤来自肝癌高发区:最长居住地位于江苏启东、江苏海门、福建同安、广东顺德、广东佛山和广西全区。满足条件①和②~⑤任何一项筛选标准者即可确定为高危人群。2011 年,AASLD 认为肝癌高危人群应包括 HBV 感染的 40 岁以上亚洲男性和 50 岁以上的亚洲女性。然而,国内外肝癌发病率男性高于女性。江苏启东肿瘤登记资料显示,35 岁以下年龄组肝癌发病率有下降趋势,而男性 35~60 岁、女性 45~75 岁为肝癌高发年龄段。肝癌高危对象的划分有必要根据具体的人群制定不同的标准。我国癌症早诊早治项目正式实施已有近 10 年,积累了丰富的经验,根据肝癌筛查现场研究和实践总结,目前推广的筛查目标人群为肝癌高发区 35~64 岁男性居民和 45~64 岁女性居民,以 HBsAg 阳性者为筛查的高危人群。但是这种划分仍有不足,在经费及医疗条件许可的前提下,HCV 感染者和肝硬化患者也应是肝癌高危人群。

### 3.2 筛查方法

#### 3.2.1 血清肿瘤标志物

血清学检查是恶性肿瘤早期诊断最常用的方法。随着分子生物学技术的不断发展,肝癌肿瘤标志物日益增多。AFP 是胎儿早期由肝脏合成的一种糖蛋白。自 Abelev 研究发现 AFP 有助于肝癌诊断后,AFP 逐步并广泛应用于肝癌的筛查及诊断。血清 AFP 浓度通常与肝癌大小呈正相关,早期患者阳性率偏低,当肿瘤处于晚期时敏感度增高。在活动性肝炎、生殖腺胚胎瘤和妊娠时 AFP 升高呈假阳性。一般认为在排除上述假阳性基础上,血清 AFP 检查诊断肝癌的标准是:①AFP 大于 500μg/L 持续 4 周以上;②AFP 在 200μg/L 以上的中等水平持续 8 周;③AFP 由低浓度逐渐升高不降。以上情况者应高度怀疑肝癌,并通过影像学检查加以确诊。约 70% 的肝癌患者呈 AFP 阳性,且随病程的进展血清中 AFP 不断升高,但是仍有部分病人 AFP 升高不明显甚至不变化,用 AFP 作为指标不能对这部分病人及时诊断。国内外学者不断探索其他的肿瘤标志物,目前研究较多的主要包括以下几类:① AFP 异质体是一种可与植物凝集素反应的糖蛋白,由肝癌细胞产生,含量不受总 AFP 浓度、肿瘤大小和肿瘤分期的影响。检测 AFP 异质体比例是 AFP 低浓度持续阳性患者及小肝癌 AFP 尚未明显升高时早期预测肝癌发生的重要指标。②高尔基体蛋白 73(GP73)是一种分子量为 73000,定位于高尔基体膜的糖蛋白,在肝癌中表达明显上升。研究表明 GP73 在肝硬化的高危人群中诊断早期肝癌具有较好的敏感度,尤其是针对低纤维化 HBV 感染的肝癌患者,但是在肝硬化程度较高的肝癌患者中检测特异性偏低。以上均为小规模试验,循证医学证据不高,GP73 能否应用于肝癌筛查有待进一步研究。③其他肿瘤标志物,如血清岩藻糖苷酶(AFu)、γ-谷氨酰转移酶同工酶Ⅱ(GGT2)、碱性磷酸酶同工酶(ALP-Ⅰ)、癌胚抗原(CEA)及糖链抗原19-9(CA199)等,这些指标的检测均有助于 AFP 阴性肝癌的诊断和鉴别诊断,但是上述指标不能取代 AFP,联合应用可提高肝癌诊断正确率。

#### 3.2.2 影像学检查

B 超是最常用的肝癌定位诊断方法,因其具有直观、准确、价廉、无创、操作方便等优点,在肝癌筛查和随访中起到重要作用。B 超的应用有效解决了 AFP 阴性肝癌患者的漏诊率。有经验的超声医生使用先进的超声诊断仪能检测到直径 1cm 的肝癌病灶。研究报道 B 超诊断肝癌具有较好的敏感度和特异性,对中晚期肝癌诊断的准确率达 80% 左右。但是对于肝膈顶部和肋骨下的较小肿瘤,诊断准确率较低。CT 检查不仅可以明确病灶位置、数目、大小及其与重要血管的关系,还能提示病变性质、严重程度、肝癌微转移灶的发展等信息。考虑到 CT 检查具有放射线损害、检查费用高、操作繁琐等缺点,不适宜用于人群的普查,只应用于 AFP 和 B 超诊断不明确的肝癌高危人群。

癌症筛查采用的方法要求:敏感度高且特异性好,经济又方便,可接受性强。对肝癌高危人群采用 AFP 和 B 超联合筛查,可确保筛查的敏感度和特异性达到 90% 以上,在有限的医疗资源前提下,AFP 检测与 B 超检查是目前公认的最佳的人群筛查方法。

### 3.3 筛查间隔和随访

肝癌通常自症状发生至死亡约为 6 个月以内。Taouli 等通过 CT 或 MRI 观察肝脏肿瘤体积倍增时间平均约为 127 天。研究证实肝癌每次定期复查间隔时间定为半年较合理。筛查间隔时间过短，则会造成筛查成本增加，参筛者心理负担重，依从性差；筛查间隔时间过长，则会降低肝癌患者的早诊率。通过实践研究和经验总结，目前认为肝癌高危人群筛查以 6 个月较为适宜。

2011 年，中国癌症基金会和卫生部癌症早诊早治项目专家委员会制定了肝癌筛查技术方案，强调了肝癌筛查的另一个重要原则是随访。许多早期肝癌往往不是在大规模初筛时发现的，而是在随访过程中发现的。随访的其中一个内容为肝癌高危人群个体复查随访，主要有以下三种情况：(1)对于 AFP 含量升高（AFP≥50μg/ml），而 B 超未发现肝脏占位者，建议行动态观察随访，具体措施为：①凡 AFP≥400μg/ml，在排除其他疾病的鉴别诊断后，应做 CT 检查进一步明确病因；②AFP 在 200~400μg/ml 之间，建议每月复查一次；③AFP<200μg/ml 者，建议每两个月复查一次。(2)对于 AFP 正常（AFP<20 μg/ml），B 超显示肝内有小结节等病灶者，建议每 3 个月随访复查。(3)对于 AFP 和 B 超无异常，而有相应临床症状、体征或是有肝癌家族史的人群，也应加强 B 超的随访。此外，随访的另一个内容为队列复查随访，对于肝癌高发区所有 HBsAg 阳性者，不论其 AFP 和（或）B 超有无异常，都必须坚持每 6 个月一次的 AFP 血检和 B 超检查。

## 4　筛查中存在的问题及展望

在高发区实施科学合理的肝癌筛查方案，可达到对肝癌的早期发现、早期诊断、早期治疗的"三早"目标，既可合理利用医疗资源，又可很大程度降低肝癌的病死率。同时，肝癌筛查这一手段还可对绝大多数健康人群进行有效的肝癌防治知识教育，提高防癌警惕性，增强环保意识，自觉改变不健康的生活习惯，为提高肝癌患者的早诊率奠定基础。然而，肝癌筛查实施过程中也存在一些问题，有待改进：①筛查的方案和方法有待优化。我国约 35% 的肝癌患者呈 AFP 阴性，B 超检查较难发现直径小的肿瘤，因此难免会漏诊部分肝癌患者。另外，肝癌的高危人群除了包括 HBV 感染者以外，还应包括 HCV 感染者及肝硬化患者等。②参筛人群依从性差。尽管在高发区的筛查是免费的，但是由于筛查的阳性预测值低，部分地区农民不得不外出打工，目标人群的参与率低，随着筛检次数的增加，参筛率逐渐下降。③大规模人群筛查一年两次难以持续。目前我国部分地区各种形式的肝癌筛查多为每年一次，往往会遗漏部分早期肝癌患者。④部分筛查项目点忽略对照人群的监视，对肝癌筛查缺乏有效的绩效评价和卫生经济学评价。要解决以上问题，不可能一蹴而就。尽管如此，随着我国经济状况及筛查技术的改善与发展，癌症早期筛查越来越得到人们的重视，筛查工作取得了一些进展。据《癌症早诊早治项目（农村）工作报告》公布数据显示，2012~2013 年筛查人群癌症检出率、早诊率及治疗率较历年均有所提高。因此，有理由相信，高发现场癌症防治工作在资深专家团队和政府卫生决策部门的共同努力下，肝癌筛查技术方案会不断完善并得以广泛应用，以期获得最佳的肝癌防治效果。

# 第六节　肝癌诊断和治疗

原发性肝癌（primary liver carcinoma，PLC）主要指原发于肝脏上皮细胞的恶性肿瘤，包括肝细胞癌（hepatocellular carcinoma，HCC），肝内胆管细胞癌（intrahepaticcholangiocarcinoma，ICC）和肝细胞胆管细胞混合型肝癌三种类型，以及罕见的肝母细胞瘤、纤维板层状癌等几种病理类型，其中 HCC 最常见。有别于原发性肝癌，继发性肝癌多因全身其他器官的原发性肿瘤通过血液、淋巴或直接侵犯方式转移到肝脏。

原发性肝癌是我国及亚洲地区最常见的恶性肿瘤之一，其发病与乙型肝炎、肝硬化有关，同时，环境因素如慢性摄入霉变食物、工业致癌物质、水土污染等也是肝癌高发的影响因素。目前，原发性肝癌的病因在科学界尚无明确的结论。

# 1　原发性肝癌的诊断

　　原发性肝癌早期通常无症状，部分患者甚至只是通过常规体检发现。随着近年来多种高分辨率影像手段和甲胎蛋白(AFP)的动态与强化结合，目前肝癌的诊断率达到90%以上，诊断水平的提高给肝癌治疗的预后带来革命性的变化，近年来肝癌的无瘤生存率大大延长。肝癌的诊断分为临床诊断、影像学诊断和病理学诊断，临床诊断应结合生化指标、影像学诊断和临床表现。

## 1.1　临床诊断

　　根据2011年中华医学会修订的《肝癌诊疗规范》，慢性肝病背景、影像学诊断及血清AFP水平等三大因素决定了原发性肝癌的诊断标准：即在同时满足以下条件中的(1)+(2)a两项或者(1)+(2)b+(3)三项时，即可确诊HCC。

　　(1)具有肝硬化，以及HBV和/或HCV感染(HBV和/或HCV抗原阳性)的证据。

　　(2)典型的HCC影像学特征：同期螺旋CT扫描和/或动态对比增强MRI检查显示肝脏占位在动脉期快速不均质血管强化，静脉期或延迟期快速洗脱。

　　a. 肝脏占位直径≥2cm，CT和MRI两项影像学检查中有一项显示肝脏占位具有上述肝癌的特征，即可诊断HCC。

　　b.肝脏直径为1~2cm，则需要CT和MRI两项影像学检查均显示肝脏占位具有上述肝癌的特征，方可诊断HCC，以加强诊断的特异性。

　　(3) 血清AFP≥400μg/L持续1个月或AFP≥200μg/L持续2个月，并能排除其他原因引起的AFP升高，包括妊娠、生殖系胚胎源性肿瘤、活动性肝病及继发性肝癌等。

## 1.2　影像学诊断

　　B超、X线肝动脉造影、CT、MRI磁共振等对肝癌的早期诊断、肿瘤定位，以及术后随诊均有重要的价值。

### 1.2.1　B超

　　B超具有携带和操作简便、无创、无辐射、检查费用低等优点，能直接判断肿瘤大小、部位、是否合并血管癌栓、肿瘤内部有无坏死液化、伴随的肝硬化程度等，能检出1cm以下的微小肝癌，临床检出率达90%以上，适合肝癌高危人群初筛和肿瘤分期的评估、术后的随访。在B超引导下实施无水酒精瘤内注射、肝癌的射频治疗和肝穿刺活检非常便捷。

### 1.2.2　CT平扫和增强扫描

　　缺乏组织学证据支持的肝癌影像学诊断，国际指南达成以下共识：肝硬化基础上的肝结节性占位，如CT增强动脉期迅速强化，静脉期存在"洗脱"效应，延迟扫描期洗脱仍然存在，则肝癌诊断可以确立。肝脏完整的CT检查必须包括平扫、增强扫描动脉期、静脉期、延迟扫描期，该技术分辨率高、无创伤，诊断正确率高达90%以上，可判断肝癌大体类型，提供肝癌大小、形态、部位，以及与血管的关系和临床分期，判断其他器官如肺、腹腔等转移，适合术前肿瘤大小和位置的评估。CT与肝动脉造影的结合技术肝脏血管造影CT(CTA)则大大提高了小肝癌的检出率，满足同期检查和治疗的目的。CT引导下的肝穿刺活检可作为肝癌系统性治疗前后的优选检查手段。

### 1.2.3　MRI

　　MRI反映强磁场环境下体内不同组织和疾病对无线电波的能量吸收的差异。动态增强MRI检查更能清晰了解血管和肝脏周围，并可帮助显示肝癌的远处转移灶。还能提供肝癌病灶的血供情况，了解肿瘤与肝内血管、胆管的关系，为临床提供高价值的影像学信息，大大提高了肝癌的诊断准确率。MRI具有多方位、多参数扫描及特异性高、敏感度强、无创成像的特点，通过原发性肝癌信号的特异性表达特征，MRI对肝癌的早期诊断较CT更有优势。

### 1.2.4　动脉造影

Seldinger 术经皮肤行导管穿刺股动脉,通过在腹腔动脉、肝总动脉造影,导管超选择性定位肝固有动脉及其分支,动脉造影清楚显示肝癌的供血血管呈现扭曲增粗、移位紊乱、高密度的肿瘤染色、动静脉内瘘等肝癌特有的血管影像。肝动脉造影诊断肝癌敏感度高,常可诊断 1cm 以下的的小肝癌。作为一种侵入性的检查项目,仅当其他影像学手段难以确诊,在明确诊断后拟行肝动脉栓塞化疗前配合使用,采用数字减影技术(DSA)能进一步提高影像的分辨率。

#### 1.2.5 肝穿刺或切取活检

超声或 CT 引导下细针经皮肤穿刺定位到肝内可疑占位性病变,抽取病变肝组织进行细胞形态学检查,可提高肝癌检查的阳性率。肝穿刺属于一种微创性检查和治疗手段,具有可床边操作、操作快捷、多点定位、精准诊断的优点,但有明显出血倾向、合并黄疸腹水或肝昏迷等情况不宜行肝活检,且肝癌行肝穿刺活检可能使癌细胞沿针道转移和肿瘤破溃等,临床应严格掌握适应证。

腹腔镜下探查肝实质,术中穿刺或切取近肝表面的癌灶,或通过腔镜超声引导下穿刺中央区的可疑癌灶送病理检查。腔镜或 B 超引导的肝穿刺活检可与射频消融、无水酒精瘤内注射同时进行。

#### 1.2.6 PET-CT

这种先进的核素成像方法结合了正电子发射断层扫描(PET)和 CT 技术,显像反映出正常组织和肿瘤细胞组织的解剖结构及代谢功能的差异性信息。由于肝脏是双血供系统,PET-CT 与 MRI、CT 比较并不能在肝癌的早期诊断和鉴别诊断上体现更多优势,但对于肿瘤全身状态的判断有独特优势。

### 1.3 病理学诊断

通过切除或穿刺取得肝脏占位病灶或者肝外转移灶的组织标本进行病理组织学和/或细胞学检查为肝癌的诊断金标准。 病理学诊断与临床诊断和影像学诊断相结合,可提供癌瘤的病理类型、分化程度、包膜是否完整,癌周肝组织是否受侵等相关信息,免疫组化与分子生物技术结合使诊断特异性和准确率更好,对组织分化程度的评级有助于肿瘤预后和复发趋势的判断。

原发性肝癌的主要病理类型有:

HCC:(1)大体分型:分为巨块型、结节型、弥漫型;为适应现代肝脏外科诊治水平,按照瘤体大小把肝细胞癌分为微小癌(瘤体最大直径和≤1cm)、小肝癌(1.1~3.0cm)、中肝癌(3.1~5.0cm)、大肝癌(5.1~10.0cm)、巨块型肝癌(>10.0cm),全肝散在分布小癌灶(类似肝硬化结节)称为弥漫型肝癌。(2)组织学特点:呈现细、粗梁索状排列或假腺管结构。按癌细胞的分化程度,分为高、中、低和未分化四级,或采用经典的 Edmondson-Steiner 肝癌四级分级法。

ICC 原发于肝内胆管上皮细胞,在 PLC 中所占比例≤5%。(1)大体分型:分为结节型、管周浸润型、结节浸润型和管内生长型。(2)组织学特点:以腺癌结构为主,癌细胞腺腔状排列但无胆汁分泌。可出现多种细胞学和组织学上的特殊类型,按分化程度可分为高、中、低三级。

混合型肝癌:即 HCC-ICC 混合型肝癌,一个癌结节内同时存在 HCC 和 ICC 两种成分,分别表达各自的肿瘤免疫组化标志物。

罕见病理类型:有透明细胞型、纤维板层状癌(fibrolamellar carcinoma of liver,FLC)等。透明细胞型肝癌是一种特殊组织类型,较为少见,组织学上大多为中分化,胞质内富含大量糖原而呈透明状,可有含量不等的脂质空泡,细胞器体积和数量均明显减少。 透明细胞型肝癌的临床特征并无特异性,与普通型肝细胞癌类似,恶性程度较低,预后好于普通肝细胞肝癌。纤维板层状癌为 PLC 特殊和罕见的组织学亚型,多见于 35 岁以下的年轻患者,无乙肝和肝硬变病史,恶性程度较低,手术切除预后较好。

### 1.4 肝癌的临床分期

临床分期对肝癌治疗方案的选择非常重要, 目前通行的肝癌分期标准有很多, 如国际抗癌联盟的 TNM 分期,主要依据原发肿瘤、淋巴转移和远处转移三大因素将肝癌分为 I~IV 期,但该分期只能涵盖部分手术病例且未结合肝功能情况。

国际通行的巴塞罗那肝癌分期(BCLC)(表 4-15)兼顾到疾病的多方面因素,如患者全身状况、肝病的严重程度、肿瘤侵犯程度,此标准也被全美肝病协会和欧洲肝病协会推荐。

表 4-15　肝癌巴塞罗那分期(BCLC)

| 肝癌分期 | 全身状况 | 肿瘤特性 | Child 分级 |
|---|---|---|---|
| 0　早期 | 好 | 单个瘤体直径<2cm | A、B |
| A　早期 | 好 | 单发肿瘤 5cm,多发肿瘤个数少于 3 个,最大直径<3cm | A、B |
| B　中期 | 好 | 单发肿瘤直径>5cm;2~3 个多发肿瘤,肿瘤直径最小者应>3cm;3 个以上的多发肿瘤不计算直径 | A、B |
| C　晚期 | 衰弱 | 出现血管侵犯、淋巴结转移及远处转移的患者 | A、B |
| D　终末期 | 恶液质 | 任何形式 | C |

# 2　原发性肝癌的治疗

20 世纪 90 年代以来,肝癌的基础和临床研究取得长足的进步,以手术为主的肝癌多种模式综合治疗使肝癌的预后明显改善,肝癌的治疗效果得到大幅提高,肝移植的应用提高了肝癌的远期疗效。 肝癌的临床疗效改善体现在肝癌的手术死亡率降低、无瘤或伴瘤生存期延长、术后复发率降低,而患者生存质量大幅提高。

## 2.1　外科治疗

### 2.1.1　手术切除

手术切除是肝癌最有效的治疗手段。 根治性手术切除是早期肝癌首选的治疗方法。对于可切除肝癌,无论姑息性切除还是根治性切除,均能不同程度地做到术后无瘤生存、提高存活率和降低复发率与死亡率。BCLC 分期 0~A 期的小肝癌根治性切除术后 5 年生存率可达 60%以上,而 BCLC 分期 B~C 期肝细胞癌切除后 5 年生存率在 30%左右。

肝癌一经确诊,应结合影像学资料和生化检验评估肿瘤切除的可能性。术前进行肝脏储备功能评估,包括 Child-Pugh 分级和吲哚菁青绿清除试验(ICG)。巨大肝癌的切除术前通过三维立体影像定量评估标准残肝体积、残肝占全肝比、残肝体重比,以提高手术的安全性和可切除率。

肝癌手术切除的适应证:肝癌的手术切除要综合考虑患者全身状况,肝癌大小、部位,以及是否肝功能代偿。一般来说,肝癌切除术实施的前提是患者全身情况良好,心肺肾功能正常,无肝癌的远处器官转移,肝功能代偿良好,出/凝血机制基本正常。近年来,手术理念的更新、器械和术式的创新应用使肝癌手术切除的适应证有所扩大。

明显黄疸、腹水、多处器官或腹腔转移及多器官功能障碍无法耐受手术等为肝癌切除术的禁忌证。

(1)根治性肝癌切除术的适应证:

① 单发小肝癌(直径<5cm);

② 突向肝外生长的单发大肝癌(直径>5cm),肿瘤界限清楚,受累肝组织<30%;

③ 单个肝段叶的多发性肝癌,癌结节少于 3 个,局限于半肝,无邻近组织如肝门、膈肌、腹膜和下腔静脉受侵,受累肝组织<30%。

(2)姑息性肝癌切除术的适应证:

①超越半肝的 3~5 个包膜完整的多发肿瘤行多处局限性切除;

②局限于相邻肝段或半肝内的肿瘤,影像学显示无瘤侧肝组织代偿性增大达全肝 50%以上;

③肝中央区(肝中叶或Ⅳ、Ⅴ、Ⅷ段)肝癌,无瘤侧肝组织代偿性增大达全肝 50%以上;

④ 可切除肝癌伴肝门淋巴转移,同时进行淋巴清扫。

肝癌根治性切除必须达到的标准:术前与术中检查无远处转移和肉眼可见门脉癌栓,肿瘤完整切除,病理学检查切缘阴性,剩余肝脏无癌残留,术后 1 个月经影像学证实无转移,术前 AFP 阳性者短期内转阴。姑息性切除的目的是保全残肝功能的前提下最大限度减少肿瘤的负荷。

### 2.1.2　术式选择

为达到上述标准,术式的选择需根据病人全身情况、肝硬变发展程度、肿瘤大小和部位等考虑,一般要求距肿瘤边缘 2cm 切肝,并至少保留正常肝组织的 30% 或硬化肝组织的 50%,否则肝功能不能代偿。肝细胞癌手术切除后仍易复发,即使是小肝细胞癌,5 年复发率也可达 40%~60%,术后可根据有无高危因素行预防性的介入治疗(TACE)。

规则性肝切除:包括肝三叶切除、半肝切除、肝段切除、尾状叶切除。癌肿局限于一段者,可作肝叶切除;已累及一叶或邻近叶者,可作半肝切除,如已累及半肝,但无肝硬化者,可考虑三叶切除。

不规则性肝切除术:大部分肝癌患者有慢性肝炎和肝硬化的病理基础,这限制了规则性肝切除的实施应用。研究也表明,规则性肝切除和不规则性肝切除者术后 5 年生存率没有显著性差异,而作为限量性肝切除的术式,后者能最大限度地保留残肝体积,减少术后肝功能衰竭的概率,手术死亡率和并发症率降低。距离肿瘤边缘 1~2cm 实施肝部分或局部切除是普遍接受的肝癌切除范围。

腹腔镜肝切除术:近年来,腹腔镜肝切除术病例数加速上升,得益于外科医生对腔镜技术的满腔热情和行业技术的大力推广,另外腹腔镜新器械,如超声刀、腹腔镜多功能手术解剖器、微波切肝刀、水刀等不断开发应用,使腹腔镜的肝切除范围已经从最初的肝癌局部切除发展到半肝切除,真正达到腹腔镜肝脏手术无禁区的境界。腹腔镜肝切除创伤小、恢复快,且切除效果和传统的开腹手术一样,不会因为腔镜操作空间的局限而牺牲手术的根治性,现在机器人腹腔镜手术在国内外蓬勃发展,相信不久的将来,肝癌的外科治疗模式会引起革命性的改变。

### 2.1.3 预后因素

肝癌切除的预后因素包括肿瘤大小、数目、有无完整包膜、有无血管侵犯、AFP 水平、有无瘤栓等,肿瘤是否复发等主要与肝脏的肝炎病毒感染背景、肿瘤本身的生物学特性及治疗方式等多方面因素有关。术后服用抗病毒药物控制能延缓肝硬化进展,精准肝切除减少肝癌癌灶的残留机会和术后复发,术后定期的经皮肝动脉栓塞化疗(TACE)均能改善肝细胞肝癌预后。

## 2.2 TACE

TACE 根据肝癌主要由肝动脉供血、肿瘤血管丰富并从新生动脉获取血供的原理,用肝癌敏感的抗癌药与碘油等乳化、混合、灌注,结合栓塞制剂如明胶海绵或其他栓塞颗粒制剂等,阻塞肿瘤供血血管,引起肿瘤缺血、缺氧、坏死,并发挥化疗药物的持续性细胞毒效应,使肿瘤直径缩小,改善长期预后。

TACE 的适应证:

(1)无法或不愿手术切除的中晚期 HCC,包括:①巨块型肝癌:肿瘤占整个肝脏的比例<70%;②多发结节型肝癌;③门静脉主干未完全阻塞,或虽完全阻塞但肝动脉与门静脉间代偿性侧支血管形成;④手术失败或术后复发;⑤肝肿瘤破裂出血及肝动脉—门脉静分流造成门静脉高压出血。

(2)拟行二期切除的巨块型肝癌,一期 TACE 或能使肿瘤缩小。

(3)主、客观因素拒绝手术、射频等治疗的小肝癌患者。

(4)控制癌性疼痛、出血及动静脉瘘。

(5)预防性 TACE 防止肝癌切除术后的复发。

TACE 的禁忌证:

(1)肝功能严重障碍(Child-Pugh C 级)。

(2)严重的凝血机制障碍:血白细胞和血小板显著降低,其中白细胞计数<3×10⁹/L,血小板计数<60×10⁹/L。

(3)门静脉主干完全被癌栓栓塞,且侧支血管形成少。

(4)合并活动性感染且不能同时治疗者。

(5)肿瘤远处广泛转移,估计生存期<3 个月者。

(6)肿瘤占全肝比例≥70% 癌灶且肝功能明显异常。

(7)碘过敏试验阳性。

循证医学研究表明,TACE 能有效控制肝癌生长,明显延长患者生存期,已成为不能手术切除的中晚期肝癌首选和最有效的治疗方法。而 TACE 联合射频消融治疗小肝癌效果与手术切除相当。门脉癌栓患者如肝功能正常也应该积极行 TACE 治疗。TACE 的治疗优势体现在:①疗效确切,显效者可见术后 AFP

下降、肿瘤缩小、疼痛减轻等。②局部化疗:介入治疗后局部药物浓度较全身化疗高达数10倍,肿瘤血管栓塞后药物持续性缓释且毒性低。③操作简单易行,安全可靠,适应证广泛。④诊断治疗可同时进行,费用较低。⑤可作为综合治疗晚期肿瘤重要手段之一。

影响TACE疗效的主要因素包括肝硬化程度、肝功能状态和肿瘤情况(血供、是否有包膜、临床分期、病理分级、是否门脉癌栓及动静脉瘘等)。部分患者疗效欠佳也与TACE本身的局限性有关:(1)肝癌的动脉供血和癌瘤周边的门静脉供血机制决定了肿瘤栓塞的不彻底和侧支血管的新生,肿瘤无法完全坏死;(2)TACE后肿瘤缺血、缺氧,残存肿瘤的缺氧诱导因子(HIF)水平升高,使血管内皮生长因子(VEGF)高表达,导致肝内肿瘤复发和远处转移。(3)程度不同的插管灌注易引起消化道反应、血管堵塞后续治疗困难及肝功能受损等。因此,超选择性动脉插管、定期反复行TACE、多药物联合灌注、联合射频、酒精注射及冷冻治疗等可以明显提高TACE的疗效。

## 2.3 射频消融治疗

射频消融(radiofrequency ablation,RFA)是通过射频针插入肝肿瘤内,射频仪发出的中高频电磁波引起局部组织的离子振荡产能,其温度瞬间达到80℃~110℃,肿瘤凝固性坏死和血管闭塞,肿瘤灭活和失去增殖、转移能力,机化肿瘤组织或慢性吸收,在B超、CT等引导下进行,治疗途径有经皮、经腹腔镜和经开腹手术三种。

《肝癌局部(射频)消融治疗规范的专家共识》指出,RFA治疗原发性肝癌的适应证为:(1)单发肿瘤,最大直径≤5cm,或者肿瘤数目≤3个,最大直径≤3cm;(2)无脉管癌栓、无邻近器官侵犯;(3)肝功能分级Child-Pugh A或B级,或经内科治疗达到该标准;(4)不能手术切除的直径>5cm的单发肿瘤或最大直径>3cm的多发肿瘤,RFA可作为姑息性治疗或联合治疗的一部分。目前,小肝癌行RFA根治性治疗可达到与手术完全相同的效果,对于≤5cm的肝癌是首选外科手术还是射频消融治疗,临床上存在着争议。刘允怡等采用Meta分析研究了44个RFA治疗的研究报告,得出结论认为RFA是最有效的局部治疗手段,其治疗直径≤3cm的肝癌疗效与手术切除相似,但对于直径>5cm的肝癌,手术切除仍然是首选。病例对照研究分析145例可手术切除直径<2cm的小肝癌,分为手术治疗组和RFA组,结果显示RFA组5年生存率(71.9%)优于手术切除组(62.1%),特别是对于中央型小肝癌,RFA的长期疗效显著优于手术切除;而对于边缘型小肝癌,两者疗效相近。该研究认为对于中央型、直径<2cm的小肝癌,RFA相对于手术切除有更好的疗效及安全性。欧洲肝病学会、美国肝病研究协会(AASLD)和亚太肝病研究学会(APASL)已经将手术切除、肝脏移植和RFA治疗同列为直径≤3cm肝癌的根治性治疗方法。但RFA治疗中晚期肝癌仍存在不少难题:大的肿瘤不易整体灭活;肿瘤如邻近胆囊、胃肠、胆管、膈肌等或位于第一肝门区、肝包膜下等部位时,进行经皮穿刺路径下消融治疗容易热损伤邻近脏器或脉管,可考虑采用在腹腔镜下或者开腹手术直视下的方法进行RFA治疗,或者应用人工胸水或人工腹水等方法;侵犯邻近大血管或肿瘤血供丰富致热量损失,造成肿瘤易残留复发。对于>5cm肿瘤,RFA治疗难以获得根治性疗效,易遗漏小卫星灶而造成复发率高,难以控制转移射频消融存在导致针道转移、穿刺所致周围脏器损伤及诱发肝癌破裂等问题。此外,RFA也不适用于位于影像盲区的肝癌。足够的消融范围及多点重叠消融可提高单一RFA的疗效。

RFA治疗方法应建立在肝癌多学科综合治疗体系中才能充分发挥其最大效应,RFA与手术、TACE等治疗方法序贯联合应用,可提高肝癌的治疗疗效。

## 2.4 微波固化治疗

微波固化治疗(percutaneous microwave coagulation therapy,PMCT)为经皮穿刺瘤内的微波电极,释放的高能聚焦热量使肿瘤中心温度达60℃以上,肿瘤组织凝固坏死。灭活的肿瘤组织可产生热休克蛋白,刺激机体的免疫系统,起到抑制肿瘤细胞扩散的作用。

PMCT的适应证为:(1)主观上拒绝切除手术的小肝癌;(2)各种原因不能切除的原发性肝癌;(3)年老体弱不能耐受手术的肝癌。微波辐射的好处是局限性效应,对非癌肝组织损伤小、并发症少而轻。治疗直径<2cm的肝癌常可达到完全性坏死,对直径>3cm者则可采用多针穿刺、多点组合辐射以提高疗效。但该法不适用于治疗邻近胆囊、膈肌或大血管周围的肿瘤。PMCT 联合 TACE 治疗少血供型肝癌,1 年生存率为 90.6%,2 年生存率为 59.4%,是一种安全、有效、微创的方法。

### 2.5  无水酒精瘤内注射

无水酒精瘤内注射(percutaneous ethanol injection therapy,PEIT)为经皮肝穿刺瘤内定位,注入的无水酒精使肿瘤细胞及血管内皮细胞迅速脱水、蛋白凝固、癌细胞变性坏死、癌周血管完全闭塞,继而引起癌组织缺血坏死和纤维形成。该方法因给药安全、方便,操作简单、易行,多适用于直径<3cm 的小肝癌。PEIT 治疗小肝癌后 1 年、2 年和 3 年生存率可达 98%、82%和53%,与手术治疗效果相当,甚至优于手术切除。由于肿瘤包膜的限制,注入的无水酒精主要在肿瘤内弥散分布而不易向正常组织扩散,故对正常肝组织影响较小。

### 2.6  肝移植

肝移植治疗肝癌的优势在于联合根治肝癌和肝硬化、缓解门静脉高压,是肝癌合并终末期肝硬化的有效治疗手段。近年来,肝移植已成为小肝癌合并肝硬化的主要治疗方法之一。

肝移植治疗肝癌,从早期的起步到如今的技术成熟阶段,移植效果的差异变化不断检验肝癌肝移植的适应证。早期系列报道的肝癌肝移植术后 1 年生存率通常低于 50%,一半以上的患者在移植后半年至 1 年复发,因而人们对肝移植治疗肝癌的热情有所下降。自 1996 年意大利 Mazzaferro 等首先提出小肝癌肝移植标准(即 Milan 标准),取得了较好的疗效,该标准逐渐在国际上得到推广。然而,由于不符合小肝癌标准的进展期肝癌对肝移植的实际需求日益增加,Milan 标准在全球受到更多的挑战,并引发对肝癌肝移植适应证的广泛讨论,各地肝癌肝移植适应证也产生了不同的疗效和移植评价体系。

#### 2.6.1  肝癌肝移植的适应证

(1)Milan 标准

1996 年提出了 Milan 标准:①单一癌灶直径≤5cm;②多发癌灶数目≤3 个,每个直径≤3cm;③无大血管侵犯;④无远处器官转移。根据报道,按照该标准实施肝移植的患者术后 5 年生存率达到 60%~80%,与良性肝病肝移植效果相当。

1998 年美国器官分配网络 (UNOS) 开始采用 Milan 标准联合终末期肝病模型 (model for end-stage liver disease,MELD)/儿童终末期肝病模型(pediatic end-stage liver disease,PELD)评分作为筛选肝癌肝移植受体的主要依据。目前,Milan 标准已成为世界上应用最广泛的肝癌肝移植筛选标准。

(2)Pittsburgh 标准

为了克服 Milan 标准过于严格的问题,美国匹兹堡大学提出了改良的 TNM 分期(表 4-16)。该标准只将有大血管侵犯、淋巴结受累或远处转移这三者中出现任一项作为肝移植禁忌证,而不将肿瘤大小、数目,以及分布作为排除标准,显著扩大了肝癌肝移植的适用范围。

但其最大的缺陷是,在术前很难对微血管或肝段分支血管侵犯情况作出准确评估,且肝门等处的肿大淋巴结需术中冰冻切片才能明确定性。其次,由于肝脏供需矛盾的日益加深,虽然肝癌肝移植指征的扩大使一些中、晚期肝癌患者可能由此受益,但其总体生存率却显著降低,并减少了可能获得长期生存的良性肝病患者获得供肝的机会。

表 4-16  Pittsburgh 改良 TNM 分期标准

| 分期 | 血管侵犯 | 肝叶受累 | 肿瘤直径(cm) | 淋巴结受累 | 远处转移 | 移植适应证 |
|---|---|---|---|---|---|---|
| Ⅰ | 无或有微血管侵犯 | 不限 | ≤2 | 无 | 无 | 是 |
| Ⅱ | 微血管侵犯 | 单叶 | >2 | 无 | 无 | 是 |
| ⅢA | 无 | 双叶 | >2 | 无 | 无 | 是 |
| ⅢB | 微血管侵犯 | 双叶 | >2 | 无 | 无 | 是 |
| ⅣA | 大血管侵犯 | 不限 | 不限 | 无 | 无 | 否 |
| ⅣB | 不限 | 不限 | 不限 | 阳性 | 阳性 | 否 |

注:淋巴结受累或者远处转移两项中有任何一项出现阳性即属于ⅣB

（3）UCSF 标准

该标准于 2001 年由美国加州大学旧金山分校 Yao 等提出：①单一癌灶直径≤6.5cm；②小癌灶数目≤3 个，每个癌灶直径≤4.5cm，累计癌灶直径≤8.0cm；③无肝内大血管浸润；④无肝外转移。

Yao 等分析了 70 例肝癌肝移植病例，符合 UCSF 标准的术后 1 年及 5 年生存率分别为 90% 及 75.2%，与符合 Milan 标准的肝癌肝移植无显著性差异；超越 Milan 标准但符合 UCSF 标准的肝癌肝移植病例，其 2 年生存率为 86%。

近年来，支持应用 UCSF 标准来筛选肝癌肝移植受体的文献逐渐增多。与 Milan 标准相比，UCSF 标准显著减少了由于等待供肝时间延长而逐渐增加的受体丢失率，扩大了肝癌肝移植的适应证范围，同时术后复发率又无明显增加，显示出较 Milan 标准更好的参考价值。

（4）上海"复旦标准"

2006 年上海复旦大学提出肝癌肝移植标准：单发肿瘤直径≤9cm，或多发肿瘤≤3 个且最大肿瘤直径≤5cm、全部肿瘤直径总和≤9cm，无大血管侵犯、淋巴结转移及肝外转移。

（5）"杭州标准"

国内郑树森院士于 2008 年提出肝移植的"杭州标准"并发表于《移植》一刊上：①无门脉癌栓和肝外转移；②所有肿瘤结节直径之和≤8cm，或所有肿瘤结节直径之和>8cm，但术前 AFP 水平<400μg/L，且组织学分级为高/中分化。

"杭州标准"针对我国肝癌患者多数有乙肝背景，突破 Milan 标准对肿瘤直径的限制，以肿瘤的生物学指标如 AFP 水平和组织分级作为筛选条件，与米兰标准比较，在不降低术后生存率和无瘤生存率的前提下扩大了肝移植的适应证范围，更加符合中国国情。两种标准的移植术后 1 年、3 年、5 年生存率无显著性差异，也说明"杭州标准"得到了国际验证。

### 2.6.2　中国肝癌肝移植现状

我国的肝移植以中晚期肝癌为主。根据中国肝移植注册网截止至 2012 年 6 月 7 日随访数据，肝癌肝移植例数为 8874 例，占肝移植总数的 42.5%（8874/20877）。这部分患者的总体效果均不理想。肝癌肝移植受者术后 1 年、3 年、5 年累积生存率分别为 76.57%、57.00%、49.80%，无瘤生存率分别为 67.73%、51.15%、44.87%，显著低于良性疾病受者生存率（1 年：81.42%；3 年：76.48%；5 年 73.19%；$P<0.001$）。随访中位数为 13.16 个月。肝癌肝移植术后死亡原因中，31.68% 为原发病复发，29.86% 为多器官功能衰竭，7.79% 为移植肝衰竭。根据不同纳入标准，分析结果见图 4-34~37，表 4-17。

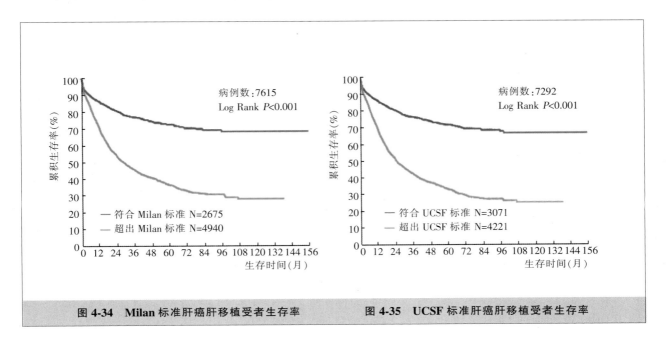

图 4-34　Milan 标准肝癌肝移植受者生存率　　图 4-35　UCSF 标准肝癌肝移植受者生存率

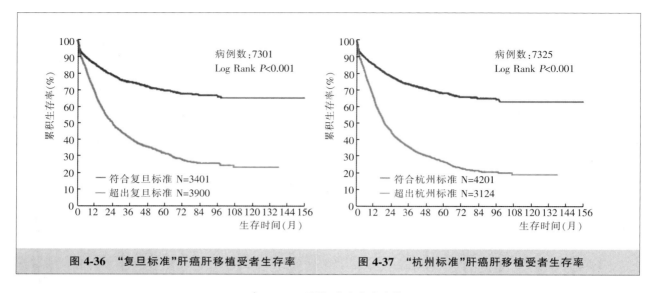

图 4-36 "复旦标准"肝癌肝移植受者生存率　　图 4-37 "杭州标准"肝癌肝移植受者生存率

表 4-17　不同标准生存率比较

| 符合/超出标准 | 病例数 | 累积生存率（%） | | | Log Rank P |
| --- | --- | --- | --- | --- | --- |
| | | 1 年 | 3 年 | 5 年 | |
| 符合 Milan 标准 | 2675 | 86.26 | 76.86 | 72.43 | <0.001 |
| 超出 Milan 标准 | 4940 | 70.85 | 45.65 | 36.42 | |
| 符合 UCSF 标准 | 3071 | 86.02 | 76.14 | 71.51 | <0.001 |
| 超出 UCSF 标准 | 4221 | 69.18 | 42.45 | 33.01 | |
| 符合"复旦标准" | 3401 | 85.91 | 75.04 | 69.93 | <0.001 |
| 超出"复旦标准" | 3900 | 68.03 | 41.19 | 31.82 | |
| 符合"杭州标准" | 4201 | 86.62 | 73.79 | 68.26 | <0.001 |
| 超出"杭州标准" | 3124 | 64.83 | 36.02 | 26.88 | |

　　肝移植技术虽然已非常成熟，但肝移植治疗晚期肝癌效果较差，更多医生采取了相对谨慎的态度。目前肝源紧张，需严格选择合适的患者。外科技术更多地开始关注亲体肝移植技术，是未来治疗的发展方向。

（吴凡　魏矿荣　季明芳　俞霞　胡泽明　周载平　储兵）

# 参考文献：

［1］ Ferlay J,Soerjomataram I,Ervik M,et al. GLOBOCAN 2012 v1.0,Cancer Incidence and Mortality Worldwide：IARC CancerBase No. 11 ［EB/OL］.Lyon：International Agency for Research on Cancer,2013. http://globocan.iarc.fr/Pages/fact_sheets_cancer.aspx.

［2］ 陈万青,张思维,曾红梅,等.中国 2010 年恶性肿瘤发病与死亡 ［J］.中国肿瘤,2014,23（1）:1-9.

［3］ Forman D,Bray F,Brewster DH,et al.Cancer Incidence in Five Continents,Vol. Ⅹ （electronic version）[EB/OL]. Lyon:IARC,2013. http://ci5.iarc.fr.

［4］ 赵平,陈万青,孔灵芝.中国癌症发病与死亡 2003-2007[M].北京:军事医学科学出版社,2012. 79-90.

［5］ 陈万青,张思维,郑荣寿,等.中国 2009 年恶性肿瘤发病和死亡分析[J].中国肿瘤,2013,22（1）:2-12.

［6］ 全国肿瘤防治研究办公室,全国肿瘤登记中心,卫生部疾病预防控制局.中国肿瘤死亡报告—全国第三次死因回顾抽样调查[M].北京:人民卫生出版,2010.15.

［7］ World Health Organization,mortality database ［EB/OL］(07/05/2013)［08/03/2014］.http://www.who.int/healthinfo/statistics/mortality_rawdata/en/index.html.

［8］ The Editoarial Committee for the Atlas of Cancer Mortality in the People´s Republic of China.Atlas of cancer mortality in the People´s Republic of  China[M].Beijing:Sino Maps Press China,1979.40-46.

[9] 李冰,黎钧耀.中国恶性肿瘤的死亡情况和分布特点[J].中华肿瘤学杂志,1980,2(1):1.

[10] 张思维,李连弟,鲁凤珠,等.中国 1990-1992 年原发性肝癌死亡调查分析[J].中华肿瘤杂志,1999,21(4):245-249.

[11] 陈万青,邹小农,张思维.中国肝癌死亡率地理分布分析[J].实用肿瘤学杂志,2008,22(3):201-203.

[12] 陈竺.全国第三次死因回顾抽样调查报告[M].北京:中国协和医科大学出版社,2008.37-51.

[13] 陈建国,张思维,陈万青.中国 2004-2005 年全国死因回顾抽样调查肝癌死亡率分析[J].中华预防医学,2010,44(5):383-389.

[14] 王浩,胡如英,张新卫.浙江省肝癌死亡率地理特征分析[J].浙江预防医学,2009,21(11):1-3.

[15] 郑莹,李德錄,沈玉珍,等.上海市原发性肝癌流行状况和趋势分析[J].外科理论与实践,2004,9(4):292-294.

[16] Xu H,He YT,Zhu JQ.Liver cancer mortality trends during the last 30 years in Hebei province:comparison results from provincial death surveys conducted in the 1970's,1980's,1990's and 2004-2005 [J]. Asian Pac J Cancer Prev,2012,13(5):1895-1899.

[17] 陈建国.启东癌症报告 1972-2011[M].北京:军事医学科学出版社,2013.81-94.

[18] Yang LM,Li XP,Yang C,et al. Incidence and survival condition of primary liver cancer among residents in Pudong district of Shanghai,from 2002 to 2011[J]. Zhonghua Liu Xing Bing Xue Za Zhi,2012,33(10):1016-1020.

[19] Engholm G,Ferlay J,Christensen N,et al. NORDCAN:Cancer Incidence,Mortality,Prevalence and Survival in the Nordic Countries,Version 6.0[EB/OL].[2014-03-08]http://www.ancr.nu.

[20] 王成增,孙喜斌.2013 河南省肿瘤登记年报[M].北京:军事医学科学出版社,2013.48-51.

[21] 张春燕,黄天壬,余家华,等.2004-2005 年广西肝癌的流行现况[J].肿瘤,2011,31(5):474-475.

[22] Ferlay J,Shin HR,Bray F,et al. Estimates of worldwide burden of cancer in 2008:GLOBOCAN 2008 [J]. International Journal of Cancer,2010,127(12):2893-2917.

[23] Parkin DM,Bray F,Ferlay J,et al. Global Cancer Statistics,2002[J].CA Cancer J Clin,2005,55:74-108.

[24] Parkin DM,Pisani P,Ferlay J.Global Cancer Statistics[J].CA Cancer J Clin,1999,49:33-64.

[25] Bertuccio P,Bosetti C,Levi F,et al.A comparison of trends in mortality from primary liver cancer and intrahepatic cholangiocarcinoma in Europe[J]. Ann Oncol,2013,24(6):1667-1674.

[26] Jemal A,Bray F,Center MM,et al.Global Cancer Statistics[J]. CA Cancer J Clin,2011,61(2):69-90.

[27] De P,Dryer D,Otterstatter MC,et al.Canadian trends in liver cancer:a brief clinical and epidemiologic overview [J]. Curr Oncol,2013,20(1):e40-43.

[28] Boyle P,Levin B. World Cancer Report 2008[M].Lyon:IARC Press,2008.55-56.

[29] 陈建国.中国肝癌发病趋势和一级预防[J].临床肝胆病杂志,2012,28(4):256-260.

[30] 张思维,郑荣寿,李霓,等.中国肝癌发病的趋势分析和预测[J].中华预防医学,2012,46(7):581-586.

[31] 高静,吴春晓,谢丽,等.上海市 2006-2008 年原发性肝癌发病及死亡资料分析[J].肿瘤,2012,32(7):526-530.

[32] Gao S,Yang WS,Bray F,et al . Declining rates of hepatocellular carcinoma in urban Shanghai:incidence trends in 1976-2005[J]. Eur J Epidemiol,2011,27(1):39-46.

[33] 刁玉涛,李会庆,尹畅,等.山东省 1970-2005 年肝癌死亡率的变化趋势[J].实用肿瘤杂志 2009,24(6):578-582.

[34] 姜永晓,马臣,全培良,等.河南省居民 1984-2009 年肝癌死亡率趋势分析及预测[J].肿瘤,2012,32(7):522-525.

[35] 韦忠亮,梁任祥,汪凯波,等.扶绥县 1974-2003 年肝癌发病率变化趋势分析[J].中国肿瘤,2007,16(9):679-680.

[36] 张莉梅,林红,姜海洋,等.大连市 1991-2005 年原发性肝癌流行趋势分析[J].中国公共卫生,2009,25(4):485-486.

[37] 许寒冰,张婷,秦威.江苏省昆山市 2000-2011 年肝癌死亡率分析[J].中国肿瘤,2012,21(9):659-661.

[38] Guo QG,Zhao H,Zhang YW,et al. Analysis on the clustering of liver cancer mortality in Lingbi county,Anhui province,from 2005 to 2010[J]. Zhonghua Liu Xing Bing Xue Za Zhi,2013,34(7):696-700.

[39] 高姗,杨万水,张薇,等.原发性肝癌全人群生存率的分析和比较[J].肿瘤,2010,30(12):1027-1032.

[40] Sankaranarayanan R,Swaminathan R,Lucas E. Cancer survival in Africa,Asia,the Caribbean and Central America (SurvCan)[M].Lyon:International Agency for Research on Cancer,IARC Scientific Publications Volume 162,2011.

[41] Yeo Y,Gwack J,Kang S,et al.Viral hepatitis and liver cancer in Korea:an epidemiological perspective[J]. Asian Pac J Cancer Prev,2013,14(11):6227-6231.

[42] 高玉堂,卢伟.上海市恶性肿瘤发病率、死亡率和生存率(1973-2000)[M].上海:第二军医大学出版社,2007.418-428.

[43] Han X,Huang CX,Zhang HW,et al. The occurrence and survival condition of primary liver cancer among residents in Yangpu district of Shanghai between year 2002 and 2010[J].Zhonghua Yu Fang Yi Xue Za Zhi,2012,46(2):119-124.

[44] Li Q,DU J,Guan P,et al. Estimation and prediction of incidence,mortality and prevalence on liver cancer,in 2008,China [J].Zhonghua Liu Xing Bing Xue Za Zhi,2012,33(6):554-557.

[45] Stewart BW,Kleihues P. World Cancer Report 2003[M].Lyon:IARC Press,2003.52-57,122,197-201.

[46] Liang X,Bi S,Yang W,et al . Reprint of epidemiological serosurvey of hepatitis B in China-declining HBV prevalence due to hepatitis B vaccination[J]. Vaccine,2013,31(Suppl 9):21-28.

[47] Plymoth A,Viviani S,Hainaut P.Control of hepatocellular carcinoma through  hepatitis B vaccination in areas of high endemicity:perspectives for global liver cancer prevention[J]. Cancer Lett,2009,286(1):15-21.

[48] Blumberg BS. Hepatitis B and Prevention of Primary Cancer of the Liver:selected Publications of Baruch S. Blumberg[M]. Singapore:World Scientific Publishing Co Pte Ltd,2000.

[49] Su CH,Lin Y,Cai L.Genetic factors,viral infection,other factors and liver cancer:an update on current progress [J]. Asian Pac J Cancer Prev,2013,14(9):4953-4960.

[50] Ringelhan M,Heikenwalder M,Protzer U. Direct effects of hepatitis B virus-encoded proteins and chronic infection in liver cancer development[J]. Dig Dis,2013,31(1):138-151.

[51] Liu J,Ahiekpor A,Li L,et al.Increased expression of ErbB-2 in liver is associated with hepatitis B x antigen and shorter survival in  patients with liver cancer[J].Int J Cancer,2009,125(8):1894-1901.

[52] Ribes J,Clèries R,Esteban L,et al.The influence of alcohol consumption andhepatitis B and C infections on the risk of liver cancer in Europe[J].J Hepatol,2008,49(2):233-242.

[53] Fusco M,Girardi E,Piselli P,et al. Epidemiology of viral hepatitis infections in an area of southern Italy with high incidence rates of liver cancer[J]. Eur J Cancer,2008,44(6):847-853.

[54] Fan JH,Wang JB,Jiang Y,et al. Attributable causes of liver cancer mortality and incidence in China[J].Asian Pac J Cancer Prev,2013,14(12):7251-7256.

[55] 中华医学会肝病学分会,中华医学会感染病学分会.慢性乙型肝炎防治指南(2010 年版)[J].中华临床感染病杂志,2011,24(1):1-13.

[56] 陈建国,陆建华,朱源荣,等.乙型肝炎病毒感染与肝癌发生的 31 年随访研究[J].中华流行病学杂志,2010,31(7):721-726.

[57] Chen QY,Dong BQ,Yang JY,et al.A prospective study of the relationship betweenserum hepatitis B virus DNA and the risk of primary liver cancer[J]. Zhonghua  Gan Zang Bing Za Zhi,2009,17(12):930-934.

[58] Ni YQ,Zhao HR,Mao R,et al.Clinical epidemiological analysis of 3602 cases ofprimary liver cancer in Xinjiang [J]. Zhonghua Zhong Liu Za Zhi,2012,34(5):374-377.

[59] Lim EJ,Torresi J.Prevention of hepatitis C virus infection and liver cancer[J]. Recent Results Cancer Res,2014,193:113-133.

[60] Palliyaguru DL,Wu F.Global geographical overlap of aflatoxin and hepatitis C:controlling risk factors for liver cancer worldwide[J]. Food Addit Contam Part A Chem Anal Control Expo Risk Assess,2013,30(3):534-540.

[61] Tanaka M,Katayama F,Kato H,et al.Hepatitis B and C virus infection and hepatocellular carcinoma in China:a review of epidemiology and control measures[J]. J Epidemiol,2011,21(6):401-416.

[62] Lu J,Zhou YD,Lin XJ,et al.General epidemiological parameters of viral hepatitis A,B,C,and E in six regions of China:a cross-sectional study in 2007[J].PLoS One,2009,4(12):e8467.

[63] Ming L,Thorgeirsson SS,Gail MH,et al. Dominant role of hepatitis B virus and cofactor role of aflatoxin in hepatocarcinogenesis  in Qidong,China[J].Hepatology,2002,36(5):1214-1220.

[64] Szymanska K,Chen JG,Cui Y,et al.TP53 R249S mutations,exposure to aflatoxin,and  occurrence of hepatocellular carcinoma in a cohort of chronic hepatitis B virus carriers from Qidong,China[J]. Cancer Epidemiol Biomarkers Prev,2009,18(5):1638-1643.

[65] Yuan JM,Govindarajan S,Henderson BE,et al.Low prevalence of hepatitis C infection in hepatocellular carcinoma (HCC) cases and population controls in Guangxi,a hyperendemic region for HCC in the People′s Republic of China[J]. Br J Cancer,1996,74(3):491-493.

[66] Bourcier V,Winnock M,Ait Ahmed M,et al.Primary liver cancer is more aggressive in HIV-HCV coinfection than in HCV infection. A prospective study (ANRS CO13 Hepavih and CO12 Cirvir)[J]. Clin Res Hepatol Gastroenterol,2012,36(3):214-221.

[67] Omland LH,Jepsen P,Krarup H,et al.Liver cancer and non-Hodgkin lymphoma in hepatitis C virus-infected patients:results from the DANVIR cohort study[J].Int J Cancer,2012,15,130(10):2310-2317.

[68] McGivern DR,Lemon SM.Virus-specific mechanisms of carcinogenesis in hepatitis C virus associated liver cancer[J]. Oncogene,2011,30(17):1969-1983.

[69] Wang J,Liu XM,Zhang ZQ.Exposure assessment of liver cancer attributed to dietary aflatoxins exposure in Chinese residents[J].Zhonghua Yu Fang Yi Xue Za Zhi,2009,43(6):478-481.

[70] Lu PX,Wang JB,Zhang QN,et al.Longitudinal study of aflatoxin exposure in the development of primary liver cancer in patients with chronic hepatitis[J].Zhonghua Yi Xue Za Zhi,2010,90(24):1665-1669.

[71] Liu Y,Chang CC,Marsh GM,et al.Population attributable risk of aflatoxin-related liver cancer:systematic review and meta-analysis[J]. Eur J Cancer,2012,48(14):2125-2136.

[72] Peng KY,Chen CY.Prevalence of aflatoxin M1 in milk and its potential liver cancer risk in Taiwan [J]. J Food Prot, 2009,72(5):1025-1029.

[73] 叶本法,沈洪兵.启东现场早期的肝癌流行病学研究及影响[J].中国肿瘤,2012,21(10):749-752.

[74] Sun Z,Lu P,Gail MH,et al.Increased risk of hepatocellular carcinoma in male hepatitis B surface antigen carriers with chronic hepatitis who have detectable urinary aflatoxin metabolite M1[J].Hepatology,1999,30(2):379-383.

[75] Qian GS,Ross RK,Yu MC,et al.A follow-up study of urinary markers of aflatoxin exposure and liver cancer risk in Shanghai,People's Republic of China[J].Cancer Epidemiol Biomarkers Prev,1994,3(1):3-10.

[76] Schwartz LM,Persson EC,Weinstein SJ,et al.Alcohol consumption,one-carbon metabolites,liver cancer and liver disease mortality[J]. PLoS One,2013,8(10):e78156.

[77] Shimazu T,Sasazuki S,Wakai K,et al.Alcohol drinking and primary liver cancer:a pooled analysis of four Japanese cohort studies[J]. J Cancer, 2012,130(11):2645-2653.

[78] Zhang W,Gao YT,Wang XL,et al.Cigarette smoking and primary liver cancer risk:a nested case-control study in Shanghai [J]. Zhonghua Zhong Liu Za Zhi, 2009,31(1):20-23.

[79] Major JM,Stolzenberg-Solomon RZ,Pollak MN,et al.Insulin-like growth factors and liver cancer risk in male smokers[J]. Br J Cancer,2010,103(7):1089-1092.

[80] Chuang SC,Lee YC,Hashibe M,et al. Interaction between cigarette smoking and hepatitis B and C virus infection on the risk of liver cancer:a 4 meta-analysis[J]. Cancer Epidemiol Biomarkers Prev,2010,19(5):1261-1268.

[81] Lee YC,Cohet C,Yang YC,et al. Meta-analysis of epidemiologic studies on cigarette smoking and liver cancer[J]. Int J Epidemiol,2009,38(6):1497-1511.

[82] Sung TI,Wang YJ,Chen CY,et al. Increased serum level of epidermal growth factor receptor in liver cancer patients and its association with exposure to arsenic[J].Sci Total Environ,2012,424:74-78.

[83] Liaw J,Marshall G,Yuan Y,et al.Increased childhood liver cancer mortality and arsenic in drinking water in northern Chile [J]. Cancer Epidemiol Biomarkers Prev,2008,17(8):1982-1987.

[84] Wadhwa SK,Kazi TG,Chandio AA,et al.Comparative study of liver cancer patients in arsenic exposed and non-exposed areas of Pakistan[J].Biol Trace Elem Res,2011,144(1-3):86-96.

[85] Coller HA.Is cancer a metabolic disease?[J]. Am J Pathol,2014,184(1):4-17.

[86] Klein J,Dawson LA,Tran TH,et al.Metabolic syndrome-related hepatocellular carcinoma treated by volumetric modulated arc therapy[J]. Curr Oncol,2014,21(2):e340-344.

[87] Malek A.The impact of metabolic disease associated with metabolic syndrome on human pregnancy[J]. Curr Pharm Biotechnol, 2014,15(1):3-12.[Epub ahead of print].

[88] Yoshimoto S,Loo TM,Atarashi K,et al. Obesity-induced gut microbial metabolite promotes liver cancer through senescence secretome[J]. Nature,2013,499(7456):97-101.

[89] Tanaka K,Tsuji I,Tamakoshi A,et al. Obesity and liver cancer risk:an evaluation based on a systematic review of epidemiologic evidence among the Japanese population[J].Jpn J Clin Oncol,2012,42(3):212-221.

[90] Chen Y,Wang X,Wang J,et al.Excess body weight and the risk of primary liver cancer:an updated meta-analysis of prospective studies[J]. Eur J Cancer,2012,48(14):2137-2145.

[91] Zhao J,Lawless MW.Stop feeding cancer:pro-inflammatory role of visceral adiposity in liver cancer [J]. Cytokine,2013,64 (3):626-637.

[92] Obesity and liver cancer mortality in Asia:The Asia Pacific Cohort Studies Collaboration[J]. Cancer Epidemiol,2009,33 (6):469-472.

[93] Li Y,Yatsuya H,Yamagishi K,et al.Body mass index and weight change during adulthood are associated with increased mortality from liver cancer:the JACC Study[J]. J Epidemiol,2013,23(3):219-226.

[94] Wang Y,Wang B,Shen F,et al.Body mass index and risk of primary liver cancer:a meta-analysis of prospective studies[J]. Oncologist,2012,17(11):1461-1468.

[95] Berentzen TL,Gamborg M,Holst C,et al. Body mass index in childhood and adult risk of primary liver cancer [J]. J Hepatol,2014,60(2):325-330.

[96] Saito N,Sairenchi T,Irie F,et al.Low serum LDL cholesterol levels are associated with elevated mortality from liver cancer in Japan:the Ibaraki Prefectural health study[J]. Tohoku J Exp Med,2013,229(3):203-211.

[97] Borena W,Strohmaier S,Lukanova A,et al.Metabolic risk factors and primary liver cancer in a prospective study of 578,700 adults[J].Int J Cancer,2012,131(1):193-200.

[98] Sumie S,Kawaguchi T,Kuromatsu R,et al.Total and high molecular weight adiponectin and hepatocellular carcinoma with HCV infection[J].PLoS One,2011,6(11):e26840.

[99] Kotani K,Wakai K,Shibata A,et al.Serum adiponectin multimer complexes and liver cancer risk in a large cohort study in Japan[J].Asian Pac J Cancer Prev,2009,10(Suppl):87-90.

[100] Michikawa T,Inoue M,Sawada N,et al. Plasma levels of adiponectin and primary liver cancer risk in middle-aged Japanese adults with hepatitis virus infection:a nested case-control study [J]. Cancer Epidemiol Biomarkers Prev, 2013,22(12):2250-2257.

[101] Gao S,Yang WS,Gao J,et al.A meta-analysis of cohort studies on the association between diabetes and the risk of primary liver cancer[J].Zhonghua Yu Fang Yi Xue Za Zhi,2010,44(8):711-716.

[102] Yang WS,Shu XO,Gao J,et al.Prospective evaluation of type 2 diabetes mellitus on the risk of primary liver cancer in Chinese men and women[J]. Ann Oncol,2013,24(6):1679-1685.

[103] Pradelli D,Soranna D,Scotti L,et al.Statins and primary liver cancer:a meta-analysis of observational studies [J]. Eur J Cancer Prev, 2013,22(3):229-234.

[104] Chiu HF,Ho SC,Chen CC,et al.Statin use and the risk of liver cancer:a population-based case-control study [J]. Am J Gastroenterol,2011,106(5):894-898.

[105] Moy KA,Jiao L,Freedman ND,et al.Soluble receptor for advanced glycation end products and risk of liver cancer[J]. Hepatology,2013,57(6):2338-2345.

[106] 陈建国.肝癌的病因及预防研究新进展[J]. 中华肿瘤防治杂志,2003,10(11):1121-1125.

[107] 俞顺章,赵宁,资晓林,等.饮水中微囊藻毒素与我国原发性肝癌关系的研究[J].中华肿瘤杂志,2001,23(2):96-99.

[108] Svirčev Z,Drobac D,Tokodi N,et al. Epidemiology of primary liver cancer in Serbia and possible connection with cyanobacterial blooms[J].J Environ Sci Health C Environ Carcinog Ecotoxicol Rev,2013,31(3):181-200.

[109] Lin HJ,Sung TI,Chen CY,et al.Arsenic levels in drinking water and mortality of liver cancer in Taiwan [J].J Hazard Mater,2013,262:1132-1138.

[110] Lim EJ,Torresi J.Prevention of hepatitis C virus infection and liver cancer [J]. Recent Results Cancer Res,2014,193: 113-133.

[111] Persson EC,Quraishi SM,Welzel TM,et al.Risk of liver cancer among US male veterans with cirrhosis,1969-1996[J]. Br J Cancer,2012,107(1):195-200.

[112] Vogtmann E,Shu XO,Li HL,et al. Cholelithiasis and the risk of liver cancer:results from cohort studies of 134 546 Chinese men and women[J]. J Epidemiol Community Health,2014,68(6):565-570.[Epub ahead of print].

[113] 周钢桥,贺福初,张红星.中国人群肝癌的易感基因研究[J]. 中国科学:生命科学,2011,41(10):785-789.

[114] Chen X,Liu F,Li B,et al. P53 codon 72 polymorphism and liver cancer susceptibility:a meta-analysis of epidemiologic studies[J]. World J Gastroenterol,2011,17(9):1211-1218.

[115] Yang Y,Wu QJ,Xie L,et al.Prospective cohort studies of association between family history of liver cancer and risk of liver cancer[J]. Int J Cancer,2014,135(7):1605-1614.[Epub ahead of print].

[116] Turati F,Edefonti V,Talamini R,et al.Family history of liver cancer and hepatocellular carcinoma [J]. Hepatology, 2012,55(5):1416-1425.

[117] Li YC,Song CH,Yang WJ,et al. Correlation between tag single nucleotide polymorphisms of microRNA regulatory genes and the genetic susceptibility of primary liver cancer[J].Zhonghua Yu Fang Yi Xue Za Zhi, 2012,46(6):533-537.

[118] Hu ZJ,Xue JF,Zhang XY,et al.Relationship between genetic polymorphism of ERCC1 and susceptibility to liver cancer [J]. Zhonghua Liu Xing Bing Xue Za Zhi,2010,31(11):1288-1291.

[119] Nischalke HD,Berger C,Luda C,et al.The PNPLA3 rs738409 148M/M genotype is a risk factor for liver cancer in alcoholic cirrhosis but shows no or weak associationin hepatitis C cirrhosis[J]. PLoS One,2011,6(11):e27087.

[120] Wang L,Zollinger T,Zhang J.Association between Helicobacter pylori infection and liver cancer mortality in 67 rural Chinese counties[J]. Cancer Causes Control,2013,24(7):1331-1337.

[121] Lindbohm ML,Sallmén M,Kyyrönen P,et al.Risk of liver cancer and exposure to organic solvents and gasoline vapors among Finnish workers[J].Int J Cancer,2009,124(12):2954-2959.

[122] Hsieh HI,Chen PC,Wong RH,et al.Mortality from liver cancer and leukaemia among polyvinyl chloride workers in Taiwan:an updated study[J]. Occup Environ Med,2011,68(2):120-125.

[123] Joshi S,Song YM,Kim TH,et al.Socio-economic status and the risk of liver cancer mortality:a prospective study in Korean men[J]. Public Health,2008,122(11):1144-1151.

[124] 谭盛葵,仇小强,余红平,等.广西肝癌高发区原发性肝癌危险因素病因分值及其交互效应[J].中华预防医学杂志,2008,42(3):169-172.

[125] Chang ET,Yang J,Alfaro-Velcamp T,et al.Disparities in liver cancer incidence by nativity,acculturation,and socioeconomic status in California Hispanics and Asians[J]. Cancer Epidemiol Biomarkers Prev,2010,19(12):3106-3118.

[126] Hsu CE,Zhang G,Yan FA,et al.What made a successful hepatitis B program for reducing liver cancer disparities:an examination of baseline characteristics and educational intervention,infection status,and missing responses of at-risk Asian Americans[J]. J Community Health,2010,35(3):325-335.

[127] La Vecchia C,Negri E.A review of epidemiological data on epilepsy,phenobarbital,and risk of liver cancer [J]. Eur J Cancer Prev,2014,23(1):1-7.

[128] Liang JA,Sun LM,Muo CH,et al.Non-apnea sleep disorders will increase subsequent liver cancer risk—a nationwide population-based cohort study[J].Sleep Med,2012,13(7):869-874.

[129] Wu CH,Chan TF,Changchien CC,et al.Parity,age at first birth,and risk of death from liver cancer:evidence from a cohort in Taiwan[J]. J Gastroenterol Hepatol,2011,26(2):334-339.

[130] Fox JG,Feng Y,Theve EJ,et al. Gut microbes define liver cancer risk in mice exposed to chemical and viral transgenic hepatocarcinogens[J].Gut,2010,59(1):88-97.

[131] 朱源荣.启东肝癌主要病因预防研究进展[J].中国肿瘤,2012,21(10):759-762.

[132] Chang MH.Prevention of hepatitis B virus infection and liver cancer[J]. Recent Results Cancer Res,2014,193:75-95.

[133] Moriwaki H.Prevention of liver cancer:current strategies and future perspectives[J].Int J Clin Oncol,2002,7(1):27-31.

[134] Blumberg BS.Primary and secondary prevention of liver cancer caused by HBV[J].Front Biosci(Schol Ed),2010,2:756-763.

[135] Bah E,Carrieri MP,Hainaut P,et al. 20-years of population-based cancer registration in hepatitis B and liver cancer prevention in the Gambia,West Africa[J].PLoS One,2013,8(9):e75775.

[136] Sun Z,Chen T,Thorgeirsson SS,et al.Dramatic reduction of liver cancer incidence in young adults:28 year follow-up of etiological interventions in an endemic area of China[J]. Carcinogenesis, 2013,34(8):1800-1805.

[137] Centers for Disease Control and Prevention.Progress in hepatitis B prevention through universal infant vaccination-China,1997-2006[J].MMWR Morb Mortal Wkly Rep,2007,56(18):441-445.

[138] Kwon SY,Lee CH.Epidemiology and prevention of hepatitis B virusinfection[J].Korean J Hepatol,2011,17(2):87-95.

[139] Gwack J,Park SK,Lee EH,et al. Hepatitis B vaccination and liver cancer mortality reduction in Korean children and adolescents[J]. Asian Pac J Cancer Prev,2011,12(9):2205-2208.

[140] Chang MH,Chen CJ,Lai MS,et al. Universal hepatitis B vaccination in Taiwan and the incidence of hepatocellular carcinoma in children:Taiwan Childhood Hepatoma Study Group[J].N Engl J Med,1997,336:1855-1859.

[141] Pineau P,Tiollais P. Hepatitis B vaccination:a major player in the control of primary liver cancer[J]. Pathol Biol (Paris),2010,58(6):444-453.

[142] Xiao J,Zhang J,Wu C,et al.Impact of hepatitis B vaccination among children in Guangdong Province,China [J]. Int J Infect Dis,2012,16(9):e692-696.

[143] Ni YH,Chen DS.Hepatitis B vaccination in children:the Taiwan experience [J].Pathol Biol(Paris),2010,58(4):296-300.

［144］Wu Q,Zhuang GH,Wang XL,et al.Antibody levels and immune memory 23 years after primary plasma-derived hepatitis B vaccination:results of a randomized placebo-controlled  trial cohort from China where endemicity is high［J］.Vaccine,2011,29(12):2302-2307.

［145］Zhu CL,Liu P,Chen TY,et al.Presence of immune memory and immunity to hepatitis B virus in adults after neonatal hepatitis B vaccination［J］.Vaccine,2011,29(44):7835-7841.

［146］Tang B,Kruger WD,Chen G,et al.Hepatitis B viremia is associated with increased risk of hepatocellular carcinoma in chronic carriers［J］.Med Virol,2004,72:35-40.

［147］Chen CJ,Yang HI,Su J,et al.REVEAL-HBV Study Group.Risk of hepatocellular carcinoma across a biological gradient of serum hepatitis B virus DNA level［J］. JAMA,2006,295:65-73.

［148］Iloeje UH,Yang HI,Su J,et al.Risk Evaluation of Viral Load Elevation and Associated Liver Disease/Cancer-In HBV (the REVEAL-HBV) Study Group. Predicting cirrhosis risk based on the level of circulating hepatitis B viral load［J］. Gastroenterology,2006,130(3):678-686.

［149］Liaw YF,Sung JJ,Chow WC,et al. Cirrhosis Asian Lamivudine Multicentre Study Group.Lamivudine for patients with chronic hepatitis B and advanced liver disease［J］. N Engl J Med,2004,351(15):1521-1531.

［150］Baruch S.Primary and secondary prevention of liver cancer caused by HBV［J］.Front Biosci (Schol Ed),2012,2:756-763.

［151］Robotin MC,Kansil M,Howard K,et al.Antiviral therapy for hepatitis B-related liver cancer prevention is more cost-effective than cancer screening［J］. J Hepatol,2009,50(5):990-998.

［152］于成功.肝硬化患者肝细胞癌的预防和治疗［J］.胃肠病学和肝病学杂志,2009,18(4):308-312.

［153］Lok AS.Prevention of hepatitis B virus-related hepatocellular carcinoma［J］.Gastroenterology,2004,127(5 Suppl 1):S303-309.

［154］Strasser SI.Managing hepatitis B to prevent liver cancer:recent advances ［J］. Expert Rev Gastroenterol Hepatol,2014,8(4):409-415.

［155］Lim EJ,Torresi J.Prevention of hepatitis C virus infection and liver cancer［J］.Recent Results Cancer Res,2014,193:113-133.

［156］任建松,乔友林.原发性肝癌危险因素与预防研究进展［J］.中国肿瘤,2008,17(4):293-296.

［157］Summerfield JA.Virus hepatitis update［J］.J R Coll Physicians Lond,2000,34(4):381-385.

［158］Szymanska K,Chen JG,Cui Y,et al.TP53 R249S mutations,exposure to aflatoxin,and occurrence of hepatocellular carcinoma in a cohort of chronic hepatitis B virus carriers from Qidong,China ［J］. Cancer Epidemiol Biomarkers Prev,2009, 18(5):1638-1643.

［159］Egner PA,Wang JB,Rong Y,et al. Prevention of Liver Cancer in Qidong,China:Lessons from Aflatoxin Biomarker Studies［J］.Progress in Chemistry,2013,25(9):1454-1461.

［160］Chen JG,Egner PA,Ng D,et al.Reduced aflatoxin exposure presages decline in liver cancer mortality in an endemic region of China［J］. Cancer Prev Res (Phila),2013,6(10):1038-1045.

［161］丁晓东,范建高.肥胖症与肝病［J］.中国实用内科杂志,2011,31(9):661-663.

［162］Stagos D,Amoutzias GD,Matakos A,et al.Chemoprevention of liver cancer by plant polyphenols ［J］. Food Chem Toxicol,2012,50(6):2155-2170.

［163］郭婧,李强.肝癌化学预防新进展［J］.中国肿瘤临床,2006,33(10):597-601.

［164］陈华,孙昌盛.肝癌化学预防研究进展［J］.海峡预防医学杂志,2002,8(2):25-27.

［165］Chen JG,Zhang SW.Liver cancer epidemic in China:past,present and future［J］. Semin Cancer Biol,2011,21(1):59-69.

［166］Wang JB,Abnet CC,Chen W,et al. Association between serum 25 (OH)vitamin D,incident liver cancer and chronic liver disease mortality in the Linxian Nutrition Intervention Trials:a nested case-control study ［J］. Br J Cancer,2013,109(7):1997-2004.

［167］Zhang W,Shu XO,Li H,et al.Vitamin intake and liver cancer risk:a report from two cohort studies in China［J］.J Natl Cancer Inst, 2012,104(15):1173-1181.

［168］Zhang W,Xiang YB,Li HL,et al. Vegetable-based dietary pattern and liver cancer risk:results from the Shanghai women′s and men′s health studies［J］. Cancer Sci,2013,104(10):1353-1361.

［169］Lai GY,Weinstein SJ,Albanes D,et al.The association of coffee intake with liver cancer incidence and chronic liver disease mortality in male smokers［J］. Br J Cancer,2013,109(5):1344-1351.

［170］Sang LX,Chang B,Li XH,et al.Consumption of coffee associated with reduced risk of liver cancer:a meta-analysis［J］. BMC Gastroenterol,2013,13:34.

［171］ Fon Sing M,Yang WS,Gao S,et al.Epidemiological studies of the association between tea drinking and primary liver cancer:a meta-analysis［J］. Eur J Cancer Prev,2011,20(3):157–165.

［172］ Ui A,Kuriyama S,Kakizaki M,et al.Green tea consumption and the risk of liver cancer in Japan:the Ohsaki Cohort study ［J］.Cancer Causes Control,2009,20(10):1939–1945.

［173］ Darvesh AS,Aggarwal BB,Bishayee A. Curcumin and liver cancer:a review［J］.Curr Pharm Biotechnol,2012,13(1):218–228.

［174］ Chu YL,Ho CT,Chung JG,et al.Allicin induces p53-mediated autophagy in Hep G2 human liver cancer cells ［J］. J Agric Food Chem,2012,60(34):8363–8371.

［175］ Fang EF,Zhang CZ,Zhang L,et al.In vitro and in vivo anticarcinogenic effects of RNase MC2,a ribonuclease isolated from dietary bitter gourd,toward human liver cancer cells［J］. Int J Biochem Cell Biol,2012,44(8):1351–1360.

［176］ Zhang ZJ,Zheng ZJ,Shi R,et al.Metformin for liver cancer prevention in patients with type 2 diabetes:a systematic review and meta-analysis［J］.J Clin Endocrinol Metab,2012,97(7):2347–2353.

［177］ Féher J,Lengyel G.Silymarin in the prevention and treatment of liver diseases and primary liver cancer ［J］. Curr Pharm Biotechnol,2012,13(1):210–217.

［178］ Thoppil RJ,Bishayee A.Terpenoids as potential chemopreventive and therapeutic agents in liver cancer ［J］. World J Hepatol, 2011,3(9):228–249.

［179］ Chiu HF,Ho SC,Chen CC,et al. Statin use and the risk of liver cancer:a population-based case-control study ［J］. Am J Gastroenterol,2011,106(5):894–898.

［180］ Björkhem-Bergman L,Acimovic J,Torndal UB,et al.Lovastatin prevents carcinogenesis in a rat model for liver cancer. Effects of ubiquinone supplementation［J］. Anticancer Res,2010,30(4):1105–1112.

［181］ Wang R,Sheps JA,Ling V.ABC transporters,bile acids,and inflammatory stress in liver cancer ［J］. Curr Pharm Biotechnol,2011,12(4):636–646.

［182］ Parekh P,Motiwale L,Naik N,et al.Downregulation of cyclin D1 is associated with decreased levels of p38 MAP kinases, Akt/PKB and Pak1 during chemopreventive effects of resveratrol in liver cancer cells［J］. Exp Toxicol Pathol,2011,63(1–2):167–173.

［183］ Costantini S,Colonna G,Castello G.A holistic approach to study the effects of natural antioxidants on inflammation and liver cancer［J］.Cancer Treat Res, 2014,159:311–323.

［184］ Lampertico P,Colombo M.Nucleos (t)ide analogs-based chemoprevention of liver cancer in hepatitis B patients:effective, yet in search of optimization［J］. Gastroenterology,2013,145(5):1155–1156.

［185］ Jiang Z,Hua H.Progress on prevention and treatment of Chinese medicine to molecular mechanism of liver cancer［J］. Zhongguo Zhong Yao Za Zhi,2009,34(10):1310–1313.

［186］ Hou L,Wang X,Zhou Y,et al.Inhibitory effect and mechanism of mesenchymal stem cells on liver cancer cells［J］.Tumour Biol,2014,35(2):1239–1250.

［187］ Calvisi DF.Inhibition of hepatitis B virus-associated liver cancer by antiplatelet therapy:a revolution in hepatocellular carcinoma prevention?［J］.Hepatology,2013,57(2):848–850.

［188］ Shen HJ,Wang YH,Xu J.Suppression of the growth of subcutaneous transplanted human liver cancer and lung metastasis in nude mice treated by sorafenib combined with fluorouracil［J］. Zhonghua Zhong Liu Za Zhi,2013,35(2):98–102.

［189］ Kusano H,Akiba J,Ogasawara S,et al.Pegylated interferon-α2a inhibits proliferation of human liver cancer. Cells in vitro and in vivo［J］. PLoS One,2013,8(12):e83195.

［190］ Lagiou P,Rossi M,Lagiou A,et al.Flavonoid intake and liver cancer:a case-control study in Greece ［J］. Causes Control, 2008,19(8):813–818.

［191］ Svirčev Z,Drobac D,Tokodi N,et al. Epidemiology of primary liver cancer in Serbia and possible connection with cyanobacterial blooms［J］.J Environ Sci Health C Environ Carcinog Ecotoxicol Rev,2013,31(3):181–200.

［192］ Lin HJ,Sung TI,Chen CY,et al.Arsenic levels in drinking water and mortality of liver cancer in Taiwan ［J］. J Hazard Mater,2013,262:1132–1138.

［193］ Maxwell AE,Bastani R,Chen MS Jr,et al. Constructing a theoretically based set of measures for liver cancer control research studies［J］.Prev Med,2010,50(1–2):68–73.

［194］ Bastani R,Glenn BA,Taylor VM,et al.Integrating theory into community interventions to reduce liver cancer disparities: The Health Behavior Framework［J］. Prev Med,2010,50(1–2):63–67.

[195] Chao J,Chang ET,So SK.Hepatitis B and liver cancer knowledge and practices among healthcare and public health professionals in China:a cross-sectional study[J]. BMC Public Health,2010,10:98.

[196] Bailey MB,Shiau R,Zola J,et al.San Francisco hep B free:a grassroots community coalition to prevent hepatitis B and liver cancer[J].J Community Health,2011,36(4):538-551.

[197] Philbin MM,Erby LA,Lee S,et al.Hepatitis B and liver cancer among three Asian American sub-groups:a focus group inquiry[J]. J Immigr Minor Health,2012,14(5):858-868.

[198] Chao SD,Chang ET,Le PV,et al.The Jade Ribbon Campaign:a model program for community outreach and education to prevent liver cancer in Asian Americans[J]. J Immigr Minor Health,2009,11(4):281-290.

[199] Krishanani MK,Qidwai W,Ali BS,et al.Educational intervention among barbers about liver cancer-inducing viruses:a pilot study from a developing country[J]. J Cancer Educ,2010,25(4):632-636.

[200] He WJ,Xu MY,Xu RR,et al.Inpatients' knowledge about primary liver cancer and Hepatitis [J]. Asian Pac J Cancer Prev,2013,14(8):4913-4918.

[201] Testino G,Leone S,Patussi V,et al. Alcohol,cardiovascular prevention and cancer [J]. Recenti Prog Med,2014,105 (4):144-146.

[202] Lam TH,Chim D.Controlling alcohol-related global health problems [J]. Asia Pac J Public Health,2010,22 (3 Suppl): 203S-208S.

[203] Liang H,Wang J,Xiao H,et al. Estimation of cancer incidence and mortality attributable to alcohol drinking in China[J]. BMC Public Health,2010,10:730.

[204] 黄根牙,马兴刚,王昌成.重度饮酒与 HBV 相关肝癌危险性的关系[J].肿瘤防治杂志,2005,12(6):405-408.

[205] Chen JG,Zhang SW,Chen WQ. Analysis of liver mortality in the national retrospective sampling survey of death causes in China,2004-2005[J].Chin J Prev Med,2010,44(5):383-389.[陈建国,张思维,陈万青.中国 2004-2005 年全国死因回顾抽样调查肝癌死亡率分析[J].中华预防医学杂志,2010,44(5):383-389.]

[206] Forner A,Llovet JM,Bruix J. Hepatocellular carcinoma[J].Lancet,2012,379(9822):1245-1255.

[207] Lu ZY,Zhong NS,Xie Y,et al.Internal medicine [M]. 7th edition.Beijing:People's Medical Publishing House,2008:457- 462. [陆再英,钟南山,谢毅,等.内科学[M].第 7 版.北京:人民卫生出版社,2008:457-462.]

[208] Chen JG,Zhu J,Zhang YH,et al. Evaluation of secular trend of liver cancer incidence in Qidong,Jiangsu province,1973- 2002[J]. Natl Med J China,2005,85(43):3052-3056. [陈建国,朱健,张永辉,等.江苏省启东地区 1973 至 2002 年肝癌发病率长期趋势的评价[J].中华医学杂志,2005,85(43):3052-3056.]

[209] Chen JG,Zhu J,Zhang YH,et al.Trends in the mortality of liver cancer in Qidong,China:an analysis of fifty years' data [J].Chin J Oncol,2012,34(7):532-537.[陈建国,朱健,张永辉,等.1958-2007 年江苏省启东市肝癌死亡率趋势分析 [J].中华肿瘤杂志,2012,34(7):532-537.]

[210] Limquiaco JL,Wong GL,Wong VW,et al. Evaluation of model for end stage liver disease (MELD)-based systems as prognostic index for hepatocellular carcinoma[J]. J Gastroenterol Hepatol,2009,24(1):63-69.

[211] Liaw YF,Sung JJ,Chow WC,et al. Lamivudine for patients with chronic hepatitis B and advanced liver disease[J]. N Engl J Med,2004,351(15):1521-1531.

[212] Wong VW,Wong GL,Chim AM,et al. Surrogate end points and long-term outcome in patients with chronic hepatitis B[J]. Clin Gastroenterol Hepatol,2009,7(10):1113-1120.

[213] Sung JJ,Tsoi KK,Wong VW,et al.Meta-analysis:Treatment of hepatitis B infection reduces risk of hepatocellular carcinoma[J]. Aliment Pharmacol Ther,2008,28(9):1067-1077.

[214] Zhu YR.Serum alpha-fetoprotein screening and early diagnosis of hepatocellular carcinoma [J]. Chin J Oncol,1981,(3):35- 37.[朱源荣.现场血清甲种胎儿蛋白普查与肝癌的早期诊断[J].中华肿瘤杂志,1981,(3):35-37.]

[215] Chen JG.High-risk population of liver cancer selection:study on feasibility of screening with AFP [M]//Cancer Prevention and Treatment.Beijing:Science Press,1989:116-119.[陈建国.肝癌高危险人群的选择:AFP 普查可行性的探讨[M]//肿瘤防治.北京:中国科技出版社,1989:116-118.]

[216] Chen JG,Chen QG,Zhang BC,et al. Research of screening for high-risk population of liver cancer in Qidong [J].Chin J Prev Med,1991,25(6):325-328.

[217] Zhang BH,Yang BH. Evaluation of surveillance for high-risk population of liver cancer in Shanghai [J].China Cancer, 2001,10(4):199-201.[张博恒,杨秉辉.上海市肝癌高危人群监测方案实施评估[J].中国肿瘤,2001,10(4):199-201.]

[218] Chen TH,Chen CJ,Yen MF,et al.Ultrasound screening and risk factors for death from hepatocellular carcinoma in a high risk group in Taiwan[J]. Int J Cancer,2002,98(2):257-261.

[219] Trevisani F,De Notariis S,Rapaccini G,et al.Semiannual and annual surveillance of cirrhotic patients for hepatocellular carcinoma:effects on cancer stage and patient survival(Italian experience)[J]. The American Journal of gastroenterology, 2002,97(3):734-744.

[220] Blumberg BS,Larouzé B,London WT,et al.The relation of infection with the hepatitis B agent to primary hepatic carcinoma[J]. Am J Pathol,1975,81(3):669-682.

[221] Chen JG,Lu JH,Zhu YR,et al. A thirty-one year prospective follow-up program on the HBsAg carrier state and primary liver cancer in Qidong,China[J].Chin J Epidemiol,2010,31(7):721-726.[陈建国,陆建华,朱源荣,等.乙型肝炎病毒感染与肝癌发生的31年随访研究[J].中华流行病学杂志,2010,31(7):721-726.]

[222] Yang BH,Zhang BH,Tang DQ.Sutdy on secondary precention of primary hepatocellular carcinoma [J]. Chinese Journal of Clinical Medicine, 1991,6(2):104-105.[杨秉辉,张博恒,汤钊猷.原发性肝癌二级预防价值的研究[J].中国临床医学,1991,6(2):104-105.]

[223] Zhang BC,Chen QG.Clinical study of hepatocellular carcinoma based on screening and long-term follow-up in high-risk population[J].Chinese Journal of Clinical Oncology,1994,21(7):489-491.[张宝初,陈启光.在高危人群中普查随访发现的肝癌临床研究[J].中国肿瘤临床,1994,21(7):489-491.]

[224] Qiu YL,Wang CF,Gu K,et al. Cost-effectiveness analysis of liver cancer screening among residents with high risk in Shanghai in 2002-2005[J].Shanghai Journal of Preventive Medicine,2006,18(11):533-535.[邱永莉,王春芳,顾凯,等.2002~2005年上海市社区肝癌高危人群筛检成本效果分析[J].上海预防医学,2006,18(11):533-535.]

[225] Zheng Y,Zhu MY,Cheng YH,et al.Effectiveness of early detecion on hepatocellular carcinoma in high-risk population in Shanghai community[J].Tumor,2007,27(1):73-77.[郑莹,朱美英,程月华,等.上海市社区肝癌高危人群早发现干预效果的研究[J].肿瘤,2007,27(1):73-77.]

[226] Bruix J,Sherman M.Management of hepatocellular carcinoma:an update[J].Hepatology,2011,53(3):1020-1022.

[227] Ladep NG,Khan SA,Crossey MM,et al.Incidence and mortality of primary liver cancer in England and Wales:changing patterns and ethnic variations[J].World J Gastroenterol,2014,20(6):1544-1553.

[228] Chen JG,Chen WQ,Zhang SW. Incidence and mortality of liver cancer in China:an analysis on data from the National Registration System between 2003 and 2007[J].Chin J Epidemiol,2012,33(6):547-553.[陈建国,陈万青,张思维.中国2003-2007年肝癌发病率与死亡率分析[J].中华流行病学杂志,2012,33(6):547-553.]

[229] Abelev GI. Alpha-fetoprotein in ontogenesis and its association with malignant tumors [J]. Adv Cancer Res,1971,14:295-358.

[230] Forner A,Bruix J.Biomarkers for early diagnosis of hepatocellular carcinoma[J].Lancet Oncol,2012,13(8):750-751.

[231] Gao YQ,Xu CQ,Liu LQ. Clinical value of detecting alpha-fetoprotein heterogeneity in diagnosis of hepatocellular carcinoma [J]. Laboratory Medicine and Clinic,2013,10(23):3144-3145.[高永庆,徐长青,刘立强.甲胎蛋白异脂体检测在肝癌诊断中的意义[J].检验医学与临床,2013,10(23):3144-3145.]

[232] Block TM,Comunale MA,Lowman M,et al.Use of targeted glycoproteomics to identify serum glycoproteins that correlate with liver cancer in woodchucks and humans[J].Proc Natl Acad Sci U S A,2005,102(3):779-784.

[233] Bao YX,Yang Y,Zhao HR,et al. Clinical significance and diagnostic value of Golgi-protein 73 in patients with early-stage primary hepatocellular carcinoma[J].Chin J Oncol,2013,35(7):505-508.[包永星,杨颖,赵化荣,等.高尔基体蛋白73对早期肝癌的诊断价值及临床意义[J].中华肿瘤杂志,2013,35(7):505-508.]

[234] Mao Y,Yang H,Xu H,et al. Golgi protein 73 (GOLPH2) is a valuable serum marker for hepatocellular carcinoma[J]. Gut,2010,59(12):1687-1693.

[235] Yamamoto K,Lmamura H,Matsuyama Y,et al.AFP,AFP-L3,DCP,and GP73 as markers for monitoring treatment response and recurrence and as surrogate markers of clinicopathological variables of HCC[J]. J Gastroenterol,2010,45(12):1272-1282.

[236] Kudo M. Early detection and characterization of hepatocellular carcinoma:value of imaging multistep human hepatocarcinogenesis [J].Intervirology,2005,49(1-2):64-69.

[237] Qing DX.New idea of cancer screening[J].Chin J Oncol,1996,18(5):398-399.[秦德兴.肿瘤普查新设想[J].中华肿瘤杂志,1996,18(5):398-399.]

[238] Taouli B,Goh JS,Lu Y,et al.Growth rate of hepatocellular carcinoma:evaluation with serial computed tomography or magnetic resonance imaging[J].Journal of Computer Assisted Tomography,2005,29(4):425-429.

[239] Chen JY,Yang BH,Xu YH,et al. The screening interval of early detection for liver cancer in high risk population in community[J].China Cancer,2001,10(4):201-202.[陈金洋,杨秉辉,许炎汉,等.社区肝癌高危人群筛查间隔时间的探索[J].中国肿瘤,2001,10(4):201-202.]

[240] Mazzaferro V,Regalia E,Doci R,et al. Liver transplantation for the treatment of small hepatocellular carcinomas in patients with cirrhosis[J]. N Engl J Med,1996,334(11):693-699.

[241] Herrero JI,Sangro B,Quiroga J,et al. Influence of tumor characteristics on the outcome of liver transplantation among patients with liver cirrhosis and hepatocellular carcinoma[J]. Liver Transpl,2001,7(7):631-636.

[242] Yao FY,Ferrell L,Bass NM,et al. Liver transplantation for hepatocellular carcinoma:comparison of the proposed UCSF criteria with the Milan criteria and Pittsburgh modified TNM Criteria[J]. Liver Transpl,2002,9:765-774.

[243] Yao FY,Ferrell L,Bass NM,et al.Liver transplantation for hepatocellular carcinoma:expansion of the tumor size limits does not adversely impact survival[J]. Hepatology,2001,33(6):1394-1403.

[244] 2011年中国肝癌肝移植年度科学报告[R].北京:中国肝移植注册中心,2012.

[245] 樊嘉,周俭,徐泱."上海标准"在肝癌肝移植适应证中应用13年的回顾分析[J].中华器官移植杂志,2013,34(9):521-523.

[246] 徐骁,杨家印,钟林,等.肝癌肝移植"杭州标准"的多中心应用研究——1163例报道[J].中华器官移植杂志,2013,34(9):524-527.

[247] 中国抗癌协会肝癌专业委员会,中国抗癌协会临床肿瘤学协作专业委员会,中华医学会肝病学分会肝癌学组.肝癌射频消融治疗规范的专家共识[J].临床肝胆病杂志,2011,27(3):236-238.

[248] Lau WY,Lai EC. The current role of radiofrequency ablation in the management of hepatocellular carcinoma:a systematic review[J]. Ann Surg,2009,249(1):20-25.

[249] Peng ZW,Lin XJ,Zhang YJ,et al.Radiofrequency ablation vs. hepatic resection for the treatment of hepatocellular carcinomas smaller than 2cm:a retrospective comparative study[J]. Radiology,2012,262(3):1022-1033.

[250] Bruix J,Sherman M. AASLD practice guideline:management of hepatocellular carcinoma:an update (2010)[J]. J Hepatol,2010,53(3):1020-1022.

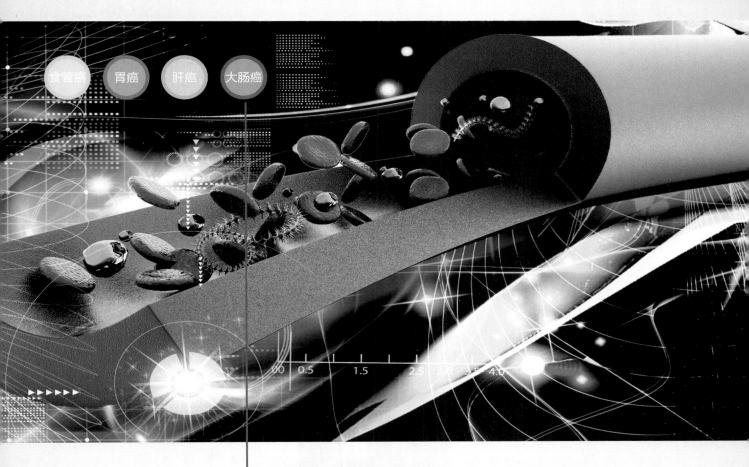

食管癌　胃癌　肝癌　大肠癌

# 第5章　结直肠癌防控

# 第一节　结直肠解剖、生理和病理

## 1　结肠、直肠的解剖

### 1.1　结肠解剖

　　结肠包括盲肠、升结肠、横结肠、降结肠和乙状结肠,下接直肠。成人结肠全长平均约 150cm(120~200cm)。各部分结肠的直径不一,自盲肠的 7.5cm 依次减少为乙状结肠末端的 2.5cm。结肠有 3 个解剖标志,即结肠袋、肠脂垂和结肠带。盲肠以回盲瓣为界与末端回肠相连接(图 5-1)。回盲瓣具有括约肌功能,使结肠梗阻易发展为闭袢性肠梗阻。盲肠为腹膜内位器官,故有一定的活动度,成人长度约为 6cm,盲肠过长时,易发生扭转。升结肠与横结肠延续段称为结肠肝曲,横结肠与降结肠延续段称为结肠脾曲,肝曲和脾曲是结肠相对固定的部位。升结肠和降结肠为腹膜间位器官,前面及两侧有腹膜遮盖,后面以疏松结缔组织与腹后壁相贴,故其后壁穿孔时可引起严重的腹膜后感染。横结肠和乙状结肠为腹膜内位器官,完全为腹膜包裹,是结肠中活动度较大的部分,乙状结肠若系膜过长则易发生扭转。结肠的肠壁分为浆膜层、肌层、黏膜下层和黏膜层(图 5-2)。

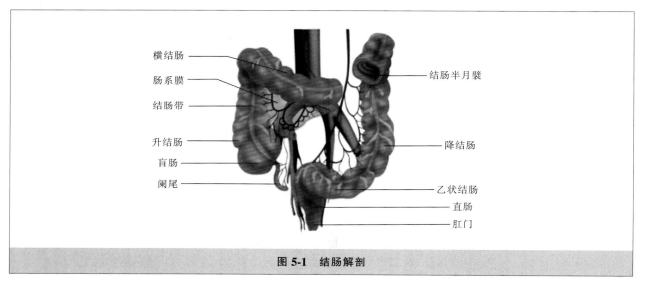

图 5-1　结肠解剖

### 1.2　直肠解剖

　　直肠位于盆腔的后部,平第 3 骶椎处上接乙状结肠,沿骶、尾骨前面下行,穿过盆膈转向后下,至尾骨平面与肛管相连,形成约 90°的弯曲。上部直肠与结肠粗细相同,下部扩大成直肠壶腹,是暂存粪便的部位。直肠长度约 12~15cm,以腹膜返折为界,分为上段直肠和下段直肠。上段直肠的前面和两侧有腹膜覆盖,前面的腹膜返折成直肠膀胱陷凹或直肠子宫陷凹。如该陷凹有炎性液体或腹腔肿瘤盆底种植转移时,直肠指诊可以帮助诊断;如有盆腔脓肿可穿刺或切开直肠前壁进行引流。下段直肠全部位于腹膜外。男性直肠下段的前方借直肠膀胱隔与膀胱底、前列腺、精囊腺、输精管壶腹及输尿管盆段相邻。女性直肠下段借直肠阴道隔与阴道后壁相邻。直肠后方是骶、尾骨和梨状肌。直肠的肌层与结肠相同。直肠环肌在直肠下端增厚成为肛管内括约肌,属不随意肌,受自主神经支配,可协助排便,无括约肛门的功能。直肠纵肌下端与肛提肌和内、外括约肌相连。

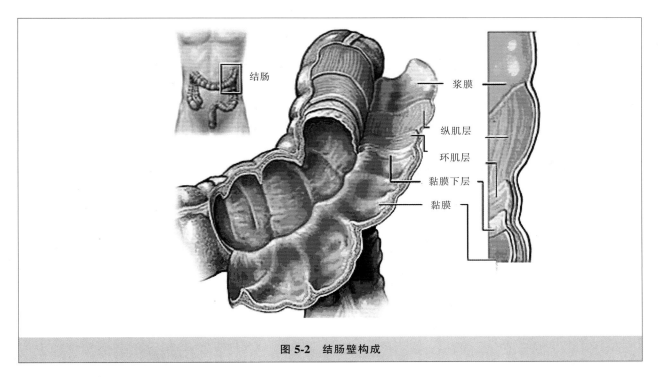

图 5-2 结肠壁构成

　　直肠黏膜紧贴肠壁,内镜下与结肠黏膜易于区别,看不到结肠黏膜所形成的螺旋形皱襞,但在直肠壶腹部有上、中、下 3 条半月形的直肠横襞,内含环肌纤维,称为直肠瓣。直肠下端由于与口径较小且呈闭缩状态的肛管相接,直肠黏膜呈现 8~10 个隆起的纵形皱襞,称为肛柱。肛柱基底之间有半月形皱襞,称为肛瓣。肛瓣与肛柱下端共同围成的小隐窝,称肛窦。窦口向上,肛门腺开口于此。窦内容易积存粪屑,易于感染而发生肛窦炎。肛管与肛柱连接的部位,有三角形的乳头状隆起,称为肛乳头。肛瓣边缘和肛柱下端共同在直肠和肛管交界处形成一锯齿状的环形线,称齿状线(图 5-3)。

　　直肠系膜:解剖学上无直肠系膜这一名词,外科学上直肠系膜为位于直肠后方的脂肪、血管、神经和淋巴等组织由盆筋膜脏层覆盖形成,上自第 3 骶椎前方,下达盆膈,后面较薄,两侧较厚,向上与乙状结肠系膜相续,向下止于肛管直肠环,从直肠的后方和两侧包裹直肠,长约 8~10cm,厚度自上而下渐渐变薄,约 2.2~1.2cm,横切面可见直肠上血管及包裹其的肠系膜下丛走行其中。直肠系膜经仔细分离也可见内外两层或两层以上结构。在施行直肠癌的相关手术,尤其是腹腔镜全直肠系膜切除术(TME)时,正确识别直肠系膜,对于达到镜下完全"无血"术野,至关重要。

　　直肠筋膜:即 Denonvilliers 筋膜,其大体目测可分为前后两叶,男性较为明显,其顶部起于膀胱直肠凹腹膜返折处,前叶紧贴膀胱底部、精囊腺、输精管和前列腺,向下止于盆膈的会阴筋膜,向两侧消失融合于盆壁筋膜。整体上 Denonvilliers 筋膜呈倒置的三角形。男性可见少量细小的神经支从盆丛方向穿透Denonvilliers 筋膜两侧,侧方部分向前进入前面的结构。男性 Denonvilliers 筋膜平均中位高度为3.6±0.4cm。中央部分极少有神经和血管分布,而两侧(相当于胸膝位直肠前壁 2 点和 10 点处)分布了较密集的神经,小血管也较中央部分多见。

　　Waldeyer 筋膜:位于第 3 骶椎至第 5 骶椎前面,分上下两叶,较薄,半透明,两叶之间为疏松的结缔组织。其上叶向前上方融合消失于盆腔筋膜壁层后叶,向后上方融合消失于骶前筋膜;其下叶向前下方融合消失于盆腔筋膜壁层后叶,向后下方融合消失于盆膈筋膜;两侧覆盖于盆丛前面。肉眼未见明显的血管和神经穿透其中央部分,也未见淋巴结。

　　Holy plane:位于直肠系膜与盆腔筋膜壁层之间,起自第 5 腰椎至第 1 骶椎,向下两层筋膜融合止于会阴部的盆膈筋膜,两侧以髂内血管为界。肉眼可见 Holy plane 为直肠系膜与盆腔筋膜壁层之间的一个无血管间隙,仅有疏松的结缔组织连接两层筋膜。

肛垫：位于直肠、肛管结合处，也称直肠肛管移行区(痔区)。该区为一环状、约 1.5cm 宽的海绵状组织带，富含血管、结缔组织、弹性组织及与平滑肌纤维混合的纤维肌性组织(Treitz 肌)。Treitz 肌呈网络状结构缠绕直肠静脉丛，构成一个支持性框架，将肛垫固定于内括约肌上。肛垫似一胶垫协助括约肌封闭肛门。

### 1.3　直肠肛管肌

　　肛管内括约肌为肠壁环肌增厚而成，属不随意肌。肛管外括约肌是围绕肛管的环形横纹肌，属随意肌，分为皮下部、浅部和深部。皮下部位于肛管下端的皮下，肛管内括约肌的下方；浅部位于皮下部的外侧深层，而深部又位于浅部的深面，它们之间有纤维束分隔。肛管外括约肌组成 3 个肌环：深部为上环，与耻骨直肠肌合并，附着于耻骨联合，收缩时将肛管向上提举；外括约肌浅部肌环为中环，附着于尾骨，收缩时向后牵拉；皮下部为下环，与肛门前皮下相连，收缩时向前下牵拉。3 个环同时收缩将肛管向不同方向牵拉，加强肛管括约肌的功能，使肛管紧闭(图 5-3、5-4)。

　　肛提肌是位于直肠周围并与尾骨肌共同形成盆膈的一层宽薄的肌肉，左右各一。根据肌纤维的排列分别称为耻骨直肠肌、耻骨尾骨肌和髂骨尾骨肌。肛提肌起自骨盆两侧壁，斜行向下止于直肠壁下部两侧，左右联合呈向下的漏斗状，对于承托盆腔内脏、帮助排粪、括约肛管有重要作用(图 5-4)。

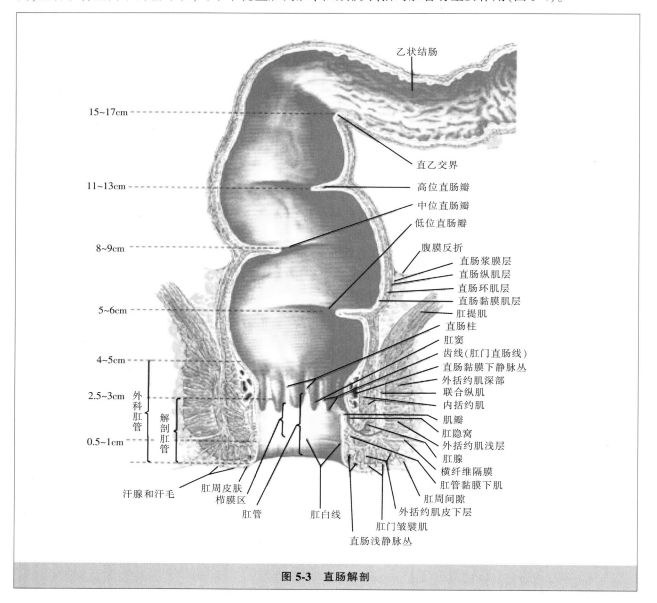

**图 5-3　直肠解剖**

肛管直肠环是由肛管内括约肌、直肠壁纵肌的下部、肛管外括约肌的深部和邻近的部分肛提肌(耻骨直肠肌)纤维共同组成的肌环,绕过肛管和直肠分界处,在直肠指诊时可清楚扪及。该环是括约肛管的重要结构,如手术时不慎完全切断,可引起大便失禁。

## 1.4 直肠肛管周围间隙

在直肠与肛管周围有数个间隙,是感染的常见部位。间隙内充满脂肪结缔组织,由于神经分布很少、感觉迟钝,故发生感染时一般无剧烈疼痛,往往在形成脓肿后才就医。由于解剖位置与结构上的关系,肛周脓肿容易引起肛瘘,故有重要的临床意义。肛提肌以上的间隙有:①骨盆直肠间隙,在直肠两侧,左右各一,位于肛提肌之上,盆腔腹膜之下;②直肠后间隙,在直肠与骶骨间,与两侧骨盆直肠间隙相通。肛提肌以下的间隙有:①坐骨肛管间隙(也称坐骨直肠间隙),位于肛提肌以下,坐骨肛管横膈以上,相互经肛管后相通(此处也称深部肛管后间隙);②肛门周围间隙,位于坐骨肛管横膈以下至皮肤之间,左右两侧也与肛管后相通(也称浅部肛管后间隙)。见图5-4。

## 1.5 结肠的血管、淋巴和神经

右半结肠由肠系膜上动脉供应,分出回结肠动脉、右结肠和中结肠动脉;左半结肠是由肠系膜下动脉供应,分出左结肠动脉和数支乙状结肠动脉。静脉和动脉同名(图5-5),经肠系膜上静脉和肠系膜下静脉

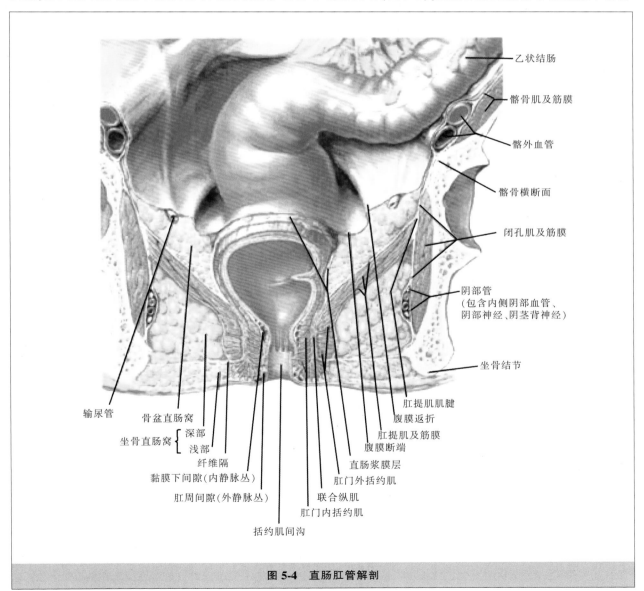

**图5-4 直肠肛管解剖**

而汇入门静脉。结肠的淋巴结分为结肠上淋巴结、结肠旁淋巴结、中间淋巴结和中央淋巴结4组,中央淋巴结位于结肠动脉根部及肠系膜上、下动脉的周围,再引流至腹主动脉周围淋巴结(图5-6)。

支配结肠的左、右侧副交感神经不同,迷走神经支配右半结肠,盆腔神经支配左半结肠。交感神经纤维则分别来自肠系膜上和肠系膜下神经丛(图5-7)。

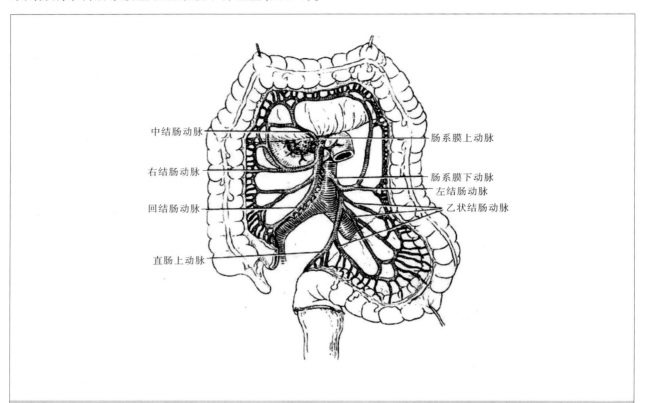

**图 5-5  结肠动脉**

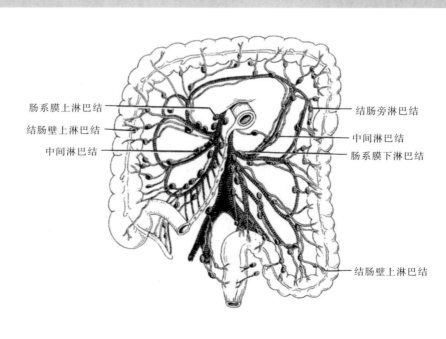

**图 5-6  结肠淋巴引流**

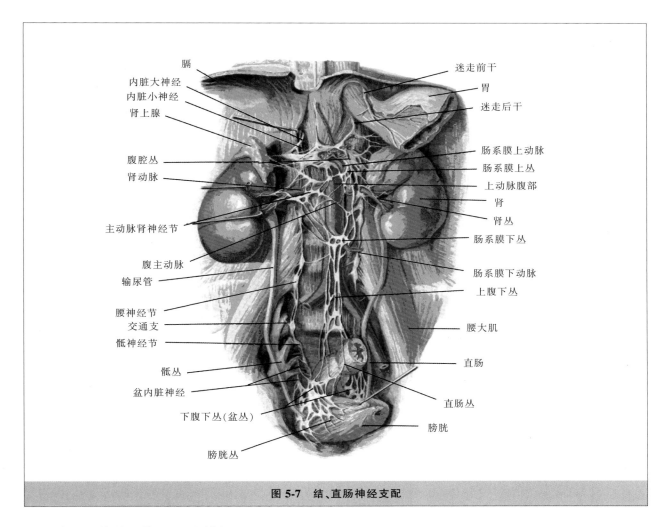

膈 迷走前干
内脏大神经 胃
内脏小神经 迷走后干
肾上腺
肠系膜上动脉
腹腔丛 肠系膜上丛
肾动脉 上动脉腹部
肾
主动脉肾神经节 肾丛
腹主动脉 肠系膜下丛
输尿管 肠系膜下动脉
腰神经节 上腹下丛
交通支 腰大肌
骶神经节 直肠
骶丛 直肠丛
盆内脏神经
下腹下丛(盆丛) 膀胱
膀胱丛

**图 5-7　结、直肠神经支配**

### 1.6　直肠肛管的血管、淋巴和神经

动脉：齿状线以上的供应动脉主要来自肠系膜下动脉的终末支——直肠上动脉,其次为来自髂内动脉的直肠下动脉和骶正中动脉。齿状线以下的血液供应为肛管动脉。它们之间有丰富的吻合(图 5-8)。

静脉：直肠肛管有两个静脉丛。直肠上静脉丛位于齿状线上方的黏膜下层,汇集成数支小静脉,穿过直肠肌层汇合成直肠上静脉,经肠系膜下静脉回流入门静脉。直肠下静脉丛位于齿状线下方,在直肠、肛管的外侧汇集成直肠下静脉和肛管静脉,分别通过髂内静脉和阴部内静脉回流到下腔静脉。

淋巴：直肠肛管的淋巴引流也是以齿状线为界,分上、下两组(图 5-9)。上组在齿状线以上,有 3 个引流方向：向上沿直肠上动脉到肠系膜下动脉旁淋巴结,这是直肠最主要的淋巴引流途径;向两侧经直肠下动脉旁淋巴结引流到盆腔侧壁的髂内淋巴结;向下穿过肛提肌至坐骨肛管间隙,沿肛管动脉、阴部内动脉旁淋巴结到达髂内淋巴结。下组在齿状线以下,有两个引流方向：向下外经会阴及大腿内侧皮下注入腹股沟淋巴结,然后到髂外淋巴结;向周围穿过坐骨直肠间隙沿闭孔动脉旁引流到髂内淋巴结。上、下组淋巴网有吻合支,因此,直肠癌有时可转移到腹股沟淋巴结。

神经：以齿状线为界,齿状线以上由交感神经和副交感神经支配(图 5-7)。交感神经主要来自骶前(上腹下)神经丛。该丛位于骶前,腹主动脉分叉下方。在直肠固有筋膜外组合成左右两支,向下走行至直肠侧韧带两旁,与来自骶交感干的节后纤维和第 2~4 骶神经的副交感神经形成盆(下腹下)神经丛。骶前神经损伤可使精囊、前列腺失去收缩能力,不能射精。直肠副交感神经对直肠功能的调节起主要作用,来自盆神经,含有连接直肠壁便意感受器的副交感神经。直肠壁内的感受器在直肠上部较少,愈往下部愈多,直肠手术时应予以注意。第 2~4 骶神经的副交感神经(图 5-7)形成盆神经丛后分布于直肠、膀胱和海绵体,

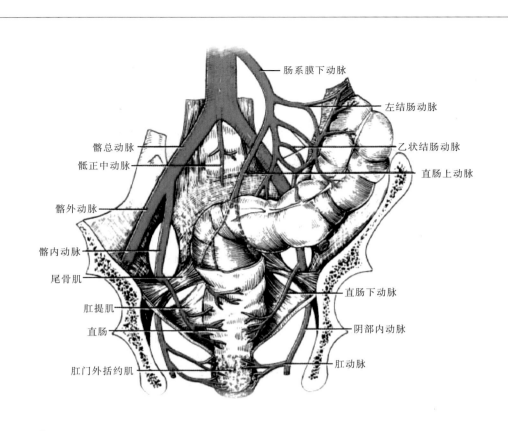

肠系膜下动脉

左结肠动脉

髂总动脉

骶正中动脉

乙状结肠动脉

直肠上动脉

髂外动脉

髂内动脉

尾骨肌

直肠下动脉

肛提肌

阴部内动脉

直肠

肛门外括约肌

肛动脉

**图 5-8　直肠肛管动脉**

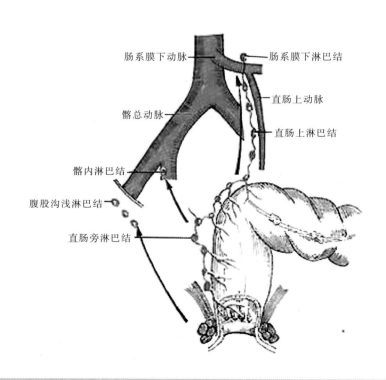

肠系膜下动脉

肠系膜下淋巴结

髂总动脉

直肠上动脉

直肠上淋巴结

髂内淋巴结

腹股沟浅淋巴结

直肠旁淋巴结

**图 5-9　直肠肛管淋巴引流**

是支配排尿和阴茎勃起的主要神经,也称勃起神经。在盆腔手术时,要注意避免损伤。

# 2 结肠、直肠的生理功能

结肠的主要功能是吸收水分,储存和转运粪便,也能吸收葡萄糖、电解质和部分胆汁酸。吸收功能主要发生于右侧结肠。此外,结肠能分泌碱性黏液以润滑黏膜,也分泌数种胃肠激素。

直肠有排便、吸收和分泌功能。可吸收少量的水、盐、葡萄糖和一部分药物;也能分泌黏液以利排便。排便过程有着非常复杂的神经反射。直肠下端是排便反射的主要发生部位,是排便功能中的重要环节,在直肠手术时应予以足够的重视。

# 3 结、直肠癌的病理

### 3.1 大体分型

肿块型(图 5-10):也称菜花型,肿瘤向肠腔内生长,呈半球形状肿块,向周围浸润少,预后好,好发于右侧结肠,特别是盲肠。

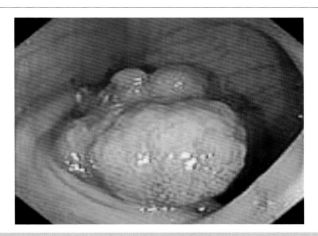

图 5-10 肿块型结肠癌

浸润型(图 5-11):也称硬癌,沿肠壁浸润,容易引起肠腔狭窄和肠梗阻,分化程度低,转移早而预后差,多发生于左侧结肠。

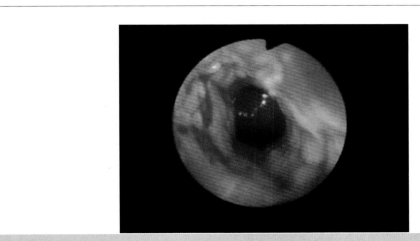

图 5-11 浸润型结肠癌

溃疡型(图 5-12):最多见,约占 50% 以上,其特点是向肠壁深层生长并向周围浸润。

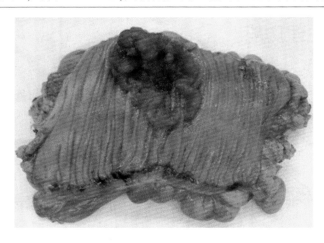

**图 5-12　溃疡型结肠癌**

### 3.2　组织学类型

2000 年的 WHO 结/直肠肿瘤组织学分类见表 5-1。

表 5-1　WHO 结/直肠肿瘤组织学分类(2000)

| 结/直肠癌 | ICD 编码 |
| --- | --- |
| 结肠癌 | |
| 　腺癌 | 8140/3 |
| 　黏液腺癌 | 8480/3 |
| 　印戒细胞癌 | 8490/3 |
| 　小细胞癌 | 8041/3 |
| 　鳞状细胞癌 | 8070/3 |
| 　腺鳞癌 | 8560/3 |
| 　髓样癌 | 8510/3 |
| 　未分化癌 | 8020/3 |
| 　类癌(高分化内分泌肿瘤) | 8240/3 |
| 　EC 细胞,5-羟色胺生成性肿瘤 | 8241/3 |
| 　L 细胞,胰高血糖素样肽和 PP/PYY 生成性肿瘤 | 8152/3 |
| 　其他混合性类癌—腺癌 | 8244/3 |
| 直肠癌 | |
| 　腺癌 | 8140/3 |
| 　黏液腺癌 | 8480/3 |
| 　印戒细胞癌 | 8490/3 |
| 　小细胞癌 | 8041/3 |
| 　鳞状细胞癌 | 8070/3 |
| 　腺鳞癌 | 8560/3 |
| 　髓样癌 | 8510/3 |
| 　未分化癌 | 8020/3 |
| 　类癌(高分化内分泌肿瘤) | 8240/3 |
| 　EC 细胞,5-羟色胺生成性肿瘤 | 8241/3 |
| 　L 细胞,胰高血糖素样肽和 PP/PYY 生成性肿瘤 | 8152/3 |
| 　其他混合性类癌—腺癌 | 8244/3 |
| 　其他 | |

### 3.3 组织学 Broders 分级

按癌细胞分化程度分为 4 级：Ⅰ级,75% 以上癌细胞分化良好,属于高分化癌,呈低度恶性；Ⅱ级,25%~75% 的癌细胞分化良好,属于中分化癌,呈中度恶性；Ⅲ级,分化良好的癌细胞不到 25%,属于低分化癌,呈高度恶性；Ⅳ级,未分化癌。

### 3.4 扩散和转移

直接浸润：即沿着肠壁深层、环状浸润和沿纵轴浸润。癌肿浸润肠壁 1 周约需 1.5~2 年。结直肠癌直接蔓延可以突破浆膜层而侵入如前列腺、精囊腺、膀胱、子宫、阴道等。

淋巴转移：是主要转移途径。引流结肠的淋巴分为 4 组：①结肠上淋巴结；②结肠旁淋巴结；③中间淋巴结；④中央淋巴结。通常结肠癌的淋巴转移逐级扩散。直肠癌的淋巴转移分为 3 个方向：①向上沿直肠上动脉、腹主动脉周围淋巴结转移；②向侧方经直肠下动脉旁淋巴结引流到盆腔侧壁的髂内淋巴结；③向下沿肛管动脉、阴部内动脉旁淋巴结到达髂内淋巴结。

血行转移：多在侵犯小静脉后沿门静脉转移至肝内,也可先经 Baston 椎旁静脉丛首先出现肺转移,其他脏器如骨、脑、胸、肾、卵巢、皮肤均可发生转移。

种植播散：腹腔内播散,最常见为大网膜的结节和肿瘤周围壁层腹膜的散在砂粒状结节,也可融合成团块,继而全腹腔播散。在卵巢种植生长的继发性肿瘤,称为 Krukenberg 肿瘤。

### 3.5 临床病理分期

Duke's 分期(1932 年)：A 期：癌肿浸润深度局限于肠壁内,未穿出深肌层,且无淋巴结转移。B 期：癌肿侵犯浆膜层,也可侵入浆膜外或肠外周围组织,但尚能整块切除,无淋巴结转移。C 期：癌肿侵犯肠壁全层或未侵犯全层,但伴有淋巴结转移；C1：癌肿伴有癌灶附近肠旁及系膜淋巴结转移；C2 期：癌肿伴有系膜根部淋巴结转移,尚能根治切除。D 期：癌肿伴有远处器官转移、局部广泛浸润或淋巴结广泛转移不能根治性切除。

中国分期：中国结、直肠癌协作组于 1984 年制定了结、直肠癌临床病理分期标准,与 Duke's 分期基本相同。不同之处是将 Duke's A 期分为：A1：局限于黏膜下层；A2：浅肌层；A3：深肌层。将 Duke's C1、C2 期合并为 C 期(表 5-2、5-3)。

**表 5-2 结直肠癌 TNM 分期(AJCC 2009 年第 7 版)**

| T | (原发肿瘤) | N | (区域淋巴结) | M | (远处转移) |
|---|---|---|---|---|---|
| $T_x$ | 原发肿瘤不能评估 | $N_x$ | 区域淋巴结不能评价 | $M_0$ | 无远处转移 |
| $T_0$ | 无原发肿瘤证据 | $N_0$ | 无区域淋巴结转移 | $M_1$ | 有远处转移 |
| $T_{is}$ | 原位癌：局限于上皮内或黏膜固有层 | $N_1$ | 1~3 个区域淋巴结转移 | $M_{1a}$ | 单个器官或部位发生转移(如肝、肺、卵巢、非区域淋巴结,如髂外和髂总淋巴结) |
| $T_1$ | 肿瘤侵犯黏膜下层 | $N_{1a}$ | 1 个区域淋巴结转移 | $M_{1b}$ | 多个器官或部位发生转移或腹膜转移 |
| $T_2$ | 肿瘤侵犯固有肌层 | $N_{1b}$ | 2~3 个区域淋巴结转移 | | |
| $T_3$ | 肿瘤穿透固有肌层进入浆膜下或直肠旁组织 | $N_{1c}$ | 无区域淋巴结转移,但在浆膜下、肠系膜或无腹膜覆盖的结肠组织周围存在孤立性癌结节 | | |
| $T_{4a}$ | 肿瘤穿透脏层腹膜表面 | $N_2$ | ≥4 个区域淋巴结转移 | | |
| $T_{4b}$ | 肿瘤直接侵犯或与周围器官结构粘连 | $N_{2a}$ | 4~6 个区域淋巴结转移 | | |
| | | $N_{2b}$ | ≥7 个区域淋巴结转移 | | |

表 5-3　TNM 分期与 Duke's 分期比较

| 分期 | T | N | M | Duke's | MAC* |
|------|------|------|------|------|------|
| 0 | $T_{is}$ | $N_0$ | $M_0$ | – | – |
| I | $T_1$ | $N_0$ | $M_0$ | A | A |
|  | $T_2$ | $N_0$ | $M_0$ | A | B1 |
| II A | $T_3$ | $N_0$ | $M_0$ | B | B2 |
| II B | $T_{4a}$ | $N_0$ | $M_0$ | B | B2 |
| II C | $T_{4b}$ | $N_0$ | $M_0$ | B | B3 |
| III A | $T_1 \sim T_2$ | $N_1/N_{1c}$ | $M_0$ | C | C1 |
|  | $T_1$ | $N_{2a}$ | $M_0$ | C | C1 |
| III B | $T_3 \sim T_{4a}$ | $N_1/N_{1c}$ | $M_0$ | C | C2 |
|  | $T_2 \sim T_3$ | $N_{2a}$ | $M_0$ | C | C1/C2 |
|  | $T_1 \sim T_2$ | $N_{2b}$ | $M_0$ | C | C1 |
| III C | $T_{4a}$ | $N_{2a}$ | $M_0$ | C | C2 |
|  | $T_3 \sim T_{4a}$ | $N_{2b}$ | $M_0$ | C | C2 |
|  | $T_{4b}$ | $N_1 \sim N_2$ | $M_0$ | C | C3 |
| IV A | 任何 T | 任何 N | $M_{1a}$ |  |  |
| IV B | 任何 T | 任何 N | $M_{1b}$ | – | – |

*:改良 Astler-Coller 分期

# 第二节　结直肠癌流行病学

　　结、直肠癌是常见的恶性肿瘤,严重威胁着人类的健康。世界范围内,结、直肠癌的发病率位居恶性肿瘤的第 4 位,仅次于肺癌和乳腺癌,是世界男性第 3 位、女性第 2 位高发的恶性肿瘤。结、直肠癌的死亡率位居恶性肿瘤的第 4 位,低于肺癌、肝癌和胃癌,是世界男性第 4 位、女性第 3 位致死的恶性肿瘤。据世界卫生组织国际癌症研究机构(International Agency for Research on Cancer,IARC)估计,2012 年全世界约有 136 万结、直肠癌新发病例,69.3 万死亡病例,分别占全部恶性肿瘤发病和死亡的 9.7% 和 8.5%。近 10 年来,全球结、直肠癌发病率和死亡率基本平稳,但在全部恶性肿瘤发病和死亡中所占比例有所增加。结、直肠癌发病具有显著的地域分布差异。总体来说,发达地区结、直肠癌发病率高于欠发达地区。我国是结、直肠癌的低发区,但发病率时间变化呈上升趋势。全国肿瘤登记中心数据显示,2010 年全国结、直肠癌新发病例数约为 27.48 万,发病率为 20.90/10 万;死亡病例约为 13.21 万,死亡率为 10.05/10 万。

## 1　发病率和死亡率

　　GLOBOCAN 2012 数据显示, 全球结、直肠癌发病 1 360 602 例, 占世界同期恶性肿瘤发病总数的 9.7%,世界标化发病率为 17.2/10 万;世界结、直肠癌死亡 693 881 例,占恶性肿瘤死亡总数的 8.5%,世界标化死亡率为 8.4/10 万;5 年患病 3 543 582 例,占恶性肿瘤患病总数的 10.9%,5 年患病率为 68.2/10 万。我国结直肠癌发病 253 427 例, 占恶性肿瘤发病总数的 8.3%, 世界标化发病率为 14.2/10 万, 死亡 139 416 例,占恶性肿瘤死亡总数的 6.3%,世界标化死亡率为 7.4/10 万,5 年患病 583 054 例,占患病总数的 11.6%,5 年患病率为 52.7/10 万。中国结、直肠癌发病率和死亡率分别是世界水平的 0.83 倍和 0.88 倍,发达地区的 0.49 倍和 0.64 倍,欠发达国家的 1.21 倍和 1.12 倍,亚洲国家的 1.03 倍和 1.02 倍(表 5-4)。

　　世界男性结、直肠癌发病 746 298 例,占男性发病总数的 10.0%,世界标化发病率为 20.6/10 万,死亡 373 631 例, 占男性死亡的 8.0%; 世界标化死亡率为 10.0/10 万,5 年患病 1 953 431 例, 占患病总数的 12.7%,5 年患病率为 75.3/10 万。中国男性发病 146 528 例,占中国男性发病总数的 8.0%,世界标化发病率为 16.9/10 万，死亡 79 074 例，占中国男性死亡总数的 5.5%；世界标化死亡率为 8.9/10 万，5 年患病 337 911 例，占患病总数的 13.5%，5 年患病率为 59.6/10 万。中国男性结、直肠癌发病率和死亡率分别是 世界水平的 0.82 倍和 0.89 倍，发达地区的 0.47 倍和 0.61 倍，欠发达地区的 1.24 倍和 1.14 倍，亚洲国家 的 1.02 倍和 1.03 倍（表 5-4）。

世界女性结、直肠癌发病 614 304 例，占世界女性同期恶性肿瘤发病总数的 9.2%，世界标化发病率 为 14.3/10 万，死亡 320 250 例，占死亡总数的 9.0%；世界标化死亡率为 6.9/10 万，5 年患病 1 590 151 例， 占患病总数的 9.3%，5 年患病率为 61.2/10 万。中国女性发病 106 899 例，占发病总数的 8.6%，世界标化发病 率为 11.6/10 万，死亡 60 342 例，占死亡总数的 7.8%；世界标化死亡率为 6.1/10 万，5 年患病 245 143 例，占患 病总数的 9.6%，5 年患病率为 45.4/10 万。中国女性结、直肠癌发病率和死亡率分别是世界水平的 0.81 倍 和 0.88 倍，发达地区的 0.49 倍和 0.66 倍，欠发达地区的 1.18 倍和 1.09 倍，亚洲国家的 1.05 倍和 1.02 倍 （表 5-4）。

GLOBOCAN 2012 数据显示，全球最常见恶性肿瘤依次为肺癌、乳腺癌、结直肠癌、前列腺癌和胃癌， 其中结、直肠癌位于第 3 位；恶性肿瘤死亡前 5 位依次是肺癌、肝癌、胃癌、结直肠癌和乳腺癌，结直肠癌 位于第 4 位（图 5-13）。其中男性结、直肠癌发病仅次于肺癌和前列腺癌，位于世界同期男性常见恶性肿瘤 发病的第 3 位；结、直肠癌死亡位于肺癌、肝癌和胃癌之后，为男性恶性肿瘤死亡的第 4 位（图 5-14）；世界 女性结直肠癌发病仅次于乳腺癌，位于女性常见恶性肿瘤发病的第 2 位；世界女性结直肠癌死亡位于乳 腺癌、肺癌之后的第 3 位（图 5-15）。

GLOBOCAN 2012 数据显示，中国最常见恶性肿瘤发病依次为肺癌、胃癌、肝癌、结直肠癌和食管癌， 结直肠癌位于恶性肿瘤发病顺位的第 4 位；恶性肿瘤死亡前 5 位依次是肺癌、肝癌、胃癌、食管癌和结直 肠癌；中国男性结、直肠癌位于恶性肿瘤发病顺位和死亡顺位的第 5 位，仅次于肺癌、肝癌、胃癌、食管癌 （图 5-14）；而中国女性结、直肠癌位于恶性肿瘤发病顺位和死亡顺位的第 4 位，其中发病仅次于肺癌、乳 腺癌和胃癌，死亡仅次于肺癌、胃癌和肝癌（图 5-15）。

表 5-4 世界结、直肠癌流行概况

| 性别/地区 | 发病 | | | 死亡 | | | 5 年患病 | | |
|---|---|---|---|---|---|---|---|---|---|
| | 例数(N) | 构成(%) | ASR-W (1/10 万) | 例数(N) | 构成(%) | ASR-W (1/10 万) | 例数(N) | 构成(%) | 患病率 (1/10 万) |
| 男女合计 | | | | | | | | | |
| 全球 | 1360602 | 9.7 | 17.2 | 693881 | 8.5 | 8.4 | 3543582 | 10.9 | 68.2 |
| 发达地区 | 736867 | 12.1 | 29.2 | 333113 | 11.6 | 11.6 | 2129736 | 12.6 | 204.9 |
| 欠发达地区 | 623735 | 7.8 | 11.7 | 360768 | 6.8 | 6.6 | 1413846 | 9.0 | 34.0 |
| 亚洲 | 607182 | 9.0 | 13.7 | 331615 | 7.4 | 7.2 | 1493520 | 11.3 | 47.0 |
| 中国 | 253427 | 8.3 | 14.2 | 139416 | 6.3 | 7.4 | 583054 | 11.6 | 52.7 |
| 男性 | | | | | | | | | |
| 全球 | 746298 | 10.0 | 20.6 | 373631 | 8.0 | 10.0 | 1953431 | 12.7 | 75.3 |
| 发达地区 | 398903 | 12.3 | 36.3 | 175389 | 11.0 | 14.7 | 1164026 | 13.5 | 232.8 |
| 欠发达地区 | 347395 | 8.3 | 13.6 | 198242 | 6.5 | 7.8 | 789405 | 11.7 | 37.7 |
| 亚洲 | 347514 | 9.4 | 16.5 | 185024 | 6.9 | 7.8 | 859999 | 14.2 | 53.4 |
| 中国 | 146528 | 8.0 | 16.9 | 79074 | 5.5 | 8.9 | 337911 | 13.5 | 59.6 |
| 女性 | | | | | | | | | |
| 全球 | 614304 | 9.2 | 14.3 | 320250 | 9.0 | 6.9 | 1590151 | 9.3 | 61.2 |
| 发达地区 | 337964 | 11.9 | 23.6 | 157724 | 12.3 | 9.3 | 965710 | 11.6 | 179.1 |
| 欠发达地区 | 276340 | 7.2 | 9.8 | 162526 | 7.2 | 5.6 | 624441 | 7.0 | 30.3 |
| 亚洲 | 259668 | 8.5 | 11.1 | 146591 | 8.1 | 6.0 | 633521 | 8.9 | 40.5 |
| 中国 | 106899 | 8.6 | 11.6 | 60342 | 7.8 | 6.1 | 245143 | 9.6 | 45.4 |

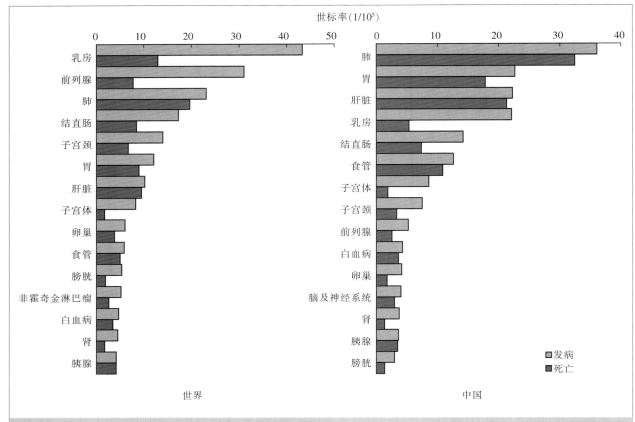

**图 5-13　世界和中国恶性肿瘤发病率/死亡率顺位**

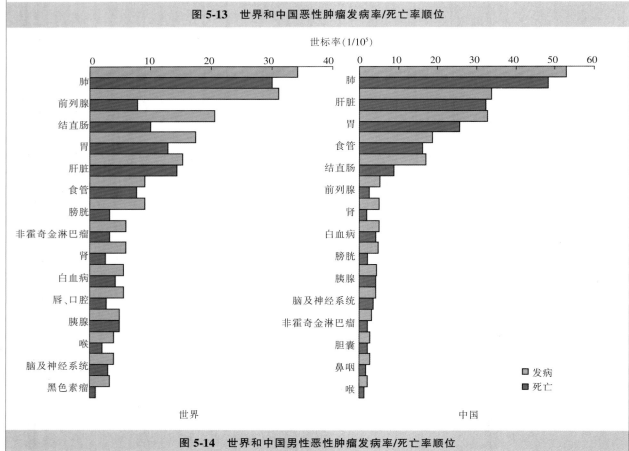

**图 5-14　世界和中国男性恶性肿瘤发病率/死亡率顺位**

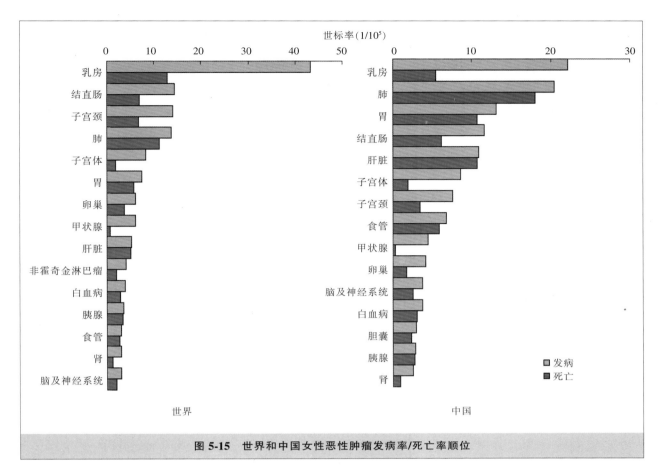

**图 5-15 世界和中国女性恶性肿瘤发病率/死亡率顺位**

2010 年全国结直肠癌新发病例数约为 27.48 万,发病率为 20.90/10 万,中标率 16.14/10 万,世标率 15.88/10 万,占全部恶性肿瘤的 8.89%。其中男性新发病例数约为 15.74 万,女性为 11.75 万;男性中标率为女性的 1.38 倍, 城市为农村的 1.49 倍。2010 年, 全国结直肠癌死亡病例数约为 13.21 万, 死亡率为 10.05/10 万,中标率 7.55/10 万,世标率 7.44/10 万。其中男性结直肠癌死亡约为 7.66 万,女性约为 5.55 万;0~74 岁累积发病率和死亡率分别为 1.90% 和 0.80%(表 5-5)。

全国肿瘤登记中心数据显示 2010 年全国男女合计恶性肿瘤发病第 1 位的是肺癌,其次为乳腺癌、胃癌、肝癌和食管癌,结直肠癌位于第 6 位。死亡前 5 位的是肺癌、肝癌、胃癌、食管癌和结直肠癌,结直肠癌位于死亡的第 5 位。男性结直肠癌位于发病的第 5 位,仅次于肺癌、胃癌、肝癌和食管癌;死亡同样位于第 5 位,仅次于肺癌、肝癌、胃癌和食管癌。女性结直肠癌位于发病的第 3 位,仅次于乳腺癌和肺癌,死亡位于第 6 位,仅次于肺癌、胃癌、肝癌、食管癌和乳腺癌。

根据国际肿瘤分类法第 3 版标准,结直肠癌分为 3 个部位:近端结肠(盲肠、升结肠、肝曲结肠、横结肠和脾曲结肠)、远端结肠(降结肠和乙状结肠)和直肠(乙状结肠直肠移行部和直肠)。2010 年,全国结直肠癌新发病例中结肠癌约占 46.29%(其中乙状结肠占 40.7%,升结肠占 24.2%,横结肠占 9.0%,降结肠占 8.0%,盲肠占 7.9%),发病率为 9.67/10 万,直肠癌占 52.31%,发病率为 10.93/10 万。同期的结直肠癌死亡病例中,结肠癌占 44.14%,死亡率为 4.43/10 万;直肠癌占 54.34%,死亡率为 5.46/10 万(图 5-16)。

# 2 时间趋势

据 GLOBOCAN 2000 估计,2000 年世界结、直肠癌新发 944 700 例,占全世界常见恶性肿瘤新发病例的 9.4%;结、直肠癌死亡 492 400 例,占恶性肿瘤死亡的 7.9%。据 GLOBOCAN 2002 显示,2002 年结、直

表 5-5　2010 年中国结、直肠癌发病和死亡情况

| 类别 | 地区 | 性别 | 病例数 | 粗率 (1/10⁵) | 构成 (%) | 中标率 (1/10⁵) | 世标率 (1/10⁵) | 0~74 岁 累积率(%) |
|---|---|---|---|---|---|---|---|---|
| 发病情况 | 全国合计 | 合计 | 274841 | 20.90 | 8.89 | 16.14 | 15.88 | 1.90 |
| | | 男性 | 157355 | 23.38 | 8.70 | 18.75 | 18.48 | 2.20 |
| | | 女性 | 117486 | 18.30 | 9.14 | 13.63 | 13.40 | 1.59 |
| | 城市 | 合计 | 176942 | 26.70 | 10.41 | 18.91 | 18.65 | 2.22 |
| | | 男性 | 101359 | 29.87 | 10.39 | 22.05 | 21.77 | 2.57 |
| | | 女性 | 75583 | 23.36 | 10.44 | 15.94 | 15.70 | 1.87 |
| | 农村 | 合计 | 97899 | 15.01 | 7.03 | 12.67 | 12.41 | 1.49 |
| | | 男性 | 55996 | 16.78 | 6.73 | 14.65 | 14.38 | 1.73 |
| | | 女性 | 41903 | 13.16 | 7.47 | 10.77 | 10.52 | 1.25 |
| 死亡情况 | 全国合计 | 合计 | 132110 | 10.05 | 6.75 | 7.55 | 7.44 | 0.80 |
| | | 男性 | 76646 | 11.39 | 6.11 | 9.10 | 8.98 | 0.95 |
| | | 女性 | 55464 | 8.64 | 7.90 | 6.12 | 6.03 | 0.64 |
| | 城市 | 合计 | 83312 | 12.57 | 8.05 | 8.58 | 8.45 | 0.90 |
| | | 男性 | 47953 | 14.13 | 7.34 | 10.33 | 10.21 | 1.07 |
| | | 女性 | 35359 | 10.93 | 9.26 | 6.98 | 6.86 | 0.72 |
| | 农村 | 合计 | 48798 | 7.48 | 5.29 | 6.26 | 6.16 | 0.68 |
| | | 男性 | 28693 | 8.60 | 4.77 | 7.54 | 7.41 | 0.81 |
| | | 女性 | 20105 | 6.31 | 6.27 | 5.03 | 4.96 | 0.55 |

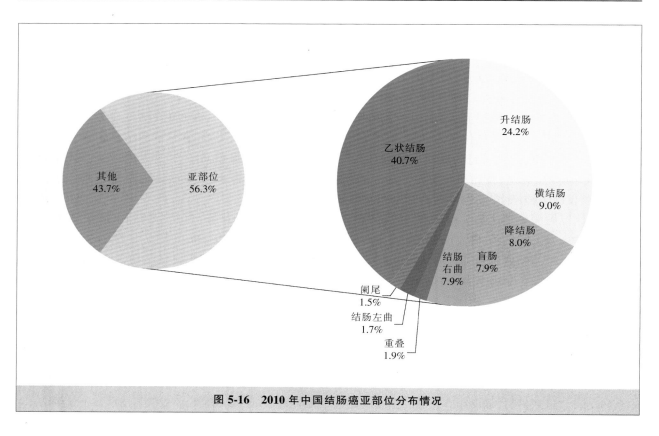

图 5-16　2010 年中国结肠癌亚部位分布情况

肠癌新发 1 023 152 例,占 9.4%;结、直肠癌死亡 528 978 例,占 7.9%。据 GLOBOCAN 2008 估计,2008 年结、直肠癌新发约 1 233 000 例,占 9.7%;结、直肠癌死亡约 608 000 例,约占 8.0%。据 GLOBOCAN 2012 显示,2012 年结、直肠癌新发 1 360 602 例,占 9.7%;结、直肠癌死亡 693 881 例,占 8.5%。由此可见,结、直肠癌发病率和死亡率水平基本稳定,但占全球恶性肿瘤发病、死亡的比例缓慢上升;其中男性结、直肠癌发病率小幅上升,结肠癌发病占全球男性恶性肿瘤发病比例也缓慢增加;全球女性结、直肠癌世界标化发病率呈现降低趋势,发病占同期女性恶性肿瘤发病的比例呈现波动变化。全球结、直肠癌死亡占全球恶性肿瘤死亡比例逐年上升;其中男性结、直肠癌死亡占同期男性癌症死亡的比例上升趋势更明显,而 2002~2008 年世界男性世界标化死亡率有所下降,2012 年又上升到 2002 年的水平;世界女性结、直肠癌死亡占同期女性恶性肿瘤死亡比例呈波动变化,但整体呈上升趋势,然而世界女性结、直肠癌世界标化死亡率呈现逐年下降趋势(表5-6)。

GLOBOCAN 2012 分析了 1975~2010 年部分国家结、直肠癌发病率与死亡率的变化趋势(图 5-17~20)。欧洲国家中,斯洛伐克、西班牙、芬兰、丹麦和英国男性结、直肠癌世界标化发病率逐年升高,其中斯洛伐克与西班牙男性结、直肠癌的发病率上升最为明显,且在 2004 年出现第一个高峰,而法国呈现出整体下降的趋势。在亚洲地区,中国、菲律宾、中国台湾和新加坡男性结、直肠癌世界标化发病率随时间变化整体呈上升趋势,其中新加坡和菲律宾波动较大,日本在 1993 年男性结、直肠癌发病率达到最高峰,随后发病率较为稳定;而印度男性结、直肠癌发病率变化比较平缓。新西兰和美国男性结、直肠癌发病率下降比较明显,哥伦比亚和哥斯达黎加随时间变化呈明显上升趋势。女性发病率的时间变化趋势在不同的地区存在差异,欧洲国家的女性结、直肠癌世界标化发病率上升趋势相似,2005 年之后,丹麦女性结、直肠癌发病率上升幅度较大,而亚洲国家、美国、哥伦比亚、哥斯达黎加和新西兰女性结、直肠癌发病率总体较为平稳。

表 5-6　GLOBOCAN 2000~2012 年世界结、直肠癌发病与死亡情况

| 年份 | | 男性 | | | 女性 | | | 合计 | |
|---|---|---|---|---|---|---|---|---|---|
| | | 病例数 | 构成比(%) | 世界标化率(1/10 万) | 病例数 | 构成比(%) | 世界标化率(1/10 万) | 病例数 | 构成比(%) |
| 2000 | 发病 | 498800 | 9.4 | – | 446000 | 9.4 | – | 944700 | 9.4 |
| | 死亡 | 254800 | 7.2 | – | 237600 | 8.8 | – | 492400 | 7.9 |
| 2008 | 发病 | 663000 | 10.0 | 20.4 | 570000 | 9.4 | 14.6 | 1233000 | 9.7 |
| | 死亡 | 320000 | 7.6 | 9.7 | 288000 | 8.6 | 7.0 | 608000 | 8.0 |
| 2012 | 发病 | 746298 | 10.0 | 20.6 | 614304 | 9.2 | 14.3 | 1360602 | 9.7 |
| | 死亡 | 373631 | 8.0 | 10.0 | 320250 | 9.0 | 6.9 | 693881 | 8.5 |

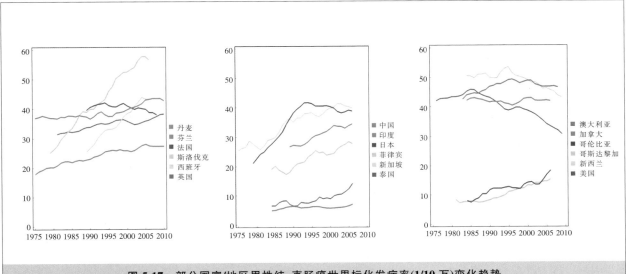

图 5-17　部分国家/地区男性结、直肠癌世界标化发病率(1/10 万)变化趋势

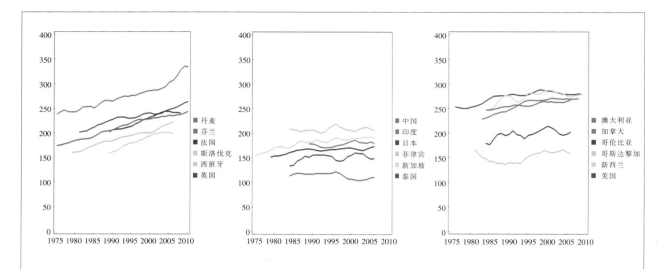

**图 5-18　部分国家/地区女性结、直肠癌世界标化发病率(1/10 万)变化趋势**

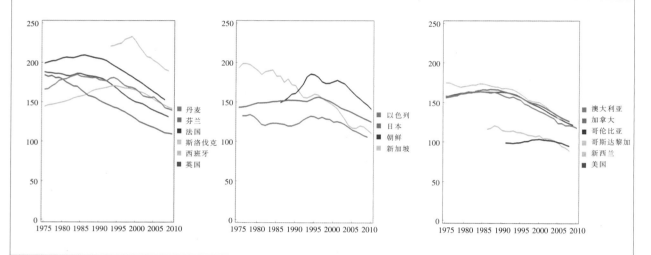

**图 5-19　部分国家/地区男性结、直肠癌世界标化死亡率(1/10 万)变化趋势**

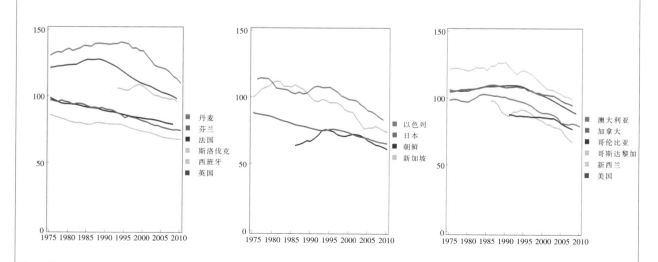

**图 5-20　部分国家/地区女性结、直肠癌世界标化死亡率(1/ 10 万)变化趋势**

从男性和女性结、直肠癌死亡趋势图中可以发现,法国、斯洛伐克、英国、西班牙、日本、澳大利亚、加拿大、新西兰和美国等国家男性结、直肠癌死亡率随时间变化呈先上升后下降趋势;芬兰、哥斯达黎加两国男性结、直肠癌死亡率呈近似直线下降趋势;而丹麦、新加坡、爱尔兰及韩国男性结、直肠癌死亡率变化波动较大,但总体趋势降低;哥伦比亚男性结、直肠癌死亡率变化趋势不明显。相比这些国家男性结、直肠癌死亡率,女性结、直肠癌死亡率的变化趋势有很大不同,其中丹麦、英国、斯洛伐克、美国、澳大利亚及加拿大呈现先上升后下降趋势;芬兰、法国、西班牙和日本呈近似直线下降趋势;而爱尔兰、新加坡、韩国、新西兰及哥斯达黎加变化波动较大,哥伦比亚2005年前基本无变化,2005年之后呈直线下降。

结、直肠癌是欧美发达国家常见的恶性肿瘤,根据美国国家疾病预防控制中心和美国海关总署(United States Customs Service,USCS)发布的2003~2010年数据,美国结、直肠癌的标化发病率和死亡率均逐年下降,且发病率下降更明显(图5-21)。同时美国对13个地区1992~2008年50岁以上的结肠癌患者就结、直肠癌发病部位及分期进行了详细的统计和分析,整体来看,1992~2008年男性、女性双侧结肠癌发病率均明显降低,其中男性比女性下降趋势更为明显,且男性左侧结肠癌的发病率降低最明显(图5-22)。主要原因可能是美国加强了结、直肠癌的预防工作,即通过筛查及时发现可能引发癌症的息肉,并

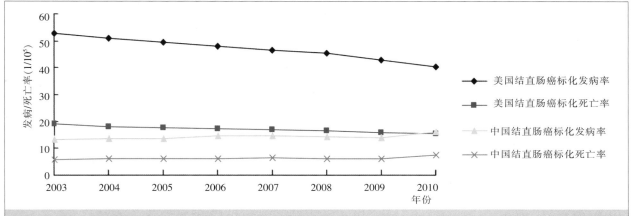

图 5-21　2003~2010 年美国与中国结、直肠癌发病与死亡标化率(1/10 万)变化

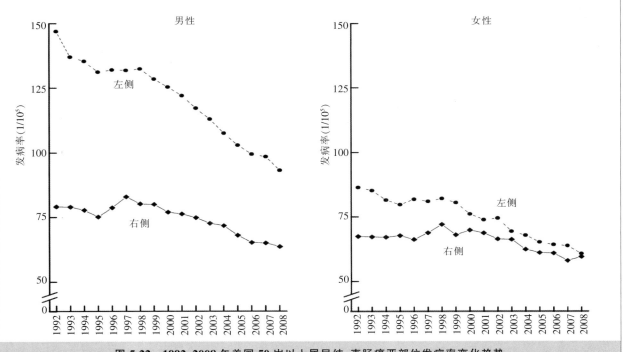

图 5-22　1992~2008 年美国 50 岁以上居民结、直肠癌亚部位发病率变化趋势

及时予以切除,从而使结、直肠癌患者人数减少。

《中国癌症发病与死亡2003—2007》、《2011中国肿瘤登记年报》、《2012中国肿瘤登记年报》及《中国肿瘤》杂志的数据显示,2003~2010年中国结、直肠癌发病率与死亡率(中标率)随时间变化趋势如下:2003~2008年我国结、直肠癌发病率呈上升趋势,2009年趋势有所缓和,2010年急剧上升,2003~2009年结、直肠癌死亡率波动幅度比较小,2010年上升幅度比较大,发病率和死亡率整体呈上升趋势(表5-7)。但与美国相比,发病率和死亡率仍处于较低水平。全国肿瘤登记中心分析1989~2008年常见恶性肿瘤发病情况,中国城市肿瘤登记地区男性结、直肠癌发病率从1989~1993年的20.0/10万,上升到1994~1998年的23.0/10万,1999~2003年的27.5/10万,2004~2008年的35.3/10万,呈现显著的上升趋势。城市女性结、直肠癌发病率较为稳定。中国农村肿瘤登记地区男性结、直肠癌发病率从1989~1993年的8.4/10万,上升到1994~1998年的9.0/10万,1999~2003年的11.5/10万,2004~2008年的15.4/10万,也呈现明显上升趋势。农村女性结、直肠癌发病率较为稳定。

表5-7 1989~2008年中国肿瘤登记地区前5位恶性肿瘤发病情况(1/10万)

| 地区 | | 顺位 | 1989~1993年 | | | 1994~1998年 | | | 1999~2003年 | | | 2004~2008年 | | |
|---|---|---|---|---|---|---|---|---|---|---|---|---|---|---|
| | | | 癌症 | 发病率 | (%) | 癌症 | 发病率 | (%) | 癌症 | 发病率 | (%) | 癌症 | 发病率 | (%) |
| 城市 | 男性 | 1 | 肺癌 | 61.6 | 26.2 | 肺癌 | 65.6 | 26.8 | 肺癌 | 67.1 | 25.4 | 肺癌 | 70.7 | 23.4 |
| | | 2 | 胃癌 | 42.6 | 18.1 | 胃癌 | 38.5 | 15.7 | 胃癌 | 35.2 | 13.3 | 胃癌 | 38.1 | 12.6 |
| | | 3 | 肝癌 | 30.2 | 12.8 | 肝癌 | 30.4 | 12.4 | 肝癌 | 33.5 | 12.7 | 肝癌 | 35.8 | 11.9 |
| | | 4 | 结直肠癌 | 20.0 | 8.5 | 结直肠癌 | 23.0 | 9.4 | 结直肠癌 | 27.5 | 10.4 | 结直肠癌 | 35.3 | 11.7 |
| | | 5 | 食管癌 | 14.5 | 6.2 | 食管癌 | 14.3 | 5.8 | 食管癌 | 16.5 | 6.2 | 食管癌 | 17.6 | 5.8 |
| | 女性 | 1 | 乳腺癌 | 29.9 | 16.3 | 乳腺癌 | 34.9 | 17.4 | 乳腺癌 | 42.1 | 18.9 | 乳腺癌 | 50.1 | 19.4 |
| | | 2 | 肺癌 | 29.7 | 16.3 | 肺癌 | 33.9 | 16.9 | 肺癌 | 36.1 | 16.2 | 肺癌 | 36.5 | 14.2 |
| | | 3 | 胃癌 | 21.9 | 12.0 | 结直肠癌 | 22.0 | 11.0 | 结直肠癌 | 25.2 | 11.3 | 结直肠癌 | 30.1 | 11.7 |
| | | 4 | 结直肠癌 | 19.3 | 10.5 | 胃癌 | 20.6 | 10.3 | 胃癌 | 18.3 | 8.2 | 胃癌 | 18.7 | 7.3 |
| | | 5 | 肝癌 | 11.7 | 6.4 | 肝癌 | 12.5 | 6.2 | 肝癌 | 12.4 | 5.5 | 肝癌 | 12.4 | 4.8 |
| 农村 | 男性 | 1 | 胃癌 | 63.2 | 28.5 | 胃癌 | 59.1 | 26.1 | 胃癌 | 61.4 | 24.5 | 胃癌 | 77.6 | 25.0 |
| | | 2 | 食管癌 | 52.4 | 23.6 | 食管癌 | 48.8 | 21.6 | 食管癌 | 50.0 | 20.0 | 食管癌 | 60.1 | 19.3 |
| | | 3 | 肝癌 | 48.5 | 21.8 | 肝癌 | 47.2 | 20.9 | 肝癌 | 44.8 | 17.9 | 肝癌 | 54.6 | 17.6 |
| | | 4 | 肺癌 | 23.0 | 10.4 | 肺癌 | 29.9 | 13.2 | 肺癌 | 40.3 | 16.1 | 肺癌 | 53 | 17.1 |
| | | 5 | 结直肠癌 | 8.4 | 3.8 | 结直肠癌 | 9.0 | 4.0 | 结直肠癌 | 11.5 | 4.6 | 结直肠癌 | 15.4 | 5.0 |
| | 女性 | 1 | 食管癌 | 35.3 | 27.4 | 食管癌 | 32.3 | 24.4 | 食管癌 | 31.3 | 20.4 | 食管癌 | 35.2 | 17.9 |
| | | 2 | 胃癌 | 30.6 | 23.7 | 胃癌 | 27.9 | 21.1 | 胃癌 | 29.4 | 19.1 | 胃癌 | 34.9 | 17.8 |
| | | 3 | 肝癌 | 15.9 | 12.4 | 肝癌 | 16.7 | 12.6 | 肝癌 | 16.8 | 10.9 | 肝癌 | 22.4 | 11.4 |
| | | 4 | 肺癌 | 9.9 | 7.7 | 肺癌 | 11.0 | 8.3 | 肺癌 | 15.7 | 10.2 | 肺癌 | 19.6 | 9.9 |
| | | 5 | 结直肠癌 | 8.2 | 6.4 | 结直肠癌 | 8.8 | 6.6 | 乳腺癌 | 13.0 | 8.5 | 乳腺癌 | 17.3 | 8.8 |

# 3 地区分布

结、直肠癌发病具有显著的地域分布差异。总体来说,发达地区结、直肠癌发病率高于欠发达地区,城市高于农村。GLOBOCAN 2012估计,2012年世界55%的结、直肠癌新发病例发生于较发达地区,男女发病地域分布趋势一致。澳大利亚/新西兰地区、欧洲和北美的结、直肠癌发病率最高,其中澳大利亚/新西兰地区男性和女性世界标化发病率分别为44.8/10万和32.2/10万,而西非、中非和东南亚发病率最低,其中西非男性和女性世界标化发病率分别为4.5/10万和3.8/10万,发病率高发地区是低发区的10倍。值得注意的是,捷克的男性结、直肠癌发病率已经超过了美国、加拿大和澳大利亚的峰值,而上述3个国家结、直肠癌发病率已降低或处于稳定水平。2012年西班牙、东亚及东欧一些国家男性结、直肠癌发病率仍继续升高,而女性结、直肠癌发病率在东亚一些国家有所降低,在东欧却有所升高;捷克和日本男性结、直肠癌发病率仍高于美国、澳大利亚和加拿大。

结、直肠癌死亡同样具有明显的地域分布特征,但与发病率相比,死亡率在不同地区间变化幅度较小。GLOBOCAN 2012 估计,2012 年世界 52% 死亡病例发生于欠发达地区。中、东欧地区男、女性结、直肠癌死亡率最高,男、女性世界标化死亡率分别为 20.3/10 万和 11.7/10 万,西非地区最低,男、女性世界标化死亡率分别为 3.5/10 万和 3.0/10 万(图5-23~28)。

我国结、直肠癌发病率、死亡率也存在地区差异,高收入地区高于低收入地区,城市地区高于农村地区,东部城市高于中、西部城市,西部农村高于中、东部农村。七大行政区中,华南地区,尤其是华南城市地区发病率最高;西北地区发病率最低。西南地区死亡率高于其他地区。2010 年,我国城市结、直肠癌的发病率为 26.70/10 万,农村结、直肠癌的发病率为 15.01/10 万,城市发病率比农村高 1.78 倍。城市结、直肠癌的死亡率为 12.57/10 万,农村结直肠癌的死亡率为 7.48/10 万,城市死亡率比农村高1.68 倍。东部地区结直肠癌发病率为 21.50/10 万,中部地区为 20.33/10 万,西部地区为 20.64/10 万,东、中部发病比为 1.06:1;东部地区结直肠癌死亡率为 10.28/10 万,中部地区为 9.18/10 万,西部地区为 10.74/10 万,西、中部死亡比为 1.17:1。在东南沿海的一些大城市,如上海结、直肠癌的发病率为65.13/10 万,正在逼近该地区居首位的肺癌发病率87.44/10 万(图 5-29)。

2010 年我国 145 个肿瘤登记点上报的结、直肠癌数据显示,发病率位于前 5 位的城市或地区分别是

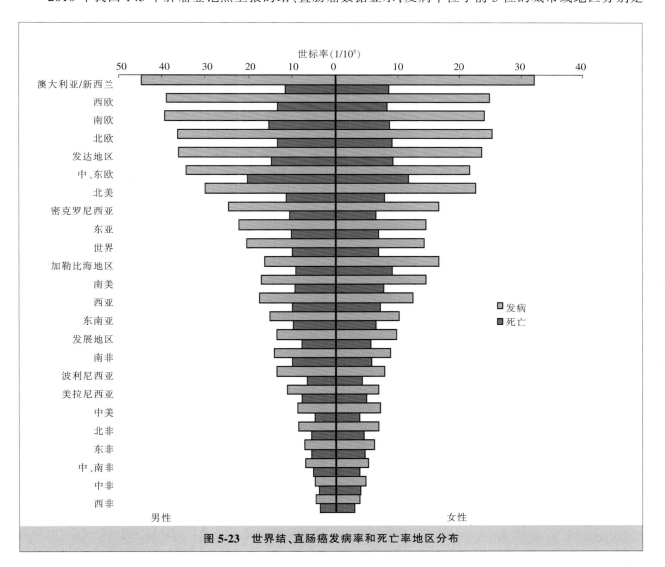

图 5-23　世界结、直肠癌发病率和死亡率地区分布

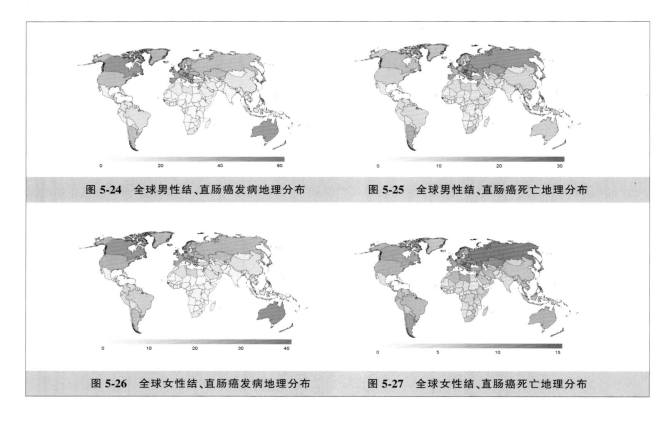

图 5-24　全球男性结、直肠癌发病地理分布　　　图 5-25　全球男性结、直肠癌死亡地理分布

图 5-26　全球女性结、直肠癌发病地理分布　　　图 5-27　全球女性结、直肠癌死亡地理分布

深圳、厦门市区、吉林通化、广州及湖南岳阳市岳阳楼区,其发病中标率分别为 42.85/10 万、29.37/10 万、24.91/10 万、23.01/10 万和 21.77/10 万。发病率位于后 5 位的城市或地区分别是江苏海安县、山东滕州市、江苏涟水县、厦门同安区及江苏泰兴市,其发病中标率分别为 5.02/10 万、4.93/10 万、4.90/10 万、4.64/10 万和 4.06/10 万。结、直肠癌死亡率顺位与发病顺位有所变化,其中死亡中标率前 5 位分别是厦门市区(11.69/10 万)、保定市(10.79/10 万)、吉林通化市(10.36/10 万)、四川彭州市(10.24/10 万)和成都龙泉驿区(9.41/10 万);后 5 位分别是河南西平县(2.18/10 万)、辽宁康平县(2.18/10 万)、河南济源市(1.96/10万)、江苏涟水县(1.82/10 万)和河南禹州市(1.40/10 万)。

# 4　人群分布

## 4.1　年龄分布

随着年龄增长,结、直肠癌发病的危险性增加。在发达国家,90%以上患者年龄在 50 岁以上,美国发病高峰为 75 岁,40 岁以下发病少于 6%。英国发病高峰年龄为 70 岁,80 岁的占 5%~10%,韩国结肠癌发病平均年龄为 57.4 岁,直肠癌为 55.6 岁;但在发展中国家,患者发病年龄较小,泰国结、直肠癌患者发病平均年龄为 61.2 岁。菲律宾结、直肠癌患者发病年龄平均为 55.3 岁,≤40 岁者占 17%。埃及结、直肠癌发病率较低,平均发病年龄为 40 岁,38%在 40 岁以下,仅 15%患者大于 60 岁。

我国 2010 年结、直肠癌年龄别发病率和死亡率显示,结、直肠癌发病率在 50 岁年龄组以下较低,50~岁开始迅速升高,70~岁年龄组达到最大值,75 岁后有所下降。男性结、直肠癌发病率整体趋势高于女性。我国结、直肠癌死亡率随年龄组增大逐渐增加,但增加速度不同,在 50 岁以下结、直肠癌死亡率较低,50 岁后快速上升,80 岁以上年龄组是最高死亡率组。我国东、中、西部地区发病和死亡年龄趋势基本一致,除中、西部农村地区发病率在 60~岁年龄组保持平稳外,70~岁年龄组再次急剧上升,80~岁年龄组又下降;中、西部农村地区死亡率在 60~岁年龄组保持平稳,70~岁年龄组上升,西部农村死亡率在 75 岁上升至顶峰后开始下降(图 5-30)。

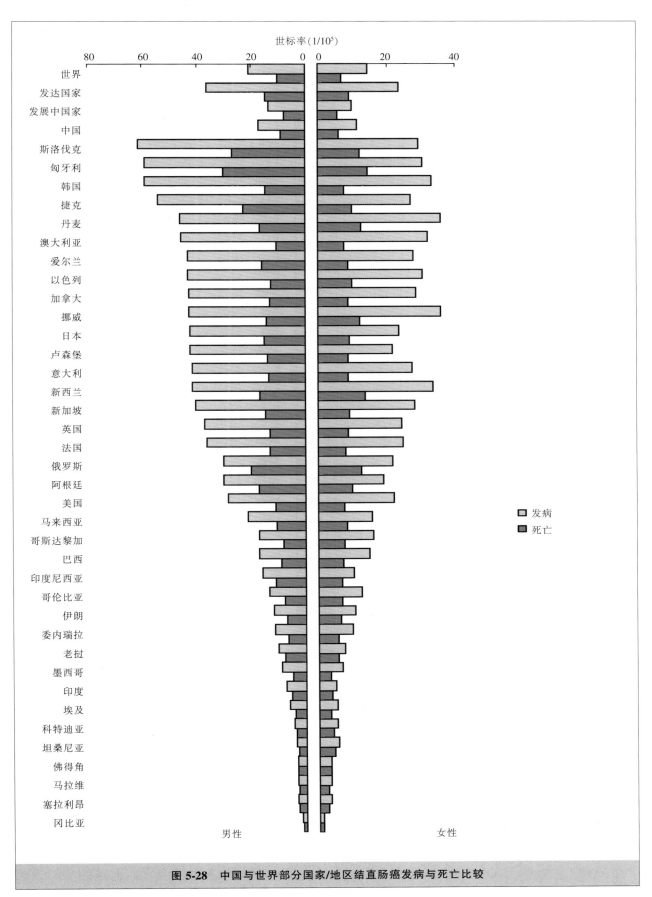

世标率(1/10⁵)

**图 5-28　中国与世界部分国家/地区结直肠癌发病与死亡比较**

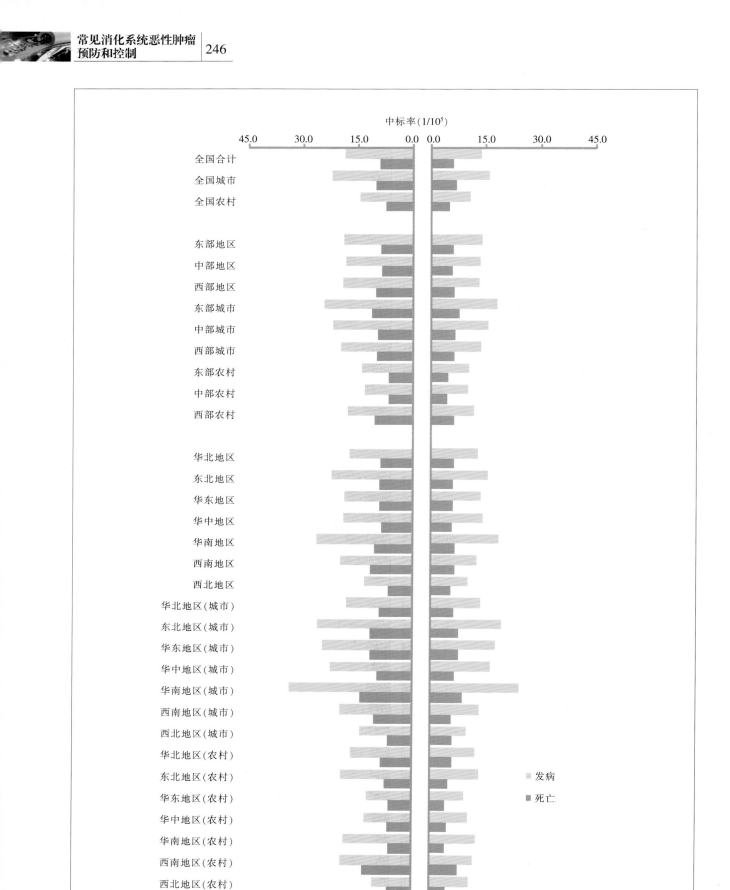

图 5-29　2010 年中国不同地区结、直肠癌发病率和死亡率

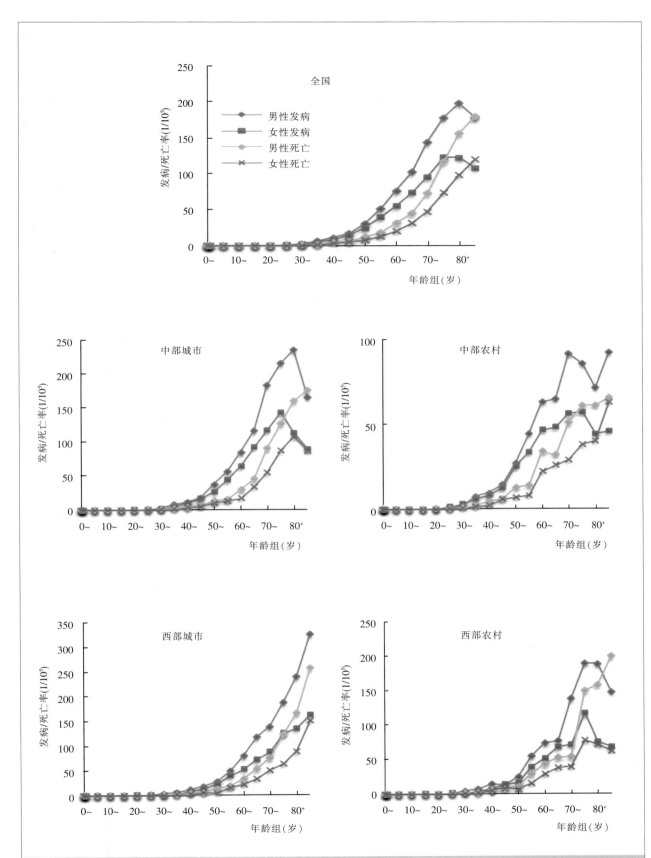

图 5-30　2010 年中国结、直肠癌年龄别发病率和死亡率

### 4.2　性别分布

GLOBOCAN 2012 资料显示,男性结、直肠癌的发病与死亡普遍高于女性,世界男、女发病和死亡例数比分别为 1.21:1 和 1.17:1,发达地区分别为 1.18:1 和 1.11:1,欠发达地区为 1.26:1 和 1.22:1,亚洲为 1.34:1 和 1.26:1;澳大利亚/新西兰男、女发病和死亡例数比分别为 1.21:1 和 1.16:1,非洲西部为 1.11:1 和 1.10:1,中国为 1.37:1 和 1.31:1。欠发达地区较发达地区男女发病和死亡例数比高,其中中国最高。

2010 年,我国男性结、直肠癌发病率为 23.38/10 万,女性结、直肠癌发病率 18.30/10 万,男、女发病比为 1.28:1;男性结、直肠癌死亡率为 11.39/10 万,女性结、直肠癌死亡率 8.64/10 万,男、女死亡比为 1.32:1。全国城市男性结、直肠癌发病率为 29.87/10 万,女性结、直肠癌发病率 23.36/10 万,男、女发病率之比为 1.28:1;全国城市男性结、直肠癌死亡率为 14.13/10 万,女性结、直肠癌死亡率 10.93/10 万,男、女死亡率之比为1.29:1。全国农村男性结、直肠癌发病率为 16.78/10 万,女性结、直肠癌发病率 13.16/10 万,男女发病率比为 1.28:1;全国农村男性结、直肠癌死亡率为 8.60/10 万,女性结、直肠癌死亡率 6.31/10 万,男、女死亡率之比为 1.36:1。

东部地区男性结、直肠癌发病率为 23.59/10 万,女性结、直肠癌发病率 19.32/10 万,男、女发病率之比为 1.22:1;东部地区男性结、直肠癌死亡率为 11.34/10 万,女性结、直肠癌死亡率 9.18/10 万,男、女死亡率之比为 1.24:1。中部地区男性结、直肠癌发病率为 22.78/10 万,女性结、直肠癌发病率 17.78/10 万,男、女发病率之比为 1.28:1;中部地区男性结、直肠癌死亡率为 10.49/10 万,女性结、直肠癌死亡率 7.81/10 万,男、女死亡率之比为 1.34:1。西部地区男性结、直肠癌发病率为 23.79/10 万,女性结、直肠癌发病率 17.31/10 万,男、女发病率之比为1.37:1;西部地区男性结、直肠癌死亡率为 12.57/10 万,女性结、直肠癌死亡率 8.81/10 万,男、女死亡率之比为 1.43:1。由此看出,我国西部地区结、直肠癌发病、死亡性别差异最大,我国不同地区男性结、直肠癌发病率和死亡率均较女性高。

### 4.3　种族与宗教分布

在 20 世纪 80 年代,多数地区白人结、直肠癌发病率比非白人高,90 年代后,美国黑人的发病率已经超过白人,美国不同种族人群结、直肠癌发病与死亡均有所差异,从 1999~2010 年世界不同种族发病、死亡趋势图可以看出,在 2010 年,黑人结、直肠癌的发病率最高,之后依次为白人、西班牙人、亚洲/太平洋岛国和美国印第安人/阿拉斯加本地人。男性黑人的死亡率较其他种族高,其次依次为白人、西班牙人、美国印第安人/阿拉斯加本地人和亚洲/太平洋岛国男性。女性黑人也较其他种族高,之后依次为白人、亚洲/太平洋岛国、美国印第安人/阿拉斯加本地人和西班牙女性(图 5-31、5-32)。造成这种差异的主要原因是非裔美国人享受的医保待遇比白人差,癌前筛检不足,此外,还与非裔美国人同白人在生活环境、收入差异、教育待遇差距上等方面有关。我国各个民族结、直肠癌发病、死亡的差异尚未检索到相关数据,结、直肠癌发病与种族差异有待进一步研究。

较早的研究认为,宗教对结、直肠癌的影响主要表现在生活方式和饮食习惯上,如肉食宗教人群结、直肠癌发病率较素食宗教人群高;美国加利福尼亚州的第七日安息会教徒以素食为主,其结、直肠癌发病率较当地人低;孟买的祆教徒则以肉食为主,其结、直肠癌发病率较印度教徒高。但 Hoff 等研究结果表明,某些基督教徒提倡多种生活方式,这些基督教徒的癌症危险并不低于普通大众。即使如此,也不排除与宗教信仰相关的行为对癌症风险有影响。

### 4.4　移民分布

移民流行病学研究表明,结、直肠癌的发病与死亡同遗传因素相关,但与生活环境、生活方式和饮食习惯相关性更高。从结、直肠癌低发国家移居至高发国家的人群发病率显著上升,趋向移居国家发病率水平。例如,南欧移居澳大利亚、日本移居夏威夷的移民后代,其结、直肠癌发病危险度较原居国家都高。实际上,日本移居美国的居民后代的结、直肠癌发病率现在已经超越当地白人,而且是日本原居住民的3~4 倍。这些资料表明,移民虽有原居地的稳定遗传性,但结、直肠癌的发病和死亡受环境变化影响更大。

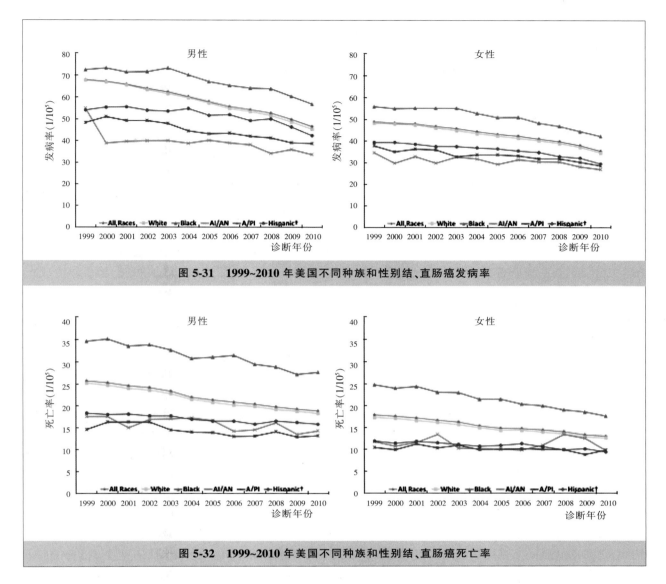

图 5-31 1999~2010 年美国不同种族和性别结、直肠癌发病率

图 5-32 1999~2010 年美国不同种族和性别结、直肠癌死亡率

# 第三节 病因与危险因素

结、直肠癌的发生、发展受多种因素的影响,是遗传因素和环境因素共同作用的结果,由环境中致癌物作用结合细胞遗传因素导致细胞遗传基因突变而逐渐发展形成。目前研究发现与结、直肠癌发病密切相关的行为和环境危险因素主要包括饮食因素、生活方式、疾病因素等,此外还与性激素、职业等因素有关。

## 1 饮食因素

与结、直肠癌发病有关的饮食因素包括饮食结构、饮食习惯及烹调方式等。大量的流行病学调查研究显示,饮食结构对结、直肠癌发病有较大的影响,高饱和脂肪、动物蛋白质特别是红肉摄入过高,膳食纤维摄入不足是结、直肠癌的主要危险因素。肉食者的结、直肠癌发病率较素食主义者高。结、直肠癌的发生与人们的日常饮食习惯也密切相关,饮食习惯的改变能够使结、直肠癌的发病降低最高达70%。有研究结果显示,摄入烤肉和表面烤焦的肉类、某些烟熏、腌制食品,发生结、直肠癌的危险性增加,这可能与肉类食品经高温分解产生的杂环胺类和多环芳烃等、以及食品腌制过程中产生的亚硝酸胺等致癌物有关。邵红梅等分析了我国1985~2012年结、直肠癌危险因素相关文献,Meta分析结果显示,烧烤类食品与结、直肠癌的关联强度最大(OR=2.55,95%CI:2.45~2.66),其次是饮食油腻(OR=2.05,95%CI:1.15~3.67),肥肉(OR=1.94,95%CI:1.44~2.63),红肉(OR=1.62,95%CI:1.27~2.07)等。常食粗粮(OR=0.44,95%CI:0.35~0.56),蔬菜(OR=0.71,95%CI:0.60~0.85),水果(OR=0.75,95%CI:0.65~0.87),葱蒜类食物(OR=0.58,95%CI:0.53~0.63)等是结、直肠癌的保护因素。

## 1.1　高脂、高蛋白饮食

高脂、高蛋白饮食是结、直肠癌的高危因素之一。膳食脂肪可增加胆汁的分泌,进入肠道的胆汁被肠道细菌分解成次级胆酸,对肠内壁隐窝产生非特异的刺激效应,直接损伤肠黏膜,刺激上皮细胞的增生,增加了结直肠黏膜癌变的风险。膳食饱和脂肪可促进胆固醇及胆汁酸盐的排泄。高脂肪膳食人群粪胆酸浓度上升,结、直肠癌患者粪胆酸浓度显著高于正常人,脂肪和固醇类(胆汁酸和盐)在肠内经代谢生成次级致癌物质(脱氧胆酸和石胆酸),可促使腺瘤生长从而演变为浸润癌。Bajor等研究发现胆汁酸吸收障碍的患者结肠初级胆汁酸明显增多,研究认为脱氧胆酸主要影响肠道平滑肌的运动,鹅脱氧胆酸主要促进肠道的分泌。许多研究者还认为胆汁酸可引起线粒体功能失调、细胞氧化损伤及促进肿瘤的演变。国内外大量研究证明高浓度次级胆汁酸对结、直肠癌发生有促进作用,高浓度的次级胆汁酸通过DNA氧化损伤、炎症及NF-κB活化引起肠黏膜细胞增生等机制可以改变肠黏膜结构和功能。高脱氧胆酸通过激活表皮生长因子受体(EGFR)及胞外信号调节激酶(post-EGFR/ERK)信号诱导结肠上皮增生。胆汁酸通过激活蛋白激酶C(PKC)诱导结肠上皮高度增生,PKC可由EGFR或细胞膜流动激活下调;还有学者研究认为胆汁酸有潜在的非特异性诱导细胞凋亡的作用。Yiu等通过不同浓度的疏水性胆汁酸在结肠癌HCT116细胞株中发现其表现为细胞保护作用及诱导细胞凋亡作用。有研究者认为结肠上皮细胞在高浓度胆汁酸水平下发生凋亡抑制促进肿瘤发生。也有研究者证实胆汁酸通过破坏正常有丝分裂、DNA氧化损伤等机制诱导结肠上皮细胞发生基因不稳定性,促进肿瘤的发生。有研究表明限制能量的摄入量可显著降低其诱发性肿瘤及自发性肿瘤的发生率或生长速度。

动物实验中,给二甲基肼诱导的大鼠喂以植物油或牛肉,较喂对照膳食的大鼠发生的结肠肿瘤数量增加。陈坤等在随访队列中开展的病例对照研究和对国内1988~2000年间的14项研究报道综合Meta分析显示,动物油是结肠癌的危险因素(OR=2.41,95%CI:1.07~5.45)。1988~2000年间的14项研究(累积病例为5034例,对照为5205例)的Meta分析得出,食物中以油腻性食物的危险度最高(OR=3.16,95%CI:2.22~4.51),红烧鱼(OR=2.99,95%CI:2.69~3.35)。王嘉淇等对国内1994~2006年有关结、直肠癌危险因素的6个1:1配对病例对照研究(病例1508例、对照1508例)结果进行定量综合分析,常吃肉类(鸡、香肠、腊肉)OR=3.25(95%CI:1.81~5.93),以动物油摄入为主的OR=2.12(95%CI:1.38~3.28),鱼肉和肥肉摄入多的OR值均为1.75(95%CI:1.13~2.70),吃肥肉OR=1.82(95%CI:0.98~3.43),吃猪肉多OR=1.73(95%CI:0.994~3.02),动物性食品的合并OR值=1.83。但Zhong等的病例对照研究得出了相反的结论,并不认同高脂饮食是结、直肠癌的危险因素。

## 1.2　低膳食纤维

膳食纤维可预防结肠癌的发生,大量研究显示粗纤维的摄入可降低结、直肠癌发病风险,其可能机制为:(1)膳食纤维使粪便在肠道内运转时间缩短,使粪便中胆汁酸作用于肠黏膜时间缩短,同时也使肠道细菌产生或转变致癌物的机会减少;(2)膳食纤维摄入增加,使粪便体积增大,稀释了肠道致癌物(胆汁酸和氨类)的浓度;(3)纤维素有抑制重吸收、稀释及吸附、螯合作用,能吸附或结合胆汁酸等有害物质,有利于其排出,影响肠道脂质代谢;(4)通过发酵提高各种脂肪酸浓度,改变结肠内容物的pH值与氧化还原条件,改变肠道菌群,影响肠黏膜结构和功能,并影响黏膜上皮细胞的生长速率,挥发性脂肪酸可以降低肠道游离氨的浓度,不利于致癌过程;(5)通过黏蛋白加强黏膜屏障作用,减少肠内有毒物质对肠上皮的侵害。动物研究提示,不易溶解及酵解的纤维质,如木质素及纤维素可以降低癌症的发生率,而溶解度大及能酵解的纤维质,如果胶及树胶则增加癌症的发生率。摄入纤维素种类的不同可能是不同地区结、直肠癌发病率不同的原因。膳食纤维多少被认为是非洲和欧洲国家结、直肠癌发病率不同的原因。但是也有一些大型前瞻性研究并不认同结、直肠癌和摄入蔬菜水果纤维之间存在关系。

陈坤等研究得出膳食纤维为结、直肠癌的保护因素(OR=0.79,95%CI:0.59~0.99)。Teresa 等将截止2010 年的在 PubMed、CAB Abstracts、ISI Web of Science 等多个数据库中的 25 项膳食纤维、全谷类和结肠癌、直肠癌的风险研究进行前瞻性 Meta 分析,其中每天摄入膳食纤维 10g,患结直肠癌的相对危险度 OR=0.90(95%CI:0.86~0.94,$I^2$=18%),摄入谷物纤维的,患结直肠癌的 OR=0.90(95%CI:0.83~0.97,$I^2$=0),每天摄入 3 份粗粮的,患结直肠癌的总相对危险度为 0.83(95%CI:0.78~0.89,$I^2$=18%),说明纤维高摄入量,特别是谷物纤维和五谷杂粮可降低结、直肠癌的风险。Turati 等对发表的有关葱蒜类蔬菜摄入与结、直肠癌发病风险的文献进行 Meta 分析,共有 16 篇文献 13 333 例病例纳入分析,结果发现蒜最高摄入量组与最低摄入量组合并 RR=0.85(95%CI:0.72~1.00)。

### 1.3 维生素和微量元素缺乏

蔬菜水果中富含的维生素对机体有保护作用。动物实验结果显示,在灌喂致癌物质的同时补充维生素,动物肿瘤发生率降低。人体实验研究表明补充维生素 A、C、E 使结肠腺瘤病人的结肠上皮过度增生转为正常。维生素 D 和钙的缺乏可增加结、直肠癌的发病危险。钙的作用机制可能是次级胆汁酸及脂肪酸可刺激结、直肠黏膜上皮增生,可以直接作用于细胞增殖、分化、凋亡,抑制血管生成。钙离子可与脂质结合形成不溶性钙皂,抑制脂肪酸和胆酸,从而对肠道上皮起保护作用。2003 年,Lamprecht 等指出,细胞外钙可以通过钙敏感受体的活化,导致细胞内存钙离子浓度瞬时增高,诱导化学防护效应,抑制结肠细胞生长、促进结肠细胞分化。而维生素 D 可以增强钙的吸收。日本学者在中年人群中进行了一项大样本的前瞻性研究,发现长期食用高钙食物的人群与低钙饮食的人群相比,男性结、直肠癌的发病风险减少大约30%,女性两组人群无统计学差异。德国学者对 36 965 例男性与 16 605 例女性癌症患者长期随访发现,钙摄入量与男、女性肿瘤发生率均呈负相关, 研究表明钙摄入量达到 1300mg/d 时可以减少肿瘤的发生率,钙的摄入量与消化道肿瘤尤其是结、直肠癌的发生有关。美国学者进行大样本队列研究发现,钙摄入量与结、直肠癌发生呈负相关,高钙饮食结、直肠癌风险减少 0.79,女性减少 0.72;因此补充钙的摄入量可以降低结、直肠癌的风险;Murphy 等报道了欧洲癌症与营养前瞻性研究,随访 11 年中共发生 4513 例结、直肠癌,分析结果表明每天饮用 200 克牛奶可以降低结、直肠癌的发病风险(HR=0.93,95%CI:0.89~0.98)。每天摄入 200 毫克钙同样可以降低结、直肠癌的发病风险(HR= 0.95,95%CI:0.91~0.99)。

许多研究显示, 长期食用富含叶酸的食物可以降低结肠癌发生的危险。Duthie 对此提出两种假说:(1)叶酸缺乏降低 DNA 甲基化,导致与癌变相关的原癌基因激活失调;(2)叶酸缺乏可改变核苷酸前体,包括 DNA 合成过程中错误连接,进一步引起 DNA 链损伤和染色体破坏。DNA 低甲基化是结、直肠癌发生的早期步骤。叶酸盐及甲硫氨酸缺乏可能与结、直肠癌的发生有关。

硒、铁、锌、钠及磷也被认为对结、直肠癌发生有重要作用。人们对硒的研究较为广泛,硒可改变致癌原的代谢,抑制其促瘤作用,抑制自身细胞增殖,保护机体免受氧化剂损害,提高机体免疫功能,以及破坏肿瘤代谢。Seo 等指出,硒可以通过氧化还原作用激活 p53 肿瘤抑制蛋白,进而激活 p53 通路的 DNA 修复支路。硒的浓度决定了 p53 的活性,充足的供给可以增强 p53 依赖 DNA 的修复。动物实验研究表明,补充较多硒可以降低结肠肿瘤的发生率。研究显示,结、直肠癌病人血清硒水平较低,硒不仅可以抑制腺瘤的恶变,也可以降低结、直肠癌的死亡率。美国一项研究表明,在饲料作物含硒量较多的县,结、直肠癌的死亡率较低。

铁被认为是一种导致癌症发生的风险因子,主要是由于它的促氧化活性可以导致 DNA 氧化损伤。研究认为铁有提高结、直肠癌危险的可能,其突变原性可能通过产生自由基而攻击 DNA 及损伤染色体而起作用。红色肉类食物比白色肉类食物含铁量高,有学者在动物模型中发现含铁量较高的食物可以增强小鼠结肠脂质过氧化作用,导致二甲肼增加,从而诱导小鼠结、直肠癌变。相关病例对照研究结果表明,腺瘤的形成可能与铁的暴露有关。一项铁与癌症的系统回顾与 Meta 分析研究,回顾调查 1995~2012 年的 59 项研究报告,称铁与结、直肠癌的相对危险度为 1.08(95%CI:1.00~1.17),其中与结肠癌的相对危险度为 1.12(95%CI:1.03~1.22),表明铁是结、直肠癌的危险因素。美国的随访研究显示结肠癌患者的血清铁和转铁蛋白饱和度显著性高于非癌症患者。但也有人认为膳食纤维素对于结、直肠癌的保护作用是由于含膳食纤维素食物中的植酸盐与膳食中铁结合的结果。

锌被认为是一种与饮食相关的癌症化学预防剂。锌在结肠癌、胰腺癌、食管癌,以及头颈部癌等多种癌症的预防和治疗中均显示出有效性。饮食中增加锌的摄取,可显著降低结、直肠癌的发病风险。项进在江苏省进行了一项病例对照研究,使用包括 83 种食物摄取频度和摄取量的问卷,调查了 342 例结、直肠癌患者和 393 例一般人群对照的饮食状况,采用三分位法分析,在调整了一些社会经济因素、营养素,以及各种微量元素摄取后发现,锌的每天摄取量增加能显著降低结、直肠癌的发病风险(OR=0.35,95%CI:0.20~0.61)。

磷酸盐能调节维生素 D 的代谢,维持钙的内环境稳定。血中磷过多会降低钙的浓度,引起低血钙症。几乎所有的食物,特别是植物性食物都含有磷,因此人体缺磷是较为少见的。关于饮食中磷的摄入量与癌症关系的研究较少,Kesse 等在法国的一项研究中发现增加饮食中磷的摄入量降低了结直肠腺瘤的发病风险。van Lee 等在澳大利亚的研究中发现增加饮食中磷的摄入量对结、直肠癌,特别是右半结、直肠癌的发生有保护作用(OR=0.66,95%CI:0.52~1.02)。但是,我国的研究发现增加饮食中磷的摄入量显著增加直肠癌的发病风险,与上述国外的研究结果不一致。这可能与中国人饮食中磷的实际摄入量已经远高于适宜摄入量,造成了中国人钙与磷的比例严重倒置有关。

Key 等对膳食因素中的视黄醇、维生素 A、维生素 $B_6$、叶酸、维生素 $B_{12}$、维生素 D、钙、铁和不饱和脂肪酸与结、直肠癌发病风险进行分析,结果尚未发现这些营养素与结、直肠癌的发病有关。

### 1.4 加工食物

在饮食习惯方面,长期进食烹饪过熟的肉类食物,大量进食红肉、咸菜、熏肉等一些含亚硝酸胺类或苯并芘类致癌物的食物,或者食用过辣、过咸、过硬等具有强刺激性的食物都会造成肠黏膜损伤,降低肠黏膜对致癌物的防御作用。包括美国癌症协会在内的一些研究发现,摄入较多红肉和/或加工肉能够增加结、直肠癌的发病风险。世界癌症研究基金会/美国国立癌症研究所认为多吃红肉和摄入重度煎炸的肉均可增加结、直肠癌的危险性,如腌鱼、熏制肉类含有较多亚硝胺类物质。研究表明红肉增加结直肠发病风险与烹调过程相关。烹调过程产生具有较强突变原性的杂环芳香族碳水化合物(是氨基酸、肌酐及糖高温分解的结果),从而诱导结、直肠癌的发生。由 N-乙酰转移酶位点编码的乙酰转移酶参与几种致癌的芳基胺的解毒及某些食物突变原的生物学激活。结、直肠癌发生的可能性取决于调节代谢酶基因的遗传及暴露于烹调肉中的杂环胺。

## 2 生活方式

### 2.1 吸 烟

大量研究表明吸烟与结、直肠癌的发病风险有关,但不同的研究结论不尽一致。2009 年 11 月,国际癌症研究机构报道称:有充分的证据证明吸烟能导致结、直肠癌的发生,且吸烟与直肠癌的相关性比结肠癌更强。致癌原因可能是烟草中含有大量有害物质,如尼古丁、焦油、亚硝酸等,这些有害物质被人体吸收后可造成机体免疫力降低,肠道黏膜完整性被破坏,屏障作用下降,从而增加患结、直肠癌的可能性。德国一项研究表明,与不吸烟者相比,吸烟超过 40 年者结、直肠癌患病风险增加 1.92 倍,吸烟超过 30 年者,女性患病风险更高。吸烟对结、直肠癌的影响存在解剖部位差异,研究得出吸烟增加患直肠癌的风险,而对结肠癌则无影响。此外,既往吸烟者患结、直肠癌风险也会增加,吸烟的致癌作用还与每天吸烟量及起始吸烟年龄有关。Botteri 等研究吸烟与结、直肠癌发病和死亡的关系并进行 Meta 分析,综合 26 项研究得出吸烟者与从未吸烟者相比,结、直肠癌的发病风险 RR =1.18(95%CI:1.11~1.25),吸烟增加结、直肠癌发病 10.8/10 万人年(95% CI:7.9~13.6)。同时研究发现这种危险性随着每天吸烟支数和吸烟指数增多而增加,但这种相关性仅在吸烟年限大于 30 年后显现。综合分析 17 项吸烟与结、直肠癌死亡率关系的队列研究,结果表明吸烟者与从未吸烟者相比合并风险为 1.25(95% CI:1.14~1.37)。 因吸烟结、直肠癌死亡增加 6.0/10 万人年(95% CI:4.2~7.6),而且这种相关性在直肠癌中比结肠癌更强。

Limsui 等通过分析美国爱荷华州妇女健康数据,探讨了吸烟和结、直肠癌的关系。研究发现,曾经吸烟者与不吸烟者相比,吸烟增加了患结、直肠癌的风险。目前吸烟者增加了微卫星不稳定性(MSI)高、CpG 岛甲基化表型(CIMP)阳性和 BRAF 突变阳性人群患肿瘤的风险。然而吸烟状况与微卫星不稳定性、CIMP 阴性,或 BRAF 突变阴性亚型并不相关。作者认为,在这个队列中吸烟与微卫星不稳定性高、CIMP 阳性和 BRAF 突变阳性的结、直肠癌亚型相关,表观遗传修饰可能参与了吸烟相关的结、直肠癌的发生。

Hou 等首次从国家水平研究了我国吸烟人群与结、直肠癌的关系,对我国 1989~1991 年期间 103 个城市和农村的数据进行死亡回顾调查, 从 1 136 336 例 30 岁的全部死亡原因的死者中随机抽取 12 942 例结、直肠癌患者作为病例组,从 325 255 例尚存活的全死因患者配偶中随机抽取 25 884 例作为对照组。对性别、年龄和居住地做调整后,与不吸烟者相比,结、直肠癌吸烟者的确切死亡风险增加了 9.8%(OR=1.098,95%CI:1.046~1.153)。吸烟(如烟龄、每天吸烟量和开始吸烟年龄)与结、直肠癌之间存在显著的剂量—反应关系。50 岁的长期大量吸烟者(烟龄达 30 年且每天吸烟量 20 支)结、直肠癌额外死亡风险为 30.2%(OR=1.302,95%CI:1.214~1.397)。其中农村男性长期大量吸烟与结、直肠癌发病相关性最强(OR=1.604,95%CI:1.341~1.919)。戒烟有益于结、直肠癌的预防。因此作者强调把长期大量吸烟者和农村男性作为禁烟和戒烟计划的主要目标人群。

## 2.2 饮 酒

国际癌症研究机构(IARC)认为饮酒是结、直肠癌的危险因素。长期饮酒可能增加结、直肠癌的发病风险,适量饮酒也与结、直肠癌发病风险有关。一生平均每天喝 2~4 杯酒的人,其结、直肠癌发病风险较每天喝少于 1 杯的人高 23%。饮酒是年轻人群发生结、直肠癌的一个危险因素,也是远端结肠癌的一个危险因素。酒精作为致癌物的良好溶剂不仅可以促进其他致癌分子渗透到黏膜细胞中,有利于致癌物的吸收,还可以使某些致癌物活化,抑制人体的免疫功能,造成机体对肿瘤的防御功能下降。动物实验证明膳食中添加乙醇会起到辅助致癌的作用,其机制是乙醇作为溶剂对组织有局部细胞毒作用,可激活微粒体酶使前致癌物变为更具活性的形式, 还可抑制损伤细胞 DNA 的修复。酒精的反应代谢产物如乙醛可致癌。酗酒者的基本营养素摄入较低,使得组织更易致癌。饮酒与吸烟间也存在交互作用。烟草能诱发 DNA 特异性突变,且在酒精存在的情况下,DNA 不能被有效修复。

Fedirko 等检索了 2010 年 5 月之前发表的文章,其中 27 项队列研究和 34 项病例对照研究将酒精摄入量分为 3 个剂量:轻度饮酒(≤1 杯/天),中度饮酒(2~3 杯/天),重度饮酒(≥4 杯/天)。研究结果显示,与不饮酒者相比,中度饮酒和重度饮酒的 RR 分别为 1.21(95%CI:1.13~1.28)和 1.52(95%CI:1.27~1.81)。中度饮酒者与不饮酒者相比,男性 RR=1.24(95%CI:1.13~1.37),女性 RR=1.08(95%CI:1.03~1.13),男性高于女性。对于重度饮酒者,亚洲人群的 RR 最高(RR=1.81,95%CI:1.33~2.46)。剂量—风险分析显示,每天摄入 10g,50g 和 100g 酒精的人群,与不饮酒者相比,相应的 RR 分别为 1.07(95%CI:1.04~1.10),1.38(95%CI:1.28~1.50),1.82(95%CI:1.41~2.35)。

## 2.3 肥胖、超重和缺乏体力活动

越来越多的流行病学研究表明肥胖与结、直肠癌密切相关,肥胖及超重的人群结、直肠癌的发病率较体重正常的人群高。体重指数(body mass index,BMI)为结、直肠癌的危险因素。美国学者进行前瞻性队列研究发现,随着 BMI 增加,结、直肠癌的患病风险明显增大,BMI 大于正常的人群患结、直肠癌的风险是 BMI 正常人群的 1.08 倍;然而在此研究中 BMI 最大五分位数人群结、直肠癌患病风险是最小五分位数人群的 2.4 倍。随后有学者进行病例对照研究,其结果与前瞻性研究相一致,男性人群中高 BMI 是结、直肠癌的高危因素,女性差别不大。在采用对数随机效应模型对 12 个非筛查结、直肠癌危险因素的研究中,研究者收集 23 篇,66 199 例结、直肠癌患者的研究进行 Meta 分析,得到 BMI 与结、直肠癌的相对危险度为

1.10(95%CI：1.08~1.12)，说明 BMI 是结、直肠癌的危险因素。

目前，许多欧美国家也已将肥胖列为结、直肠癌发病病因之一，其机制可能与肥胖所致的胰岛素抵抗、慢性炎症反应及肥胖相关因子异常表达有关。胰岛素抵抗患者血浆胰岛素、非酯化脂肪酸(NEFA)、甘油三酯和葡萄糖浓度显著升高，大大增加了高浓度胰岛素对非传统途径胰岛素靶组织—大肠的刺激。胰岛素与大肠上皮细胞胰岛素受体结合，通过丝裂原活化蛋白激酶 MAPK 和 PI-3K 信号途径刺激细胞增生、延缓细胞凋亡。大肠上皮细胞不是经典胰岛素作用的靶组织，对胰岛素过度刺激缺乏相应调节机制，容易出现过度增生，最终导致上皮细胞癌变。肥胖使过度存积的脂质和高血糖产生一种促炎氧化应激环境从而诱导慢性炎症状态。脂肪细胞自身可表达促炎细胞因子—肿瘤坏死因子 α(TNF-α)，肥胖大鼠脂肪细胞 TNF-α 表达显著性增加，在人类研究中也发现 BMI 与血浆 TNF-α、C-反应蛋白(CRP)和白细胞介素6(IL-6)的水平高度相关。有研究表明慢性炎症与大肠新生物的发生密切相关，结肠的炎症可致 DNA 损伤和促进癌症发生。肥胖和慢性炎症与结、直肠癌有关，且肥胖产生促炎反应状态，故可推测慢性炎症可能在肥胖致结、直肠癌过程中起作用。

国际癌症研究机构 2002 年公布，已经有证据表明缺少体力活动是结、直肠癌的风险因素。此外，这种相关性同时受几个生物机制支持，包括减少炎症、减少肠转运时间、降低胰岛素样生长因子水平、降低高胰岛素血症和通过体力活动调节免疫功能。世界卫生组织进行了一项 Meta 分析，使用 2000 年以前的研究数据，估计全球 16%结、直肠癌疾病负担是由于缺乏体力活动引起的。Wolin 等分析了 52 项关于体力活动与结肠癌发病风险的研究，其中 37 项研究结果均表明体力活动增加与减低结肠癌发病风险密切相关。Meta 分析表明足够的体力活动可以降低 25%的结肠癌风险。相关机制可能是肠道的分节运动减少，从而减少肠黏膜和粪便中致癌物的接触，降低肠黏膜上皮细胞恶变的可能性。

# 3 遗传因素

遗传因素在结、直肠癌发病中起重要作用，家族史是结、直肠癌的重要危险因素。近亲中有 1 人患结、直肠癌者，其患结、直肠癌的危险度约为 2 倍，患结、直肠癌的亲属越多，个体患结、直肠癌的危险性越大。

## 3.1 FAP 与 HNPCC

遗传性结、直肠癌主要包括遗传性非息肉病性结肠癌(HNPCC)、家族性腺瘤性息肉病(FAP)，HNPCC 和 FAP 极大地增加了结、直肠癌的发病风险，有此遗传背景的结、直肠癌病例累计占 6%，其中 FAP 占 1%，HNPCC 占 5%，而 94%的散发性结、直肠癌病人中 50%有家族史。Johns 等通过 Meta 分析揭示结、直肠癌患者的一级亲属患结肠癌及直肠癌风险均增加，调整年龄及患结、直肠癌的一级亲属个数后得出：至少 1 个一级亲属患结、直肠癌者其患结、直肠癌相对风险增至 2.25，多于 1 个及以上亲属受累者其相对风险增至 4.25，而有 1 个一级亲属在 45 岁以下诊断为结、直肠癌者，其患结、直肠癌相对风险为 3.87。

FAP 是 APC 基因的胚系突变，FAP 病人患病多在青少年至青年期，其表现为结肠多发性息肉且均发展为结肠癌。Gardner 综合征是 FAP 的另一种表现形式，可同时伴有骨瘤、纤维瘤、硬纤维瘤及先天性视网膜色素上皮肥大等，发病年龄多在 20~30 岁之间。在少数家族中，还可发现有轻型 FAP 病人，腺瘤常见于近端结肠，且腺瘤性息肉个数明显少于典型 FAP 病人。但轻型 FAP 仍有发展为结肠癌的可能性。HNPCC 多在 45 岁以前患病，主要是染色体显性遗传，在人群中的发病率约 0.5%。HNPCC 家系在两代人中至少有 3 人发生结、直肠癌，且至少可有 1 人在 50 岁以前发生。HNPCC 分为两类，一类为 Lynch 综合征Ⅰ型或称之为遗传性分布特异性结肠癌，为染色体显性遗传性疾病，发病年龄早，病灶通常位于结肠近端，具有发生多原发癌的危险；另一类为 LynchⅡ型或称之为家族性癌综合征，本型除了结、直肠癌外，同时伴有子宫内膜、胃、小肠及泌尿生殖系统等处多发性恶性肿瘤。散发性结、直肠癌中遗传因素的贡献较高。研究 850 例新发结、直肠癌的家族史发现，结、直肠癌先证者一级亲属的危险性为对照组一级亲属的 2~3 倍，得出结、直肠癌的遗传度为 16.78%。

进一步研究发现，在结、直肠癌患者的一级亲属中，结、直肠癌的遗传度为(22.3±4.2)%。在另一项多因素的研究中,调整其他相关因素后发现,一级亲属的遗传度下降至(16.78±6.20)%,比无结、直肠癌家族史的人群高1.68倍,说明在结、直肠癌患者的一级亲属中,遗传因素对结、直肠癌的影响达到16.78%。在发病年龄<40岁的结、直肠癌中,其一级亲属患结肠癌的OR为33.98,直肠癌为4.90,这一研究也提示青年结肠癌受遗传因素的影响更大。FAP和HNPCC是显性遗传性结、直肠癌。1992年,刘剑等在浙江省收集了29个FAP家系,研究结果显示,FAP的患病率为1.5/10万,由FAP发展而来的结、直肠癌约占总结、直肠癌的0.9%。HNPCC占总结、直肠癌的5%~15%左右。在浙江大学医学院附属第二医院进行手术的结、直肠癌中,发现48例HNPCC家系的先证者,其平均发病年龄为46.2岁,66.6%发病位于结肠,8.3%为多发肿瘤,还有一部分并发胃癌、卵巢癌等。实验研究还发现,FAP患者有APC基因的种系突变,HNPCC患者有MMR基因的种系突变。

### 3.2 代谢酶基因的基因多态性

周围环境中的致癌物要变为终致癌物必须经体内有关代谢酶的活化或转化。绝大多数代谢酶基因的遗传多态性可影响酶的活性。各种酶系等位基因的不同组合具有不同的遗传易感性。乙醇脱氢酶(ADH2)和乙醛脱氢酶(ALDH2)基因多态性与男性结、直肠癌的易感性有关。在结、直肠癌发生过程中,ADH2、ALDH2基因多态性与饮酒习惯之间,以及两者多态性之间存在显著的协同作用。亚甲基四氢叶酸还原酶(C677T)基因多态性能降低结、直肠癌发病,饮酒降低该多态的保护效应。机体中最重要的Ⅰ相解毒酶家系为细胞色素P-450酶系统,食源性致癌物杂环胺主要经肝脏色素P-450催化形成N-羟基杂环,再经NAT进一步活化成N-乙酰氧基杂环,后者与DNA结合形成致癌物——DNA加合物。细胞色素P450 CYP2E1基因多态性和饮酒习惯影响结、直肠癌的易感性,两者在结、直肠癌发生中有显著的协同作用。TT基因型与结、直肠癌遗传易感性相关,可能与结、直肠癌进展有关。维生素D受体基因Fork Ⅰ多态性也与结、直肠癌相关,其变异可能降低结、直肠癌的发病风险,且f基因型可能是结、直肠癌的遗传易感基因之一。TNFα-1013T/T和NOD23020insC多态性有可能是结、直肠癌的低风险修饰基因,并且两个多态性的协同效应可增加结、直肠癌的患病危险。

### 3.3 结、直肠癌相关基因位点

一项以东亚人为研究对象的全基因组关联分析(genome-wide association study,GWAS)发现一些结、直肠癌易感性相关位点:8q24(rs6983267)、8q23.3(rs16892766)、10p14(rs10795668)、11q23(rs3802842)、15q13(rs4779584)、18q21(rs4939827,SMAD7)、rs4939827(SMAD7)、rs58920878(SMAD7)、rs12953717(SMAD7)和rs4464148(SMAD7)。对约170万个单核苷酸多态性(SNPs)进行评估分析,综合分析11项研究发现SMAD7基因上的SNP rs7229639与结、直肠癌发病风险相关,结、直肠癌与次等位基因(A)相关联(OR=1.22,95%CI:1.15~1.29,$P$=2.93×10$^{-11}$)。调整rs4939827,rs58920878,rs12953717和rs4464148后,结、直肠癌与rs7229639依然存在统计学差异。东亚人中SNP位点上的rs7229639和rs4939827显示结、直肠癌的家族性相对风险约为1%。这项研究证实在SMAD7基因上的新的结、直肠癌风险变异,并进一步强调该基因在结直肠恶性肿瘤病因学中的重要作用。部分结、直肠癌的遗传性危险因素存在于常见的低风险变异之中。国外一项Meta分析在14q22.2(BMP4)、16q22.1(CDH1)、19q13.1(RHPN2)和20p12.3上还发现了4个以前从未报道过的结、直肠癌危险因子的新位点。

### 3.4 肿瘤相关调节因子

目前TGFBR-2与结、直肠癌关系的研究较多,而TGFBR-1与结、直肠癌关系的研究很少。TGFBR-1的ASE位点可能极大地促进了患结、直肠癌的风险,但需要进一步的证明,并且可能与人种有关。Bcl-2具有抑制细胞凋亡的作用,但不影响细胞增殖,单纯Bcl-2高表达并不能影响肿瘤的发生,Bcl-2可与某些癌基因和病毒产物协同作用参与肿瘤发生。Bcl-2蛋白在结肠癌组织中阳性表达率高达79%,并与MRP、pgp、p53的阳性表达呈正相关,Bcl-2的过表达与结肠癌的分化程度也密切相关。结、直肠癌中p53蛋白与Bcl-2的表达呈正相关,提示两种凋亡相关蛋白在结、直肠癌的发生发展过程中可能起到一定的协同作用。FGF-18通过与FGFR-3c和FGFR-2c的相互结合来促进细胞生长。FGF-18在大部分结肠癌中的表达上调可能与Wnt信号途径的激活相关。Livin(ML-IAP/KIAP)是凋亡抑制蛋白(inhibitor of apoptosis protein, IAP)家族较新的成员,具有 IAP 家族的特征性结构:一个 BIR 结构域和一个 RING 模序,BIR 结构域参与 Livin 的凋亡抑制功能, 而 RING 模序与 Livin 泛素化降解有关。Livin 能结合凋亡效应分子 capspase-3/-7 并抑制 capase-9 的激活,从而阻止凋亡进程,减少受凋亡刺激的细胞死亡。受转录机制的调控,Livin 存在两种 mRNA 转录受体,即 Livinα 和 Livinβ,在不同的组织及细胞中两者的表达模式和凋亡抑制功能存在差异。

### 3.5　表观遗传学改变

表观遗传学研究基因的核苷酸序列不发生改变的情况下,基因表达可遗传的变化。已知的表观遗传现象有 DNA 甲基化、基因组印记(genomic impriting)和 DNA 编辑 RNA 等。P-钙黏蛋白启动子的去甲基化可使 P-钙黏蛋白的异位表达在结直肠的"腺瘤—癌"发生序列中较早地出现,并且在侵袭性癌中持续存在。肿瘤抑制基因 *RUNX3* 启动子甲基化与 *RUNX3* 在散发性结、直肠癌和 FAP 中的低表达相关。在散发性结、直肠癌患者中存在碱基切除修复酶 MED1 启动子的甲基化和基因沉默。正常结直肠组织中 MED1 甲基化和基因抑制可能对诊断受检者具有较高的结、直肠癌患病风险有意义。组蛋白去乙酰化酶 2(HDAC2)与结、直肠癌的病程进展有关,在结、直肠癌病人中,HDRAC2 的异常表达也很常见。

### 3.6　微小 RNA

自 2003 年第一个结肠癌中 microRNA 被发现后, 已经发现了超过 100 个与结肠癌有关的 microRNA。miR-192 对细胞增殖的作用依赖于 p53 在 miR-192 过表达的细胞中,细胞周期检查点控制基因 *p53* 和 *p21* 也出现了高表达现象。在经氨甲喋呤处理过的 HCT-116 和 RKO 细胞中, 内生性 miR-192 表达的增长诱导了 p53 的表达。染色质免疫沉淀反应—qPCR(chromatin immunoprecipitation, ChIP-qPCR)分析结果显示,p53 蛋白对 miR-192 启动子序列产生了一定影响。miR-192 可能是另一个包含在 p53 肿瘤抑制基因网络中的 miRNA 选择物,该选择物对细胞周期的控制及细胞增殖具有重要意义。miR-34a 是另一个有细胞增殖抑制作用的 microRNA,miR-34a 可以使以上两种癌细胞进入一种类似于老化的状态。基因表达阵列和免疫印迹分析结果显示,miR-34a 具有下调转录因子 E2F 和上调 p53 的作用。Cox-2 过表达与结、直肠癌病人肿瘤细胞的生长及侵袭性呈正相关。在结肠癌细胞系中,miR-101 的表达与 Cox-2 呈负相关。体外实验也证实了直接由 miR-101 介导的 Cox-2 mRNA 转录抑制。

### 3.7　癌症干细胞

存在于癌症干细胞(CSC)的癌症起始细胞具有致瘤能力。结肠癌细胞中标志物为 CD133 的干细胞在体外呈现阳性表达时,以一种未分化的肿瘤球状体细胞形式生长,是启动肿瘤在免疫缺陷小鼠中生长的必需因素。CD133 阳性表达的细胞可以通过产生和利用 IL-4 阻止自身凋亡。临床实践也显示,在治疗中应用 IL-4Rα 拮抗剂或者抗 IL-4 中和抗体,能够选择性地作用于敏感的 CD133 阳性细胞而显著性增强常规化疗药物的抗癌作用。结肠癌组织中的主要细胞为 CD133 阴性细胞,其不具备启动肿瘤增长的能力。与 CD133 阴性表达细胞不同,仅占癌组织细胞总数 2.5% 的 CD133 阳性结肠癌细胞能以一种未分化的形式在浆液缺乏的介质中成指数增长 1 年以上,并且保持产生与其原始肿物具有相同形态学和抗原特性的癌组织的能力。结肠癌是由少数未分化的,具有致瘤能力的 CD133 阳性细胞发起的。从 4 个原发性结肠腺癌异种种植体中分离得到的 CD44 高表达的癌症干细胞对免疫缺陷的小鼠有较高的致瘤能力。在体内,CD44 阳性细胞能够连续传代达 4 次之多,提示其具有自我更新能力。此外,这种细胞还能够重演作为其来源的病人肿瘤的异质性。

## 4　疾病因素

### 4.1　大肠腺瘤

大肠腺瘤属于癌前病变,多数研究认为 80% 以上的结、直肠癌是发生在腺瘤基础上的。大肠腺瘤(也称腺瘤性息肉)是大肠黏膜腺体发生的良性肿瘤,是与结、直肠癌密切相关的癌前疾病,腺瘤发生癌变的危险随着腺瘤的大小、绒毛状特征、异型增生的程度、患者年龄,以及位于左半结肠而增加。因此检查发现的腺瘤均应摘除,以预防结、直肠癌的发生。但大肠腺瘤摘除后的患者中 30% 以上将会再长新的腺瘤,因此需要严密随访。

## 4.2 慢性肠炎

慢性肠炎患者中,结、直肠癌发病率逐年增加,患病 30 年后结、直肠癌发病率达 19%。采用对数随机效应模型对 12 个非筛查结、直肠癌危险因素的研究中,对结肠炎症 Meta 分析得到,肠炎与结、直肠癌的相对危险度为 2.93(95%CI:1.79~4.81)。

## 4.3 溃疡性结肠炎

溃疡性结肠炎在欧美较多见,但近 20 年来国内发病也日趋增加。溃疡性结肠炎主要侵犯结肠、直肠黏膜与黏膜下层。临床表现多样化,以腹泻、黏液脓血便、腹痛为主。多呈反复发作的慢性病程,病情轻重不等,可发生严重的肠道和全身并发症。我国溃疡性结肠炎患者多见于青、中年,以轻、中型病例为主。总体而言,溃疡性结肠炎患者发生结、直肠癌的概率较一般人群高 3~5 倍,10 年以上病程的广泛性结肠炎及慢性持续型患者,其危险性增加 10~20 倍。国外报道病程 20 年和 30 年的癌变率分别为 7.2% 和 16.5%。溃疡性结肠炎的不典型增生是从平坦斑块基础上发展而成,而不是从息肉样肿块发展而来,故溃疡性结肠炎的癌肿不一定在结肠腔内形成肿块性病变,肿瘤细胞往往延伸进入黏膜下层和肌层,黏膜表面可无肉眼所见的结构异常。发生结、直肠癌的危险与溃疡性结肠炎的发病年龄也有关。在 ≤15 岁的发病者中 40% 将患结、直肠癌,而在 35 岁以后这一比例则为 30%。

## 4.4 克罗恩病(Crohn 病)

Crohn 病是一种胃肠道慢性肉芽肿性炎症性疾病,病变可发生于消化道(从口腔到肛门)的任何部位,大多侵犯小肠,好发于末段回肠和右半结肠,有时也累及大肠,呈节段性或跳跃性分布。长期患 Crohn 病且发病年龄在 30 岁以下者患结、直肠癌的概率估计为一般人群的 4~40 倍。疾病进展平均为 20 年。好发部位为肠段炎性狭窄处。这些患者的结肠癌与一般结肠癌的不同之处为:患者平均年龄为 49 岁,比患结、直肠癌患者早 10 年;10% 以上为多原发结、直肠癌;黏液腺癌占 50%,而在一般人群的结、直肠癌中只有 9% 为黏液腺癌。

## 4.5 血吸虫病

慢性结肠血吸虫病可累及结肠,其发病率与结、直肠癌的死亡率成线性正相关,血吸虫病患者发生结肠癌的相对危险性是未患血吸虫病患者的 2.5 倍。1980 年发表的全国恶性肿瘤死亡调查研究证实,结直肠癌死亡率的分布与血吸虫病死亡的分布显著相关。1980 年黄甫健等根据血吸虫流行区——上海青浦县各地血吸虫病流行程度划区统计各地区结、直肠癌死亡率,发现血吸虫病超重流行区(血吸虫病感染率 >50%)、重度流行区(感染率 30%~49%)、中度流行区(感染率 10%~29%)及轻度流行区(感染率 <10%)的结、直肠癌死亡率分别为 19.16/10 万、16.55/10 万、12.44/10 万以及 9.73/10 万,经统计学分析提示血吸虫病感染与结、直肠癌明显相关 (P<0.05)。1988 年李英根据 1974~1976 年浙江省肿瘤死亡回顾调查、1975~1978 年中国恶性肿瘤调查资料以及《中国血吸虫病地图集》,对血吸虫病流行区与结、直肠癌发病率和死亡率之间的相关性进行了探讨,也发现在我国南方 12 个省、市、自治区和浙江省嘉兴地区 10 个县的血吸虫病发病率与结、直肠癌死亡率之间的等级相关系数分别为 0.706 和 0.903,提示血吸虫病可能与结、直肠癌高发相关。但目前有学者对该观点尚有争议。

## 4.6 糖尿病

饮食习惯、生活方式、肥胖等因素是糖尿病与结、直肠癌的共同影响因素,其具体作用机制尚未完全清楚。增加肠道传输时间以及高胰岛素血症假说是 Ⅱ 型糖尿病致结、直肠癌目前较为合理的解释。到目前为止,已经有大量流行病学资料显示,Ⅱ 型糖尿病患者患结、直肠癌风险增加。有学者对 6 个病例对照研究以及 9 个队列研究进行 Meta 分析后得出,与非糖尿病人相比,糖尿病患结、直肠癌风险增加,性别及结、直肠癌部位均无显著差异,与欧美研究具有一致性。有学者进行了一项队列研究得出,胰岛素治疗 3 年的糖尿病患者与其他药物治疗者相比风险至少增加 3 倍。

## 4.7 冠心病

香港 Chan 等通过横断面研究调查冠心病(CAD)患者结直肠新生物的发病率,得出代谢综合征和吸烟均是肠道新生物及冠心病的独立危险因子。但由于冠心病与肠道新生物有许多共同的危险因素(如糖尿病、高血脂症、吸烟、高脂肪、低纤维饮食、肥胖、高血压等),因此尽管实验结论与前期的研究一致,但难以排除其他因素作为混杂因素参与,影响结果的真实性。此外冠心病与结、直肠癌的发病机制很可能均为慢性炎症反应,因此炎症可能是两者共同的致病原因。

# 5 其他因素

## 5.1 心理精神作用

生活中的大变故,如儿童时期父母离异、青年时期感情受挫、成年后事业失败等易引起的不良情绪,往往是癌细胞的"激活剂"。精神刺激能使人体免疫系统混乱,免疫力下降,从而促进肿瘤发生。多项研究均报告精神刺激史是结、直肠癌的危险因素(95%CI:1.29~92.28)。

## 5.2 工作压力

工作压力与癌症的关系也成为人们关注的焦点。压力作为社会心理因素,可能在癌症的发展中起一定作用。心理压力与生理应激之间的关系表现为下丘脑和垂体分泌的激素增加,从而可能引发并导致慢性炎症。有调查显示与没有工作压力的人相比,有工作压力的人一般都吸烟、过度饮酒、身材肥胖,而且多有引发慢性炎症和癌症的高危行为。12 项关于欧洲工作压力、工作紧张与癌症的队列研究,将 17~70 岁共 116 056 例男、女作为研究对象,其中所有患癌人数 5765 例,结、直肠癌 522 例,进行综合 Meta 分析得出,工作紧张与结、直肠癌的风险无相关性(OR=1.16,95%CI:0.90~1.48)。

## 5.3 雌激素与孕激素

国内外大量研究表明,结、直肠癌的发生与雌激素、孕激素关系密切。雌激素降低血浆胆固醇,增加胆汁酸产生,而孕激素、妊娠及口服大剂量避孕药可降低血浆高密度脂蛋白,减少胆固醇的产生;孕激素还直接作用于结肠黏膜导致患结肠癌危险性的下降。1999 年 Grodstein 等进行的大型 Meta 分析发现,激素替代疗法(HRT)降低了约 35%患结肠癌的风险。这个结论被随后的妇女健康倡议(WHI)临床试验所证实。随机、双盲、安慰剂对照的临床试验结果发现雌激素联合孕激素减少了结、直肠癌44%的发病风险,而单独应用雌激素则未发现这种作用。美国加州教师的一项研究显示,与未进行激素替代治疗相比,HRT人群患结肠癌的风险降低了 36%。一项关于 18 项观察性研究的 Meta 分析显示,采用 HRT 的女性结肠癌的发病率降低了 20%,HRT 使用的持续时间并不会影响结果。有研究者发现结、直肠癌组织中有雌激素受体(ER)表达,ER 在结、直肠癌组织中的表达及临床意义引起了广泛关注,但具体机制仍有待研究。Natascha 等在结、直肠癌患者中发现雌激素受体亚型的改变导致 ERα:ERβ 比值增加,男性患者与女性患者相比改变更为明显,因此得出结论:受体亚型的改变导致结、直肠癌的发生。

此外,目前国内还存在有关 ABO 血型、药物、医疗情况、不同饮用水与结、直肠癌关系的调查研究,但均有待于进一步研究。

# 第四节　结直肠癌一级预防

结、直肠癌的一级预防又称病因学预防,是指对一般人群避免或减少致癌因素暴露,促进健康,防患于未然的预防措施。目的是减少发病,降低发病率。目前尚不能确定哪些因素在结、直肠癌发病中起主导作用,因此,结、直肠癌防控缺乏针对性强的一级预防措施。与其他慢性病的防治策略相同,结、直肠癌的一级预防主要也是针对消除各种危险因素所采取的措施。

# 1 戒烟限酒

吸烟为结、直肠癌的危险因素。Johnson 等对 15 项研究进行了 Meta 分析,结果发现吸烟者(吸烟指数>5 包/年者)患结、直肠癌的风险为 1.06(95%CI:1.03~1.08)。Gong 等对 8 项研究涉及的 6796 例结、直肠癌患者和 7770 例对照进行分析,结果显示目前吸烟者与不吸烟者相比 OR=1.26(95%CI:1.11~1.43),曾经吸烟者与不吸烟者相比 OR=1.18(95%CI:1.09~1.27)。戒烟后患近端结肠癌和直肠癌风险下降,20 年后患远端结肠癌风险下降。最近的研究表明吸烟与结、直肠癌分子特殊表型密切相关,例如微卫星不稳定性高、*BRAF* 基因突变,以及相关癌前病变的人群,由于这些更易发生在近端结肠,因此与远端结肠相比,戒烟更有利于近端结肠癌的预防。Ulvik 等研究指出,吸烟者血清叶酸浓度显著性低于不吸烟者。因此对于吸烟者而言,应了解吸烟的规律,在想吸烟的时候通过食用其他食物或转移注意力的方式来代替。循序渐进地减少每天的吸烟量,并且尽量吸尼古丁和焦油含量低的烟。

有研究表明,乙醇在体内氧化后可形成较多过剩的还原型辅酶 I,它能抑制三羧酸循环,使脂肪分解减慢,从而增加肿瘤的发病率。在一项对近 50 万人群参加的 8 项前瞻性队列研究的汇总分析研究中,多元回归分析表明与低摄入者相比,30g/d 饮酒量者患结、直肠癌风险是前者的 1.24 倍 (95%CI:1.07~1.42)。Giovannucci 等研究发现,长期饮酒可以降低叶酸水平,使结、直肠癌的发生率增加 80%。对于长期饮酒者尤其是饮酒量较多者而言,减少酒精摄入量是预防结、直肠癌的最好手段。对于喜好喝白酒和啤酒的人来说,建议每天白酒的量不应超过 1 两,啤酒不超过 1 瓶。

在我国,吸烟人数、烟草消费量和每年的烟草进口量均位居世界第一。据统计,我国现有吸烟人数超过 3 亿,5.4 亿人遭受被动吸烟危害,全国 15 岁以上人群吸烟率为 37.6%。要降低烟草所致结、直肠癌的危害,需要通过公共教育、禁烟宣传、戒烟帮助、建立公共无烟场所、提高烟草税、禁止烟草广告和逐步禁烟立法等综合措施来解决。此外,在控烟的同时,要大力提倡适量饮酒。

# 2 营养平衡

饮食因素对结、直肠癌的发生有着重大的影响,保持健康的饮食习惯,能够降低结、直肠癌的发生风险。因此,预防结、直肠癌应从饮食干预入手。

## 2.1 降低红肉、高脂食物摄入量

Armstrong 等于 1975 年首先描述了结、直肠癌的发生和死亡与高脂肪、肉类和动物蛋白摄入正相关。此后,许多流行病学研究表明,高脂肪饮食是结、直肠癌的危险因素。Byers 发现高脂肪饮食个体的结、直肠癌发病率比低脂肪饮食个体高 2.5 倍。Johnson 等的 Meta 分析表明,每周以牛肉、猪肉或羊肉作为主食并进食 5 次以上的人群患结肠癌风险比每月进食少于 1 次的人群高 13%。Sandhu 等系统地总结了几项前瞻性研究得出,每天增加肉食或红肉 100 克可使结、直肠癌风险增加 12%~17%。在欧洲癌症与营养前瞻性研究 (EPIC) 人群中,摄入红肉和加工肉种类最多的是 50 岁人群,10 年内患结肠癌的绝对风险为 1.71%,而摄入种类最少的仅为 1.28%。目前还有研究者认为,红肉是总脂肪或饱和脂肪,血红素铁或致癌源杂环胺的一个主要来源。在护士健康研究(NHS)中,基因型与肉类致癌物质快速乙酰化相关的女性患结、直肠癌风险特别高,这与红肉摄入量相关(调整 OR=3.01,95%CI:1.10~8.18)。相比之下,基因型与慢乙酰化相关的女性,随着红肉的摄入量增加,癌症风险没有显著性增高 (调整 OR=0.87,95%CI:0.35~2.17)。一项限制高血压患者饮食的研究以 130 000 例高血压患者为研究对象,发现高血压患者摄入较低水平的动物脂肪,其结、直肠癌相对风险降低了 20%。总之,限制加工肉类与红肉的摄入,尤其是高温烹调肉,以家禽或鱼类作为蛋白源是降低结、直肠癌发病风险的合理方法。因此,要少吃或不吃富含饱和脂肪酸和胆固醇的食物,如猪油、肥猪肉、动物内脏、鱼子、鱿鱼、蛋黄以及椰子油等,将脂肪产热减少到总热量摄入的 30%以下;植物油每人每天摄入 20~30g;不吃或少吃油炸食物,提倡蒸、煮食物,避免油炸食物;

适量食用含单不饱和脂肪酸的食物,如橄榄油;在烹调过程中避免将动物性食品和植物油过度加热。

### 2.2 增加膳食纤维摄入量

自从发现非洲人高膳食纤维降低结、直肠癌发病后,高膳食纤维尤其是水果和蔬菜中的纤维可降低结、直肠癌风险的观点长达40多年。Bingham等发现每天摄入35g以上的纤维素可使结、直肠癌的发病率降低40%。大量摄入水果蔬菜(特别是蔬菜)可降低结、直肠癌的发生风险。富含膳食纤维的食物有芹菜、韭菜、白菜、萝卜、魔芋、大豆及豆制品、藻类,每人每天需要摄入蔬菜500g。Sansbury等通过8年对1905例低脂肪、高纤维素、多食水果蔬菜饮食方式人群观察后,发现与对照组相比,饮食控制组结直肠腺瘤发生率降低了35%。最近一项有关膳食纤维的前瞻性队列研究和巢式病例对照研究的Meta分析表明,摄入总膳食纤维和谷物纤维10g/d,结、直肠癌风险可降低10%。

EPIC以10个欧洲国家的50多万人口为研究对象,研究表明摄入纤维最高量者患结、直肠癌风险降低约40%。并且,该研究发现大量摄入水果和蔬菜可适当降低患结、直肠癌风险。虽然欧洲国家的研究结果表明膳食纤维和结、直肠癌存在负相关,但是在美国的队列研究中该关联较弱,分析原因可能是研究人群摄入了不同的营养物质,例如具有抗癌效果的叶酸。在美国,人们食用含叶酸的维生素、叶酸强化面粉和谷物早餐(自1998年强制性要求叶酸强化时开始食用),叶酸可能削弱了富含高纤维水果蔬菜的作用,而欧洲人群叶酸的主要来源是高纤维的水果蔬菜。因此,尽管水果蔬菜和纤维可能会降低结、直肠癌发病风险,但是其效果会因叶酸的摄入而减弱,或者仅仅在叶酸摄入量极少的个体中较明显。北美的另一项调查研究发现,每天摄入>13g的纤维素可使结、直肠癌的发生率降低31%。有研究表明,每天进食3种以上蔬菜和水果,喝水1500ml左右,以促进代谢废物的排泄也可以降低结、直肠癌的发生风险。

### 2.3 微量元素和维生素

微量元素和维生素是维持正常生命活动必不可少的物质。维生素D预防结肠癌与其调节钙代谢有关,钙对脂类有高度的亲和力,可以结合肠道中的长链脂肪酸和次级胆酸,减少脂质对细胞的损伤,防止肠上皮细胞的突变。Newmark等在动物实验中发现,对于C57Bl/6鼠加用钙剂和维生素D可以降低结直肠腺瘤的发生率。Larsson等研究证明叶酸的摄入量与结肠癌的发生率呈剂量依赖性负相关。一般食物加工、烹调和贮存可使50%以上叶酸被破坏,但有还原物质如维生素C等同时存在时则可减少其损失。Cho等对于10项大型前瞻性队列研究进行的Meta分析表明,摄入钙量最高的五分位数人群结、直肠癌发病风险比摄入最低五分位数的人群低22%。对913名学员进行的补充钙干预试验(1200mg钙和安慰剂)结果发现,给予指定钙量的试验组腺瘤发病率为31%,而安慰剂组为38%,腺瘤4年内复发风险降低,具有统计学意义。在随后的分析中,与安慰剂组相比,晚期腺瘤复发风险降低最明显,其RR值为0.65(95%CI:0.46~0.93),且钙的作用在终止治疗后仍可持续至少5年。一项535例结、直肠癌患者的Meta分析发现血清25(OH)D≥33ng/ml(82nmol/L)的患者结、直肠癌发病率比血清25(OH)D<12ng/ml(30 nmol/L)的患者降低了50%(P<0.01)。

研究发现,以啤酒酵母形式获取硒的研究人群结、直肠癌发病率降低50%,且具有统计学意义,腺瘤的发病率也降低但未发现具有统计学意义。然而,专门研究抗氧化补充剂的随机试验研究者并不认同上述研究结果。最近一项单独或合并给予男性口服硒(200μg/d)和维生素E(400IU/d)的随机安慰剂对照试验中,在预先设定的癌症风险终点并未发现癌症发病降低,包括结、直肠癌发病。在单独给予维生素E(50mg/d)、β-胡萝卜素(20mg/d)或两者结合给予的芬兰男性吸烟者的随机安慰剂对照试验中,并没有发现以上微量营养素可以降低结、直肠癌的发病率,但提出了β-胡萝卜素的摄入可增加肺癌和缺血性心脏疾病的风险。在一项β-胡萝卜素、维生素A、C和E抗氧化剂的随机试验Meta分析中,也没有发现上述营养物质能够减少消化道癌的发病率。

## 3 保持合理体重,适度运动

最近一项涵盖56项包括7 213 335人群的病例对照研究和队列研究的Meta分析结果表明,与

BMI<23.0 的人相比,BMI 在 23.0~24.9 之间的人(适中)患结、直肠癌的风险增加 14%;BMI 在 25.0~27.4 之间的人(超重)风险增加 19%;BMI 为 27.5~29.9 的人(肥胖)风险增加 24%;BMI≥30.0 的人风险增加 41%,且男性比女性表现更明显,结肠癌比直肠癌表现更突出。该研究结果还表明相较于女性,直肠癌只与男性存在弱相关。Calle 等的队列研究表明,超重人群的结肠癌发病风险增加了 15%,与 BMI 正常的人群相比,肥胖人群的结肠癌发病风险增加到 33%。

肥胖尤其能增加患结肠癌的风险。与肥胖相关的胰岛素抵抗和高胰岛素血症可能与结肠癌发病机制有关。胰岛素也可以直接增加生物活性胰岛素样生长因子-1 的水平而促进结、直肠癌发生或通过降低胰岛素样生长因子结合蛋白的水平,该蛋白可增加自由胰岛素样生长因子-1 的水平。在男医师的医师健康研究中,血浆 C 肽(胰岛素分泌的标志物)水平最高五分位数的人群患结、直肠癌的风险比最低五分位数人群高 2.5 倍。一项大型前瞻性研究发现,在 1078 例结、直肠癌男性和女性中,C 肽水平的提高可使结、直肠癌的风险增加 37%。

在另一项前瞻性研究的 Meta 分析中,结肠癌风险随着腰围增加而增加,腰围每增加 10 厘米,男性患病风险增加 33%,女性患病增加 16%。男性和女性腰围与臀围的比例增加也与结肠癌风险增加有关。

研究表明较高水平的体力活动可直接降低结肠癌的发病率。身体活动的频率和强度与降低患结、直肠癌的风险存在剂量反应关系。在最近的 52 项研究的 Meta 分析中,与不主动锻炼的人相比,经常体育锻炼的人患结肠癌风险降低了 20%~30%。更多的体育活动可能会进一步降低癌症风险,当然适度的体力活动(如每周快走 3~4 小时)也有一定的好处。因此,要提高身体素质和免疫功能,控制体重防止肥胖。坚持合理的运动,每天 30~60 分钟,每周 2~3 次,通过慢跑、快速步行、交谊舞等方式增强机体的抵抗力。每天保证充足的睡眠,注意劳逸结合,保持心情舒畅并学会适当地释放压力,通过与家人、朋友的倾诉、听音乐、深呼吸等活动来调节情绪。

# 4 药物的使用

化学预防是应用天然产物及其合成物或生物化学物质,逆转、抑制或预防癌症的发生发展。化学预防的效果可应用中间生物标志物监测,临床的最终变化也是观察评估化学预防"终点",中间标志物包括不同的因子(基因、表基因和生长因子等)和各种酶[如环氧酶(Cox)和端粒酶]等。形态学上所见表皮内新生物、细胞功能及某些浸润癌的表型特征等,均可作为化学预防临床试验的"中间及终点标志物",更多的标志物仍在继续研究中。

目前在结、直肠癌化学预防方面研究最广泛的是非甾体抗炎药(NSAIDs)。许多流行病学实验,以及临床研究都证实非甾体抗炎药的使用与患结直肠腺瘤和腺癌的风险呈负相关。阿司匹林是非选择性非甾体抗炎药,临床结果表明,长期服用阿司匹林,如 1 周超过 2 次,可以降低结、直肠癌的发病风险。Garcia-Albeniz 等对 5 项心血管疾病预防随机对照试验进行群体分析显示,在 8~10 年间口服任何剂量的阿司匹林均可使患结、直肠癌风险下降 24%,与结、直肠癌相关的死亡率下降 35%;对 8 项同类试验进行 Meta 分析显示,口服任何剂量的阿司匹林,5 年后可使包括结、直肠癌在内的所有癌症死亡风险下降 21%。Chan 等分析 4 项心血管疾病预防随机试验,共涉及 14 000 例患者,对其长期追踪结果进行分析,发现口服阿司匹林 5 年可使 20 年间结、直肠癌死亡率降低 34%;对 4 项腺瘤预防随机试验中涉及的 3000 例具有结直肠腺瘤史或腺癌史的患者进行 Meta 分析,结果显示阿司匹林使腺癌复发率下降 17%,其中晚期腺癌复发率下降 28%;在对 Lynch 综合征患者的临床试验中,阿司匹林显示出明显的益处,这一群体服用阿司匹林治疗至少 2 年,其结、直肠癌 5 年风险下降≥50%。有研究表明,服用阿司匹林可使结、直肠癌患者生存率提高。但阿司匹林等非选择性 COX 抑制剂可以导致消化道出血等严重并发症。

最近 3 项随机试验表明,COX-2 选择性抑制剂塞来昔布和罗非昔布可预防结直肠腺瘤复发,在塞来昔布预防腺瘤的试验中,口服 3 年塞来昔布的患者,其腺瘤复发率减少了 33%~45%。但是塞来昔布可使心血管疾病发病风险增加 3 倍,罗非昔布的研究也呈现出该剂量反应关系。随后罗非昔布从市场上撤出。

然而,在对无关节炎疾病的结直肠腺瘤患者服用塞来昔布的 6 项随机对照试验综合分析发现,腺瘤患者有极低的心血管疾病风险,给予塞来昔布(每天两次,每次 400mg),结果与心血管疾病无相关性。以上数据表明,对于低风险的心血管疾病患者而言,塞来昔布是比较安全的。但是结、直肠癌的许多危险因素(例如体重指数、缺乏体育活动)也是心血管病的危险因素。综上分析药物预防方面,虽然经常服用阿斯匹林等药物的人群其结、直肠癌的发生率较低,但会产生毒性作用以及其他副作用,且具体机制尚未清楚,故尚需深入研究,而且世界卫生组织并不推荐药物预防。

化学预防的临床试验研究认为 $Ca^{2+}$ 可能预防结、直肠癌,原因是 $Ca^{2+}$ 与胆汁以及脂肪酸结合,并抑制结肠上皮增生。930 例患者每天补充 1200mg $Ca^{2+}$,4 年后发现,$Ca^{2+}$ 减少了结直肠腺瘤的复发($P<0.03$),但能否提高结、直肠癌患者生存率仍不能肯定。

# 5 健康教育

当前所开展的预防结、直肠癌的健康教育主要以每年 4 月 15 日至 21 日全国肿瘤防治宣传周、科技活动周和科普宣传周的集中宣教为主。健康教育能有效地改变宣教对象不健康的生活方式,提高自我保健意识。除了利用大众媒体进行宣传以外,还应组织肿瘤专家深入社区和农村并针对 50 岁以上结、直肠癌高危对象进行健康教育。另外,学校是进行健康教育效果最好、时机最佳的理想场所,在校学生生活习惯及健康观念的改变对其自身健康的影响和对家庭、社会都具有很强的宣传感召力,应着力开展针对在校学生的健康宣传和教育。

我们可通过健康促进、健康教育,将肿瘤的危险因素、保护因素通过各种形式和途径告知公众,让他们合理安排膳食结构和制度,培养良好的饮食习惯。坚持低脂肪、低动物蛋白、高纤维,进食多种水果、蔬菜,以全谷类食物代替精细谷物为日常饮食原则。中老年人应控制脂肪量的摄入,保证脂肪质的摄取。脂肪摄入量应占总热量的 20%~25%,而且应多选用含有不饱和脂肪酸的食物,如鱼、葵花籽油、大豆油等。而猪油、猪肉、动物肝脏等动物性脂肪的摄入与植物性脂肪的摄入之比应维持在 1:2~1:1 之间。饮食要有规律,不暴饮暴食,减少腌制或熏制类食物的摄入,禁生冷、辛辣等刺激性强的食物,并保证每天的饮水量在 2000~2500 ml 左右。在烹调方式方面,应以煮、烧、蒸等为宜,尽量避免煎、炸、烤等方式。培养健康的生活方式,如注意口腔卫生;改变粗、硬、热、快、高盐等不良习惯;加强体育锻炼,减少坐卧不动的时间(如看电视、电脑等),增强机体免疫力;戒烟,控制饮酒。对于有心脏疾病史的人群禁止使用药物预防结、直肠癌,有较低心血管疾病风险的腺瘤患者可以给予塞来昔布药物预防结、直肠癌。

# 第五节 结直肠癌二级预防

二级预防又称发病学预防,是指对高危人群采用筛查等手段发现癌前病变和早期癌患者,即早期发现、早期诊断、早期治疗以防止或减少疾病的发生。结、直肠癌筛查的工作重点是应用简便可靠的筛检方案,对高危人群进行筛查,发现癌前病变个体,以及未出现主观症状的早期结、直肠癌患者,并予以积极的治疗,阻断癌症发生或进展,实现"三早"预防的目的,最终提高生存率、降低病死率。结、直肠癌癌前病变较为明确,主要有腺瘤、家族性腺瘤性息肉病、溃疡性结肠炎等,如能在早期去除这些病变,可以减少结、直肠癌的发生。结、直肠癌发生、发展是一个相对漫长的过程,从癌前病变到浸润性癌,需要约 10~15 年的时间,有利于发现结直肠的早期病变,从而进行治疗,减少结、直肠癌的发生。对高危人群筛查是预防结、直肠癌最有效且符合成本效益的方法。美国是世界上最早推行结、直肠癌人群筛检的国家,其结、直肠癌发病率自 1975 年至 2000 年下降了 22%,2003 年至 2007 年又降低了 3.4%,分析其原因,50% 是减少了危险因素的暴露,50%是开展了筛查。

# 1 筛查方法

## 1.1 粪便检查

### 1.1.1 粪便潜血试验

随机临床试验显示粪便潜血试验(fecal occult blood test,FOBT)可以有效降低结、直肠癌的发病率,并且可以降低 15%~33%的结、直肠癌死亡率,随后的前瞻性随机临床试验同样证实了该效果。因此粪便潜血试验是早期诊断结、直肠癌应用最广泛的检查方法,该方法诊断敏感度为 35.6%~79.4%。粪便潜血试验可以检测出临床尚未有明显症状的早期结、直肠癌,方法简便,可在临床推广使用。常用的检测试剂有愈创木脂试剂、联苯胺显色试剂、金标免疫试剂、定量抗体免疫试剂等。最早应用的化学法粪便潜血试验采用联苯胺法检测,假阳性率较高,目前多采用免疫法进行粪便潜血试验检测,是用特异血红蛋白抗体与粪便标本中血红蛋白发生免疫反应,免疫法粪便潜血试验相对于化学法粪便潜血试验,敏感度及特异性都较高,因需较少的标本,且无饮食限制更易于被患者接受。但血红蛋白在高温下会变性,因此免疫法粪便潜血试验在夏天敏感度会有所下降,且男、女性存在敏感度差异,检测仍有较大局限性。美国预防服务工作组 (U.S.Preventive Services Task Force,USPSTF) 建议普通人群 50 岁后每年接受 1 次粪便潜血试验检查。该方法实施简便,对人体无害,检出率高,目前已广泛用于人群结、直肠癌的筛检。我国的结、直肠癌早诊早治筛查方案也采用该方法作为初筛手段。

### 1.1.2 粪便 DNA 检验

粪便 DNA 检验(stool DNA test)是从粪便中提取 DNA 标本后,通过检测一系列基因组水平的生物标志物的改变来进行结、直肠癌筛检的一种新方法。1992 年,Sidransky 等在结、直肠癌患者粪便中的脱落上皮细胞内找到了 ras 基因。近年来随着基因研究不断深入,粪便中可以检测到与癌症相关的多个基因,有望成为结、直肠癌筛查的重要靶点。多项研究证实,联用 k-ras、APC、p53、微卫星不稳定标志物(BAT26)等一系列突变指标的方法具有可行性,并具有较高的敏感度。其中,除 k-ras 以外,其他各标志物都有很高的特异性,特别是 BAT26,是近端结、直肠癌筛检的敏感标志物。学者建议将其与可弯曲式乙状结肠镜(flexible sigmoidoscopy,FS)检查或 FOBT 联用,以提高整个筛检试验的敏感度。Ahlquist 等在粪便筛查中检测血红蛋白、4 个甲基化基因和 k-ras,结果显示对直径>1cm 的腺瘤筛查阳性率达 63.8%,对恶性肿瘤的筛查阳性率则高达 85.3%,和血液中肿瘤指标筛查相比,粪便 DNA 检验更易发现腺瘤及早期癌(Ⅰ~Ⅲ期)。粪便 DNA 检验是真正意义上的直接检测,但在粪便中检测到的异常 DNA 片段也有可能是从食管、胃十二指肠处脱落的,且粪便 DNA 检验的费用较高,目前,美国癌症协会虽然已将其作为结、直肠癌人群筛检备选方法之一,但其作为常规筛检的时间间隔尚不能确定。

## 1.2 肠道检查

### 1.2.1 可弯曲式乙状结肠镜

可弯曲式乙状结肠镜(FS)检查是从乙状结肠镜改良而来,检查范围局限,只能检测直肠、乙状结肠和降结肠,而不是全段结直肠肠管,漏诊率较高,已被国内大型医院淘汰。从大规模群众筛查的角度看,FS 具有操作简单、施行过程中不需麻醉剂、对肠道准备要求低、可以在多种条件下进行、检查时间短,以及易于复筛等优点,即使单独使用乙状结肠镜也能降低人群的结、直肠癌总体死亡率。目前仅美国 PLCO 及英国 FlexiScope 两项临床试验支持 FS 用于结、直肠筛查。Weissfeld 等研究结果显示复筛 FS 可使女性和男性结、直肠癌或晚期腺瘤的检出率增加 1/4 和 1/3,且检出的癌症多为 Ⅰ 期(64.6%)或 Ⅱ 期(17.5%)的早期病变。FS 费用较高,筛查的费用—效益比取决于受筛者年龄及筛查频率,而目前国际上尚无指南提出建议筛查年龄及频率。因此, 寻找合理的筛查年龄和筛查频率是推进 FS 结、直肠癌筛查的重要因素。USPSTF 建议普通人群 50 岁后每 5 年接受 1 次 FS,当其与高敏感度的粪便潜血试验联用时,粪便潜血试验的检查间隔可以延长为每 3 年 1 次。

### 1.2.2 结肠镜

结肠镜(colonoscopy)相较于可弯曲式乙状结肠镜有明显优势,可以一次完成整个结直肠腔的检查,并且可以获取息肉或癌的生物标本,具有较高的诊断率。同时可以实施息肉切除术,结肠镜下息肉切除可减少53%的结、直肠癌病死率。该检查对肠道准备要求相对较高,要求受检者在检查前1天进食流质,并服用灌肠剂或导泻药促进肠道排空。在实施肠镜检查前,还要使用少量的麻醉剂以确保检查顺利进行。Goncalves等对1545例患者行结肠镜检查,术前予肠道准备,根据术中所见将肠道准备分为较好(76%)、一般(11%)、较差(13%),结果显示肠道准备较好组息肉检出率(34%)高于肠道准备差组(28%)(OR=1.28,95%CI:0.9~1.6)。Quintero等发现对照组参加率(34.2%)高于结肠镜组(24.6%);结肠镜组和对照组分别发现30例(0.1%)和33例(0.1%)结、直肠癌(OR=0.99,95%CI:0.61~1.64,$P$=0.99),514例(1.9%)和231例(0.9%)晚期腺瘤(OR=2.30,95%CI:1.97~2.69,$P$<0.001),1109例(4.2%)和119例(0.4%)非晚期腺瘤(OR=9.80,95%CI:8.10~11.85,$P$<0.001),结果显示对照组受试者更易接受筛查,基于基线筛查的检验,两组被检测出结、直肠癌例数相似,但结肠镜组检测出更多的腺瘤。结肠镜不仅可用于诊断,且可进行治疗,但将结肠镜用于普通人群的结、直肠癌筛选,如何优化肠道准备质量、提高人群接受度仍是一个需解决的难题。无论可弯曲式乙状结肠镜检查还是结肠镜检查,操作中均有0.08%~0.12%的穿孔风险,且患者接受度较低。胶囊内镜可解决这些问题。胶囊内镜大小约3cm×1cm,两头各有一个微型数码相机,每秒拍摄4张照片并保存,最后由医生进行照片整理及分析。Van Gossum等对328例患者进行结肠镜和胶囊内镜的检查,结果显示胶囊内镜对直径≥6mm息肉检测的敏感度和特异性分别为64%(95%CI:59~72)和84%(95%CI:81~87),对直径≥6mm晚期腺瘤检测的敏感度和特异性为73%(95%CI:61~83)和79%(95%CI:77~81);两种内镜检测出4例(1.2%)直径<6mm的晚期腺瘤,结肠镜检出癌症19例,胶囊内镜检出癌症14例,结果表明胶囊内镜与结肠镜相比,除患者易接受外,结、直肠癌的检测率差异无统计学意义。

结肠镜检查的最大优点是结肠镜检查通常在其他筛检方法阳性的情况下进行。但需注意的是,结肠镜检查受操作人员技术水平影响显著,不可避免地存在一定的误诊。美国1997年开始推荐使用结肠镜筛查50岁及以上成年人。1998年开始美国将结肠镜检查作为高危人群筛查选项,根据国民健康访问调查,2000~2008年结、直肠癌筛查率迅速增加,筛查方法从乙状结肠镜检查到结肠镜检查,大便潜血试验逐渐减少。结肠镜检查使用率在50岁以上的美国人群中,从2000年的20%迅速增加至2008年的48%。而迅速增长的原因是扩大医疗保险覆盖面。USPSTF建议普通人群50岁后每10年接受1次结肠镜检查,而对于已有结、直肠息肉或恶性肿瘤疾病史的个体,接受结直肠镜检查的频率应该更高些。

### 1.2.3 双对比钡剂造影

双对比钡剂造影(double contrast bariumenema,DCBE)可以评估整个结直肠腔的情况,检出大部分癌症病变和较大的息肉;并且该方法的安全性较高,穿孔等并发症发生率极低,对于不愿或不能进行结肠镜检查的患者可以用该检查替代。但该检查对肠道准备的要求较高,可能会使受检者感到不适,且不能获取肠癌或息肉的组织样本,也不能实施息肉切除术。DCBE检查异常的个体需要进一步接受结肠镜检查,获取组织标本,并经病理学确诊。

### 1.2.4 CT仿真结肠镜

CT仿真结肠镜检查(computed tomographic colonoscopy,CTC或virtual colonoscopy)自20世纪90年代中期提出,至今已有较大的发展。CTC使用计算机成像扫描技术获取二维和三维的肠腔影像,是侵入性很小的结直肠成像检查。不过,CTC同样要求受检者服用灌肠剂或导泻药促进肠道排空。CTC可以发现细小的肠道病变,识别病变的损伤程度和部位。CTC检测的优点在于检测时间短,对人体损伤小。由于该项检查技术开展不长,对于它的优缺点、局限性、成本—效益尚待进一步的研究明确,目前仅将其作为辅助的人群结、直肠癌筛检方法。另外,CTC检查异常的个体,同样需要接受常规的结肠镜检查,获取组织标本,并经病理学确诊。美国癌症协会(American Cancer Society,ACS)已将该项检查与粪便DNA检验一起纳入结、直肠癌筛检的备选方法,这是结、直肠癌筛检方法应用领域的重大进步。

### 1.3 数量化筛检模型

结、直肠癌数量化筛检模型由我国学者于 20 世纪 80 年代末期提出,至今已有 20 余年的现场应用历史,模型也在不断的应用中得到了进一步的完善和修正。目前,在我国推行的结、直肠癌早诊早治筛检方案中,仍将其作为结、直肠癌的初筛手段。该模型的基本原理是基于模糊数学和隶属函数理论,选择对结、直肠癌的发病有显著影响的环境因素,并根据其对风险贡献的大小确定各影响因素的加权系数,最终建立数量化筛检模型。并采用该模型,对筛检对象的结、直肠癌隶属度(AD 值)进行估测,AD 值介于 0~1 之间,该值越大,其罹患肠癌的可能性越大。该方法的最大优点是简单、经济和无创伤。

## 2 筛查方案

在结、直肠癌的大规模筛查中,筛查方案的选择不仅要考虑检测的敏感度和检出率,更要考虑方案的可行性。费用—效益比、受筛者自愿率是可行性中的两大重要因素。美国筛查方案相对成熟,但由于各国社会经济水平、遗传背景和环境因素等存在差异,筛检策略也各有不同。

### 2.1 美国筛查方案

USPSTF 建议:①年龄:50~75 岁的中老年人需接受 FOBT、FS、结肠镜等筛检试验,具体方法的选择可以根据医生的建议;而对于 75 岁以上的老年人是否进行筛检,则要根据个人的身体情况,由责任医生综合考量后决定。②筛检方法的选择:采用 FOBT 筛检,需要每年 1 次;采用 FS,则可每 5 年 1 次;FOBT 和 FS 联用,FS 仍需每 5 年 1 次,FOBT 可以减少为每 3 年 1 次。而结肠镜检查,由于其创伤性和实施过程中对患者造成的不适,建议在其他随访检查发现异常的情况下进行。项目组在全人群通过年龄定义筛检人群的基础上,对高危人群进行了定义:一、二级亲属结直肠息肉或结、直肠癌史,本人炎症性肠病史、FAP、遗传性非息肉病性结、HNPCC 等遗传性结、直肠癌家族史的成员。对于高危人群,需在更早的年龄段,更频繁地采用筛检方法进行识别和诊断,具体的筛检方案由于高危人群危险度的不同存在差异性。

美国约 42% 的结、直肠癌患者发生在右半结肠或近端结肠,包括从盲肠通过横结肠至脾曲的部位。在美国 3 个最常见的筛检方式中,只有结肠镜检查和高品质的 FOBT 可以检测右半结肠的癌前病变。在加拿大和德国最近几年进行的几项病例对照研究发现,结肠镜检查对于右半结肠癌很少或根本没有预防作用。相反,Brenner 和同事们报道,在过去 10 年进行结肠镜检查可以降低右半结肠56% 的患癌风险。尽管结肠镜检查对于右半结肠病变筛查不如对左半结肠效率高,原因包括肿瘤生物学差异和肠道特征。但是由于结肠镜检查可以观察到结肠息肉并切除,从而降低患结、直肠癌的风险。

### 2.2 我国高发现场结、直肠癌筛查

高危人群是指无遗传性家族病史的、年龄 40 岁,具有以下任一项者:①免疫法粪便潜血试验阳性;②一级亲属患大肠癌史;③本人有癌症史或肠息肉史;④同时具有以下两项及两项以上者:慢性便秘、慢性腹泻、黏液血便、不良生活事件史(如离婚、近亲属死亡等)、慢性阑尾炎史。

1973~1975 年,卫生部在全国范围内开展第一次恶性肿瘤三年死因回顾性调查,发现浙江省嘉善县是全国大肠癌死亡率最高的地区,当时其粗死亡率和年龄调整死亡率分别达到了 26.16/10 万和 26.03/10 万,是全国平均水平的 6 倍。海宁市大肠癌死亡率为 8.84/10 万(标化率 7.86/10 万),为全国平均水平的 2 倍,为此卫生部和全国肿瘤防治研究办公室提出了"以肿瘤高发现场为基地,开展早期发现、早期诊断、早期治疗为中心的综合防治研究"的要求。从 1977 年开始在不同时期完成了 3 次技术水平逐次提升的大规模人群大肠癌现场防治研究,实际筛查人数共计达 62 万人,存在肠道肿瘤或可疑肠道肿瘤人数 11 000 余人,大肠癌近 350 例。

1977~1984 年在海宁实施大规模人群直肠癌普查,由于条件限制,筛查采用的是以直肠指检和15cm 直肠镜检查为基础的技术方案,筛查对象为区内 30 岁以上人群,共完成了 28.8 万人的直肠癌普查,发现直肠腺瘤 4930 例,直肠癌 82 例。经过对海宁筛查人群 20 年 11 批次的随访,观察到 20 年后海宁筛查区直肠癌累积发病率和死亡率分别下降了 31.42% 和 17.56%。

1989~1990年对嘉善县农村社区开展了60cm肠镜筛查研究。该研究将嘉善县全部人口以1:1比例分为筛查区和对照区,对筛查区30岁以上人群开展筛查。筛查技术采用了前期研究建立的数量化高危因素问卷、反向血凝法大便潜血检测和60cm结肠镜相结合的序贯大肠癌筛查方案。实际共完成64 692人初筛,发现4299例高危人群,纳入肠镜筛查,实际完成肠镜3162例,发现息肉438例,大肠癌41例。经过对筛查区和对照区人群7年的随访,发现筛查区人群直肠癌和结肠癌累积死亡率较对照区人群分别下降31.7%和7.7%。

随着政府对民生问题的重视和慢病防治前移方针的确定,2004年卫生部启动了"癌症早诊早治项目"。2005年在浙江省嘉善县和海宁市建立了结、直肠癌早诊早治工作的示范基地,并于2007年正式实施结、直肠癌的早诊早治。通过多年多项流行病学研究,明确了结、直肠癌的高危因素,在此基础上,我国建立了"数量化高危因素序贯筛查方案",将40~75岁人群浓集为15%~18%的高危人群进行肠镜筛查。该方案对筛检人群的年龄定义是40~74岁的个体,筛查采用了数量化高危因素问卷,结合两次大便潜血检测,问卷和大便隐血任一阳性者予以结肠镜检查确诊。对诊断为结直肠腺瘤、癌和炎性肠病患者及时治疗。筛查方案适用于我国人口众多、发病不平衡、医疗资源相对不足的国情。该方案被卫生部大肠癌早诊早治项目采纳,在杭州、哈尔滨、上海等城市验证。目前,已在全国多个城市/地区推广应用。具体方案如下:40~74岁个体,以下4项任一项阳性者为高危人群,需进行结肠镜检查:(1)FOBT免疫法检查阳性。FOBT间隔一周重复两次为准。(2)一级亲属有大肠癌病史。(3)本人有癌症或肠息肉史。(4)具有以下两项及两项以上者:①慢性便秘;②黏液血便;③慢性腹泻;④慢性阑尾炎;⑤精神刺激史;⑥慢性胆道疾病。其中,慢性腹泻指近2年来腹泻累计持续超过3个月,每次发作持续时间在1周以上。慢性便秘指近2年来便秘每年在2个月以上。不良生活事件史需发生在近20年内,并在事件发生后对调查对象造成较大精神创伤或痛苦。具体筛查流程见图5-33。

黄彦钦等采用上述方案对杭州及嘉善地区40~74岁户籍人口共43 713人进行筛查,发现息肉样变即行活检或切除,组织病理确诊,结果显示肿瘤检出率为12.10%,恶性肿瘤检出率为1.11%,进展期腺瘤检出率为3.89%,非进展期腺瘤检出率为7.10%。检出率接近波兰的一项50 148例40~66岁无症状人群研究中的检出率(5.58%),低于美国的一项小样本研究的检出率(10.5%)。筛查区发病率、结肠镜技术水平和筛查人群的选择均可影响进展期病变检出率。

截至2011年底,我国已通过此方案完成全国约50万人口的结、直肠癌早诊早治筛查,完成结肠镜诊断48 746例,发现大肠癌和癌前病变(进展期腺瘤)共1900余例,早诊率达到89%,取得了良好的效果。该方案筛检结、直肠癌的敏感度为64.29%,特异性为99.91%,阳性预测值(PPV)为1.32%。筛检进展期腺瘤阳性预测值为4.49%,结、直肠癌和进展期腺瘤阳性预测值合计为5.81%。

数量化高危因素结、直肠癌筛查方案具较高的敏感度,但仍有需改进的地方。该方案初筛率不高,半数以上的高危人群被遗漏;肠镜筛诊率低,约2/3结、直肠癌的阳性人群被遗漏,因此筛查顺应性亟需改进。肠镜检查特异性低,易造成资源的浪费,应提高高危人群的特异性,减少肠镜筛检假阳性率。筛查技术有待提升,若能从周围血或粪便中找到简便易接受的前期或早期的标志物,更准确地确定进行肠镜复筛的高危人群,将提升筛查效率,但至今尚未发现比大便隐血更适合的标志物。人们的生活环境发生了较大的变化,相应的高危因素也亟需重新评估,研究确立更符合现代环境与生活的结、直肠癌高危因素,进一步优化筛查方案成为当前首要任务。

## 2.3 《中国结、直肠癌筛查、早诊早治和综合预防共识意见》

由于国内缺乏针对结、直肠癌筛查的共识,中华医学会消化学分会肿瘤协作组于2011年召开大会并审议通过了《中国结、直肠癌筛查、早诊早治和综合预防共识意见》(以下简称《共识意见》)。

### 2.3.1 筛查对象策略与方法

无症状人群筛查(对全社区或自然居住地内,符合筛查条件的所有个体进行结、直肠癌筛查)是行之有效的结、直肠癌早诊途径,由于我国结、直肠癌的发病率从50岁开始明显上升,75~80岁组到达高峰,然后缓慢下降。因此,"共识意见"结合国际筛查指南和国人平均生存年龄,确定我国无症状人群的筛查对

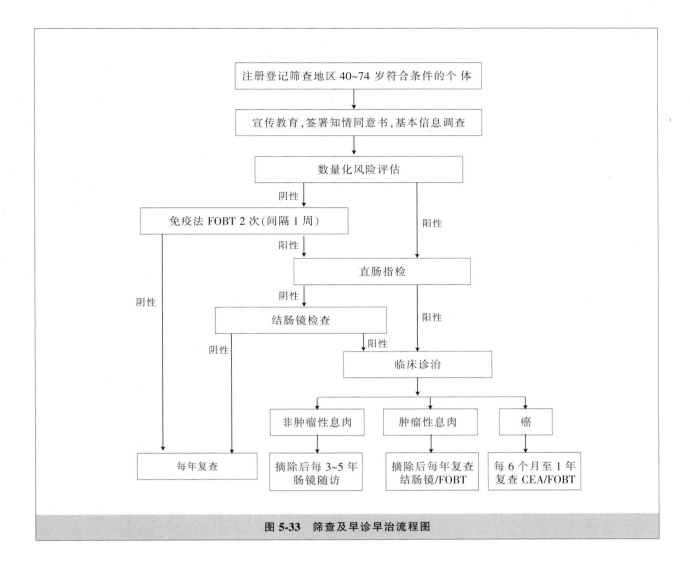

**图 5-33 筛查及早诊早治流程图**

象为50~74岁,筛查重点是"高危人群"和FOBT阳性者。鉴于我国人口众多,医疗资源尚难以满足疾病预防的需求,故"共识意见"推荐采用初筛发现高危人群,继而行全结肠镜检查的筛查方法。筛查方法应包括FOBT、基于高危因素的问卷调查、全结肠镜或乙状结肠镜检查等。鉴于目前国际上一些结、直肠癌筛查指南仍然推行化学法FOBT,国内许多基层医疗单位因费用等问题,临床上也仍采用化学法FOBT的现状,但也强调免疫法FOBT对结直肠出血者而言,假阳性率低,根据FOBT初筛的效/价比分析,提倡应用"序贯法粪隐血初筛方案"(首先行化学法FOBT,阳性者再进行免疫法FOBT,仍阳性者行全结肠镜检查)。该方法的优点在于费用低于免疫法FOBT,其假阳性率又低于化学法FOBT,适用于经济条件较差地区的结、直肠癌的筛查。而对于大便隐血试验阳性的对象,需进一步选用纤维肠镜进行筛选。高危因素问卷调查是一种简单而经济的筛查方法。基于流行病学病例对照研究的结、直肠癌高危因素调查可发现较多结、直肠癌前病变。直肠指检可发现下段直肠肿瘤,未行结肠镜检查的高危人群,建议予以直肠指检。目前,全结肠镜是结、直肠癌筛查的必需检查方法,有条件的地区应采用此筛查手段。内镜技术的应用、检查者个人技能、检查时间等均可影响肿瘤检出率。乙状结肠镜只能检查结肠脾曲远端的肠道,但即使单独使用乙状结肠镜也能减低人群的结、直肠癌总体死亡率,因此不具备全结肠镜检查条件的地区,可考虑行乙状结肠镜检查。粪便DNA检测、CT模拟全结肠镜检查等仅作为研究或试验使用,暂不建议用于人群筛查。比较适合我国国情的筛查方法是,首先以问卷调查和FOBT遴选出结、直肠癌高危人群,继而对高危者行全结肠镜检查。

如果对人群行持续性干预,筛查周期建议为 3 年。对结肠肿瘤筛查地区的人群初筛后,采取结肠镜检查的筛查方案,与非筛查对照区相比,其人群累积死亡率从第 3 年开始下降,第 4 年下降至最低点,随后逐渐上升至与对照组无明显差异。因此欲使筛查区的结、直肠癌死亡率持续下降,3 年筛查间隔较为合适。《共识意见》推荐目前结、直肠癌早诊早治项目中使用初筛后,行全结肠镜检查作为结、直肠癌筛查的参考方案。

同时《共识意见》推荐了结、直肠癌伺机性筛查。伺机性筛查可以是受检者主动就医,也可以是医师根据受检者的危险水平决定筛查方式和策略。伺机性筛查是一种基于临床的筛查,通过医院、社区门诊和乡镇卫生院对就诊和体检人群行个体筛查,即主动体检的健康个体,因其他疾病就诊但有结、直肠癌高危因素的个体,无结、直肠癌症状的门诊患者,根据个体情况选择筛查方式(直接行全结肠镜检查或FOBT初筛,阳性者再行全结肠镜检查)。该筛查针对的是个体,目的在于早期检出结、直肠癌(包括部分癌前病变),以提高疗效;根据初步实践,伺机性筛查行之有效,又不需要额外的医疗负担,是经济欠发达地区实现结、直肠癌早期诊断的一种可行途径。缺点是无法判断是否可减少某一人群或地区的结、直肠癌发病率。

### 2.3.2 家族性结、直肠癌的筛查与监测

HNPCC 的筛查策略:筛查对象为符合 HNPCC 诊断标准的患者和家族中有 HNPCC 患者的人群。参照家族中致病性突变基因情况进行筛查。检测发现致病性突变基因的家族:几种单基因遗传性结、直肠癌,如遗传性非息肉病性结、直肠癌、家族性腺瘤性息肉病、PZ 综合征、幼年性息肉病等致病基因均已克隆成功,临床上可根据家族中先证者(家族成员中第一个确诊的患者)致病基因突变特征,采用分子遗传学技术筛查、预测家族中未患病成员的患癌风险,并依据不同患病风险进行临床筛查和随访。

结直肠腺瘤和炎症性肠病(IBD)是重要的结、直肠癌癌前疾病。《共识意见》参照国际上相关指南,着重推荐了腺瘤性息肉内镜切除后内镜随访时间和方法,对规范目前国内随诊的随意性有很大作用。结直肠腺瘤化学性干预治疗也是国内研究较薄弱之处。《共识意见》推荐了几种干预方法,包括改善饮食结构,增加膳食纤维的摄入;适当补充钙剂;血叶酸水平较低者,可适量补充叶酸;家族性腺瘤性息肉病患者和部分散发性腺瘤也可考虑在发生不良反应的同时, 服用阿司匹林等非甾体消炎药和选择性环氧合酶 COX-2 受体抑制剂。IBD 中特别是溃疡性结肠炎是结、直肠癌的另一癌前疾病。《共识意见》强调对 10 年以上和全结肠病变患者的随访,指出内镜随访的重点是"尽早发现上皮内瘤变(异型增生)"。国际上几个相关指南均主张采取内镜下每 10cm 取 4 块活检的办法,避免漏检肿瘤,但该方法在临床上很难执行,鉴于 IBD 常常发生多部位恶变,《共识意见》只提出了多段、多点活检的建议。

随着我国人口老龄化程度的加剧,癌症负担日益严重,极大威胁着公民的健康和社会发展。在癌症高发现场开展癌症早诊早治,是癌症防治的重要工作内容。我国主要癌症筛查的理念都是从高发区的实践发展起来的。2005 年,卫生部和财政部首次将癌症早诊早治工作纳入中央补助地方公共卫生专项资金项目,癌症早诊早治工作迅速扩大到其他相对高发区。2009 年,卫生部出版了《癌症早诊早治方案》,这是我国癌症领域第一部以政府为主导的专业癌症筛查指导规范,对癌症早诊早治的执行提供了良好的参照作用。2012 年,卫生部等 15 个政府核心部门联合制定了《中国慢性病防治工作规划(2012—2015 年)》,提出在 30% 的癌症高发地区开展重点癌症早诊早治工作。目前癌症防治在国家层面加大了经费投入,以癌症早诊早治为抓手,通过体系建设,完善信息系统,加强技术培训,提高公众的认知程度,极大推动了癌症防治事业的开展。实践证明,"预防为主、防治结合、重在三早(早期发现、早期诊断、早期治疗)、力攻三关(病因学预防、早诊早治、综合防治)"的结、直肠癌防治经验切实有效地降低了高发现场结、直肠癌的死亡率,在今后我国应该进一步加强对结、直肠癌筛查效果、安全性、便捷性、成本与效益等的科学评价,健全全国的结、直肠癌防治体系,加大投入,全方位立体地开展防治工作,促进我国结、直肠癌早诊早治事业的长远发展。

# 第六节　诊治、预后和三级预防

## 1　诊　断

### 1.1　高危人群

凡40岁以上有以下任一表现者应列为高危人群：①大肠癌高发区的中老年人；②大肠腺瘤患者；③有大肠癌病史者；④大肠癌患者的家庭成员；⑤家族性大肠腺瘤病；⑥溃疡性结肠炎；⑦Crohn病；⑧有盆腔放射治疗史者；⑨以下5种表现具备两项以上者：黏液血便、慢性腹泻、慢性便秘、慢性阑尾炎史及精神创伤史。对高危人群行纤维结肠镜检查或X线钡剂灌肠或气钡双重对比造影检查，不难明确诊断。

### 1.2　实验室及物理学、影像学检查

#### 1.2.1　实验室及物理学检查

大便潜血试验：可作为结肠癌普查初筛方法和诊断的辅助检查，简便实用、费用低廉，便于在基层医院开展，应连续3次检查为宜，对于阳性可疑者进一步作纤维结肠镜检查。

直肠指检：直肠指检是诊断直肠癌最重要的方法，由于中国人直肠癌近75%以上为低位直肠癌，能在直肠指诊时触及。因此遇到病人有便血、大便习惯改变、大便变形等症状，均应行直肠指诊。指诊可查出癌肿的部位、距肛缘的距离、大小、范围、固定程度，以及与周围脏器的关系等。检查时动作要轻柔，切忌粗暴，要注意有无肿物触及，距肛门距离、大小、硬度、活动度、黏膜是否光滑、有无压痛及与周围组织关系、是否侵犯骶前组织，如果肿瘤位于前壁，男性必须明确与前列腺的关系，女性患者需做阴道指诊，查明是否侵犯阴道后壁。指诊检查完毕应观察指套有无血迹。

内镜检查：内镜检查包括直肠镜、乙状结肠镜和纤维结肠镜检查。门诊常规检查时可用直肠镜或乙状结肠镜检查，操作方便、不需肠道准备，但在明确直肠癌诊断需手术治疗时应行纤维结肠镜检查。纤维结肠镜检查是诊断直肠癌最有效、安全、可靠的检查方法。可直接观察病灶，同时采取活体组织做病理诊断。取活检时需注意取材部位，作多点取材。如果活检阴性临床考虑为肿瘤患者，应重复取材以免漏诊。

肿瘤标志物检测：癌胚抗原（carcinoembryonic antigen，CEA）对早期大肠癌的诊断意义不大，主要用于评估预后，监测疗效及复发。血清CEA水平与Duke's分期呈正相关，Duke's A、B、C、D期病人的血清CEA阳性率依次分别为25%、45%、75%和85%。

#### 1.2.2　影像学检查

胸部X线检查：应包括胸部正位片和侧位片，除外肺转移，特别是低位直肠癌，如胸部X线片提示发现异常，应及时行胸部CT进一步明确以免漏诊。

钡剂灌肠检查：(1)结肠癌：气钡双重对比造影X线摄片检查是诊断结肠癌常用而有效的方法。它能够提供结肠癌病变部位、大小、形态及类型。结肠癌的钡灌肠表现与癌肿的大体形态有关，主要表现为病变区结肠袋消失，充盈缺损，管腔狭窄，黏膜紊乱及破坏，溃疡形成，肠壁僵硬，病变多局限，与正常肠管分界清楚。隆起型多见于盲肠，主要表现为充盈缺损及软组织肿块，成分叶状或菜花状，表面不规则。溃疡型表现为不规则充盈缺损及腔内龛影，周围黏膜皱襞紊乱，不规则破坏。浸润型癌多见于左侧结肠，肠管呈向心性或偏心性狭窄，肠壁增厚，由于肿瘤生长不平衡，狭窄而高低不平。(2)直肠癌：①结节状充盈缺损，多在直肠的内侧壁，圆形光滑或轻度分叶，局部肠壁僵硬，凹陷。②菜花状肿块，较大，表面不平，分叶明显，其底宽，肠壁僵硬。③不规则的环状狭窄，管壁僵硬，黏膜中断，分界明显。④不规则的腔内龛影，三角形、长条形等，较浅，周围环堤宽窄不均。⑤完全性肠梗阻，或肠套叠征象，阻塞近段有时难以显示。应注意的是，由于病变的位置及患者的耐受程度不同，钡灌肠的X线检查有时无法理想显示直肠病变，易让人们

产生无病变的错觉。

腔内超声检查:用腔内探头可检测癌肿浸润肠壁的深度及有无侵犯邻近脏器,可在术前对直肠癌的局部浸润程度进行评估。

CT检查:腹盆腔增强CT检查应为常规检查项目,对于术前了解肝内有无转移,腹主动脉旁淋巴结是否肿大,癌肿对周围结构或器官有无浸润,判断手术切除的可能性和危险性等指导术前选择合理的治疗方案提供较可靠依据。

MRI检查:主要应用于直肠癌的术前诊断,可以了解直肠癌盆腔内淋巴结转移、扩散情况,对显示病变浸润肠壁深度(T分期)明显优于盆腔CT,并可显示有无侵犯膀胱、子宫及盆壁。

# 2 治 疗

治疗原则:临床上一般应采取以手术为主的综合治疗原则。根据病人的全身状况和各个脏器功能状况、肿瘤的位置、肿瘤的临床分期、病理类型及生物学行为等决定治疗措施。要合理地应用现有的治疗手段,以期最大程度地根治肿瘤、最大程度地保护脏器功能和改善病人的生活质量。结肠癌的治疗主要有手术治疗、化学药物治疗、靶向治疗及放射治疗。直肠癌的治疗主要有手术治疗、放射治疗、化学药物治疗及靶向治疗。

## 2.1 手术治疗

手术治疗适应证:①全身状态和各脏器功能可耐受手术。②肿瘤局限于肠壁或侵犯周围脏器,但可以整块切除,区域淋巴结能完整清扫。③已有远处转移,如肝转移、卵巢转移、肺转移等,但可全部切除,可酌情同期或分期切除转移灶。④广泛侵袭或远处转移,但伴有梗阻、大出血、穿孔等症状应选择姑息性手术,解除症状,为下一步治疗创造条件。

手术治疗禁忌证:①全身状态和各脏器功能不能耐受手术和麻醉。②广泛远处转移和外侵,无法完整切除,无梗阻、穿孔、大出血等严重并发症。

### 2.1.1 结肠癌手术治疗

结肠癌根治性手术应将原发性病灶与所属引流区淋巴结作整块切除。为了减少及防止肿瘤复发:(a)手术切缘应保证足够的无肿瘤侵犯安全范围,切除肿瘤两侧包括足够的正常肠段。如果肿瘤侵犯周围组织或器官,需要一并切除,还要保证切缘足够而且同时清除所属区域淋巴结。切除肿瘤两侧5~10cm正常肠管已足够,然而为了清除可能转移的肠壁上、结肠旁淋巴结,以及清除系膜根部引流区域淋巴结,需结扎主干血管,切除肠段范围也根据结扎血管后的肠管血运而定。(b)完全清除引流区域淋巴结。(c)避免挤压肿瘤。(d)防止肠腔内播散。

局部切除术:仅限于分期为$T_1N_0M_0$,术前检查属$T_1$或局部切除术后病理提示$T_1$,如果切除完整而且具有预后良好的组织学特征(如分化程度良好、无脉管浸润),则无论是广基还是带蒂肿瘤,均不推荐再行手术切除。如果是带蒂但具有预后不良的组织学特征,或者非完整切除,标本破碎切缘无法评价,推荐行结肠切除术加区域淋巴结清扫。

右半结肠切除术:适用于盲肠、升结肠、结肠肝曲的癌肿。对于盲肠和升结肠癌,切除范围包括右半横结肠、升结肠、盲肠,包括长约15~20cm的回肠末段,作回肠与横结肠端端或端侧吻合。对于结肠肝曲的癌肿,除上述范围外,需切除横结肠和胃网膜右动脉组的淋巴结(图5-34)。

横结肠切除术(图5-35):适用于横结肠癌。切除包括肝曲或脾曲的整个横结肠以及胃结肠韧带的淋巴结组,行升结肠和降结肠端端吻合。倘若因两端张力大而不能吻合,对偏左侧的横结肠癌,可切除降结肠,行升结肠、乙状结肠吻合术。

左半结肠切除术:适用于结肠脾曲和降结肠癌。切除范围包括横结肠左半、降结肠,并根据降结肠癌位置的高低切除部分或全部乙状结肠(图5-36),然后作结肠间或结肠与直肠端端吻合术。

乙状结肠癌的根治切除术:根据乙状结肠的长短和癌肿所在的部位,分别采用切除整个乙状结肠和

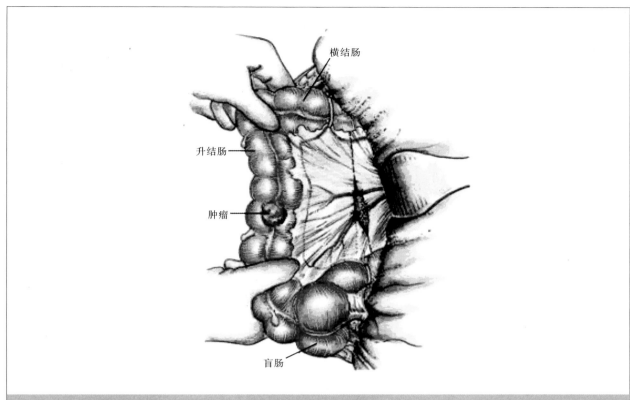

**图 5-34　右半结肠切除范围**

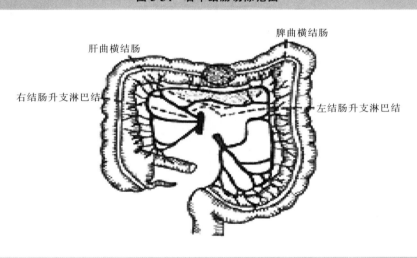

**图 5-35　横结肠切除范围**

全部降结肠,或切除整个乙状结肠、部分降结肠和部分直肠,作结肠—直肠吻合术(图 5-37)。

　　结肠癌并发急性肠梗阻的手术:应当在进行胃肠减压、纠正水和电解质紊乱以及酸碱失衡等适当的准备后,早期施行手术。右侧结肠癌作右半结肠切除一期回肠结肠吻合术。如病人情况不允许先作盲肠造口解除梗阻,二期手术行根治性切除。如癌肿不能切除,可切断末端回肠,行近切端回肠横结肠端侧吻合,远切端回肠断端造口。左侧结肠癌并发急性肠梗阻时,一般应在梗阻部位的近侧作横结肠造口,在肠道充分准备的条件下,再二期手术行根治性切除。对肿瘤不能切除者,则行姑息性结肠造口。

### 2.1.2　直肠癌手术治疗

　　凡能切除的直肠癌如无手术禁忌证,都应尽早施行直肠癌根治术,切除的范围包括癌肿、足够的两端

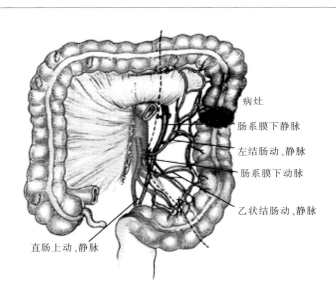

**图 5-36 左半结肠切除术**

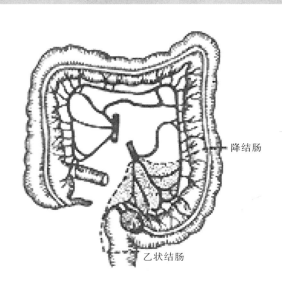

**图 5-37 乙状结肠癌根治切除术**

肠段、已侵犯的邻近器官的全部或部分、四周可能被浸润的组织及全直肠系膜。如不能进行根治性切除时，也应进行姑息性切除，使症状得到缓解。如伴发能切除的肝转移癌应同时切除肝转移癌。

手术方式的选择根据癌肿所在部位、大小、活动度、细胞分化程度，以及术前的排便控制能力等因素综合判断。最近大量的临床病理学研究提示，直肠癌向远端肠壁浸润的范围较结肠癌小，只有不到 3% 的直肠癌向远端浸润超过 2cm。这是选择手术方式的重要依据。

局部切除术：指完整的切除肿瘤及其周围 1cm 的全层肠壁，区别于传统的直肠癌根治术，手术仅切除肿瘤原发病灶，不清扫区域淋巴结，多用于早期癌。局部切除术指征（严格限制）：①侵犯肠周径<30%；②肿瘤大小<3cm；③切缘阴性（距离肿瘤>3mm）；④活动，不固定；⑤距肛缘 8cm 以内；⑥仅适用于 $T_1N_0M_0$ 肿瘤；⑦内镜下切除的息肉，伴癌浸润，或病理学不确定；⑧无血管淋巴管浸润（LVI）或神经浸润；⑨组织学类型为高—中分化癌；⑩治疗前影像学检查无淋巴结肿大的证据。

局部切除标本必需由手术医师展平、固定、标记方位后送病理检查。特别注意：术后病理如果为$T_2$或者$T_1$伴有切缘阳性、血管淋巴管侵润、分化差则应经腹切除。

手术方式主要有：①经肛局部切除术；②骶后径路局部切除术：包括经骶骨途径（Kraske）和经骶骨旁途径（York-Mason）；③经前路括约肌途径：经阴道后壁切开括约肌和肛管、直肠，显露切除肿瘤。

经腹直肠癌切除术：治疗原则：①术前精确的内窥镜检查；②切除肿瘤，保证足够切缘；③除非进行临床实验，腹腔镜手术不推荐采用；④采用全直肠系膜切除术（TME）手术清扫肿瘤的淋巴引流区域；⑤尽可能保留器官结构的完整性；⑥5 周半足量的新辅助放化疗后，应在 5~10 周内手术。

全直肠系膜切除术（TME）：为中低位直肠癌手术的标准术式，是指在直视下锐性解剖盆筋膜脏层和壁层间的特定间隙，完整切除脏层筋膜内的全部组织，包括直肠系膜内的血管淋巴管结构、脂肪组织和直肠系膜筋膜，保留自主神经功能。切除肿瘤下缘以下 4~5cm 的直肠系膜或达盆膈，下段直肠癌（距离肛缘小于 5cm）切除肿瘤远端肠管至少 2cm。优点有：①可减少环周切缘的阳性率；②切除肿瘤下缘以下 4~5cm 的直肠系膜才算足够。下段直肠癌（距离肛缘小于 5cm）切除肿瘤远端肠管 1~2cm 是可以接受的，但需要术中冰冻病理检查证实切缘阴性；③游离全部直肠可保证远切缘阴性并切除足够直肠系膜。

淋巴结清扫原则：①尽可能把清扫范围外的可疑转移淋巴结切除或活检；②如果无临床可疑转移的淋巴结，不推荐扩大的淋巴结清扫术。

腹会阴联合直肠癌根治术（Miles 手术）：原则上适用于腹膜返折以下的直肠癌。切除范围包括乙状结肠远端、全部直肠、肠系膜下动脉及其区域淋巴结、全直肠系膜、肛提肌、坐骨直肠窝内脂肪、肛管及肛门周围约 3~5cm 的皮肤、皮下组织及全部肛门括约肌（图 5-38），于左下腹行永久性乙状结肠单腔造口。Miles 手术也可用股薄肌或臀大肌代替括约肌行原位肛门成形术，但疗效尚待肯定。

经腹直肠癌切除术（直肠低位前切除术，Dixon 手术）：是目前应用最多的直肠癌根治术（图5-39），适用于距齿状线 5cm以上的直肠癌，也有更近距离的直肠癌行 Dixon 手术的报道。但原则上是以根治性切除为前提，要求远端切缘距癌肿下缘 3cm 以上。由于吻合口位于齿状线附近，在术后的一段时期内病人出现便次增多，排便控制功能较差。近年来有人采用 J 形结肠袋与直肠下段或肛门吻合，近期内可以改善控便功能，减少排便次数。

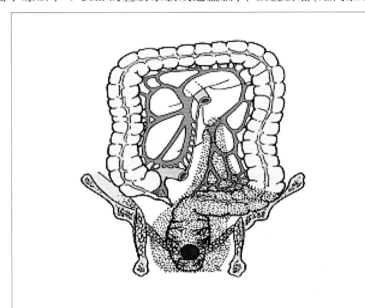

图 5-38　腹会阴联合直肠癌根治术

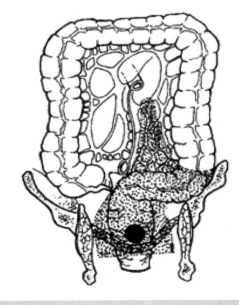

图 5-39　Dixon 手术

经腹直肠癌切除、近端造口、远端封闭手术（Hartmann 手术）：适用于因全身一般情况很差，不能耐受 Miles 手术或急性梗阻不宜行 Dixon 手术的直肠癌病人见图 5-40。

直肠癌根治术有多种手术方式，但经典的术式仍然是 Miles 手术和 Dixon 手术。许多学者曾经将 Dixon 手术改良演变成其他多种术式（如各种拖出式吻合），但由于吻合器可以完成直肠、肛管任何位置的吻合，其他各种改良术式在临床上已较少采用。腹腔镜下施行 Miles 手术和 Dixon 手术具有创伤小、恢复快的优点，但对淋巴结清扫，周围被侵犯脏器的处理尚有争议。直肠癌侵犯子宫时，可一并切除子宫，称为后盆腔脏器清扫；直肠癌侵犯膀胱，行直肠和膀胱（男性）或直肠、子宫和膀胱切除时，称为全盆腔清扫。施行直肠癌根治术的同时，要充分考虑病人的生活质量，术中尽量保护排尿功能和性功能。两者有时需权

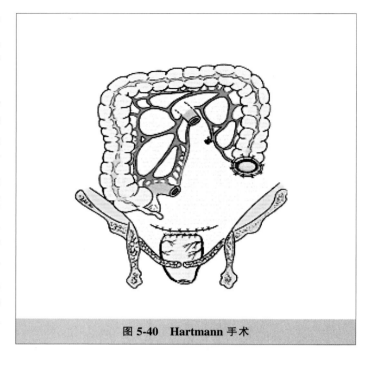

图 5-40　Hartmann 手术

衡利弊，选择手术方式。晚期直肠癌病人发生排便困难或肠梗阻时，可行乙状结肠双腔造口。

在大肠癌手术切除的具体操作中，首先要将肿瘤所在的肠管远近端用纱布条扎紧，以防止癌细胞在肠腔内扩散、种植。随即结扎相应的血管，以防止癌细胞血行转移。在扎闭的肠腔内给予稀释的抗癌化学药物如 5-FU，然后再行肠袢切除。

大肠癌手术一般均需作充分的肠道准备，主要是排空肠道和适量肠道抗生素的应用：①肠道排空：有多种方法，术前 12~24 小时口服复方聚乙二醇电解质散，或口服甘露醇法。也有术前 1 天口服泻剂，如蓖麻油、硫酸镁或番泻叶液等。除非疑有肠梗阻，目前临床上较少采用反复清洁灌肠的肠道清洁方法。②肠道抗生素的使用：常规使用甲硝唑 0.4g，1 天 3 次；新霉素 1.0g，1 天 2 次，术前 1 天使用。不建议 3 天法肠道准备。

结、直肠癌转移病灶的治疗：①肝转移：完整切除必须考虑肿瘤范围和解剖学上的可行性，剩余肝脏必须能够维持足够功能。达不到 R0 切除的减瘤手术不做推荐。需无肝外不可切除病灶。新辅助治疗后不可切除的病灶可以重新评价切除可行性。当所有已知病灶均可用消融处理时方可考虑应用消融技术。孤立肝转移瘤的预后优于多发肝转移。全身化疗无效或化疗期间肝转移进展，可行肝动脉灌注化疗及化疗栓塞术治疗，不应常规应用。原发灶必须能根治性切除或已得到根治性切除。某些患者可以考虑多次切除。②肺转移：完整切除必须考虑肿瘤范围和解剖部位，肺切除后必须能够维持足够功能。有肺外可切除病灶并不妨碍肺转移瘤的切除。原发灶必须能根治性切除或已得到根治性切除，某些患者可考虑多次切除。

### 2.2　内镜治疗

对于大肠癌早期发现，瘤体较小者可采用以下方式：①电子肠镜下电切：适用于直径<0.5cm 的黏膜内癌；②圈套器套扎切除：适用于有蒂部的早期大肠癌；③黏膜切除：适用于表浅型病变；④经肛门内镜下显微外科切除：适用于距肛门 15cm 以内的早期直肠癌，切除后创面可缝合，避免了术后出血、穿孔等并发症。

内镜下支架治疗：近年有报道对于大肠癌并肠梗阻患者，可在内镜引导下行支架置入，可以缓解肠梗阻症状，待患者全身情况改善后，行充分的术前准备，限期切除肿瘤，取得良好的效果，同时内镜下可以取活检，明确诊断。但在肠梗阻情况下行内镜置入支架，也有肠穿孔、出血等风险，术前应有充分估计。

### 2.3 介入治疗

对不能手术切除的结肠癌肝转移患者,可采用介入下肝动脉插管,注入栓塞剂和化疗药物行动脉化疗栓塞(TACE),大部分病人获得良好的治疗效果,提高了生存率。对于低位结肠癌或直肠肛管癌患者,由于患者年龄大、合并肠梗阻、急诊或严重内科疾病合并症无法接受手术者,也可采用介入下置入支架,改善患者症状,部分病人因此获得二次手术机会。

### 2.4 放疗

结肠癌放疗原则:①放射野应包括肿瘤床,由术前放射影像检查和/术中标记确定。②正确的放射剂量:45~50Gy,分 25~28 次照射;对于肿瘤接近切缘或切缘阳性者考虑加量放疗;小肠的照射剂量应限制在 45Gy 之内;以 5-FU 为基础的化疗与放疗同步。③当存在正常组织放疗相关毒性的高危因素时,应考虑采用调强放疗(IMRT)或断层放疗。同时也要注意覆盖足够的瘤床。④对于 T$_4$ 或复发性肿瘤,如有可能应考虑术中放疗(IORT)作为额外的加量放疗。如果不能进行 IORT,可以考虑在辅助化疗之前给予低剂量外照射。⑤有些机构对化疗残留或不敏感又无肝外转移的部分患者采用动脉栓塞疗法。⑥不推荐使用外照射放疗,除非病人有症状或进行临床试验。

直肠癌放疗原则:放疗作为手术切除的辅助疗法有提高疗效的作用。包括术前放疗,可提高手术切除率,降低病人的术后局部复发率;病理明确的术后辅助治疗;不可手术的局部晚期直肠癌患者的综合治疗;晚期直肠癌的姑息减症治疗。①放射野应包括肿瘤或者瘤床及 2~5cm 的安全边缘、骶前淋巴结、髂内淋巴结。T$_4$ 肿瘤侵犯前方结构时需照射髂外淋巴结,肿瘤侵犯远端肛管时需照射腹股沟淋巴结。②应用多野照射技术(一般 3~4 个照射野)。应采取改变体位或其他方法尽量减少照射野内的小肠。③腹会阴联合切除术后患者照射野应包括会阴切口。④IMRT 或断层放疗仅用于临床试验。⑤正确的放射剂量:盆腔剂量 45~50Gy/25~28 次;对于可切除的肿瘤,照射 45Gy 之后应考虑瘤床和两端 2cm 范围予追加剂量。术前放疗追加剂量为 5.4Gy/3 次,术后放疗为 5.4~9Gy/3~5 次;小肠的照射剂量应限制在 45Gy 之内。⑥肿瘤切除后,尤其是 T$_4$ 或复发性肿瘤,若切缘距离肿瘤太近或切缘阳性,可考虑 IORT 作为追加剂量。如果没有 IORT 的条件,应尽快在术后、辅助化疗前,考虑局部追加外照射 10~20Gy。⑦对于不可切除的肿瘤,放疗剂量应高于 54Gy。⑧放疗期间应同期使用 5-FU 为基础的化疗。可以持续灌注,也可以每天静脉推注。

直肠癌分期治疗模式:(a) Ⅰ 期(T$_{1-2}$N$_0$M$_0$)经肛切除术后,如果为 T$_1$ 存在高风险因素(分化差、脉管淋巴管受侵、切缘阳性)或 T$_2$ 病例应给予术后同步化放疗。(b) Ⅱ、Ⅲ 期(T$_{3-4}$N$_0$M$_0$,T$_{1-4}$N$_{1-2}$M$_0$),术前同步放化疗或术后同步放化疗都是该部分患者的标准治疗。(c)T$_4$ 或 N$_2$ 病例术前同步放化疗对提高手术切除率和局部控制率更有优势,低位直肠癌通过术前同步放化疗能提高保肛率。(d)Ⅳ 期(T$_{1-4}$N$_{0-2}$M$_1$)可手术切除的晚期直肠癌(局限于肝或肺的转移灶以及盆腔原发灶可手术切除),如果病理分期为 T$_{1-4}$N$_{1-2}$M$_1$,建议术后辅助化疗后行盆腔同步化放疗。(e)术后局部复发可再次手术切除病例,如果再分期为 Ⅱ、Ⅲ 期(T$_{3-4}$N$_0$M$_0$,T$_{1-4}$N$_{1-2}$M$_0$),且既往未曾接受放疗,建议术后同步化放疗。不能手术切除的、复发后无法手术切除的、高龄、合并严重并发症无法手术的直肠癌,进行同步放化疗,可以缓解症状,提高生存质量并延长生存时间,部分病例可转为可手术切除。(f)如果术中发现肿瘤无法手术切除或手术无法切干净时,可考虑术后同步化放疗。(g)骨或其他部位转移灶引起疼痛,严重影响患者生活质量时,如果病人身体状况允许,可考虑局部放疗以减轻病人症状,改善生活质量。

肛管癌多为鳞癌,是 Miles 手术的绝对适应证。施行根治术时,若腹股沟淋巴结已证实有转移,需同时清扫已转移的两侧腹股沟淋巴结。如无转移,术后也应在双侧腹股沟区施行预防性放疗。

### 2.5 化疗

结、直肠癌的辅助化疗或肿瘤治疗均以 5-FU 为基础用药。给药途径有动脉灌注、门静脉给药、静脉给药、术后腹腔置管灌注给药及温热灌注化疗等,以静脉化疗为主。化疗时机、如何联合用药和剂量等根据病人的情况、个人的治疗经验有所不同。

Ⅲ 期结肠癌术后应行辅助化疗。辅助化疗可使 Ⅲ 期结肠癌患者术后的总生存率提高 10%~15%。Ⅱ 期结肠癌的术后辅助治疗尚无肯定的结论,一般认为辅助治疗提高小于 5% 的生存率。对具有以下预后不良因素的高危Ⅱ期结肠癌患者应推荐术后辅助化疗,包括 $T_4$(ⅡB期)、组织学分级 3 或 4 级、脉管瘤栓、术前肠梗阻或穿孔、淋巴结检出数目<12 个或切缘不干净。

Ⅱ及Ⅲ期直肠癌术后均推荐辅助化疗。结、直肠癌化疗最常用的药物包括氟尿嘧啶类化合物(5-FU 和卡培他滨)、奥沙利铂和伊立替康。氟尿嘧啶类药物往往与奥沙利铂或伊立替康组成联合方案应用。奥沙利铂和伊立替康治疗转移性结肠癌的疗效相近,与氟尿嘧啶联合的有效率为 30%~50%。但两者的不良反应不同,奥沙利铂的剂量限制性毒性是外周神经毒性,而伊立替康的剂量限制性毒性是迟发性腹泻和中性粒细胞减少。

对于一般状况良好(ECOG 评分 0~1)的患者,一线化疗可选择奥沙利铂或伊立替康联合氟尿嘧啶类药物。二线化疗可选择一线未用过的恰当药物。对于 ECOG 评分为 2 的患者,可采用 5-FU 或卡培他滨单药化疗。对于一般情况较差(ECOG 评分≥3)者可积极给予最佳支持治疗,包括缓解疼痛、营养支持等。

辅助化疗方案:目前一线联合化疗药物主要有 3 个方案:①FOLFOX6 方案:奥沙利铂 100mg/m²,亚叶酸钙(CF)200mg/m²,化疗第 1 天静脉滴注,随后 5-FU 2.4~3.6g/m²,持续 48 小时滴注,每两周重复,共 10~12 个疗程。②XELOX 方案:为奥沙利铂和希罗达(Xeloda)的联合用药。③MAYO 方案:是 5-FU 和 CF 的配伍。④卡培他滨单药。不推荐伊立替康作为结肠癌术后的辅助治疗。目前推荐结、直肠癌术后辅助化疗的时间为 6 个月。全身化疗可以延长转移性结肠癌患者的生存时间,提高生活质量,并可使部分无法手术切除的转移灶转变为可手术切除。

新辅助放化疗:最近几年,大量文献报道新辅助化疗(即术前化疗)可使肿瘤降期,提高手术切除率。在欧洲,直肠癌行新辅助放化疗得到众多医疗中心的认同。直肠癌在术前行直线加速器适形放疗 2Gy/次,5 次/周,总剂量 46Gy,同时辅以 5-FU 为基础的化疗,如 FOLFOX6 方案、MAYO 方案 2~4 个疗程,术后再辅以化疗。术前放化疗能使直肠癌体积缩小,达到降期作用,从而提高手术切除率及降低局部复发率。多中心、随机、大样本资料显示新辅助放化疗对直肠癌的治疗是有益的。

腹腔热灌注治(化)疗:腹腔热灌注化疗是近年来一种新兴的腹腔恶性肿瘤的辅助治疗手段,大剂量的温热化疗液能够使腹腔的微小癌转移灶更充分地与化疗药接触,灌注过程中化疗药对腹腔的游离癌细胞起到机械的清除作用,化疗药物灌入腹腔后,可在腹腔内有较高、恒定、持久的药物浓度,进入体循环较少,全身毒副作用小;使腹腔热灌注化疗较单纯腹腔化疗治疗恶性腹水有明显的优势,用于恶性腹水的治疗已取得了良好的疗效。腹腔镜辅助持续循环腹腔热灌注化疗(CHIPC)可充分应用微创外科的优势,避免不必要的剖腹探查放置灌注管所带来的创伤,有着很好的临床应用前景。对于晚期大肠癌、大肠癌肝转移、腹膜或盆腔广泛转移且无法手术切除患者可考虑行腹腔热灌注治(化)疗。近年来,CHIPC 越来越受到国内外重视,对于可手术患者也可术中放置灌注管,术后行 CHIPC,临床研究表明可减少肿瘤术后的复发与转移。

## 2.6 免疫治疗

非特异性主动免疫治疗:不用任何特异性肿瘤抗原刺激免疫系统,如卡介苗(BCG)、白介素 2(IL-2)、左旋咪唑、白喉类毒素 (DTX)、OK432 等。Smith 等随访 10 年, 比较了单纯手术治疗和手术加卡介苗(BCG)治疗的结肠腺癌患者,显示后者不能预防肿瘤复发,却可以延长患者总的生存期。IL-2 通过激活 T 淋巴细胞产生淋巴因子在免疫调节中起作用。结、直肠癌患者单独使用 IL-2 治疗有抗瘤作用,但反复输入 IL-2 在诸多器官中的毒性作用较大。其他细胞因子,如 IL-4、IL-1 和 IL-12 临床研究效果并不优于单独使用 IL-2。Moertel 等研究发现,Ⅲ期结肠癌患者术后接受 5-FU 加左旋咪唑作为辅助治疗可以提高患者的治愈率并降低患者的死亡率,该方案目前已经被列入Ⅲ期结肠癌的常规治疗方案。DTX 可作为结、直肠癌患者的免疫刺激剂。

特异性主动免疫治疗:通过疫苗激发宿主主动的抗肿瘤特异性免疫反应,从而破坏肿瘤细胞,也产生抗肿瘤相关抗原的免疫记忆。特异性地针对免疫系统,消除肿瘤细胞,不影响周围正常组织。分子病理学的进展使得一系列结、直肠癌的抗原可以确定并认识特性,针对这些抗原的疫苗可以刺激免疫系统。大量关于肿瘤疫苗的临床研究已进行或正在进行中,如自体结肠癌细胞并用半抗原修正的 New Castle 病毒或卡介苗,合成 RAS 肽结合抗原呈递细胞 APCs,热休克蛋白,糖蛋白黏液素,模仿肿瘤相关性抗原的抗独特型抗体等。

肿瘤相关抗原 CEA 可作为免疫原激发机体的抗肿瘤免疫反应。Sinibaldi 等用人工合成的CSH-275疫苗治疗切除原发癌灶的肿瘤鼠,显示 CSH-275 疫苗可以显著地增加细胞毒性 T 淋巴细胞的数量并明显提高其抗肿瘤活性,同时也诱导大量 $CD8^+T$ 淋巴细胞浸润肿瘤组织,显著地延长肿瘤鼠的生存期。Welt 等报道,huA33 对化疗无效的结、直肠癌患者可以激发适度的抗肿瘤免疫反应。

被动性免疫反应:荷瘤宿主免疫性接受免疫活化的有抗肿瘤活性的淋巴细胞,接受抗肿瘤抗原的抗体,并选择性杀伤肿瘤细胞,输注高度特异性的单克隆抗体等。被动性免疫治疗目前有 3 种方法:①TILs/IL-2,②LAK 细胞,③单克隆抗体。

## 2.7 导向治疗

导向治疗是指以肿瘤相关抗原、糖类结构、细胞因子受体的 mAb、细胞因子等为导向性载体,以放射性核素(放射性导向)或免疫毒素(免疫毒素导向)为弹头,通过定位于肿瘤组织的核素或毒素直接破坏肿瘤细胞,造成肿瘤细胞变性、坏死而达到治疗目的。近年来,以放射性核素为弹头的放射性导向的研究进展很快,导向治疗已显现出良好的临床应用前景。Koppe 等在研究中用 $^{131}I$ 标记的抗 CEA mAb MN-14 治疗裸鼠结、直肠癌腹膜转移灶,结果显示,$^{131}I$ 标记的 MN-14 可以显著地限制腹膜转移灶的生长。免疫毒素导向治疗是由生物来源的毒蛋白和抗肿瘤抗体或某些细胞表面受体的配基耦联而成,以抗体或配基为载体,把毒素定向带到病灶部位,将癌细胞或病变细胞杀死,而很少伤害正常组织。目前许多免疫毒素已经进入临床Ⅰ、Ⅱ期试验,尽管免疫毒素导向治疗肿瘤尚存在一些问题,但已显示出临床应用的前景。

## 2.8 基因治疗

基因治疗是除了手术、放疗和化疗以外的一种新的肿瘤治疗手段,有望成为肿瘤综合治疗的重要组成部分。李茂刚等的研究验结果显示,腺病毒介导的 fat-1 基因在人大肠癌细胞 HT-29 中的表达有效地抑制了癌细胞的增殖,促进其凋亡,在大肠癌基因治疗中可能具有良好价值。虽然目前对大肠癌的基因治疗研究较热,在基础研究和临床前期研究中表现了强大的生命力,但离临床应用仍需较长的过渡期。如何寻找到合适的治疗基因和载体,外源基因的可控性表达,准确高效的基因导入是基因治疗迫切需要解决的问题。不可否认,随着人类基因组计划的完成,功能基因组学的发展,致病基因包括已知和目前尚未知晓功能的基因表达调控序列的确定,及其相互作用规律的阐明,基因疗法必将在大肠癌的基因治疗中取得重要的发展和突破。

## 2.9 中医中药治疗

中医中药对大肠癌无根治效果,其主要在于提高患者免疫力,应用去邪、扶正、化瘀、软坚、散结、清热解毒、通络、以毒攻毒等原理。对于放疗、化疗或手术治疗后的毒副作用,则以中药补气益血、调理脏腑等。

# 3 随 访

结、直肠癌随访:对治疗后的直肠癌病人应进行定期的复查和随访。术后前 2 年内每 3 个月复查 1 次,以后每 6 个月 1 次,直至 5 年之后每年 1 次,进行详细问诊和体格检查,肝脏 B 超及 CEA 等肿瘤标志物检测。高危复发病人可考虑每年 1 次胸腹盆腔增强 CT 检查(共 3 年)。术后 1 年内肠镜检查若无异常,每隔3 年再复查 1 次;如果术前因肿瘤梗阻无法行全结肠镜检查,术后 3~6 个月内行肠镜检查。低位前切除者 5 年内每 6 个月进行 1 次直肠镜检查。

高危人群的肠镜随访:①直径≥1cm 的腺瘤,绒毛结构≥25%的腺瘤(即绒毛状腺瘤或混合性腺瘤),伴高级别上皮内瘤变的其他病变:应在治疗后第 1 年再次复查肠镜,如无异常发现,后续肠镜复查间隔可延长至 3 年。②其他腺瘤:应在诊断治疗后第 3 年再次复查肠镜,如无异常发现,后续肠镜复查间隔可延长至 5 年。③其他肠道良性病变:因结、直肠癌风险增加并不明显,可视同一般人群处理。肠镜复查间隔可为 10 年。④溃疡性结肠炎:如筛查中发现高级别上皮内瘤变应在治疗后每年复查肠镜。

# 4  预  后

孙冬梅等研究显示,大肠癌的远处转移、复发、术前 CEA 水平和分化程度是患者死亡的主要危险因素,而且发病年龄越小,其预后往往越差,且分化程度还是大肠癌肝转移患者预后危险因素之一。高水平 CEA 也是影响 CRC 患者生存的独立因素,根据大肠癌流行特征及预后因素分析结果显示,预防、早期诊断及综合治疗对控制大肠癌十分重要。结肠癌的预后较好,经根治手术治疗后,Duke's A、B 及 C 期的 5 年生存率分别可达 80%、65% 及 30% 左右。

# 5  三级预防

一级预防:消除或减少可能导致大肠癌的因素,防止大肠癌的发生。大肠癌由于存在息肉—腺瘤—腺癌的演进序列,历时长,因而为预防提供了可能。由于大肠癌与饮食、毒素和环境的关系密切,应多食新鲜蔬菜水果、富含纤维素食物,忌食霉烂腐败变质食物,对于市售蔬菜水果食用前尽可能清水浸泡。化学预防:目前常用的阻断演进的物质有非甾体消炎药(NSAIDs),可拮抗环氧化酶活性,抑制核因子-kappaB(NF-κB),如阿司匹林已有临床实验研究报告,舒林酸(sulindac)具有可逆性还原、不可逆性氧化抑制前列腺素产物导致息肉,此外维生素 E、C、A 可抑制直肠腺瘤上皮增生。

二级预防:原则为早发现、早诊断、早治疗。对高危人群应进行 X 线钡灌肠、电子肠镜、CEA 监测。对大肠息肉、大肠腺瘤等癌前病变及时治疗,可明显降低大肠癌的发病率。对于确诊为大肠癌患者,及早就医,选择合适的治疗方案。

三级预防:对晚期大肠癌患者,以改善生存质量或延长生存期为目的。在止痛药物上,WHO 提出三级止痛阶梯方案:①最初用吗啡类药物,效果不明显时追用吗啡类药物,最后换为强效吗啡类药物;②从小剂量开始,逐渐增量;③口服为主,无效时直肠给药,最后注射;④定期服药。

(李道娟　朱超熙　李倩　郑朝旭　贺宇彤　陈宏　雒洪志)

# 参考文献:

[1]  Washington MK, Berlin J, Branton P, et al. Protocol for the examination of specimens from patients with primary carcinoma of the colon and rectum[J]. Arch Pathol Lab Med, 2009, 133(10): 1539–1551.

[2]  Edge SB, Compton CC. The American Joint Committee on cancer: the 7th edition of the AJCC cancer staging manual and the future of TNM[J]. Ann Surg Oncol, 2010, 17(6): 1471–1474.

[3]  Hamilton SR, Bosman FT, Boffetta P, et al. Carcinoma of the colon and rectum[M]// Bosman FT, Carneiro F, Hruban RH, et al. WHO Classification of Tumours of the Digestive System. Lyon: IARC, 2010.

[4]  Colorectal Cancer Estimated Incidence, Mortality and Prevalence Worldwide in 2012[EB/OL]. http://globocan.iarc.fr/Pages/fact_sheets_cancer.aspx.

[5]  赵平,陈万青,孔灵芝. 中国癌症发病与死亡 2003–2007[M]. 北京:军事医学科学出版社,2012.

[6]  全国肿瘤防治研究办公室,卫生部疾病预防控制局.2009 中国肿瘤登记年报[M].北京:军事医学科学出版社,2010.

[7]  Parkin DM, Bray F, Ferlay J, et al. Estimating the world cancer burden: Globocan 2000 [J]. Int J Cancer, 2001, 94(2): 153–156.

[8]  Parkin DM, Bray F, Ferlay J, et al. Global cancer statistics, 2002[J]. CA Cancer J Clin, 2005, 55(2): 74–108.

[9]  Ferlay J, Shin HR, Bray F, et al. Estimates of worldwide burden of cancer in 2008: GLOBOCAN 2008 [J]. Int J Cancer, 2010, 127(12): 2893–2917.

[10]  Siegel RL, Ward EM, Jemal A. Trends in colorectal cancer incidence rates in the United States by tumor location and stage, 1992–2008[J]. Cancer Epidemiol Biomarkers Prev, 2012, 21(3): 411–416.

[11]  赫捷,赵平,陈万青. 2011 中国肿瘤登记年报[M]. 北京:军事医学科学出版社,2011.

[12] 赫捷,陈万青. 2012 中国肿瘤登记年报[M]. 北京:军事医学科学出版社,2012.

[13] 曾红梅,陈万青. 中国癌症流行病学与防治研究现状[J]. 化学进展,2013,25(9):1415-1420.

[14] Jemal A,Bray F,Center MM,et al. Global cancer statistics[J]. CA Cancer J Clin,2011,61(2):69-90.

[15] Boyle P,Leon ME. Epidemiology of colorectal cancer[J]. Br Med Bull,2002,64:1-25.

[16] Hill LB,O'Connell JB,Ko CY. Colorectal cancer:epidemiology and health services research [J]. Surg Oncol Clin N Am, 2006,15(1):21-37.

[17] Worthley DL,Leggett BA.Colorectal cancer:molecular features and clinical opportunities [J]. Clin Biochem Rev,2010,31 (2):31-38.

[18] Kim DW,Bang YJ,Heo DS,et al. Colorectal cancer in Korea:characteristics and trends[J]. Tumori,2002,88(4):262-265.

[19] Kaw LL Jr,Punzalan CK,Crisostomo AC,et al. Surgical pathology of colorectal cancer in Filipinos:implications for clinical practice[J]. J Am Coll Surg,2002,195(2):188-195.

[20] Abou-Zeid AA,Khafagy W,Marzouk DM,et al. Colorectal cancer in Egypt[J]. Dis Colon Rectum,2002,45(9):1255-1260.

[21] Centers for Disease Control and Prevention. Colorectal Cancer Rates by Race and Ethnicity [EB/OL]. http://www.cdc.gov/ cancer/colorectal/statistics/race.htm.

[22] Hoff A,Johannessen-Henry CT,Ross L,et al. Religion and reduced cancer risk:what is the explanation? A review[J]. Eur J Cancer,2008,44(17):2573-2579.

[23] Boyle P, Leon ME. Epidemiology of colorectal cancer [EB/OL]. http://www.biomedsearch.com/nih/Epidemiology- colorectal-cancer/12421722.html.

[24] Johnson IT,Lund EK. Review article:nutrition,obesity and colorectal cancer [J]. Aliment Pharmacol Ther,2007,26(2): 161-181.

[25] Boyle P,Langman JS. ABC of colorectal cancer:Epidemiology[J]. BMJ,2000,321(7264):805-808.

[26] World Cancer Research Fund. Nutrition,Physical Activity,and the Prevention of Cancer:A Global Perspective [R]. Washington DC:American Institute for Cancer Research,2007.

[27] Bejar LM,Gili M,Infantes B,et al. Effects of changes in dietary habits on colorectal cancer incidence in twenty countries from four continents during the period 1971-2002[J]. Rev Esp Enferm Dig,2011,103(10):519-529.

[28] Willett WC. Diet and cancer:an evolving picture[J]. JAMA,2005,293(2):233-234.

[29] Ahmed FE. Effect of diet,life style,and other environmental/chemopreventive factors on colorectal cancer development, and assessment of the risks[J]. J Environ Sci Health C Environ Carcinog Ecotoxicol Rev,2004,22(2):91-147.

[30] 邵红梅,冯瑞,朱红,等. 中国人群结直肠癌危险因素的 Meta 分析[J]. 中国慢性病预防与控制,2014,22(2):174-177.

[31] Bernstein C,Bernstein H,Garewal H,et al. A bile acid-induced apoptosis assay for colon cancer risk and associated quality control studies[J]. Cancer Res,1999,59(10):2353-2357.

[32] Ishihara J,Inoue M,Iwasaki M,et al. Dietary calcium,vitamin D,and the risk of colorectal cancer [J]. Am J Clin Nutr, 2008,88(6):1576-1583.

[33] Bajor A,Gillberg PG,Abrahamsson H. Bile acids:short and long term effects in the intestine [J]. Scand J Gastroenterol, 2010,45(6):645-664.

[34] Hofmann AF. Detoxification of lithocholic acid,a toxic bile acid:relevance to drug hepatotoxicity [J]. Drug Metab Rev, 2004,36(3-4):703-722.

[35] Cheng K,Raufman JP. Bile acid-induced proliferation of a human colon cancer cell line is mediated by transactivation of epidermal growth factor receptors[J]. Biochem Pharmacol,2005,70(7):1035-1047.

[36] Jean-Louis S,Akare S,Ali MA,et al. Deoxycholic acid induces intracellular signaling through membrane perturbations[J]. J Biol Chem,2006,281(21):14948-14960.

[37] Payne CM,Crowley-Skillicorn C,Bernstein C,et al. Hydrophobic bile acid-induced micronuclei formation,mitotic perturbations,and decreases in spindle checkpoint proteins:relevance to genomic instability in colon carcinogenesis[J]. Nutr Cancer,2010,62(6):825-840.

[38] 沙怡梅. 膳食因素致结肠癌的可能机制[J]. 国外医学卫生学分册,2002,29(4):241-246.

[39] 蒋沁婷,陈坤,邹艳,等. 随访队列的结直肠癌危险因素的病例-对照研究[J]. 肿瘤,2004,24(1):6-10.

[40] 陈坤,裘炳良,张扬. 大肠癌危险因素的 Meta 分析[J]. 浙江大学学报(医学版),2004,31(4):254-258.

[41] 王嘉淇,关宝生,杜宁,等.动物性食品和植物性食品在大肠癌危险因素中的作用 Meta 分析[J].黑龙江医药科学,2008,31(4):53-54.

[42] Zhong X,Fang YJ,Pan ZZ,et al. Dietary fat,fatty acid intakes and colorectal cancer risk in Chinese adults:a case-control study[J]. Eur J Cancer Prev,2013,22(5):438-447.

[43] Levi F,Pasche C,Lucchini F,et al. Dietary fibre and the risk of colorectal cancer[J]. Eur J Cancer,2001,37(16):2091-2096.

[44] McCullough ML,Robertson AS,Chao A,et al. A prospective study of whole grains,fruits,vegetables and colon cancer risk[J]. Cancer Causes Control,2003,14(10):959-970.

[45] Terry P,Giovannucci E,Michels KB,et al. Fruit,vegetables,dietary fiber,and risk of colorectal cancer [J]. J Natl Cancer Inst,2001,93(7):525-533.

[46] Chan AT,Giovannucci EL. Primary prevention of colorectal cancer[J]. Gastroenterology,2010,138(6):2029-2043.

[47] Aune D,Chan DS,Lau R,et al. Dietary fibre,whole grains,and risk of colorectal cancer:systematic review and dose-response meta-analysis of prospective studies[J]. BMJ,2011,343:d6938.

[48] Turati F,Guercio V,Pelucchi C,et al. Colorectal cancer and adenomatous polyps in relation to allium vegetables intake:A meta-analysis of observational studies[J]. Mol Nutr Food Res,2014,58(9):1907-1914.

[49] White E,Shannon JS,Patterson RE. Relationship between vitamin and calcium supplement use and colon cancer[J]. Cancer Epidemiol Biomarkers Prev,1997,6(10):769-774.

[50] Lamprecht SA,Lipkin M. Chemoprevention of colon cancer by calcium,vitamin D and folate:molecular mechanisms[J]. Nat Rev Cancer,2003,3(8):601-614.

[51] Rozen P,Lubin F,Papo N,et al. Calcium supplements interact significantly with long-term diet while suppressing rectal epithelial proliferation of adenoma patients[J]. Cancer,2001,91(4):833-840.

[52] Park Y,Leitzmann MF,Subar AF,et al.Dairy food,calcium,and risk of cancer in the NIH-AARP Diet and Health Study [J]. Arch Intern Med,2009,169(4):391-401.

[53] Murphy N,Norat T,Ferrari P,et al. Consumption of dairy products and colorectal cancer in the European Prospective Investigation into Cancer and Nutrition(EPIC)[J]. PLoS One,2013,8(9):e72715.

[54] Duthie SJ. Folic acid deficiency and cancer:mechanisms of DNA instability[J]. Br Med Bull,1999,55(3):578-592.

[55] Seo YR,Kelley MR,Smith ML. Selenomethionine regulation of p53 by a ref1-dependent redox mechanism [J]. Proc Natl Acad Sci U S A,2002,99(22):14548-14553.

[56] Rayman MP. The importance of selenium to human health[J]. Lancet,2000,356(9225):233-241.

[57] Reddy BS. The Fourth DeWitt S. Goodman lecture. Novel approaches to the prevention of colon cancer by nutritional manipulation and chemoprevention[J]. Cancer Epidemiol Biomarkers Prev,2000,9(3):239-247.

[58] Bruce WR,Giacca A,Medline A. Possible mechanisms relating diet and risk of colon cancer [J]. Cancer Epidemiol Biomarkers Prev,2000,9(12):1271-1279.

[59] Fonseca-Nunes A,Jakszyn P,Agudo A. Iron and cancer risk--a systematic review and meta-analysis of the epidemiological evidence[J]. Cancer Epidemiol Biomarkers Prev,2014,23(1):12-31.

[60] Dhawan DK,Chadha VD. Zinc:a promising agent in dietary chemoprevention of cancer [J]. Indian J Med Res,2010,132 (6):676-682.

[61] 项进,高长明,丁建华,等. 饮食微量元素摄取与结直肠癌的发病风险[J]. 中国肿瘤,2011,20(10):731-734.

[62] Kesse E,Boutron-Ruault MC,Norat T,et al. Dietary calcium,phosphorus,vitamin D,dairy products and the risk of colorectal adenoma and cancer among French women of the E3N-EPIC prospective study[J]. Int J Cancer,2005,117(1):137-144.

[63] van Lee L,Heyworth J,McNaughton S,et al. Selected dietary micronutrients and the risk of right-and left-sided colorectal cancers:a case-control study in Western Australia[J]. Ann Epidemiol,2011,21(3):170-177.

[64] Key TJ,Appleby PN,Masset G,et al. Vitamins,minerals,essential fatty acids and colorectal cancer risk in the United Kingdom Dietary Cohort Consortium[J]. Int J Cancer,2012,131(3):E320-325.

[65] Chao A,Thun MJ,Connell CJ,et al. Meat consumption and risk of colorectal cancer[J]. JAMA,2005,293(2):172-182.

[66] Huxley RR,Ansary-Moghaddam A,Clifton P,et al. The impact of dietary and lifestyle risk factors on risk of colorectal cancer:a quantitative overview of the epidemiological evidence[J]. Int J Cancer,2009,125(1):171-180.

[67] Cross AJ,Ferrucci LM,Risch A,et al. A large prospective study of meat consumption and colorectal cancer risk:an investigation of potential mechanisms underlying this association[J]. Cancer Res,2010,70(6):2406-2414.

[68] Glade MJ. Food,nutrition,and the prevention of cancer:a global perspective. American Institute for Cancer Research/ World Cancer Research Fund,American Institute for Cancer Research,1997[J]. Nutrition,1999,15(6):523-526.

[69] Secretan B,Straif K,Baan R,et al. A review of human carcinogens--Part E:tobacco,areca nut,alcohol,coal smoke,and salted fish[J]. Lancet Oncol,2009,10(11):1033-1034.

[70] Paskett ED,Reeves KW,Rohan TE,et al. Association between cigarette smoking and colorectal cancer in the Women's Health Initiative[J]. J Natl Cancer Inst,2007,99(22):1729-1735.

[71] Liang PS,Chen TY,Giovannucci E. Cigarette smoking and colorectal cancer incidence and mortality:systematic review and meta-analysis[J]. Int J Cancer,2009,124(10):2406-2415.

[72] Botteri E,Iodice S,Bagnardi V,et al. Smoking and colorectal cancer:a meta-analysis[J]. JAMA,2008,300(23):2765-2778.

[73] Limsui D,Vierkant RA,Tillmans LS,et al. Cigarette smoking and colorectal cancer risk by molecularly defined subtypes [J]. J Natl Cancer Inst,2010,102(14):1012-1022.

[74] Hou L,Jiang J,Liu B,et al. Association between smoking and deaths due to colorectal malignant carcinoma:a national population-based case-control study in China[J]. Br J Cancer,2014,110(5):1351-1358.

[75] Ferrari P,Jenab M,Norat T,et al. Lifetime and baseline alcohol intake and risk of colon and rectal cancers in the European prospective investigation into cancer and nutrition(EPIC)[J]. Int J Cancer,2007,121(9):2065-2072.

[76] Zisman AL,Nickolov A,Brand RE,et al. Associations between the age at diagnosis and location of colorectal cancer and the use of alcohol and tobacco:implications for screening[J]. Arch Intern Med,2006,166(6):629-634.

[77] Tsong WH,Koh WP,Yuan JM,et al. Cigarettes and alcohol in relation to colorectal cancer:the Singapore Chinese Health Study[J]. Br J Cancer,2007,96(5):821-827.

[78] Bazensky I,Shoobridge-Moran C,Yoder LH. Colorectal cancer:an overview of the epidemiology,risk factors,symptoms,and screening guidelines[J]. Medsurg Nurs,2007,16(1):46-51;quiz 52.

[79] American Institute for Cancer Research. Food,nutrition and prevention of cancer:a global perspective [M]. Washington: BANTA Book Group,1997.231-453.

[80] Pöschl G,Seitz HK. Alcohol and cancer[J]. Alcohol Alcohol,2004,39(3):155-165.

[81] Fedirko V,Tramacere I,Bagnardi V,et al. Alcohol drinking and colorectal cancer risk:an overall and dose-response meta-analysis of published studies[J]. Ann Oncol,2011,22(9):1958-1972.

[82] Matsuo K,Mizoue T,Tanaka K,et al. Association between body mass index and the colorectal cancer risk in Japan:pooled analysis of population-based cohort studies in Japan[J]. Ann Oncol,2012,23(2):479-490.

[83] Hull M,Lagergren J. Obesity and colorectal cancer[J]. Gut,2014,63(1):205.

[84] Cotterchio M,Boucher BA,Manno M,et al. Dietary phytoestrogen intake is associated with reduced colorectal cancer risk [J]. J Nutr,2006,136(12):3046-3053.

[85] Akhter M,Inoue M,Kurahashi N,et al. Dietary soy and isoflavone intake and risk of colorectal cancer in the Japan public health center-based prospective study[J]. Cancer Epidemiol Biomarkers Prev,2008,17(8):2128-2135.

[86] Johnson CM,Wei C,Ensor JE,et al. Meta-analyses of colorectal cancer risk factors [J]. Cancer Causes Control,2013,24 (6):1207-1222.

[87] Wolin KY,Tuchman H. Physical activity and gastrointestinal cancer prevention [J]. Recent Results Cancer Res, 2011,186:73-100.

[88] Johns LE,Houlston RS. A systematic review and meta-analysis of familial colorectal cancer risk [J]. Am J Gastroenterol, 2001,96(10):2992-3003.

[89] 蔡善荣. 我国大肠癌高危因素的研究[J]. 实用肿瘤杂志,2003,18(1):68-70.

[90] 郑树,蔡善荣. 中国大肠癌的病因学及人群防治研究[J]. 中华肿瘤杂志,1992,26(1):1-3.

[91] Zhang B,Jia WH,Matsuo K,et al. Genome-wide association study identifies a new SMAD7 risk variant associated with colorectal cancer risk in East Asians[J]. Int J Cancer,2014,135(4):948-955.

[92] 张涛涛,阎岩. 结直肠癌病因与发病机制最新研究进展[J]. 科协论坛,2009,(7):66-68.

[93] Eaden JA,Abrams KR,Mayberry JF. The risk of colorectal cancer in ulcerative colitis:a meta-analysis [J]. Gut,2001,48

(4):526-535.

[94] Stocks T,Lukanova A,Johansson M,et al. Components of the metabolic syndrome and colorectal cancer risk:a prospective study[J]. Int J Obes(Lond),2008,32(2):304-314.

[95] Kim JH,Lim YJ,Kim YH,et al. Is metabolic syndrome a risk factor for colorectal adenoma? [J]. Cancer Epidemiol Biomarkers Prev,2007,16(8):1543-1546.

[96] Chan AO,Jim MH,Lam KF,et al. Prevalence of colorectal neoplasm among patients with newly diagnosed coronary artery disease[J]. JAMA,2007,298(12):1412-1419.

[97] Heikkilä K,Nyberg ST,Theorell T,et al. Work stress and risk of cancer:meta-analysis of 5700 incident cancer events in 116,000 European men and women[J]. BMJ,2013,346:f165.

[98] Grodstein F,Newcomb PA,Stampfer MJ. Postmenopausal hormone therapy and the risk of colorectal cancer:a review and meta-analysis[J]. Am J Med,1999,106(5):574-582.

[99] Rossouw JE,Anderson GL,Prentice RL,et al. Risks and benefits of estrogen plus progestin in healthy postmenopausal women:principal results From the Women's Health Initiative randomized controlled trial[J]. JAMA,2002,288(3):321-333.

[100] Chlebowski RT,Wactawski-Wende J,Ritenbaugh C,et al. Estrogen plus progestin and colorectal cancer in postmenopausal women[J]. N Engl J Med,2004,350(10):991-1004.

[101] Delellis Henderson K,Duan L,Sullivan-Halley J,et al. Menopausal hormone therapy use and risk of invasive colon cancer:the California Teachers Study[J]. Am J Epidemiol,2010,171(4):415-425.

[102] Nelson HD,Humphrey LL,Nygren P,et al. Postmenopausal hormone replacement therapy:scientific review [J]. JAMA,2002,288(7):872-881.

[103] Nussler NC,Reinbacher K,Shanny N,et al. Sex-specific differences in the expression levels of estrogen receptor subtypes in colorectal cancer[J]. Gend Med,2008,5(3):209-217.

[104] Gong J,Hutter C,Baron JA,et al. A pooled analysis of smoking and colorectal cancer:timing of exposure and interactions with environmental factors[J]. Cancer Epidemiol Biomarkers Prev,2012,21(11):1974-1985.

[105] Poynter JN,Haile RW,Siegmund KD,et al. Associations between smoking,alcohol consumption,and colorectal cancer, overall and by tumor microsatellite instability status[J]. Cancer Epidemiol Biomarkers Prev,2009,18(10):2745-2750.

[106] Minoo P,Zlobec I,Peterson M,et al. Characterization of rectal,proximal and distal colon cancers based on clinicopathological,molecular and protein profiles[J]. Int J Oncol,2010,37(3):707-718.

[107] Ulvik A,Evensen ET,Lien EA,et al. Smoking,folate and methylenetetrahydrofolate reductase status as interactive determinants of adenomatous and hyperplastic polyps of colorectum[J]. Am J Med Genet,2001,101(3):246-254.

[108] Cho E,Smith-Warner SA,Ritz J,et al. Alcohol intake and colorectal cancer:a pooled analysis of 8 cohort studies [J]. Ann Intern Med,2004,140(8):603-613.

[109] Giovannucci E. Epidemiologic studies of folate and colorectal neoplasia:a review[J]. J Nutr,2002,132(8 Suppl):2350S-2355S.

[110] Armstrong B,Doll R. Environmental factors and cancer incidence and mortality in different countries,with special reference to dietary practices[J]. Int J Cancer,1975,15(4):617-631.

[111] Byers T. Diet,colorectal adenomas,and colorectal cancer[J]. N Engl J Med,2000,342(16):1206-1207.

[112] Sandhu MS,White IR,McPherson K. Systematic review of the prospective cohort studies on meat consumption and colorectal cancer risk:a meta-analytical approach[J]. Cancer Epidemiol Biomarkers Prev,2001,10(5):439-446.

[113] Norat T,Bingham S,Ferrari P,et al. Meat,fish,and colorectal cancer risk:the European Prospective Investigation into cancer and nutrition[J]. J Natl Cancer Inst,2005,97(12):906-916.

[114] Chan AT,Tranah GJ,Giovannucci EL,et al. Prospective study of N-acetyltransferase-2 genotypes,meat intake,smoking and risk of colorectal cancer[J]. Int J Cancer,2005,115(4):648-652.

[115] Fung TT,Hu FB,Wu K,et al. The mediterranean and dietary approaches to stop hypertension(DASH) diets and colorectal cancer[J]. Am J Clin Nutr,2010,92(6):1429-1435.

[116] Bingham SA,Day NE,Luben R,et al. Dietary fibre in food and protection against colorectal cancer in the European Prospective Investigation into Cancer and Nutrition(EPIC):an observational study[J]. Lancet,2003,361(9368):1496-1501.

[117] Sansbury LB,Wanke K,Albert PS,et al. The effect of strict adherence to a high-fiber,high-fruit and-vegetable,and low-fat

eating pattern on adenoma recurrence[J]. Am J Epidemiol,2009,170(5):576-584.

[118] van Duijnhoven FJ,Bueno-De-Mesquita HB,Ferrari P,et al. Fruit,vegetables,and colorectal cancer risk:the European Prospective Investigation into Cancer and Nutrition[J]. Am J Clin Nutr,2009,89(5):1441-1452.

[119] Forte A,De Sanctis R,Leonetti R,et al. Dietary chemoprevention of colorectal cancer [J]. Ann Ital Chir,2008,79(4): 261-267.

[120] Newmark HL,Yang K,Kurihara N,et al. Western-style diet-induced colonic tumors and their modulation by calcium and vitamin D in C57Bl/6 mice:a preclinical model for human sporadic colon cancer[J]. Carcinogenesis,2009,30(1):88-92.

[121] Larsson SC,Giovannucci E,Wolk A. A prospective study of dietary folate intake and risk of colorectal cancer:modification by caffeine intake and cigarette smoking[J]. Cancer Epidemiol Biomarkers Prev,2005,14(3):740-743.

[122] Cho E,Smith-Warner SA,Spiegelman D,et al. Dairy foods,calcium,and colorectal cancer:a pooled analysis of 10 cohort studies[J]. J Natl Cancer Inst,2004,96(13):1015-1022.

[123] Baron JA,Beach M,Mandel JS,et al. Calcium supplements for the prevention of colorectal adenomas. Calcium Polyp Prevention Study Group[J]. N Engl J Med,1999,340(2):101-107.

[124] Wallace K,Baron JA,Cole BF,et al. Effect of calcium supplementation on the risk of large bowel polyps[J]. J Natl Cancer Inst,2004,96(12):921-925.

[125] Grau MV,Baron JA,Sandler RS,et al. Prolonged effect of calcium supplementation on risk of colorectal adenomas in a randomized trial[J]. J Natl Cancer Inst,2007,99(2):129-136.

[126] Gorham ED,Garland CF,Garland FC,et al. Vitamin D and prevention of colorectal cancer [J]. J Steroid Biochem Mol Biol,2005,97(1-2):179-194.

[127] Reid ME,Duffield-Lillico AJ,Sunga A,et al. Selenium supplementation and colorectal adenomas:an analysis of the nutritional prevention of cancer trial[J]. Int J Cancer,2006,118(7):1777-1781.

[128] Clark LC,Combs GF Jr,Turnbull BW,et al. Effects of selenium supplementation for cancer prevention in patients with carcinoma of the skin. A randomized controlled trial. Nutritional Prevention of Cancer Study Group [J]. JAMA,1996,276 (24):1957-1963.

[129] Lippman SM,Klein EA,Goodman PJ,et al. Effect of selenium and vitamin E on risk of prostate cancer and other cancers: the Selenium and Vitamin E Cancer Prevention Trial(SELECT)[J]. JAMA,2009,301(1):39-51.

[130] The effect of vitamin E and beta carotene on the incidence of lung cancer and other cancers in male smokers. The Alpha-Tocopherol,Beta Carotene Cancer Prevention Study Group[J]. N Engl J Med,1994,330(15):1029-1035.

[131] Bjelakovic G,Nikolova D,Simonetti RG,et al. Antioxidant supplements for prevention of gastrointestinal cancers:a systematic review and meta-analysis[J]. Lancet,2004,364(9441):1219-1228.

[132] Ning Y,Wang L,Giovannucci EL. A quantitative analysis of body mass index and colorectal cancer:findings from 56 observational studies[J]. Obes Rev,2010,11(1):19-30.

[133] Calle EE,Kaaks R. Overweight,obesity and cancer:epidemiological evidence and proposed mechanisms [J]. Nat Rev Cancer,2004,4(8):579-591.

[134] Ma J,Giovannucci E,Pollak M,et al. A prospective study of plasma C-peptide and colorectal cancer risk in men[J]. J Natl Cancer Inst,2004,96(7):546-553.

[135] Jenab M,Riboli E,Cleveland RJ,et al. Serum C-peptide,IGFBP-1 and IGFBP-2 and risk of colon and rectal cancers in the European Prospective Investigation into Cancer and Nutrition[J]. Int J Cancer,2007,121(2):368-376.

[136] Larsson SC,Wolk A. Obesity and colon and rectal cancer risk:a meta-analysis of prospective studies [J]. Am J Clin Nutr, 2007,86(3):556-565.

[137] Wolin KY,Yan Y,Colditz GA,et al. Physical activity and colon cancer prevention:a meta-analysis [J]. Br J Cancer, 2009,100(4):611-616.

[138] Garcia-Albeniz X,Chan AT. Aspirin for the prevention of colorectal cancer[J]. Best Pract Res Clin Gastroenterol,2011,25 (4-5):461-472.

[139] Chan AT,Arber N,Burn J,et al. Aspirin in the chemoprevention of colorectal neoplasia:an overview [J]. Cancer Prev Res (Phila),2012,5(2):164-178.

[140] Arber N,Eagle CJ,Spicak J,et al. Celecoxib for the prevention of colorectal adenomatous polyps [J]. N Engl J Med,

2006,355(9):885-895.

[141] Baron JA,Sandler RS,Bresalier RS,et al. A randomized trial of rofecoxib for the chemoprevention of colorectal adenomas [J]. Gastroenterology,2006,131(6):1674-1682.

[142] Bertagnolli MM,Eagle CJ,Zauber AG,et al. Celecoxib for the prevention of sporadic colorectal adenomas [J]. N Engl J Med,2006,355(9):873-884.

[143] Baron JA,Sandler RS,Bresalier RS,et al. Cardiovascular events associated with rofecoxib:final analysis of the APPROVe trial[J]. Lancet,2008,372(9651):1756-1764.

[144] Bresalier RS,Sandler RS,Quan H,et al. Cardiovascular events associated with rofecoxib in a colorectal adenoma chemoprevention trial[J]. N Engl J Med,2005,352(11):1092-1102.

[145] Solomon SD,McMurray JJ,Pfeffer MA,et al. Cardiovascular risk associated with celecoxib in a clinical trial for colorectal adenoma prevention[J]. N Engl J Med,2005,352(11):1071-1080.

[146] Solomon SD,Pfeffer MA,McMurray JJ,et al. Effect of celecoxib on cardiovascular events and blood pressure in two trials for the prevention of colorectal adenomas[J]. Circulation,2006,114(10):1028-1035.

[147] Solomon SD,Wittes J,Finn PV,et al. Cardiovascular risk of celecoxib in 6 randomized placebo-controlled trials:the cross trial safety analysis[J]. Circulation,2008,117(16):2104-2113.

[148] Bertagnolli MM,Eagle CJ,Zauber AG,et al. Five-year efficacy and safety analysis of the Adenoma Prevention with Celecoxib Trial[J]. Cancer Prev Res(Phila),2009,2(4):310-321.

[149] U.S. Preventive Services Task Force. Screening for colorectal cancer:U.S. Preventive Services Task Force recommendation statement[J]. Ann Intern Med,2008,149(9):627-637.

[150] Edwards BK,Ward E,Kohler BA,et al. Annual report to the nation on the status of cancer,1975-2006,featuring colorectal cancer trends and impact of interventions (risk factors,screening,and treatment) to reduce future rates [J]. Cancer,2010,116(3):544-573.

[151] Mandel JS,Church TR,Bond JH,et al. The effect of fecal occult-blood screening on the incidence of colorectal cancer[J]. N Engl J Med,2000,343(22):1603-1607.

[152] Achkar E,Moayyedi P. Colorectal cancer screening with fecal occult blood testing (FOBT):an international perspective [J]. Am J Gastroenterol,2006,101(2):212.

[153] Lieberman DA,Weiss DG. One-time screening for colorectal cancer with combined fecal occult-blood testing and examination of the distal colon[J]. N Engl J Med,2001,345(8):555-560.

[154] Guittet L,Bouvier V,Mariotte N,et al. Comparison of a guaiac based and an immunochemical faecal occult blood test in screening for colorectal cancer in a general average risk population[J]. Gut,2007,56(2):210-214.

[155] Brenner H,Haug U,Hundt S. Sex differences in performance of fecal occult blood testing [J]. Am J Gastroenterol,2010,105(11):2457-2464.

[156] Levin B,Lieberman DA,McFarland B,et al. Screening and surveillance for the early detection of colorectal cancer and adenomatous polyps,2008:a joint guideline from the American Cancer Society,the US Multi-Society Task Force on Colorectal Cancer,and the American College of Radiology[J]. CA Cancer J Clin,2008,58(3):130-160.

[157] Sidransky D,Tokino T,Hamilton SR,et al. Identification of ras oncogene mutations in the stool of patients with curable colorectal tumors[J]. Science,1992,256(5053):102-105.

[158] Kahi CJ,Rex DK,Imperiale TF. Screening,surveillance,and primary prevention for colorectal cancer:a review of the recent literature[J]. Gastroenterology,2008,135(2):380-399.

[159] Ahlquist DA,Zou H,Domanico M,et al. Next-generation stool DNA test accurately detects colorectal cancer and large adenomas[J]. Gastroenterology,2012,142(2):248-256;quiz e25-26.

[160] Hilsden RJ,Rostom A. Colorectal cancer screening using flexible sigmoidoscopy:United Kingdom study demonstrates significant incidence and mortality benefit[J]. Can J Gastroenterol,2010,24(8):479-480.

[161] Weissfeld JL,Schoen RE,Pinsky PF,et al. Flexible sigmoidoscopy in the randomized prostate,lung,colorectal,and ovarian (PLCO) cancer screening trial:added yield from a second screening examination[J]. J Natl Cancer Inst,2012,104(4):280-289.

[162] Zauber AG,Winawer SJ,O'Brien MJ,et al. Colonoscopic polypectomy and long-term prevention of colorectal-cancer deaths[J]. N Engl J Med,2012,366(8):687-696.

[163] Goncalves AR,Ferreira C,Marques A,et al. Assessment of quality in screening colonoscopy for colorectal cancer [J]. Clin Exp Gastroenterol,2011,2:695–700.

[164] Quintero E,Castells A,Bujanda L,et al. Colonoscopy versus fecal immunochemical testing in colorectal-cancer screening [J]. N Engl J Med,2012,366(8):697–706.

[165] Van Gossum A,Munoz-Navas M,Fernandez-Urien I,et al. Capsule endoscopy versus colonoscopy for the detection of polyps and cancer[J]. N Engl J Med,2009,361(3):264–270.

[166] National Cancer Institute. Colorectal cancer screening [EB/OL]. http://www.cancer.gov/cancertopics/factsheet/detection/colorectal-screening.

[167] Kun C. A quantitative method for colorectal cancer screening[J].Journal of Zhejiang Medical University,1988,17(2):49–53.

[168] Zheng S,Chen K,Liu X,et al. Cluster randomization trial of sequence mass screening for colorectal cancer [J]. Dis Colon Rectum,2003,46(1):51–58.

[169] 陈坤,金明娟. 结直肠癌人群筛检策略[J]. 浙江大学学报(医学版),2011,40(3):233–236.

[170] Yang G,Zheng W,Sun QR,et al. Pathologic features of initial adenomas as predictors for metachronous adenomas of the rectum[J]. J Natl Cancer Inst,1998,90(21):1661–1665.

[171] Zheng S,Liu XY,Ding KF,et al. Reduction of the incidence and mortality of rectal cancer by polypectomy:a prospective cohort study in Haining County[J]. World J Gastroenterol,2002,8(3):488–492.

[172] 郑树,黄彦钦,董琦. 我国结直肠癌筛查的历程与展望[J]. 实用肿瘤杂志,2013,28(3):227–228.

[173] 黄彦钦,蔡善荣,张苏展,等. 中国结直肠癌人群筛查方案的应用价值初探[J]. 中华预防医学杂志,2011,45(7):601–604.

[174] Cai SR,Zhang SZ,Zhu HH,et al. Performance of a colorectal cancer screening protocol in an economically and medically underserved population[J]. Cancer Prev Res(Phila),2011,4(10):1572–1579.

[175] 中华医学会消化学分会. 中国结直肠肿瘤筛查、早诊早治和综合预防共识意见[J]. 胃肠病学,2011,16(11):666–675.

[176] Levin B,Lieberman DA,McFarland B,et al. Screening and surveillance for the early detection of colorectal cancer and adenomatous polyps,2008:a joint guideline from the American Cancer Society,the US Multi-Society Task Force on Colorectal Cancer,and the American College of Radiology[J]. Gastroenterology,2008,134(5):1570–1595.

[177] Harnett SJ,Wong SK,Lackey GW. Opportunistic GP-based bowel cancer screening[J]. Med J Aust,2003,178(2):92–93.

[178] Nissan A,Stojadinovic A,Shia J,et al. Predictors of recurrence in patients with T2 and early T3,N0 adenocarcinoma of the rectum treated by surgery alone[J]. J Clin Oncol,2006,24(25):4078–4084.

[179] Lo DS,Pollett A,Siu LL,et al. Prognostic significance of mesenteric tumor nodules in patients with stage Ⅲ colorectal cancer[J]. Cancer,2008,112(1):50–54.

[180] Lindsetmo RO,Joh YG,Delaney CP. Surgical treatment for rectal cancer:an international perspective on what the medical gastroenterologist needs to know[J]. World J Gastroenterol,2008,14(21):3281–3289.

[181] Parfitt JR, Driman DK. The total mesorectal excision specimen for rectal cancer:a review of its pathological assessment [J]. J Clin Pathol,2007,60(8):849–855.

[182] Capussotti L,Ferrero A,Vigano L,et al. Major liver resections synchronous with colorectal surgery[J]. Ann Surg Oncol,2007,14(1):195–201.

[183] Krishnan S,Janjan NA,Skibber JM,et al.Phase Ⅱ study of capecitabine (Xeloda) and concomitant boost radiotherapy in patients with locally advanced rectal cancer[J]. Int J Radiat Oncol Biol Phys,2006,66(3):762–771.

[184] Kuebler JP,Wieand HS,O'Connell MJ,et al. Oxaliplatin combined with weekly bolus fluorouracil and leucovorin as surgical adjuvant chemotherapy for stage Ⅱ and Ⅲ colon cancer:results from NSABP C-07 [J]. J Clin Oncol,2007,25 (16):2198–2204.

[185] Al-Shammaa HA,Li Y,Yonemura Y. Current status and future strategies of cytoreductive surgery plus intraperitoneal hyperthermic chemotherapy for peritoneal carcinomatosis[J]. World J Gastroenterol,2008,28(14):1159–1166.

[186] Smith RE,Colangelo L,Wieand HS,et al. Randomized trial of adjuvant therapy in colon carcinoma:10 year results of NSABP protocol C-01[J]. J Natl Cancer Inst,2004,96(15):1128–1132.

[187] Del Governatore M,Hamblin MR,Shea CR,et al. Experimental photoimmunotherapy of hepatic metastases of colorectal cancer with a 17.1A chlorin(e6) immunoconjugate[J]. Cancer Res,2000,60(15):4200–4205.

[188] Moertel CG,Fleming TR,Macdonald JS,et al. Fluorouracil plus levamisole as effective adjuvant therapy after resection of

stage Ⅲ colon carcinoma:a final report[J]. Ann Intern Med,1995,122(5):321-326.

[189] Vermorken JB,Claessen AM,Van Tinteren H,et al. Active specific immunotherapy for stage Ⅱ and stage Ⅲ human colon cancer. A randomised trial[J]. Lancet,1999,353(9150):345-350.

[190] Dunn J,Lynch B,Aitken J,et al. Quality of life and colorectal cancer:a review[J]. Aust J Health,2003,27(1):41-53.

[191] Mazzaferro V,Coppa J,Carrabba MG,et al. Vaccination with autologous tumor-derived heat-shock protein gp96 after liver resection for metastatic colorectal cancer[J]. Clin Cancer Res,2003,9(9):3235-3245.

[192] Sinibaldi Vallebona P,Rasi G,Pierimarchi P,et al. Vaccination with a synthetic nonapeptide expressed in human tumors prevents colorectal cancer liver metastases in syngeneic rats[J]. Int J Cancer,2004,110(1):70-75.

[193] Welt S,Ritter G,Williams CJ,et al. Preliminary report of a phase Ⅰ study of combination chemotherapy and humanized A33 antibody immunotherapy in patients with advanced colorectal cancer [J]. Clin Cancer Res,2003,9(4):1347-1353.

[194] Brivio F,Lissoni P,Alderi G,et al. Preoperative interleukin-2 subcutaneous immunotheapy may prolong the survival time in advanced colorectal cancer patients[J]. Oncology,1996,53(2):263-268.

[195] Koppe MJ,Oyen WJ,Bleichrodt RP,et al. Combination therapy using the cyclooxygenase-2 inhibitor Parecoxib and radioimmunotheapy in nude mice with small peritoneal metastases of colonic origin [J]. Cancer Immunol Immunother, 2006,55(1):47-55.

[196] 李茂刚,夏立建,葛银林,等.改变细胞膜脂肪酸组成防治大肠癌的基因治疗研究[J].中国肿瘤临床,2010,37(4):198-200.

[197] Desch CE,Benson AB 3rd,Somerfield MR,et al. Colorectal cancer surveillance:2005 update of an American Society of Clinical Oncology practice guideline[J]. J Clin Oncol,2005,23(33):8512-8519.

[198] 孙冬梅,房林.晚期大肠癌患者预后因素分析[J].中国老年学杂志,2012,32(17):3782-3783.

[199] 范明文.肝转移大肠癌的手术治疗与预后影响因素分析[J].山东医药,2011,51(39):81-82.

[200] 吕谦,张玉华,王宇,等.大肠癌伴肝转移患者预后因素初步探讨[J].中华现代外科学杂志,2009,6(9):527-530.

[201] 张燕,陶敏.627例大肠癌患者的综合分析[J].四川医学,2010,31(9):1260-1262.